JN262301

漢方治療の診断と実践

漢方水嶋塾講義録

水嶋クリニック院長
水嶋丈雄 著

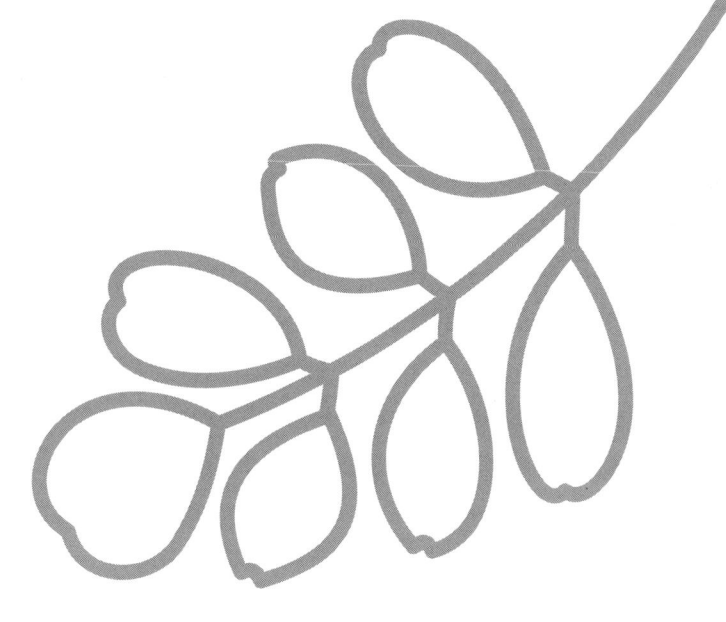

LECTURE
ON
KAMPO
MEDICINES
TREATMENT

三和書籍

は じ め に

　医師向けの漢方塾をやってくれといわれたのはもう7年前になります。恥ずかしながら水嶋塾という個人名をいれることとなりました。始めてみると大変好評をいただいて、参加者は毎回50名を超える盛況になっています。講義ももうすでに50回を超えており、参加してくださった先生方から過去の講義録がほしいとの希望が増え、このたび三和書籍の皆さんの御尽力にて第1回から第10回までの講義録をまとめることができました。

　漢方といっても日本漢方の流派や中医学のやりかたなど、さまざまな方法論があります。本書では、臨床に携わる先生方のために、現代医学からみた漢方のとらえ方と、日本や中国のそれぞれのやり方について、その長所と短所を網羅して解説しています。

　少しでも臨床の一助となれば、幸いです。

2016年7月

水嶋　丈雄

目次

第1章　漢方診療の実際　診断学（その1）

- 1-1　漢方治療の良い適応——BRMとしての補剤 ……… 1
- 1-2　自律神経と白血球 ……… 2
- 1-3　その他の薬 ……… 3
- 1-4　漢方診断学 ……… 3
- 1-5　舌診 ……… 4
- 1-6　脈診 ……… 4
- 1-7　風邪の脈 ……… 6
- 1-8　渋脈・弦脈 ……… 7
- 1-9　腹診 ……… 8
- 1-10　柴胡剤 ……… 9
- 1-11　横隔膜の可動域 ……… 10
- 1-12　補剤の機能と使用法 ……… 12
- 1-13　民間薬の評価 ……… 14
- 1-14　人参・黄耆・白朮（蒼朮）・甘草 ……… 16
- 1-15　十全大補湯 ……… 16
- 1-16　補中益気湯 ……… 20
- 1-17　人参養栄湯 ……… 23
- 1-18　十全大補湯と補中益気湯の使い分け ……… 24
- ［質疑応答］ ……… 25

第2章　漢方診療の実際　診断学（その2）

- 2-1　舌診・脈診・腹診の特徴 ……… 29
- 2-2　虚熱を取る滋陰降火湯・滋陰至宝湯 ……… 31
- 2-3　舌診——水毒——利水剤と利尿剤 ……… 32
- 2-4　舌診——歯型と嫩舌 ……… 34
- 2-5　舌診 ……… 38
- 2-6　腹診 ……… 39
- 2-7　胸脇苦満 ……… 41

2-8	腹診	42
2-9	脈診	42
2-10	脾臓	45
2-11	陽の脈，陰の脈	46
2-12	傷寒中風	55
2-13	脈の浮沈	57
2-14	陽浮にして陰弱	58
2-15	経方理論を読み解く	61
	［質疑応答］	62

第3章　太陽病について（感冒の漢方治療）

3-1	風邪と漢方薬	65
3-2	リンパが多い人の風邪	67
3-3	ストレスが多い人の風邪	68
3-4	厥陰病，霍乱病	68
3-5	桂枝湯	69
3-6	桂枝加朮附湯・桂枝加桂湯	73
3-7	桂枝加竜骨牡蛎湯	74
3-8	黄耆建中湯	75
3-9	桂枝湯投与のポイント	76
3-10	桂枝加芍薬増量群	77
3-11	苓桂朮甘湯	77
3-12	当帰四逆加呉茱萸生姜湯	78
3-13	桂枝加附子湯・桂枝加黄耆湯	79
3-14	桂枝加葛根湯・桂枝加厚朴杏仁湯・桂枝加竜骨牡蛎湯	80
3-15	麻黄湯	81
3-16	麻黄附子細辛湯・小青竜湯・越婢加朮湯	83
3-17	葛根湯	85
3-18	桂麻各半湯	86
3-19	麻黄湯と桂枝湯	87
3-20	症例	88
	［質疑応答］	89

第4章　時間医学とは（漢方の時間医学）

- 4-1　時間医学 ……… 93
- 4-2　時間医学と漢方 ……… 97
- 4-3　釣藤散 ……… 101
- 4-4　時間医学の漢方への応用 ……… 109
- 4-5　漢方の4大分類──附子のグループ ……… 113
- 4-6　四逆湯・清暑益気湯その他 ……… 114
- 4-7　真武湯の特徴 ……… 116
- 4-8　石膏のグループ ……… 119
- 4-9　柴胡剤のグループ ……… 123

第5章　少陽病について（柴胡剤の用い方）

- 5-1　外的因子に対する守り神 ……… 125
- 5-2　現代医学と柴胡剤の違いは何か ……… 125
- 5-3　リンパ球の分類 ……… 127
- 5-4　少陽病の基本 ……… 129
- 5-5　小柴胡湯 ……… 131
- 5-6　少陽病について ……… 138
- 5-7　大柴胡湯 ……… 138
- 5-8　柴胡桂枝湯・柴胡清肝湯 ……… 139
- 5-9　柴胡加竜骨牡蠣湯・抑肝散 ……… 141
- 5-10　四逆散 ……… 142
- 5-11　柴胡桂枝乾姜湯 ……… 143
- 5-12　まとめ ……… 144

第6章　利水剤について（五苓散の用い方）

- 6-1　水（津液）の概念 ……… 149
- 6-2　水滞による病症 ……… 149
- 6-3　外燥と内燥 ……… 150
- 6-4　五苓散の働き ……… 152
- 6-5　外痰と内痰 ……… 152
- 6-6　パーキンソン病の漢方治療 ……… 153

6-7	五苓散の基本	156
6-8	五苓散	158
6-9	茵蔯五苓散	160
6-10	苓桂朮甘湯	161
6-11	苓桂甘棗湯・苓桂味甘湯	164
6-12	苓桂甘棗湯	165
6-13	苓姜朮甘湯	166
6-14	防已黄耆湯	168
6-15	防已茯苓湯	170
6-16	茯苓飲	170
6-17	小半夏加茯苓湯	171
6-18	分消湯・当帰貝母苦参丸・呉茱萸湯・その他	171
6-19	猪苓湯・五淋散	172
6-20	清心蓮子飲	174
6-21	竜胆瀉肝湯	175
	[質疑応答]	176

第7章　黄連グループの臨床（実証の胃腸疾患）

7-1	黄連（瀉心湯）グループ	179
7-2	半夏瀉心湯	179
7-3	三黄瀉心湯	181
7-4	黄連解毒湯その他	184
7-5	高血圧症の漢方	185
7-6	生姜瀉心湯	186
7-7	甘草瀉心湯	187
7-8	附子瀉心湯	188
7-9	黄芩湯	189
7-10	黄連湯	189
7-11	梔子豉湯	190
7-12	ウイルス性胃腸炎その他	191
7-13	偽アルドステロン症について	191

第8章　参耆剤の運用（虚証の胃腸疾患）

8-1	人参剤について	193
8-2	金元四大家	194
8-3	脾胃の診断	195
8-4	人参湯	200
8-5	呉茱萸湯	205
8-6	四君子湯	206
8-7	六君子湯	208
8-8	柴芍六君子湯	209
8-9	化食養脾湯	210
8-10	八珍湯	212
8-11	十全大補湯	212
8-12	人参養栄湯	214
8-13	補中益気湯	215
8-14	清暑益気湯	218
8-15	帰脾湯	219
8-16	防已黄耆湯	220
	［質疑応答］	222

第9章　滋陰剤の運用（老年疾患と呼吸器疾患）

9-1	滋陰剤とは	229
9-2	補腎剤について	229
9-3	漢方における腎の働き	230
9-4	腎虚	232
9-5	八味地黄丸	234
9-6	牛車腎気丸	237
9-7	地黄丸の応用	237
9-8	六味丸	239
9-9	知柏六味丸	240
9-10	清心蓮子飲	242
9-11	肺の滋陰剤	243
9-12	麦門冬湯	243
9-13	清肺湯	244
9-14	滋陰降火湯	245
9-15	滋陰至宝湯	245

9-16	竹筎温胆湯	245
9-17	慢性呼吸器疾患	246
9-18	風邪症候群に対する漢方	247
9-19	遷延性咳嗽	250
［質疑応答］		251

第10章　気剤（心身症の漢方）

10-1	心身症とは	259
10-2	心身症の種類	260
10-3	自律神経失調症	260
10-4	不安障害と気分障害	261
10-5	セロトニンとは	262
10-6	心身症レベル	263
10-7	依存はなぜ起こるのか	265
10-8	仮面うつ病	266
10-9	自律神経を調整する漢方	268
10-10	桂枝人参湯	268
10-11	四逆散	269
10-12	『勿誤薬室方函口訣』と『勿誤薬室方函』	269
10-13	抑肝散	271
10-14	釣藤散	272
10-15	自律神経失調症を克服するには	272
10-16	抗不安の漢方薬	272
10-17	大承気湯	273
10-18	黄連解毒湯	274
10-19	加味逍遥散	274
10-20	三黄瀉心湯	275
10-21	柴胡加竜骨牡蛎湯	276
10-22	桂枝加竜骨牡蛎湯	276
10-23	柴胡桂枝乾姜湯	276
10-24	不安が強いときの食品は？	277
10-25	うつに対する漢方薬	278
10-26	半夏厚朴湯	279
10-27	香蘇散	280
10-28	奔豚湯	280
10-29	肘後方	281

10-30	疲れたときは	281
10-31	睡眠効果のある漢方	281
10-32	酸棗仁湯	282
10-33	甘麦大棗湯	283
10-34	加味帰脾湯	283
10-35	竹筎温胆湯	284
10-36	不眠には	284
10-37	チック	284
10-38	過換気症候群	285
10-39	過敏性腸症候群	286
10-40	機能性胃腸障害	286
10-41	気管支喘息	288
10-42	五月病	289
10-43	月経随伴症状	289
10-44	更年期障害	289
10-45	男性更年期障害	290
10-46	摂食障害	290
10-47	舌痛症	290
10-48	繊維筋痛症	291
10-49	慢性疲労症候群	291
10-50	夜尿症	291
10-51	癇癪持ち	292
10-52	半夏厚朴湯・香蘇散	292
10-53	症状から見た心身症	293
10-54	カウンセリングの基本	295
10-55	行動療法	296
10-56	笑顔が一番	296

第11章　婦人科不定愁訴群の漢方治療

11-1	不定愁訴	297
11-2	加味逍遥散	298
11-3	抑肝散	300
11-4	柴胡加竜骨牡蛎湯	302
11-5	柴胡桂枝乾姜湯	303
11-6	桂枝加竜骨牡蛎湯	305
11-7	当帰四逆加呉茱萸生姜湯と桂枝加竜骨牡蠣湯	306

11-8	分心気飲	306
11-9	清暑益気湯	307
11-10	補中益気湯その他	308
11-11	桃核承気湯	310
11-12	清心蓮子飲	311
11-13	桂枝茯苓丸	312
11-14	活血化瘀薬	312
11-15	活血グループ	315
11-16	活血グループ（駆瘀血剤）のまとめ	316
11-17	当帰剤	319
11-18	当帰芍薬散	322
11-19	温経湯	323
11-20	婦人科漢方投与のコツ	324
11-21	女神散	326
11-22	香蘇散	328
11-23	症状からみた心身症	329
11-24	インフルエンザ対策	331
11-25	更年期障害	334

第12章　皮膚疾患の漢方治療

12-1	漢方の良い適応	337
12-2	温病（湿疹の弁証）	338
12-3	温病の方剤	340
12-4	皮膚病	341
12-5	漢方診断学と皮膚疾患	342
12-6	漢方の基本（外的因子）	342
12-7	桂枝湯グループ	344
12-8	麻黄湯グループ	346
12-9	附子グループ	349
12-10	白虎湯グループ	349
12-11	消風散	352
12-12	承気湯（大黄）グループ	353
12-13	茵陳蒿湯	354
12-14	防風通聖散	355
12-15	黄連（胃熱）グループ	356
12-16	補剤	359

12-17	五苓散（水毒）グループ	363
12-18	温経湯	364
12-19	補剤の作用	365
12-20	アトピー性皮膚炎	367
12-21	アトピー性皮膚炎の漢方治療	369
12-22	治頭瘡一方	371
12-23	当帰飲子	372
12-24	十味敗毒湯	373
12-25	アトピー性皮膚炎の漢方治療2	374
12-26	加味逍遥散	377
12-27	皮膚疾患と漢方	378
12-28	TH2抑制剤としての漢方	379
	［質疑応答］	381

❖ 保険適応漢方エキス剤一覧 ……………………… 383
❖ 保険で使える漢方用生薬一覧 …………………… 384

索引 ……………………………………………………… 386

第1章　漢方診療の実際　診断学（その1）

❖ 1-1　漢方治療の良い適応—— BRM としての補剤

　漢方治療は，BRM（Biological Response Modifiers）としての理解，抗ウイルス剤としての理解が大切である．これは，生体側の自律神経・免疫・内分泌の状態を知る必要があるからである．古典では舌診・脈診・腹診でそれを推察していたが，これを「証」という．

　漢方が最も得意としている部分は，特に総合病院などの場合，補剤としての使い方が中心になる．漢方に取り組む場合に最初に使いやすいのが，補剤である．補剤として考える場合には，BRM としての理解が非常に重要になる．すなわち，その中で補剤が一体どこに働いているのかということである．

　補剤の働きをおさえると，その周りにある漢方，つまり，急性期の漢方，慢性期の漢方という区別がはっきりとわかってくる．いわゆる自律神経系統あるいはサイトカイン，皮膚表面免疫などに働くのが急性期の漢方で，TH1・TH2 バ

図 1-1

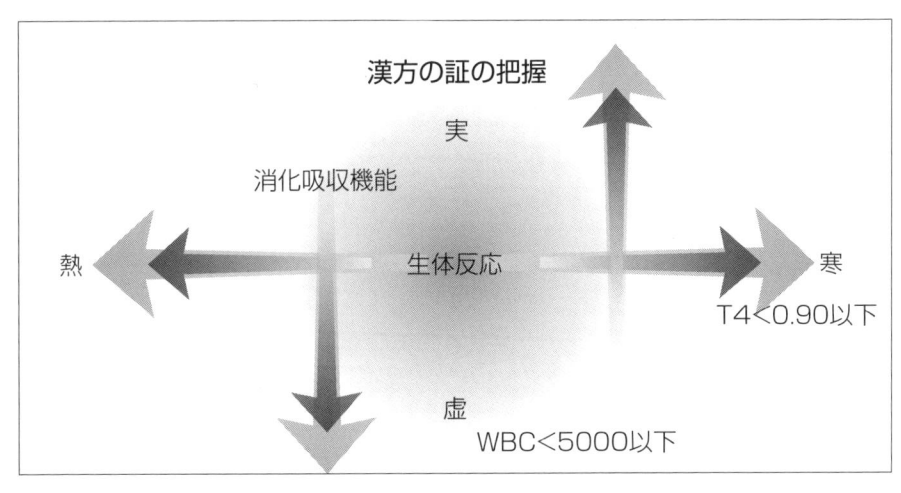

漢方の証の把握

実
消化吸収機能
熱　　　生体反応　　　寒
　　　　　　　　　　T4<0.90以下
虚
WBC<5000以下

ランスに働くのが慢性期の漢方の使い方になる．そのサイトカインの調節からTH1・TH2バランスを整える一番の基本が補剤である．だから，その補剤もしくは参耆剤（じんぎざい）というグループをどう使うかが，漢方治療の非常に大きなポイントになる．

❖ 1-2　自律神経と白血球

新潟大学の安保徹先生の「白血球の自律神経支配理論」は，白血球の中のリンパ球，顆粒球（かりゅうきゅう）の比率で，生体側の自律神経の反応を推察することができるという方法である．副交感神経を調べるには，心電図のRR間隔の解析をするのが一番簡単であるが，臨床の中で漢方を使うときに簡単にわかる方法が，このリンパ球，顆粒球の比率である．もちろんリンパ球と顆粒球，交感神経と副交感神経は日内リズムがあるので，1回の検査で交感神経優位，副交感神経優位というのは早計である．日内リズムは大きい方でも20％前後，小さい方は10％前後であるから，60％以上あるいは30％以下になっていれば，だいたい生体側がどちらに傾いているかはわかる．当然，交感神経優位なのか副交感神経優位なのかで漢方の使い方も変わってくる．漢方の使い方もさることながら，いわゆる現代薬との鑑別の中でも役に立つ．自律神経に対する漢方薬の用い方は拙著『現代医学における漢方製剤の使い方』（三和書籍）に詳しく論じてあるので参照されたい．

図1-2

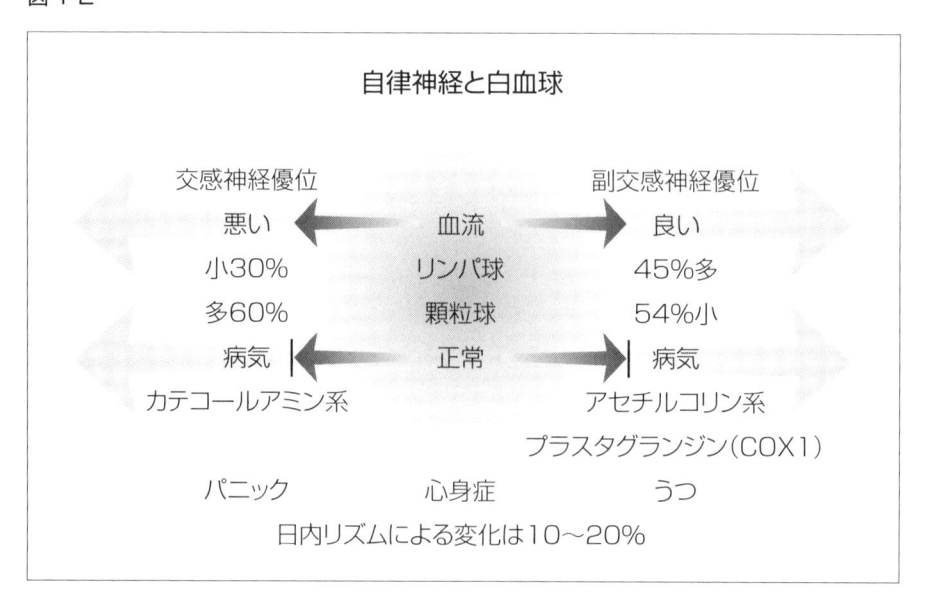

```
                    自律神経と白血球

        交感神経優位                         副交感神経優位
         悪い    ←――――  血流   ――――→    良い
        小30％         リンパ球         45％多
        多60％          顆粒球          54％小
         病気   ←――――  正常   ――――→   病気
      カテコールアミン系                アセチルコリン系
                                    プラスタグランジン（COX1）

        パニック       心身症            うつ
              日内リズムによる変化は10〜20％
```

❖ 1-3　その他の薬

　ステロイドは，20年前は夢の新薬といわれた．やはりアトピー性皮膚炎には，ステロイドが一番効く．ステロイドを使うと本当に苦しみから解放できる．その意味でステロイドは，上手に使っていただきたい．ただし，継続的に使うことは避けたい．皮膚科の先生は使い方が上手だから心配ないが，中には合わないケースも出てくる．皮膚科でアトピーを特によく扱っている先生のケースでは，「ステロイドが効くはずなのに，だんだんステロイド使用量を落としていったらまた悪くなったので，いったんストロングに戻し，マイルドからウィークにしたら，またアトピーが出てきたので，またストロングに戻し，そうこうするうちにだんだん皮膚が薄くなってきて困っている」という例がある．

　これは交感神経が過度に緊張状態になっているケースである．こういうときには，まず漢方で少し副交感神経優位の状態にすると，ステロイドが使えるようになる．

　藍野大の大沢教授がIL-6の研究成果を良い論文に仕上げた．舌に黄色い苔がついているときにはIL-6の値が上がっているといえるが，全部ではない．基本的にはIL-6の値が高いということである．IL-6の値が非常に高くなってくると，今度はCRPに反応をしてしまう．CRPの前にIL-6が出てくるというのがある．最近，さまざまな疾患においてIL-6が症状をかなりよくするという趣旨の論文があちこちで出てきている．IL-6にまつわるさまざまな疾患の中でも，特に膠原病のグループでIL-6のデータを取ると，かなり興味深いデータが出てくるようである．特に更年期障害などでは，ホットフラッシュ（顔ののぼせ・ほてり）は必ずIL-6と比例するから，IL-6はホットフラッシュが治ったかどうかの目安によく使う．

❖ 1-4　漢方診断学

　漢方の診断には，舌診，脈診，腹診の3つがある．

　舌診は，黄苔舌はIL-6（炎症）であり，乾燥舌は循環血漿量減少であるとするもので，急性疾患に適する．

　脈診は，血液粘稠（渋）や循環血漿量（滑）や血清浸透圧（虚）で，虚実を診るのに適する．

　腹診は，自律神経失調（胸脇苦満）や副腎内分泌（臍下不仁）あるいは血液循環不全（少腹急結）で，慢性疾患を診るのに適する．

❖ **1-5 舌診**

舌に黄色い苔がつくのは，IL-6（炎症性サイトカイン）であり，大黄，黄連剤を使う．漢方では「うつ熱」，「実熱」といい，柴胡剤では，小柴胡湯ではなく大柴胡湯を使う．

舌に白い苔がつくのは，病理的水分貯留であり，利水剤（五苓散，猪苓湯）を使う．漢方では「水毒」といい，胃腸剤では，四君子湯ではなく六君子湯を使う．

舌が乾燥するのは，循環血漿量不足であり，滋陰剤（麦門冬湯，人参剤）を使う．漢方では「津虚」といい，呼吸器では，清肺湯ではなく滋陰降火湯を使う．

舌が黒いのは，末梢血液循環不全であり，駆瘀血剤（桃仁，牡丹皮）を使う．漢方では「瘀血」といい，腹診を参考に，桂枝茯苓丸などを使う．

❖ **1-6 脈診**

脈診をするときには，3本の指で診るのが基本である．『入門漢方医学』（日本東洋医学会学術教育委員会編，南江堂）には「3本の指で脈をご覧になって，それで判断してください」と書いてあるが，骨が高いところがあるとは書いてない．脈を診るときのポイントは，患者の手掌横紋の下の橈骨動脈に指を3本当てたとき，その真ん中の指の下にちょっと骨の高いところがあって，橈骨動脈が，骨の高いところを盛り上がってまた下がっていくというところにある．橈骨

図 1-3

舌　診

❖ **舌黄色苔**：IL-6（炎症性サイトカイン）　大黄・黄連剤
　　漢方ではうつ熱・実熱といい柴胡剤では小柴胡湯ではなく大柴胡湯を選択する

❖ **舌白色苔**：病理的水分貯留　利水剤（五苓散・猪苓湯）
　　漢方では水毒といい消化器では四君子湯ではなく六君子湯を選択する

❖ **舌乾燥**：循環血漿量不足　滋陰剤（麦門冬・人参剤）
　　漢方では津虚といい呼吸器では清肺湯ではなく滋陰降火湯を選択する

❖ **舌黒色斑**：末梢血液循環不全　駆瘀血剤（桃仁・牡丹皮）
　　漢方では瘀血といい腹診を参考に桂枝茯苓丸などを選択する

動脈の中枢から末梢に行く，骨のピークのところを真ん中の指で診る．坂道を上がって一番てっぺんになるものだから，スピードが少しおとされて，中指のてっぺんは，いわゆる循環血漿量を診るのに適しているのである．

　循環血漿量は，消化吸収能力と自律神経によって左右される．右手の脈は心臓から腕頭動脈にダイレクトに流れていく．左手は大動脈弓に当たって，少しスピードをおとしてから鎖骨下動脈で走っていくので，右手の脈というのは，漢方では「気の脈」といい，左手の方は「血の脈」という．右手の真ん中の脈が，脾，いわゆる消化吸収の力，左手の真ん中の脈が自律神経の脈，これが肝臓の脈という言い方をする．このように，臓腑にそれぞれ配当してあるというのが古典のやり方である．

　脈は，それほど盛り上がっていず，ほんの少しだけである．だから，脈を診るのは，ほんのわずかの差を診るだけなので，慣れないとわかりにくい．右手と左手の脈で，どれだけスピードが違うのかというと，たいして変わらない．

　中指で，循環血漿量を診ている．薬指では，坂道の上がる道筋であるから，血流速度，スピードを診ている．橈骨動脈が，ウイルス感染などが原因で，心身症などでアドレナリンが強くなると，血流がすごく増えてしまい，スピードが強くなりすぎてしまうので，脈が上がってしまい下がっていかない．ここのスピードがぐっと脈症を押し上げるので，橈骨動脈が上の方にはね上がってしまう．そうすると，人差し指で，浅いところで橈骨動脈が触れて，押さえていくと消えてし

図 1-4

```
                    脈　診
  ❖ 脈診の左右差
    ・右は心臓から腕頭動脈にてダイレクトに流れる
      ——脈の速度をみるのに適している「気」の脈
    ・左は一度大動脈弓に当たってから鎖骨下動脈を流れる
      ——脈の粘稠度をみるのに適している「血」の脈
  ❖ 脈診の部位の相違
        血液速度　血漿量　異常血漿量

              （薬）（中）（示）
```

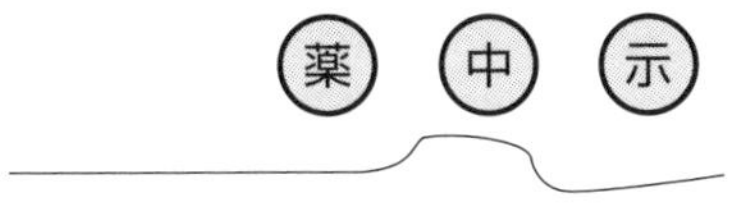

図 1-5

```
                        脈 診 2
                  左手          右手
  ❖ アドレナリン系    心           肺      リンパ（IL）系
  ❖ 自律神経系      肝           脾      消化吸収系
  ❖ コルチゾール系   腎陰         腎陽     カテコールアミン
```

まうような脈が出てきてしまう．これを「浮脈」という．浮脈，つまり右手の人差し指のところはウイルス感染があるかどうか．ウイルスは肺に影響するため肺の脈だと，そのような表現をしていたのである．

❖ 1-7 風邪の脈

風邪の脈であるが，最初はリンパ優位だったのが，だんだん視床下部からプロスタグランジンE2が刺激して，視床下部に反応すると発熱をし，次には混合感染にて顆粒球優位になる．顆粒球優位になると，アドレナリンが出てくるから，今度は左手の脈が浮いてくる．だから，風邪の脈で，リンパ優位の時期なのか，それとも顆粒球優位の時期なのかは，示指の脈症でわかる．風邪をひいていなくてもアドレナリンが強くなっているような状態，心身症のうつ状態なども，こういうところでわかる．

患者の右手の脈の真ん中は坂道を上がったピークになるから，ここが消化吸収系統を調べる場所になる．消化吸収だが，昔は膵臓というのがわからなかったので，昔の人は膵を脾臓と評価した．古典的な文献には「脾」と書いてある．『傷寒論』には脾という言葉は出てこない．『傷寒論』は「脾」のことを全部「胃」と表現している．『傷寒論』の段階ではまだ脾もわからなかったのである．だから『傷寒論』に「胃の気」とか「胃気」とか書いてあるのは，脾のこと，つまり消化吸収のことである．それを理解して読まないと『傷寒論』はわかりにくい．

現代では，膵臓の消化吸収能力のことをいっている．自律神経のことを肝，左手の真ん中は自律神経系統，肝の気と表現し，自律神経を表す肝のところを，左

図 1-6

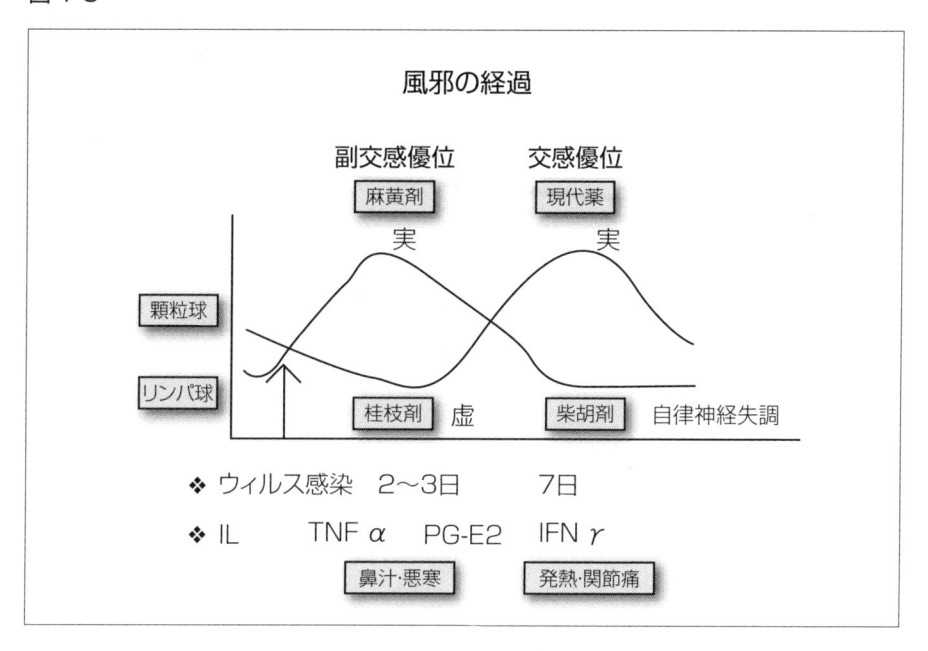

```
風邪の経過

          副交感優位    交感優位
           麻黄剤       現代薬
            実          実
顆粒球
リンパ球
           桂枝剤 虚   柴胡剤   自律神経失調

❖ ウィルス感染   2～3日     7日
❖ IL     TNFα   PG-E2   IFNγ
         鼻汁・悪寒      発熱・関節痛
```

手の中指でいっているということである．

　上がる道筋，つまり診察医の薬指というのは，甲状腺・副腎系統のホルモンのことで，患者の右手がカテコールアミン，腎陽という．ついでコルチゾール系統，患者の左手が腎陰という表現になる．肺の方つまり，風邪をひいたリンパ優位のときには，診察医の示指が浮脈になっているかどうか，アドレナリンが強くなってきたら，心が強くなっているかどうかで，心という．「肺，脾，腎，心，肝，腎」という表現で臓腑は配当があるという．言うのは簡単だが，診るのは難しい．

　風邪の人を診ると，必ず脈が浮いている．ウイルス感染による風邪で，「先生，風邪で具合悪くて」などといっている人は，必ず脈が浮いている．「先生，お腹の具合が悪くて」「あなた，カンピロバクター？ それとも小型球形ウイルス？」などと言っているときは，やはり肺が浮いているから，すぐわかる．

　では浮脈とはどんなものか．それは「この人はどうもおかしい，心身症じゃないか，不安神経症じゃないか」と感じられるときは，心が浮いていることでわかる．

❖ 1-8　渋脈・弦脈

　脈症が非常に渋脈，つまり hyper viscosity の状態で血液の粘稠度が高く，脈

がはっきりしないときには，TT（トロンボテスト）をとると，必ず150以上になっている．PT-INRプロトロンビン時間もかなり延長してくる．そんなときには必ず脈の立ち上がりが緩くなっている．これはワーファリン，パナルジンを使っても緩く，鈍い．子宮筋腫とか脳梗塞のときには，必ずここが渋脈になっている．これを覚えると，腹を診なくても脈だけでわかるケースがある．逆に，例えば肝が非常に強く触れていて，実証の非常に強い脈を「弦脈」というが，そのときは，腹を触ると必ず胸脇苦満（ヒポコントリー）がある．

私のところに研修に来た先生が，私が患者の脈を診ただけで，他には何にも触ってもいないのに「あ，これ，胸脇苦満がありますから，触ってみて確認してください」というと，「なんでわかるんですか」などと訊くのだが，脈を診ればわかるのである．弦脈があれば，必ず胸脇苦満がある．また，「この人は不安神経症ですから，ちょっとしゃべり方に気をつけないと」というと，同じように「どうしてわかるんですか」と訊かれる．心の脈を診ていればわかるのである．脈症がわかってくるようになる．同様に，「この人は胃腸が弱いから，これは人参湯のグループですよ．真ん中にちょっと圧痛がありますから」というと，「お腹に触ってもいないのに，なんでわかるんですか」などと指摘されるのだが，脈を診るとわかるのである．

例えば，循環血漿量が強くて吸収が強いときにはこの脾，食べ過ぎや飲み過ぎで水が多いときには右手の真ん中が強くなるが，吸収が悪いときには血清浸透圧が下がる．そうすると，右手の真ん中の脈を押さえると，全然触れなくなる．押さえ込んでようやく触れるかどうかという脈になると，これは消化吸収が悪いとすぐわかる．腹の真ん中，剣状突起のところに心下痞があるのは，触らなくてもわかるのである．

❖ 1-9　腹診

腹診では何を診るかというと，胸脇苦満があるかどうかを診る．要するに，あばら骨の下に圧痛があるかどうかで，ヒポコントリーがあるかどうかを診ているのである．よく言う言葉に「痛がるまで押そう胸脇苦満」というのがある．TH2を抑制するのは柴胡剤だから，どうしても柴胡剤を使いたい．でも触っても胸脇苦満はない．「こんなはずはない」ということで，痛がるまで一生懸命押し込んでしまう先生がいる．患者が「痛い，痛い」と言うと「やっぱり胸脇苦満だ．じゃあ柴苓湯」と言って柴胡剤を使う人がいるが，それはよくない．胸脇苦

図 1-7

腹 診

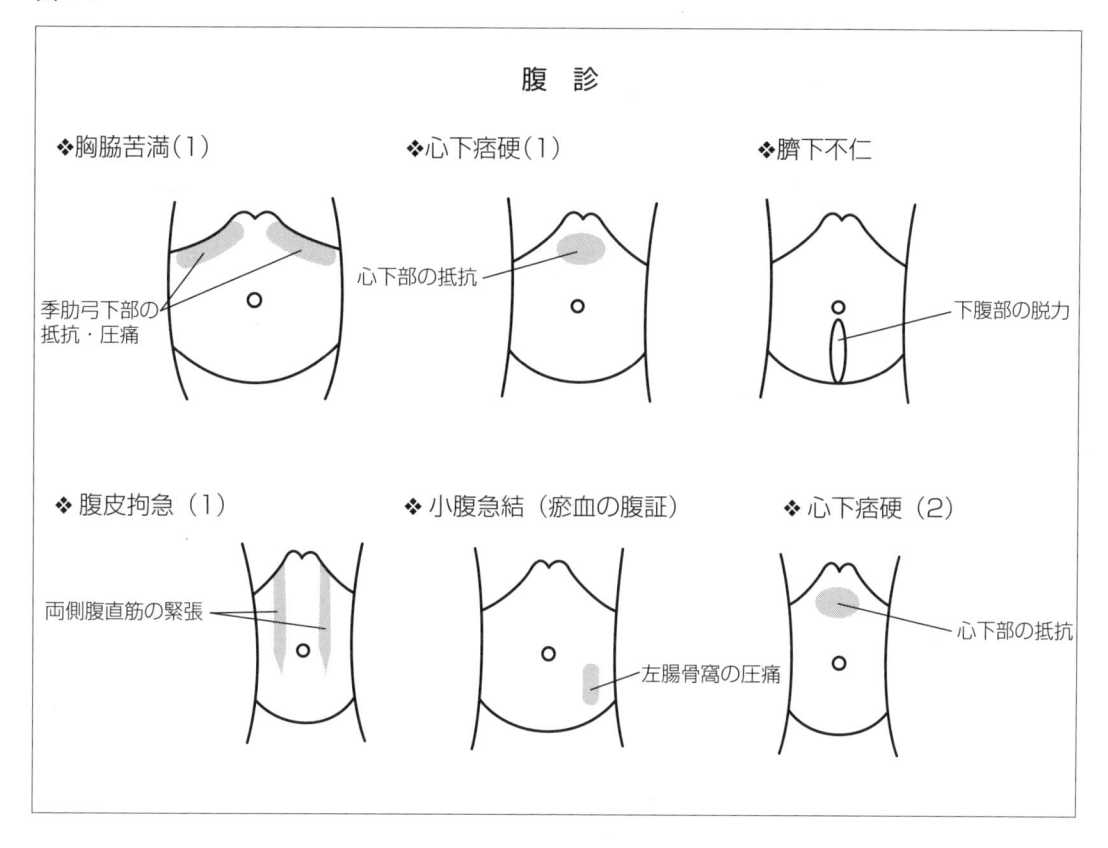

- ❖ 胸脇苦満（1）
  - 季肋弓下部の抵抗・圧痛
- ❖ 心下痞硬（1）
  - 心下部の抵抗
- ❖ 臍下不仁
  - 下腹部の脱力
- ❖ 腹皮拘急（1）
  - 両側腹直筋の緊張
- ❖ 小腹急結（瘀血の腹証）
  - 左腸骨窩の圧痛
- ❖ 心下痞硬（2）
  - 心下部の抵抗

満を診るときは，利き手でない方で診るのが原則である．

　私は「必ず患者の左に立って，利き手でない方の手で腹を触ってください」と言っている．そうすると，力を入れて押し込めないからである．そういうふうにして診ていただくといいのだが，ただ，利き手でない方の手で診ると，頭と足が，診察室で逆になるから，患者が寝にくい．特にスカートをはいている人は寝にくくなる．

❖ 1-10　柴胡剤

　小柴胡湯は熱の薬である．それがなぜヒポコントリー，自律神経失調の薬になるのだろうか．それは，柴胡そのものが自律神経調整剤だからである．風邪をひいて胃腸障害を来すのは，胃腸に障害を及ぼすウイルスがあるのではないかと皆さんは思われるだろう．確かに，ロタウイルスも小型球形ウイルスも，全て胃腸障害を及ぼす．そのときは，柴胡剤でなく人参湯のグループになるのである．

柴胡剤を使うのは，例えば発熱セットポイントを上げようとして，プロスタグランジンE2が出て視床下部を刺激するのに，そのPGE2が出すぎたケースである．PGE2が出すぎると胃腸の粘膜を痛めるから，胃腸障害が出てしまう．出すぎてはいけないサイトカインを出してしまう．つまり自律神経失調なのである．だから，風邪の経過の中で胃腸障害を来した場合には，自律神経失調，胸脇苦満が出てくるから，そういうときに柴胡剤を使う．

　柴胡剤は，実際に風邪の初期に使うと，インターフェロンγ，いわゆる炎症性サイトカインをむしろ上げてしまう．風邪の後期，つまりこじらせた状態で顆粒球優位でPGE2がプラスになっているときには，逆に下げてくれる．炎症を抑えてしまうような方向に行く．つまり，風邪の初期に使うと柴胡剤は全然効かないが，風邪の後期に使うと効きだす．そこが，胸脇苦満があるかどうかの違いになってくる．だから，風邪の初期に触っても，胸脇苦満がないケースがあるが，途中で出てきてしまうのである．

　よく「柴胡剤は，どのぐらいの期間で効くのですか」と訊かれる．使うと，本当に数日で，胸脇苦満はふわっと消えてしまう．「いや，先生，具合がいいです」と，2〜3週間の服用で，胸脇苦満がもうないのである．そのくらいよく効く．そうすると，漢方の処方もその時点で変わってきてしまう．つまり腹診に合わせて変わってしまうケースがあるということである．

❖ 1-11　横隔膜の可動域

　よく言っていることだが，足を伸ばしたら臍下がなぜ抜けるのかというと，老化現象に合わせて甲状腺・副腎ホルモンの機能が落ちてきて，横隔膜の可動域が悪くなるからである．これは，吸気と呼気でレントゲンを撮ると，すぐわかる．横隔膜の可動域は，甲状腺のホルモンの機能に合わせて下がってくる．

　横隔膜の可動域が落ちると，内臓の線維組織がうまく内臓を引っ張り上げられなくなる．つまり，内臓を支持・保持する機能が落ちてくるので，小腸や大腸が臍の下に全部下垂してしまう．これが横隔膜の可動域と比例するのである．つまり，臍の下の腹筋で小腸，大腸をいつも支えるような状態になる．だから，老人は立った姿勢で見ると臍の下がふくらんでみえるが，可動域が悪くなっているためである．

　よく中国で「腹式呼吸をやると老化防止になる」というが，そのとおりである．腹式呼吸で横隔膜の可動域を保持してやると，内臓下垂が起こらない．腹の

腹直筋が全部内臓を支えるからである．立っているときに下腹部がぽこっとふくらんでいる人を，寝かせて足を伸ばして触ると，必ず臍の真ん中がすこっと抜けてしまう．それが，臍下不仁（さいかふじん）である．だから，腹式呼吸は老人には大変大切な健康維持の方法なのである．自律神経調整方法でもヨガでも気功でもいいが，腹式呼吸をやるというのは非常に大事なことである．ただし，詩吟などは，血圧の高い方はだめである．

　甲状腺機能が落ちて，次いで副腎機能が落ちてきたときには，どうすればいいだろうか．基本的に，副腎機能の低下には２つある．副腎髄質（ふくじんずいしつ）系統の機能が落ちてきたときと，副腎皮質系統の機能が落ちてきたときである．副腎皮質系統の機能が落ちると，コルチゾールがどんどん減少していくから，老人が枯れ木のように脱水状態・ドライになり，水分保持能力が落ちてしまう．細胞内液がなくなると死ぬから，細胞外液がどんどん落ちてしまうのである．この場合，コルチゾールを補充すればいい．コルチゾールとは，山芋（やまいも）である．山の薬，山薬である．同じようにコルチゾール環を持っているのが，アカヤ地黄である．だから，地黄，山薬の入っているグループというのが，実はコルチゾールステロイド環を持っているのである．だから，脱水になって水分保持能力が落ちてきたときには地黄，山薬が入っている薬でコルチゾールを増やせばいい．地黄，山薬の入っている薬というのは，六味丸（ろくみがん）である．だから，六味丸は水分保持能が落ちてきた脱水傾向のある老人に使う．

　副腎髄質系統が落ちると，カテコールアミンが落ちる．ということは，心機能が落ちるのである．心機能が落ちると，足腰が冷えてむくみが出てくる．うっ血性心不全になり，BNPの上昇を見る．そうすると，今度は心機能，カテコールアミンを持ち上げる薬が必要になる．

　カテコールアミンを持ち上げる薬は，現代薬ではジギタリス，漢方では附子（ぶし），トリカブトである．これらは，非常に強い植物性アルカロイドである．これは，洋の東西を問わず同じである．ジギタリスは非常に強い毒性を持っている．薬にすると，心機能を強く上げる．トリカブトも非常に強い毒性を持っていて，毒性を抜くと附子になる．

　こういう強い植物性アルカロイド，つまり心機能を持ち上げる薬で，ジギタリスを少量使うと，心機能を持ち上げて末梢（まっしょう）血管を広げるが，大量に使うと末梢血管を収縮させる．附子も同じである．少量なら末梢血管を広げて心機能を持ち上げるが，大量に使うと，むしろ末梢血管を収縮させてしまう．またジギタリス

も附子も，大量に無毒化しないで使うと，心室粗動を起こす．非常に強い心毒性を持っているから，不整脈を起こしてしまうのである．

❖ 1-12　補剤の機能と使用法

　補剤とは，人参・黄耆・白朮もしくは蒼朮・甘草の４生薬を含む方剤のことで，TH1系免疫を上昇させる働きがある．主な補剤には，補中益気湯・十全大補湯・人参養栄湯があり，その他に大防風湯・帰脾湯・六君子湯がある．

- 補中益気湯は，食欲がない，消化器疾患術後，皮膚免疫が脆弱，内臓下垂の人に用いる．
- 十全大補湯は，貧血ぎみ，自己血輸血，放射線合併症の予防，COX2阻害剤に用いる．
- 人参養栄湯は，慢性消耗性疾患の痩せ，抗ウイルス作用に用いる．

　どんな場合に補剤を使うのか．補剤とはどのように働くのか．これについて，新潟大学の安保徹先生がよい研究をなさっている．がんの免疫のときに，がん細胞マクロファージが貪食すると，そのがん細胞と認識したものをナイーブCD4細胞に指令を与える．ナイーブCD4細胞はTH1，TH2の方に分化していくが，ナイーブCD4細胞の分化に関わるのがDC細胞，いわゆる樹状細胞が働いてくる．ここに，がん抗原抗体反応が働いている．

　最近の論文では，TH1がCTL細胞，いわゆる細胞傷害性T細胞を刺激してくれるのだが，NKT細胞は，TH1から働く部分と，DC細胞から直接刺激する部

図1-8

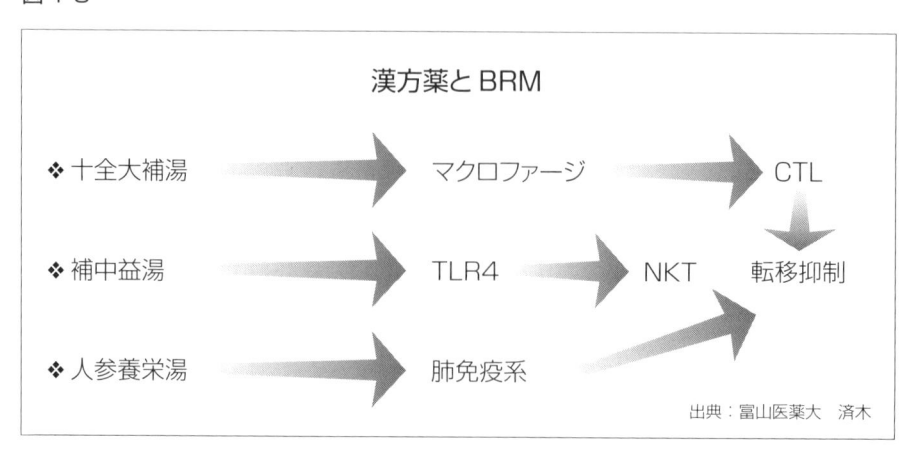

```
漢方薬とBRM

❖ 十全大補湯  ──→  マクロファージ  ──→  CTL
                                          ↓
❖ 補中益湯    ──→  TLR4  ──→  NKT  ──→  転移抑制
                                          ↑
❖ 人参養栄湯  ──→  肺免疫系  ─────────────┘

                              出典：富山医薬大　済木
```

図 1-9

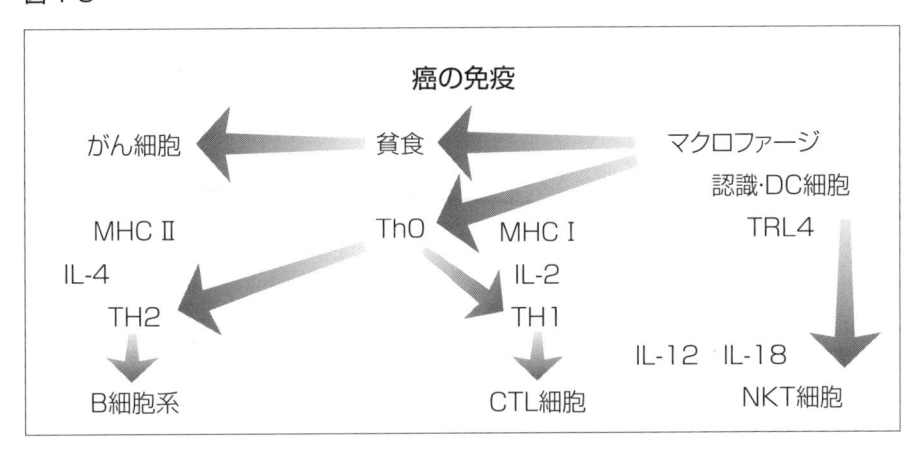

```
癌の免疫

がん細胞 ← 貧食 ← マクロファージ
                    認識・DC細胞
MHC Ⅱ    Th0   MHC Ⅰ    TRL4
IL-4           IL-2
TH2            TH1
               IL-12  IL-18
B細胞系         CTL細胞    NKT細胞
```

分があるという．特に NKT 細胞を一番よく刺激するのは，皮膚表面免疫のトールライクレセプター（TLR）だそうである．TLR は，1 から 8 までわかっているが，TLR4 というのが，グラム陰性桿菌に対する抵抗力を表している．そのグラム陰性桿菌に対するトールライクレセプターは，どうも NKT 細胞を刺激する作用が強いというのがだんだんわかってきて，そのあたりからも，この NKT 細胞が刺激できるということになっている．

そうすると，漢方薬ががんに効いたかどうかというのは，体全体が TH1 系統の方に優位に働いているか，TH2 系統の方に優位に働いているかで，概ね把握することができる．これも拙著『現代医学における漢方製剤の使い方』に詳しく述べている．

図 1-10

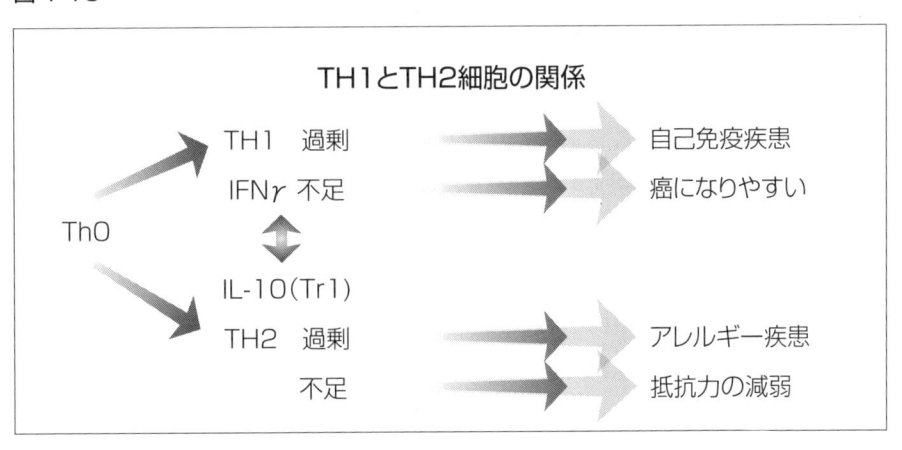

```
TH1とTH2細胞の関係

        TH1  過剰 ⟶ 自己免疫疾患
        IFNγ 不足 ⟶ 癌になりやすい
Th0  ⇅
        IL-10(Tr1)
        TH2  過剰 ⟶ アレルギー疾患
             不足 ⟶ 抵抗力の減弱
```

図 1-11 （リンパ節転移のある進行性がんの 75 症例）

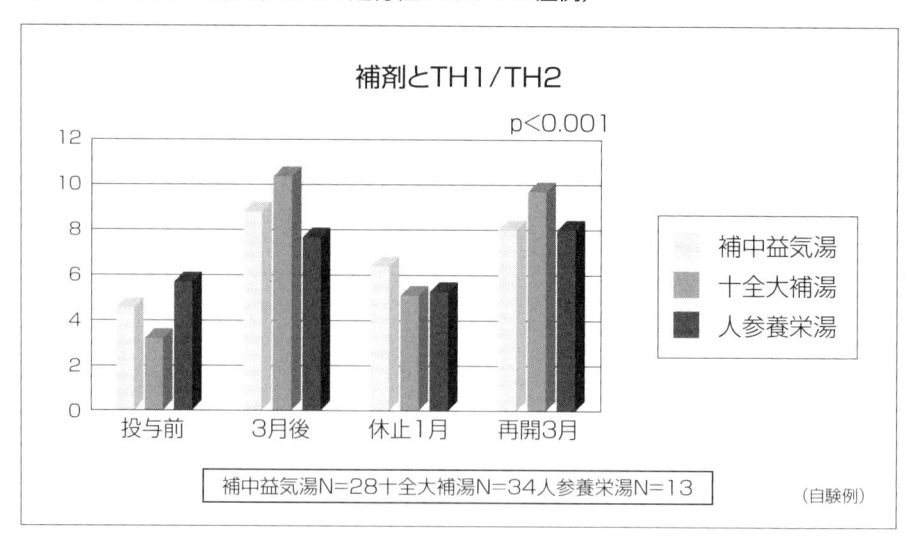

補剤とTH1/TH2
p<0.001
補中益気湯N=28 十全大補湯N=34 人参養栄湯N=13
（自験例）

図 1-12

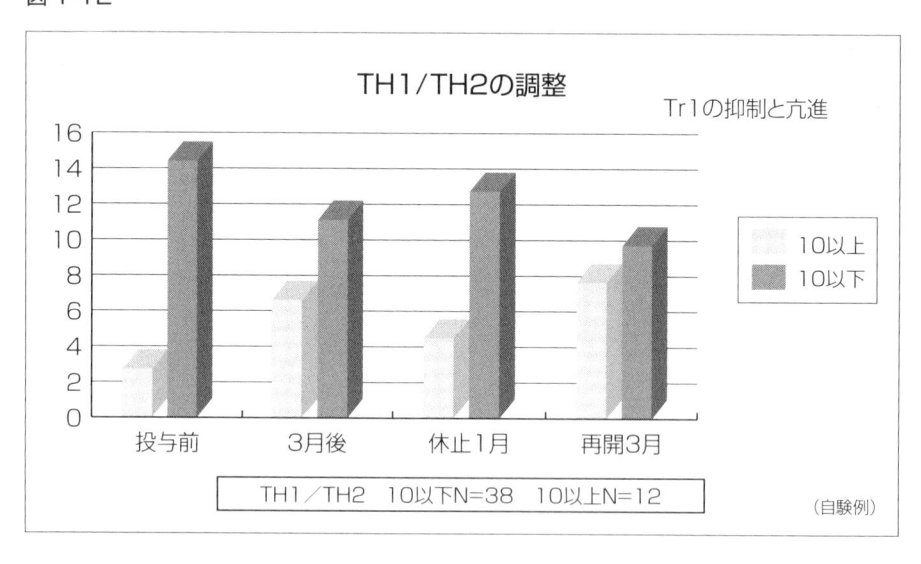

TH1/TH2の調整
Tr1の抑制と亢進
TH1/TH2 10以下N=38 10以上N=12
（自験例）

❖ 1-13 民間薬の評価

　外来では漢方以外で民間薬の相談が多い．民間薬で効いているかどうか，TH1/TH2 バランスが評価できる．民間薬では難しいケースが多いが，がんの患者にハタケシメジをぜひ使ってくれと言われたことがあり，「効かないでしょう」などと言いながら 20 人くらいを使ってデータをとったところ，肺がんに良好な結果が出た．このことを書籍に書いたところ，それを読んだある大学の呼吸器科

図 1-13

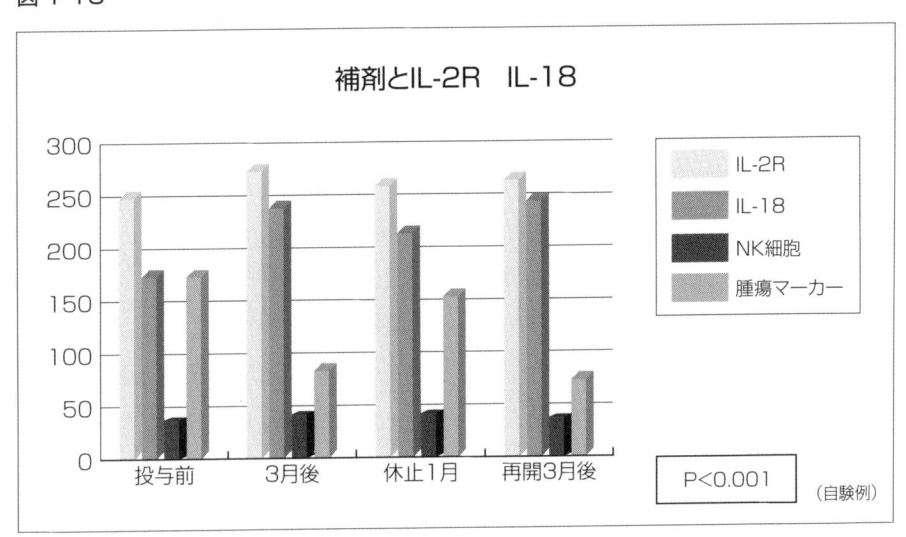

補剤とIL-2R　IL-18

（投与前／3月後／休止1月／再開3月後、IL-2R／IL-18／NK細胞／腫瘍マーカー、P<0.001）（自験例）

の先生が興味をもって，手術ができない人にシメジを使った．すると扁平上皮がんによく効いたという．有効率が40％くらいあったそうである．

　今のがんの治療の中で，例えば患者が相談に来て，「こんなものを使っているんですが，これ，飲んでもいいですか」と言われたときに，民間薬に関する研究結果などを評価しておくと，きちんと答えられる．

　「申し訳ないけれどね，TH1が上がってないから，これ効いてないよ」とか「TH2が3以上あるから，効いてないよ」と，データをふまえた評価ができる．

　目標はTH1が20，TH2が3以下である．ただし，ターミナルステージはTH1が極端に上がる．30を超えてくる．ターミナルステージは，必ずこれが免疫の過亢進を起こすから，非常に高くなることになる．ただし，TH2も必ず一緒に上がっていく．TH2が3以上になっているときには，まず化学療法を勧める．「ケモでこっちをたたいて，それでTH1をアジュバントで一緒に上げよう」という方法でやっていく．

　ケモテラピーでは，ランダ，シスプラチンを使うときにシスプラチンの副作用を一番よく抑制できるのはリンゴ酸ナトリウムである．リンゴ酸ナトリウムは，当帰（とうき）という漢方に入っている．当帰の入っている漢方薬は，シスプラチンの副作用を非常に強く抑制できるという報告が出ている．ただし，ホルモン感受性の強い乳がんには当帰・川芎のペアが禁忌となることがある．外科漢方研究会によると，十全大補湯でケモテラピーをすると副作用がなくなり，TH1がよく上がっ

たということである．このように，ケモテラピーをするときに漢方を一緒に使って副作用を取るのもいい方法である．また、化学療法の副作用の吐気に六君子湯がグレリンを上げる効果がある．ただし当帰・川芎は女性ホルモンを刺激することがある．ホルモン依存性のがん患者には要注意である．

❖ 1-14　人参・黄耆・白朮（蒼朮）・甘草

　補剤は，人参と黄耆という2つの方剤が入っているのが基本と言われている．人参の「参」と黄耆の「耆」を使って「参耆剤」という言い方をする．

　以前，東京大学におられた丁先生が，人参と黄耆の2つを使ってTH1がどのくらい上がるか調べたが，あまりいいデータが出てこない．結局，人参と黄耆に白朮（蒼朮），甘草を加えた4生薬であることが，東京大学のデータでわかってきた．それで参耆剤は，人参，黄耆＋白朮（蒼朮），甘草の4つを含むものを補剤ということになっている．人参，黄耆，白朮（蒼朮），甘草の4つの生薬を含んで処方すると，TH1を持ち上げる作用が非常に強いのである．

　人参，黄耆，白朮（蒼朮），甘草の4つの生薬を含むグループは，代表が補中益気湯，十全大補湯，人参養栄湯で，それから，帰脾湯とか大防風湯．それ以外にも補剤と同じような働きをするものがいくつかある．

　四君子湯合四物湯系列などと表記されているが，八珍湯がベースになっている．つまり，補剤のベースは四君子湯と四物湯を混ぜたものである．

❖ 1-15　十全大補湯

　当帰，川芎，芍薬，熟地黄，この4つが四物湯で，人参，白朮（蒼朮），茯苓，甘草，この4つが四君子湯である．ツムラのものは，生姜，大棗も入っている．中国でもこれらを入れるケースが多いが，ベースは8個である．そこに黄耆と桂枝を入れると十全大補湯という薬になる．だから，四君子湯と四物湯をそれぞれ入れたのが八珍湯，そこに黄耆と桂枝を入れると十全大補湯という薬になる．これは，『太平恵民和剤局方』（和剤局方）に書かれている．

　『太平恵民和剤局方』（巻之五，諸虚門）には，「男子と婦人の，諸虚不足，五労七傷，飲食進まず，久病にて虚損し，時に潮熱を発し，気，骨脊を攻め，拘急疼痛，夜夢遺精，面色萎黄し，脚膝力無く，一切の病後，気，舊の如からず，憂愁思慮し，気血を傷動し，喘嗽中満，脾腎の気弱く，五心悶絶するを治す．並びに之を治す．此の薬，性温にして熱せず，平補にして効あり．気を養い神を

育す．脾を醒まし渇を止め，正を順し邪を辟く．脾胃を温煖にす．其の効，具に述べからず」とある．

　男女ともに，諸々の過労や病気によって食欲不振のもの，長い病気によって虚証となったもの．時に潮熱があり，身体痛があり，夢が多く遺精があり，顔色が黄色で精気がなく，足に力のないもの——これがポイントである——それから，すべての病後で気力がなく，憂鬱なもの，気血が弱り，咳をし，腹が張り，身体の機能も衰え，体全体が煩悶する，そういうものを治す，というのが原典の指示である．

　『万病回春』（補益門）には「気血倶に虚し，発熱悪寒，自汗盗汗（汗を出す），肢体倦怠（体がだるい），或いは頭痛，眩暈（めまい），口乾き渇を作すを治す．また久病，虚損，口乾き，食少なく，咳して利せず（咳をするけども下痢はしない），驚悸発熱或いは寒熱往来（熱が出たり入ったり），盗汗自汗（熱が出る），哺熱内熱，遺精白濁，或いは二便血を見し，小腹痛みをなし，小便短小，大便乾濇，或いは肛門下墜，大便滑泄，小便頻数，陰茎癢痛等の症を治す」という．それが，現代使われている治療の基本であるということである．

　中医学では，これらを全部ひっくるめて，「気血両虚」という言い方をする．気（消化吸収能力）が衰えて，自律神経系統が衰えて，血，貧血ぎみで，臨床上の使用目標は，「疲労，やせ，炎症が長引いて，消炎剤で効果がない」．これは，COX2 の阻害剤ではないだろうかと和歌山県立大学の大塚先生が調べたら，確かに COX2 の非常に強い阻害効果があった．十全大補湯は，COX2 のインヒビターである．非常にいい効果があり，疼痛を起こすような場合に十全大補湯が効く．

　線維筋痛症の治療のための漢方のファーストチョイスは，十全大補湯である．ただし，すべての線維筋痛症イコール十全大補湯ではない．「皮膚，乾燥傾向」．「え，皮膚の乾燥？　じゃあ，ステロイドが使えないようなアトピーに使ったらどうか？」と思って使ってみたら，確かに効く．ステロイドが使えないような，表皮が薄くなってしまって，痿黄で，どす黄色くなって，掻くと皮膚がぺろりとむけるようなケースに使うと非常に効果がある．

　それから，脈が沈（脈が沈んでいる状態）であって，腹証は特異なところはない．地黄剤の適応があるけれども，胃腸が弱くて地黄剤が使えない．特に昔の方は，これは便秘によく使っている．老人の便秘は基本的には麻子仁丸，潤腸湯を使うというのだが，麻子仁丸，潤腸湯を使うと「腹が張ってだめです．下痢をしてだめです」という症状の人には，十全大補湯がいい．まず，大塚先生はそ

図 1-14

```
                    ステロイド様の効果

                    麦門冬（抗ムスカリン）必ず乾燥
                   （柴胡・黄芩（抗炎症）必ず湿性）
                       11βHDS2    不活性型
      活性型         ←―――――――→  コルチゾン
      コルチゾール      抑制     抗進
                    利水剤（白朮）ステロイド副作用防止
      コルチゾール様作用
      人参・山薬・地黄    内因性コルチゾール副作用は少ない
```

こから始める．「十全大補湯は，地黄丸が使えない老人に使え」と．そうすると「快便になるよ」という．

(1) 長い病気の経過や手術後で体力が衰えている場合．
(2) 産後の諸症状．
(3) 脱肛，痔．
(4) 腰痛症．
(5) 慢性の皮膚炎，アトピー性皮膚炎で化膿性のもの，乾燥性のもの．
(6) かつては腎臓結核，カリエス，などによく使われたという．

　ポイントは，術後，口が渇く，足に力がない，COX2 の阻害剤，痛みがあちこちにある．

　補中益気湯との違いが問題になってくるが，古典でこういうのも結構よく出てくる．北尾春圃の『当壮庵家方口解』には、「気血両虚ノ虚冷シタルニ用イル剤也．虚甚ダシケレバ則チ附子ヲ加ウ（十全大補湯，加附子という方剤が結構多い．非常に強く虚しているときには，十全大補湯にさらに附子を加える）．虚人，時々腹痛アルトイウニヨキコトアリ（虚証の人で時々腹痛がある場合，COX2 の阻害剤であるから，痛みがあるというときによく効く）．病後ノ熱，スキット去リテ保養ニヨシ（病後の熱，術後の熱が，なんとなく取れない）．産前産後ノ気弱キニ用イテヨシ（略）．諸病トモニ補ウトキハ，大補湯ノ症カト心ヲ付ケテ施

スベシ」などと書いてある．

　それから，有持桂里の『稿本方輿輗』には，「熱病経歴シテ，下血ヲナシ，犀角地黄ナドノユク処ニモアラズシテ，陰位ニアリテ，脈沈微ナドヲ見ワスモノ，十全大補加附子ヲ用イテ下血ヤムコトアリ．大補湯ヲ下血ニ用イルコトハ華人モセヌコト也．是本邦先覚ノ発明也．又常ノ下血ニテモ虚極ニナリシ者ハ，十全大補加附子ヲ用イルコトアリ」とある．昔は附子をかなりたくさん加えて使っていた．冷えがあるからである．

　また，われわれが一番よく使うのが，浅田宗伯の『勿誤薬室方函口訣』である．「此方，『局方』ノ主治ニヨレバ，気血虚スト云ウガ八物湯ノ目的ニテ，寒ト云ウガ，黄耆肉桂ノ目的也．又，下元気衰エト云ウモ，肉桂ノ目的也．又，薛立斎ノ主治ニヨレバ，黄耆ヲ用ウルハ，人参ニ力ヲ合セテ自汗盗汗ヲ止メ，表気ヲ固ムルノ意也．肉桂ヲ用ウルハ，参耆ニ力ヲ合セテ，遺精白濁，或ハ大便滑泄，小便短小，或ハ頻数ナルヲ治ス．又九味ノ薬ヲ引導シテ，夫々ノ病処ニ達スルノ意也．何レトモ此意ヲ合点シテ，諸病ニ運用スベシ」などと書いてある．

　要するに，十全大補湯は気血両虚，つまり，病後で，貧血があって，痛みがあって，足腰の力がない，微熱が出るようなケースに非常に具合がいいということで使っていたら，病後の貧血，特に自己血輸血の後貧血を治すのに非常に効果があった．それから，放射線合併症の予防にも非常によい．ここには書いてないのだが，当帰のリンゴ酸ナトリウムが，ランダ，シスプラチン系統，白金製剤の副作用を非常によく取ってくれる．それから，COX2の阻害効果があるから，原因不明のCOX2が原因しているような疼痛，線維筋痛症をはじめとするような疼痛に効く．

　十全大補湯を使ったときは，「五労七傷，飲食進まず」を目標にして使ったと書いておくと大丈夫である．それを書かないで，「十全大補湯はこんなふうに言っているから」と書くとよくない．「『和剤局方』のこの部分に着目して使った」と書いておくといい．ただし，その下に「鑑別，補中益気湯は気虚が強くて，血虚はない」としておく．

　十全大補湯を使うときに附子を加えるというのは，昔はやっていたものである．「人参の働きを強める」と書いてあるので，さらにここに紅参末を少し加える人もいる．人参に紅参を加えるケースもある．

　日本は昔，紅参末ではなく，竹節人参を使っていた．竹節になったような人参である．これは，普通の薬用人参よりも補剤の働きが強いのだが，今はほとんど

採れない．興味深いことに，竹節人参は保険で通っている．

❖ 1-16　補中益気湯

補中益気湯，これは『脾胃論』に「医王湯に同じ」ということで書いてあるが，『脾胃論』の文は冗長なので，『万病回春』を見よう．

『万病回春』（外傷内傷証弁）に，「内傷労役は元気の虚損なり．（補中益気湯は）形神労役し，或は飲食節を失し，労役虚損し，身熱して煩し，脈洪大にして虚，頭痛み，或は悪寒して渇し，自汗無力，気高くして喘するを治す（略）」とある．

『医療衆方規矩』では，「中気ノ不足，飲食労倦シ，精気下陥シ，以テ脾胃虚弱，発熱頭痛，四肢倦怠，心煩シ肌瘦セ（体がやせ），日ニ日ニ漸ク羸弱スルヲ治ス．此ノ薬ハ能ク元気ヲ升シ，虚熱ヲ退ケ，脾胃ヲ補イ，気血ヲ生ズ」．本来は，虚熱を治す薬である．だから，非常に胃腸が弱くて微熱が出るようなケースにこの補中益気湯を使うのが，本来の使い方だ．李東垣は全部これでやっている．これを気虚発熱というグループでまとめている．

自律神経機能が非常に弱くなって慢性疲労になると，必ず午後に微熱が出てくる．そういうときに，この気虚発熱，いわゆる補中益気湯を使うのが，本来の『内外傷弁惑論』（李東垣）の使い方だった．それが，徐々に，日に日に痩せていくとか，「内臓下垂す」というのに注目して，内臓下垂に使うケースが多くなった．しかし，『勿誤薬室方函口訣』（浅田宗伯）が非常に役に立つ．

「脾胃乃チ傷レ，労役過度，元気ヲ損耗シ，心熱頭痛或ハ渇止マズ，風寒ニ任エズ，気高クシテ喘スルヲ治ス．又，発汗後二三日，脈芤（＝急性の脱水の状態で，脈は触れるが押さえると中がないという脈．急性脱水等のときの脈で，鉱脈などという），面赤ク，悪熱，或ハ下利二三行，舌上胎有リ，或ハ胎無クシテ食ヲ欲セズ，熱飲ヲ喜ミ，食進ミ難ク，重キ者ハ寝ズ，問エバ譫語妄言有リ，眼目赤キヲ治ス」という．

本処方は，体質虚弱者（虚証）の体力回復に用いる補剤の代表であり，人参と黄耆の組み合わせを含む参耆剤の一つである．広範な疾患に用いられ，あらゆる医薬品の王の意味から「医王湯」の別名がある．

臨床的には，下記のような特徴がある．

(1) 自覚症状
　・疲労感，気力がない

- 手足の倦怠感，体が重い
- 食後に眠くてたまらない
- 食事がおいしくない，味がわからない，熱いものを好む．（この「味がわからない」とは，甘い味がわからないというのが特徴である）．甘い味がわからないときには補中益気湯を処方する．

(2) 他覚的所見
- 動作が鈍い，話し方に力がない，目に勢いがない（この目に勢いがないというのを目標にしろと，私は教わった．患者で，目に勢いがない人，おどおどして力がない人である．患者を見て「目つきが変わってきたな．おかしい」というときに使うとよい）
- 発汗傾向，盗汗，ときに微熱
- 腹部は全体に軟弱で，臍部に大動脈の拍動を触れることが多い（これは補中益気湯の，大動脈の拍動を触れるケースは結構多い）
- 脈が弱くて，しまりがない

(3) 漢方的表現

「虚労」つまり，小柴胡湯の虚証に使える．ただ，補中益気湯の胸脇苦満は小柴胡湯ほど強くない．ちょっとだけ胸脇苦満がある程度で，拍動を触れることが非常に多い．

古典の中ではいろいろあって，応用は「慢性呼吸器疾患，耳鼻科疾患」，特に慢性の老人性呼吸器疾患にこれを使うと，風邪の予防になる．一冬，だいたい平均で4，5回ぐらい風邪をひくのが普通だが，それが半分以下に減る．風邪の予防に効果的なので，これを群馬大学の土橋邦生先生が研究したところ，トールライクレセプター（TLR）4を上げる作用が一番強いという結果がでた．トールライクレセプター4，いわゆる，グラム陰性桿菌の皮膚表面免疫を非常に強く上げてくれる．それから「消化器疾患，慢性肝炎，肝硬変」，特に肝硬変になっているときには，小柴胡湯の場合には虚証であるから，補中益気湯の方にするのが原則である．「胃下垂，胃アトニー，脱肛，慢性下痢」，それから，「慢性の疲労疾患，盗汗，夏まけ，夏やせ，眼精疲労」で，清暑益気湯という薬がある．それとうまく使い分けると，夏負け，夏痩せによく効く．加減法のところに「味麦益気湯，調中益気湯，赤石脂湯」とあるが，これは全部，補中益気湯の「加減法」である．

(1) 味麦益気湯は，補中益気湯に五味子・麦門冬を加味したもの．虚弱な者の気管支炎によい．
(2) 調中益気湯は，補中益気湯に茯苓・芍薬を加味したもの．補中益気湯証で腹痛のある例によい．
(3) 赤石脂湯は，補中益気湯に赤石脂を加味したもの．慢性の脱肛に用いる．

古典の例を挙げてみよう．

(1)『療治経験筆記』(津田玄仙)

「此方ヲ広ク諸病ニ用ユル目的ハ，[第一手足倦怠]倦怠トハ手足ノ落チル様ニカイダルク，力ナキヲ云ウ．[第二語言軽微]語言軽微トハ，語言ハ朝夕ノモノイイノコト也．軽微トハ『カルクカスカ』トヨム字ニテ，語言ノタヨタヨトイカニモ力ナク，カルクカスカニシテ，ヨワヨワト聞ユル症ヲ云ウ也(非常に弱い言語である)．[第三眼勢無力]眼一応ニミレバ朝夕ノ如ク見ユレドモ，ヨク心ヲツケテミレバ目ノ見張リ，クタリトシテ，イカニモ力ナクミユルヲ云ウ(これを，まず診なさいとよくいわれる)．[第四口中生白沫]白沫トハ病人食中ニイレテカムトキニ口ノアタリニ白沫(よだれ・唾液)生ズルモノナリ．(中略)[第五食失味(味ガワカラナイ)](略)甘キモノモ酸モノモ苦辛モ口中ニテ分カラズ(わからない)，皆糠スクホヲカムガ如クニテ，不食スル，コレガココニ云ウ所ノ食失味トイウモノ也．(略)[第六好熱湯(熱いものを非常によく好む)]脾胃虚シテ益気湯ノ應ズル証ハ何程熱アリテモ口ニハ煮タチタル物ヲ好ムモノ也．是レハ脾胃虚ノ上ニ冷ヲカネタルモノ多シ．此ノ時ハ益気ニ附子ヲ加エテヨキハト知ルベシ．[第七当臍動気(臍のところに拍動を触れる)]益気湯ノ応ズル脾虚ノ証ハ臍ノグルリヲ手ヲ以テ按ジミルニ，必ズ動気甚ダシキモノ也．若シ，動気ウスキモノハ脾胃ノ虚ノカルキモノ也．[第八脈散大而無力]散ハ脈ノハット散リヒロガリテ，シマリノナキ脈ヲイウ．大ハ太クザトル脈也．指ヲ浮テハ散ヒロガリテ太クウテドモ指ヲ沈メテミレバ，力弱クウツヲ散大而無力トイウ也」とある．

さらに「手足倦怠ノ一ツハ益気湯ノハツノ目的ノ中ニテモ肝要ノ中ノ肝要也．故ニ今日治療中ノ中ニ於テ外七ツモ目的ガ揃ウテモ，手足倦怠ノ一ツガナクバ益気湯必定ノ証トハ究メガタキコトモアルモノ也．是レハ益気湯ヲ用イル一ツノ心得也」とあり，「手足倦怠」「語言軽微」「眼勢無力」「口中生白沫」「食失味」「好熱湯」「当臍動気」「脈散大而無力」という8つの目標を使っていただいていいのだが，特に8つの中で手足倦怠が一番大事である．ほかの7つが揃わなくても，この手足のだるいということだけでも使ってよいという．津田玄仙が1

から8までの使用目標を書いていて，多くの文献に引用されている．「津田玄仙のこの第二のこういうところを目標に補中益気湯を使ったらこうだ」と書くとよい．

(2)『蕉窓方意解』(和田東郭)

「是レ小柴胡湯ノ変方ナリ．古人ノ説ニモ東垣ノ医王ハ仲景ノ小建仲湯ヨリ変ジ来レルモノナリトイエドモ其ノ説的当セズ．大イニ考エ違イナリ」

小柴胡湯の虚証の薬である．

(3)『勿誤薬室方函口訣』(浅田宗伯)

「此方，元来東垣，建中湯，十全大補湯，人参養栄湯ナドヲ差略シテ組ミ立テシ方ナレバ，後世家ニテ種々ノ口訣アレドモ畢竟小柴胡湯ノ虚候ヲ帯ブル者ニ用ウベシ．補中ダノ益気ダノ升提ダノト云ウ名義ニ泥ムベカラズ（こだわってはいけない）」

津田玄仙の8個の目標が一番だが，手足が非常にだるい，目に力がないというのが一番大きな目標ということで，補中益気湯を見ていただけると，食欲がない，味がわからない，手足がだるい．それから，当然消化器疾患の術後，皮膚免疫の脆弱，トールライクレセプター4が弱い，風邪をひきやすい，内臓下垂．おなかでは，臍のところに腹部大動脈を触れる，動悸を触れる，拍動を触れる，というのが大きな目標になってくる．

❖ 1-17　人参養栄湯

人参養栄湯であるが，これも，たくさん書いてある．

『和剤局方』には，「治積労虚損，四肢沈滞，骨肉酸疼，呼吸少気，行動喘啜，小腹拘急，腰背強痛，心虚驚悸，咽乾唇燥，飲食無味（味が感じられない），陽陰衰弱，心虚動悸（心臓の方に虚悸があって），悲憂惨戚（非常に物思いが強い，心身症状が強くなっている症状に）」人参養栄湯を使うのが目標だという（特にそのあとが大きな目標なのだそうだが）．

『勿誤薬室方函口訣』には，「此方ハ気血両虚ヲ主トスレドモ，十補湯（十全大補湯）ニ比スレバ，遠志，橘皮，五味子アリテ，脾肺ヲ維持スルノ力優也（優っている）．『三因』ニハ肺与大腸倶虚ヲ目的ニテ，下利喘乏ニ用テアリ．万病トモ此意味ノアル處ニ用ユベシ．又傷寒壊病ニ，先輩，炙甘草湯ト此方ヲ使ヒ分テアリ．熟考スベシ．又虚労，熱有テ咳シ，下利スル者ニ用ユ」とある．

日本の文献には「八珍湯，十全大補湯と同様に四君子湯と四物湯の方意」とあ

るが，人参養栄湯には「五味子，遠志，陳皮」が加方されているので，五味子は小青竜湯の配合と同様に胸部を暖め水滞を逐い（水のかたまりを取り），遠志は養心安神薬として精神神経衰弱に用いる．陳皮は胃気を抑える働きがあるということで，古典にある「心虚驚悸」それから「悲憂惨戚」という呼吸精神衰弱に配慮があるのが人参養栄湯の特徴と言われている．

　がんの術後で，デプレッションが強くなっているようなタイプ，あるいは，咳が強く出ているようなケースに使う．咳が出ているケースに使ったら，この人参養栄湯の肺の免疫を強くする働きが非常に強く出た．肺の方に転移が予測される場合には人参養栄湯がよいと言われている．抗精神薬を使わないといけないような，非常に沈んで，心配症で，うつが強くなったケースには人参養栄湯の方が効果があるようだ．

　さらに息切れ，気管支喘息，精神不安，不眠，盗汗がある場合は小青竜湯のような麻黄剤が不適応であるため，麦門冬湯，半夏厚朴湯あるいは小柴胡湯，柴胡桂枝乾姜湯等を用いるが，それでも不十分なときの咳，気管支喘息に人参養栄湯が効いてくれる，ということである．人参，黄耆，白朮（蒼朮），甘草の４つの生薬を含むのだが，これらは全部 TH1 系の免疫を上昇させる働きを非常に強く持っている．津田玄仙の『療治経験筆記』にあるように，手足がだるいというのは，ぜひ目標として覚えておいてほしい．腹でいうと，拍動（動脈拍動）をよく触れる．小柴胡湯の虚証のタイプだが，肝硬変になっていれば，補中益気湯の方でないと効果がない．

❖ 1-18　十全大補湯と補中益気湯の使い分け

　富山医科薬科大学の研究によると，十全大補湯はどこに働いてくれるかというと，原則的にはマクロファージ系統を刺激することで，CTL 細胞を賦活して，がん細胞をアポトーシスに誘導してくれる，とのことである．補中益気湯は，トールライクレセプター４を刺激する作用が強い．トールライクレセプター４から NKT 細胞の方を刺激して，がん細胞をアポトーシスに働いてくれる．人参養栄湯は肺の免疫系統の方に働いて，転移抑制に働いてくれるというのが現在の考え方になっている．

　だから，マクロファージが高い，つまり単球が高くなっているケースでは，十全大補湯の方が効果的である．血行性転移が予測される場合には，補中益気湯の方が効果的である．リンパ節転移が予想される場合には，十全大補湯の方が効果

的である．肺の免疫系統の方に転移が予測される場合には，人参養栄湯の方が効果的であるが，十全大補湯は足腰がだるい，痩せてきた，汗をかいている，貧血，冷え性．補中益気湯は，目に力がない，手足がだるい，消化器疾患．人参養栄湯は，非常にウイルスが関与しているケースとか，あるいは，非常に心身的な部分で何か関与している場合に使い分ける．これは，1つの目標であって，それぞれ逆になる場合もある．このあたりが，漢方の難しいところである．

富山大学ではこういうケースでアポトーシスを誘導するが，血行性転移でも十全大補湯の方が効く場合もあるし，人参養栄湯が効く場合もあるから，それぞれの使用目標の中で使い分ける．それぞれの使用目標をよく観察して，どれが一番のポイントかを押えて使い分けていただけると，漢方でもしっかり転移抑制に働いてくれる．術後に免疫アジュバントとして役に立つのが，漢方の使い方である．

［質疑応答］

Q 補剤の六病位での位置付けについて教えてほしい．

A 例えば小柴胡湯に対しての補中益気湯というような位置付けをしてしまうと，小陽病という話になってしまうが，本来は，太陽病，少陰病という方向ではないのかという疑問がわく．実はこれは，古典が『傷寒論』ではなく，『和剤局方』『脾胃論』である．だから，六病位の中に入ってなかったのである．それを，後の人が無理やり押し込もうとしたので，いろいろ説が出てきた．普通の『傷寒論』の一般で出すと，この補剤は全く出てこない．

一応，参耆剤でとらえるならば，少陰病でとらえてもらった方がいいし，むしろ附子剤でとらえるならば，例えば十全大補湯加附子などと答えるなら，太陰病まで持っていくケースがあり，補剤でとらえるならば，少陰病でとらえるケースもある．現在では，だいたい人参湯プラス参耆剤というとらえ方をしているから，太陰病でとらえることが多いようである．ただし，六病位でとらえるのはちょっと無理がある薬で，『傷寒論』の中には入っていない．『和剤局方』もしくは『万病回春』もしくは『脾胃論』の薬だから，どうしても位置付けするなら，太陰病のあたりに置いておけばいいのだが，実際には，ちょっと違うケースも出てくるかもしれない．

Q　補中益気湯の目標を下痢軟便とすることについて教えてほしい．

A　『脾胃論』でいうと，脾胃へ，体中に気が巡らないので，消化吸収が悪いから下痢をする．だから，下痢に対しては補中益気湯を使う．ところが，補中益気湯を下痢に使ってもあまり効果はない．むしろ，中国では補中益気湯イコール虚熱である．要するに，気虚発熱のときに補中益気湯が一番の基本だが，日本にやってきたときに使用目標が下痢になってしまったようである．

　気虚発熱は，先程の十全大補湯もそうだが，乾燥して熱というのは少陰病の方に入るケースもある．だから「十全大補湯は少陰病の薬」だと分類する方もいる．『脾胃論』のあたりから，こことここを目標にしたととっていただければ結構である．だから，下痢ととらえるなら太陰病の方になってくる．気虚発熱ととらえたら少陰病でないと話が合わない．要するに太陰病では絶対熱は出ない．そうすると少陰病に置かないとおかしいということになる．その全部が揃う必要はないので，原典の方からこことここという目標の中で使っていただければ結構かと思う．

　先程の8個の中で「一番の目標は手足のだるさ」だと書いてある．そこが一番の大きな目標になる．腹の拍動があるときに使うと，下痢にも効くし，原因不明の発熱にも効く．

Q　風邪に対する治療方法は？

A　風邪のシーズンには，特に補中益気湯などを使うケースも多いのだが，治療がうまくいかなくて，だるくて仕方がないというときに，麻黄附子細辛湯に頼ったり，あるいは桂姜棗草黄辛附湯を使い，うまくいくケースもある．これを補剤というかどうかであるが，4つの定義からいうと入らない．ところが大きな範囲の補剤でいうと，老人，虚弱者に使う薬を全部，体を守る薬として補剤ととらえるならば，入れてもかまわない．ただ，黄耆，人参，蒼朮，甘草の入った補剤としては入らないということになる．実際には大きな範囲で体を守る薬としての補剤としてとらえる考え方もある．

　桂姜棗草黄辛附湯は桂枝湯と麻黄附子細辛湯との合方で非常によい．スギ花粉が多い場合の風邪などには，桂姜棗草黄辛附湯がかなり効いているし，最近ロタウイルスに近いような小型球形ウイルスの感染が報告されているので，参蘇飲が結構効く．そのあたりで少し工夫されるといいと思うが，最近では葛根湯でぴたっと合うケースは少ない．一応，大きな範囲の補剤で加えてもかまわないが，この

4つのTH1を上げるというグループでは，ちょっと外れるということである．

Q 一般に内科の診察で腹を触ると，腹の緊張を取るのは非常に難しいことが多いのだが，漢方的にみた腹，その胸脇苦満という非常に緊張が強くて診察が難しいケースも，腹証としてとらえられるものだろうか．

A 非常に緊張が強くて腹が固くなってしまっている場合も，一種の腹証なのである．緊張が強い，アドレナリン系統が非常に上がっている．だから，アドレナリンが強いと，それも1つの腹証で，緊張が強いという1つの腹証になってくるので，その場合にはアドレナリンを落とす薬，つまり，心系統に効く，体の興奮を落とす薬を使わなければならない．

例えば，女性ならば加味逍遙散とか，もう少し強い薬で，分心気飲，あるいは女神散などである．女神散は実母散ともいうが，おじけづきやすい人，先生の前にいると緊張して，「うー」となってしまって固くなるような人には非常に効果が出る．本来の腹証が出てくると，また女神散を元に戻していくケースもあるので，それも1つの腹証で考えていただいて結構である．加味逍遙散か女神散．腹が弱い人だと香蘇散とかである．そういうのをうまく使うとほぐれてくるから，だいたい2週間ぐらい投与して，良くなったところで，本来の漢方に切り替えていくこともある．ぜひやってみてほしい．

Q 十全大補湯についてお聞きしたい．十全大補湯は，COX2阻害剤に似たような働きをするということだが，痛みに対してすでに西洋薬でNSAIDSを使い，さらに追加するようなやり方はどうだろうか．

A その処方は，一向に差し支えない．十全大補湯には2つの側面があって，1つは本来の十全大補湯の補剤として免疫を上げるという薬，それから，そういう副作用を落とす面もある．だから，COX1を使っていたときにCOX2の阻害剤として一緒に使ってもCOX1の胃腸障害を取ってくれる．例えばリウマチなどに十全大補湯を使って胃腸障害が取れたりする．リウマチは柴苓湯が多いのだが，補剤を使うケースもある．あるいは婦人科で，リトドリンなどを使うときに当帰芍薬散を使うと，副作用が取れることもあるから，当帰の入っている薬は結構そういう胃腸障害，副作用をよく取ってくれる．

Q 養命酒について教えてほしい．

A 養命酒そのものの中に入っている生薬は，先程の補剤とほとんど同じである．だから，補剤の働きとして使って構わない．だが養命酒はアルコール度数が25度あるので，そこにだけ気をつけて使っていただく必要がある．毎日習慣で飲んでいる方にはよいのだが，確実にTH1を上げるには，漢方の方剤の方が効果的ではないかと思っている．参考までに，瓊玉膏というものがあるが，これは信州医薬品が作っているはちみつで練って水あめ状になっているもので，補剤の1つである．養命酒と同じような働きがあるので，ぜひ一度飲んでみてほしい．

Q 血管の話だが，循環血漿量とかViscosityとか血管の硬度だけではなく，実際には皮下組織の水分量の問題がかなり絡んでいるはずだが，それは測定するパラメーターに入ってこないのだろうか．
A 一応，皮下組織の水分量それから脂肪が多い方は差し引いて診るというのが原則である．だから，それを差し引いて，脈の状態だけを診る．それが慣れだとよく言われる．「この人はだいぶ太っているな」あるいは「水が多いな」というのを差し引いて，脈の状態だけを診るというのが，脈診のテクニックである．

Q 例えば甲状腺機能が少し落ちぎみの女性で，脈診すると全員沈になる．それは実際そういう皮下組織，結合組織の問題が介在しているからだと思っているが，その理解でよいだろうか．
A 甲状腺組織機能が落ちてくると，沈脈になる．特に間違いやすいのは太っている女性である．これは，ほぼ全員沈になるから，それを省いて，脈を診ないといけない．脈診ではなかなかいいパラメーターが出てこない理由はそこにある．慣れの問題になるから，脈診がそういう女性でわかりにくいときには腹で診る．それが確実である．

第2章　漢方診療の実際　診断学（その2）

❖ 2-1　舌診・脈診・腹診の特徴

　舌診の診断学であるが，舌診の中で診断に特に役に立つのは，舌に黄色い苔がつく状態で，これを黄苔という．黄苔の中で，非常に厚い汚い苔を黄膩苔，へらで落とせるような苔を黄腐苔という．このうち膩苔は炎症性サイトカインIL-6が高い状態である．腐苔は，黄色い苔だが，へらで落とすとぽろっと取れてしまうような苔で，歯で少し削れているのですぐにわかる．膩苔の方は食事の影響で出てきたようなタイプで，へらで削っても取れないような苔である．この場合には漢方の抗IL-6製剤，黄色の名前のつくグループを用いる．

図 2-1

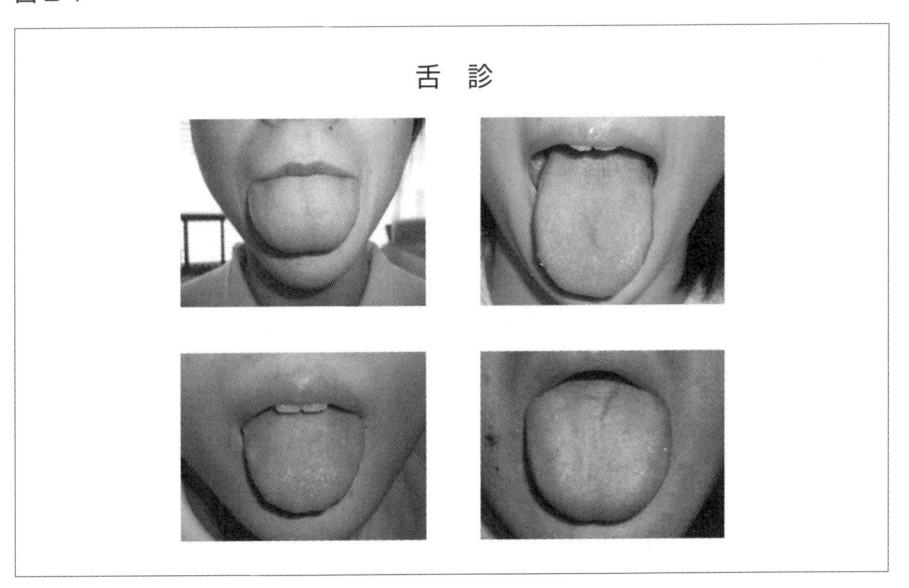

舌　診

循環血漿量が不足すると，脱水になる．ただ脱水予備軍の状態でも，舌はまず乾燥が出てくる．舌が非常に乾燥してきたときは，小柴胡湯は絶対に使ってはならない．

脈の状態は，循環血漿量と血清浸透圧，血流速度，粘稠度，血管の硬さなどによって規定される．循環血漿量が多いか少ないかを診るのは，滑脈かどうかということである．また，血液の粘稠度を診るのは，渋脈かどうかという診方をする．血清浸透圧がどうかは，押さえて血管がつぶれてしまうかどうかという見方をする．

腹診の中で，自律神経失調症のタイプは，胸脇苦満と，副腎内分泌の弱くなってきたタイプである．基本的には，舌診は急性疾患，腹診は慢性疾患と言われているが，そうでないケースもある．忙しい臨床の中で診るにはこういう見方がいい，ということである．日本の古方で腹を診ることが非常に多いのは，このあたりに理由があるのだろう．

日本の場合には，急性病には舌診はあまり診ないことが多い．中医学では「この舌診も急性・慢性疾患で出るから一緒に診なさい」といわれるのだが，日本と中国で考え方が違うところである．

舌診からわかることは，1つは苔がないということ．これが，脱水予備軍である．例えば，シェーグレン症候群のような状態になるとか，そこまでいかなくても舌の表面に亀裂が入るだけの場合もある．これは，循環血漿量が少し落ちてきている状態を表している．

このとき一番気をつけなければならないのが，絶対に小柴胡湯を投与してはいけないということである．数年前に，小柴胡湯における間質性肺炎というのがずいぶん話題になったが，ほとんど全部が小柴胡湯を投与した結果なのである．脱水のときに小柴胡湯を使って，さらに脱水を強くしてしまった．そうすると，黄芩とか抗アレルギーの薬が，逆にアレルギーを強くしてしまうケースが出てくる．本来抗アレルギーの薬を脱水のときに使ってしまったために，逆にアレルギーを強く起こしてしまうケースが，小柴胡湯の投与による間質性肺炎である．逆に，間質性肺炎のときは小柴胡湯でよく治る．小柴胡湯を使うときは，その下にある白苔が目安になるが，たまに黄色い苔になる場合もある．黄色い苔でも，小柴胡湯を使う場合がある．白苔から黄苔のときは小柴胡湯がいいのだが，乾燥舌だけには使ってはいけない．

乾燥舌のときは，循環血漿量を計るとわかるが，体中の循環血漿量が低下して

きている．そのとき，現代医学の立場では，点滴をしましょうということになる．点滴をすると実際によく治るのだが，点滴ばかりしていると，医療監査で引っかかってしまう．そこで，陰液を補う薬，滋陰剤を使う．陰液というのは，循環血漿量を増やす漢方である．例えば砂糖を舐めると，子どもの自家中毒などもかなり落ち着く．砂糖は循環血漿量を増やしてくれるのである．漢方薬でも循環血漿量を増やすグループがある．大棗，麦門冬が代表になる．麦門冬は，蛇の髭という薬だが，体内コルチゾール濃度を維持し循環血漿量を増やす働きを持っている．その代表が，滋陰降火湯という薬である．

❖ 2-2　虚熱を取る滋陰降火湯・滋陰至宝湯

　体全体に循環血漿量がなくなり，ドライ（＝脱水）になると，鼻からのどの粘膜蠕動運動が悪くなってくる．するとそこにウイルスがつくようになり，ウイルスによる軽い感染を起こすと，熱が発生する．それを漢方では「虚熱」という．要するに，IL-6の状態が少し上がってきている状態は虚熱であり，それがCRPまで反応してしまうと「実熱」になる．実熱の場合，漢方では治療が難しい．

　体の循環血漿量を増やしながらIL-6を抑制してウイルス感染における軽い熱を取るのが，滋陰降火湯である．その中に入っている1つが麦門冬で，抗ウイルス作用があるのが，知母・黄柏である．

　漢方の世界では，この滋陰降火湯は虚熱を清する代表的な方剤とされている．つまり，体が全体にドライ（＝脱水）になって，軽いウイルス感染を起こして出てきたような熱である．一番判断しやすいケースが老人の慢性呼吸器疾患で，枯れ木のようになっている人，脱水状態になって，舌を診ると乾燥している人である．こういう人は，夜寝るとき，布団に入って体が暖まってくると咳をしはじめる．布団に入って体が暖まってくると，外からの熱が強くなってくるので，咳をし始めるのである．つまり，滋陰降火湯は，脱水傾向のある老人の慢性呼吸器疾患で，夜布団に入ると咳き込んでいるような人に使う．それ以外にも，脱水傾向があってウイルス感染があるような場合に広く使える．ただし，すべて舌に苔がないのが目安である．

　もう1つ，同じグループに滋陰至宝湯というものもある．滋陰至宝湯と滋陰降火湯の違いは何かというと，滋陰至宝湯には柴胡が入ってくるところにある．柴胡は清熱効果と自律神経調整をする働きが強く出る．精神的な要因で咳が出ており，咳を主訴とする心身症，乾燥傾向のある人は，舌が乾燥してドライになっ

ていて，自律神経の反応において咳が出る．コンサートのとき，聴衆の中に咳をする人が必ずいるが，こういう人たちには滋陰至宝湯がいい．ただし，舌が乾燥していることがポイントである．

同じように麦門冬湯（ばくもんどうとう）という薬がある．これはやはり循環血漿量を増やす薬で，中枢（かう）反射を抑制し咳を止める．麦門冬湯は，乾燥型の風邪や妊娠中の女性にいい．妊娠中の女性は羊水に体液を持っていかれるので，ほとんどのケースが脱水になる．だから，妊娠中の咳は治りにくい．

これ以外にも循環血漿量を増やす薬がある．例えば，清暑益気湯（せいしょえっきとう）．これは人参（にんじん）とか附子（ぶし）が入っていて，循環血漿量を増やす薬である．また，腎臓系統の循環血漿量を増やす薬は，地黄（じおう）が入っているとか，さまざまである．一番代表的なのが滋陰剤である．舌が乾燥しているときには，そういう薬をまず頭に思い浮かべることが必要である．その他，咳を主訴としているのか，それとも胃腸の方の脱水か，あるいは腎臓の方の脱水なのかによって，薬が変わってくる．

❖ 2-3 舌診──水毒──利水剤と利尿剤

舌に白苔（＝白い苔）がつくのは，水分バランスが乱れていることを表している．水分バランスの乱れを，漢方では「水毒（すいどく）」という．

漢方には，利水剤というものがあるが，これは利尿剤ではない．利尿剤と利水剤との違いは何かというと，利尿剤は，Na-kポンプで消化管内液も細胞外液も尿として排出される．ラシックス，ダイアート，アルダクトンといった利尿剤は，消化管内液も細胞外液もぎゅっと絞って尿に出す．ところが，漢方の利水剤は，アクアポリンを使って，細胞内外液を維持しながら消化管内液を尿として出す．つまり細胞外液を維持できる．それが両者の違いである．細胞内液が変化すると死んでしまうので，細胞内液は絶対変化しないのだが，細胞外液は変化する．利尿剤ではないという意味から，わざわざ利水剤という名前がついている．つまり，漢方の利水剤は細胞外液を維持する働きがあるので，脱水があるときにも使える．また，アクアポリン4は脳室周囲に存在するため脳内圧の低下にも役立つ．

例えば，うっ血性心不全などで脱水傾向のある年配の人で，胸水がたまっている場合，利尿剤を使うと余計に脱水が強くなり「のどが渇いて，心臓がドキドキして困る」というケースで，胸水がたまっていてコントロールできない，脱水はあるが余分な病理的な水がたまっているというとき，利水剤，例えば五苓散（ごれいさん）など

を使うと，胸水がすっと取れる．つまり，細胞外液をしっかり維持しながら余分な水だけを取ってくれるのである．

また例えば，二日酔いのときには，便が緩くなって下痢になる．トイレに何度も駆け込むが，尿は全然出ない．そういうときは，消化管内液を細胞外液に持って行かないといけない．二日酔いというのは脱水である．アルコールを分解するため，分解酵素がどんどん細胞外液を消耗して，脱水になるのである．そこで消化管に入った水を細胞外液の方に誘導し，残りの水を泌尿器の方へ持って行く．五苓散を飲むと，尿がさーっと出て二日酔いが治る．二日酔いのときに，よく砂糖水を飲んだり，はちみつを舐めたり，熱いうどんを食べるといいと言うが，これは全部，脱水を軽減しようとしているのである．もっと端的なのは，糖分の入っているもの，つまり酒である．酒は糖分が非常に多いから，酒を飲むと二日酔いが治る．それで，これを迎え酒というわけである（もちろんこれはおすすめできないが）．

また，猪苓湯というものがある．猪苓湯も五苓散も，浮脈（＝脈が浮）というのがポイントになる．

漢方にも利尿剤がある．つまり，細胞外液も消化管内液もぎゅっと絞るような薬である．例えば葶藶子（＝ぺんぺん草）など．檳榔子は，利水剤に近い方だが，少し利尿剤に近い働きを持っている．ほかに，大戟，もっと強いもので牽牛子（＝朝顔の種）など，激烈な働きを持つ利尿剤がある．ただ，漢方の中ではそういう利尿剤は下薬といい，副作用を伴うことが多いから「あまり使ってはいけない」といわれている．だから，漢方のエキスの中には入っていない．漢方の中でも，ラシックスぐらいの力をもってぐっと水を絞らないといけないケースがあるので，そういうときはあえて強い利尿剤を使うこともある．ただ，これは保険外になってしまう．

著名な先生が，卵巣嚢腫のときに大戟という激烈な，有毒の利尿剤を使い，それで，がっと尿を出したら治ったというケースが報告されている．だが，これは危険と紙一重であり，難しいところがあるので，やるかどうかは，かなりの経験と知識が必要であろう．

舌が暗赤色になっている状態は，末梢の血液循環の乱れを表していて，漢方では，これを「瘀血」という．瘀血が出る原因は，婦人科の分野では「テーラー症候群」などというが，末梢の血液循環不全である．富山大学の寺澤捷年先生は，網膜の方の血流をよく調べている．寺澤先生の「瘀血スコア」というのがあるの

で，それを参考にされるといい．腹を押さえるとほとんどのケースが臍から下に圧痛が出てくるので，それを目標にするといいかと思う．

　瘀血を取るのは，基本的には桃仁・牡丹皮というプラスミン活性を上げる薬になる．桃仁の入っているのが，桂枝茯苓丸という薬である．

❖ 2-4　舌診——歯型と嫩舌

　それから，舌に歯形がつくもの．これは，エデーム（＝浮腫）である．消化管内液の吸収が悪くなっているのである．消化管内液の吸収が非常に悪いということで，「気虚」などというのである．だが，本来はエデームがあるときには二陳湯を使うべきであり，人参そのものを単独で使うと余計にエデームは強くなる．人参は体に水をため込んでしまうのである．人参に加えるときには必ず茯苓を加えないといけない．あるいは，半夏か陳皮を加えないといけない．ということで，本当は二陳湯が一番いいグループになる．

　それから，若い女性で，非常につるっとした，きれいな舌のケースがある．これを嫩舌という．中国の本によく書いてあるが，「老と嫩というのをまず診なさい」という．「老」というのは，非常に実証で，強い粗ぞうである．表面が粗ぞうになっている状態を老という．「嫩」というのは，表面がつるっとして非常にきれいな舌のことを表現している．

　写真1はきれいな舌の代表で，非常につるっとして，舌苔は少しあるが，軽い紅紫で，ぽつぽつが見え，舌乳頭が上から少し透過して散見して見えるような状態である．この方は，舌尖の紅紫がちょっと強くなっている．少し熱っぽいのかもしれない．これを，嫩舌という．

　写真2は非常につるっとしている舌だが，この方は白苔がだいぶついている．だから，「舌乳頭が見えなくなってくると苔がついている」などというので，よく診ると，歯痕，エデームもある．かなり冷え性で胃腸が弱いのだろうと想像がつくので，二陳湯を中心に，あるいは人参湯を中心にした薬を使わないといけない．これは，桂枝人参湯あたりが一番よく向くというケースである．

　写真3も，つるっとして嫩舌である．これは虚証に多い舌で，よく見ると歯形がついている．軽い白苔がついているが，このようにつるっとした舌というのは，人参とか桂枝あたりを使うのがいい．こういう舌は，桂枝湯グループを使う目標になるのである．だから，こういう舌の場合に桂枝舌と呼ぶ先生もいる．桂枝湯舌という先生も多い．

写真1　　　　　　写真2 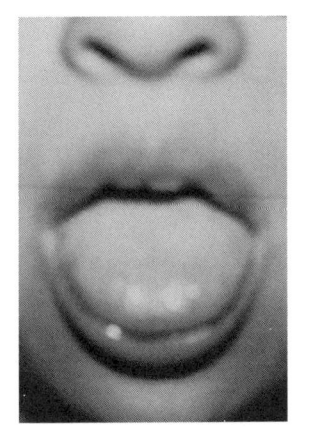　　　　　　写真3

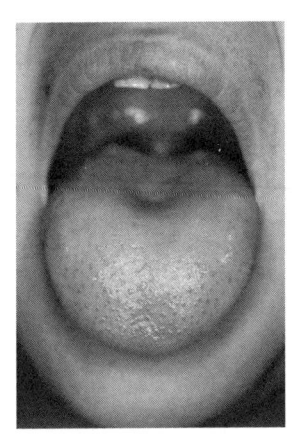

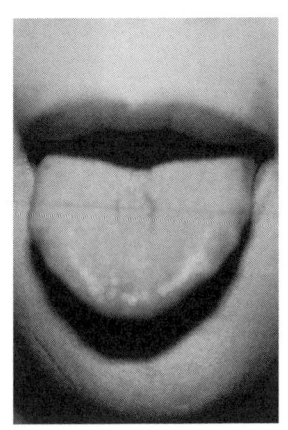

写真4 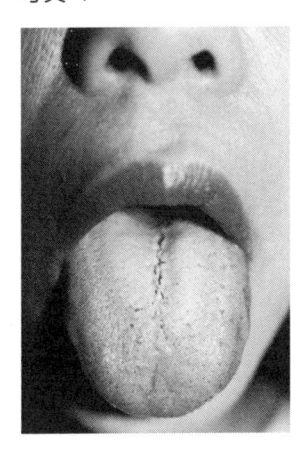　　　　　　写真5 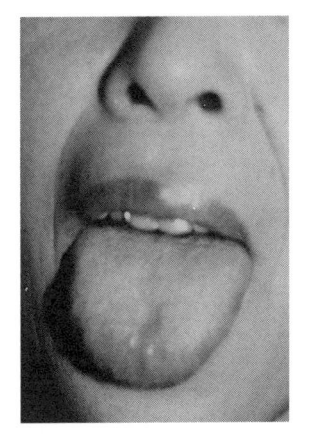　　　　　　写真6

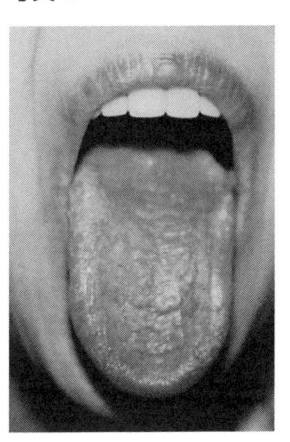

　写真4は，黄色い苔がある（舌の例である）．これは，かなりひどい苔がついている．白苔から真ん中が少し黄苔になって，非常に表面が粗ぞうになっている．これは，もうかなり実証に偏ってきた，水毒から少しうつ熱がこもってきた状態である．こういう強い苔がついているときは，かなり強く水を取ってやらないといけないので，利水剤の系統を少し使う．この人は，九味檳榔湯（くみびんろうとう）というのがよく効いたそうである．檳榔子は，利水から少し利尿に傾いているので，利尿の方まで使ったわけである．便秘，めまいがあって，舌に非常に強い苔がついているという状態であった．

　写真5は白苔である．全体に白くなって，冷え性が強い，リウマチの女性である．ぱっと見てわかるように，少しうっ血性心不全の傾向が出てきている．肝

流が悪くなって，全体に白くなり，大きくなっている．

写真6は，逆に，てかてかになって乾燥している舌である．循環血漿量が足りなくなっているケースで，シェーグレン症候群である．シェーグレンには今，エボザック®とかサリグレン®など，いろいろないい薬がある．このような，舌が非常に乾燥したタイプには，滋陰剤，もしくは麦門冬の入っている薬，あるいは地黄が入っている薬，循環血漿量を増やす薬が必要となる．この方は，清暑益気湯を使い，潰瘍性大腸炎などのときに，ペンタサ®やあるいはアサコール®をよく使ったのだが，アサコールは大腸で溶けるようコーティングされている．しかし下痢になると溶けない場合があり，溶けない場合にこの処方を併用する．

だいたい，黄苔（＝黄色い苔）がつくようなタイプは，ペンタサもしくはプレドニンでコントロールできるのだが，白くなって冷えがある場合には，効かないケースがある．そういうときには清暑益気湯がいいようである．

写真7は，黄色い苔がべっとりとついているケースである．黄色い苔がべっとりついて，うつ熱がついている．舌の表面が少し汚くて，実熱である．だから，熱を取ってやらないといけない．舌の部位でいうと，奥の方が腎の関係で，真ん中が脾・胃の関係，先端が肺，両脇が肝・胆というように言われている．そこで，これは脾，胃から腎の方にかけて水がこもっている，熱がこもっている，ということで，脾・胃から腎にかけての清熱の薬を使う目安になってくるのである．これは，基本的には黄連湯が非常によく効くタイプになる．黄連湯は，奥の方に苔がつくのが特徴である．写真8は，歯形がついている．エデーマがあって白苔がついている．これは，二陳湯が必要で，少しうっ血性心不全の傾向が出

写真7　　　　　写真8 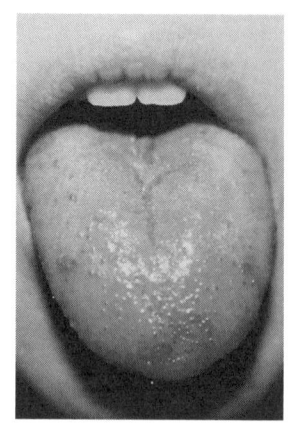　　　　　写真9

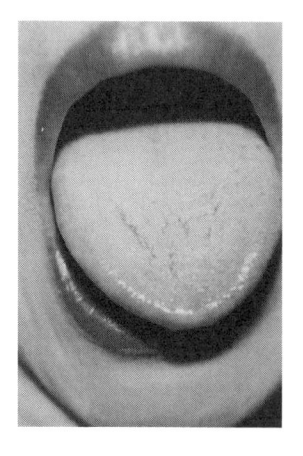

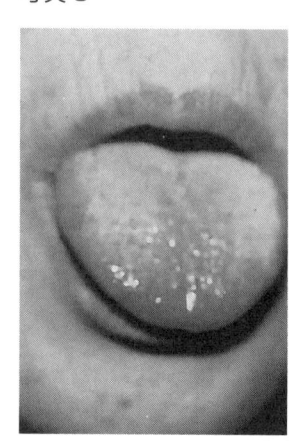

写真 10　　　　　写真 11　　　　　写真 12

写真 13

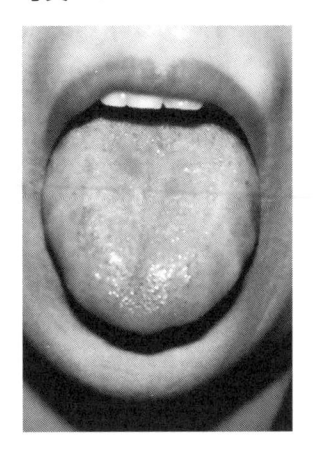

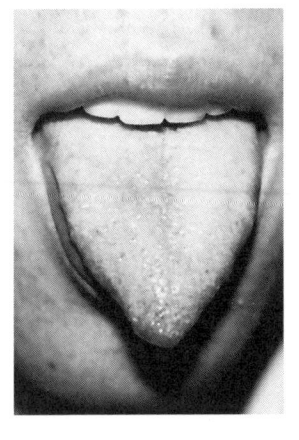

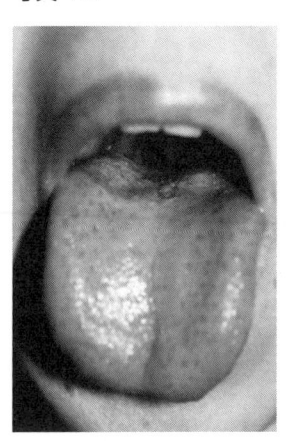

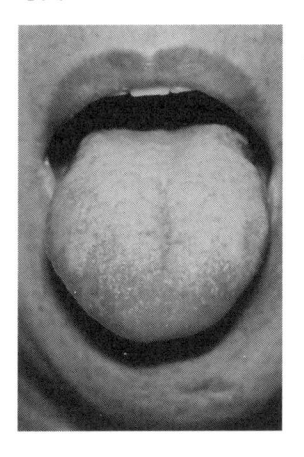

てきている．舌尖が非常に真っ赤になっていて，SLEのケースである．心も舌尖に出ると言われているが，強い熱がこもってしまっている状態で，肺もしくは心の清熱をしないといけないケースである．

　写真9は，黄色い苔である．胃がんの老女だが，消化器がんや進行がんには，必ずこういう黄苔がついている．非常に汚い苔がべとっとついてくる．

　写真10は，紫色の斑点がついているような状態で，血液循環不全である．桂枝茯苓丸がいい．わかりにくいようなら，舌をひっくり返して，舌下静脈の怒脹（どちょう）があるかどうかを診る．こういうケースは，腹を触ると必ず圧痛がある．

　写真11は，白苔で虚証の人だった．だが，水が足りなくなってくると，表面にだんだん亀裂が入ってくる．冷え性で胃腸が弱い上に，体中の循環血漿量が減ってきたことを表している．

　写真12は，つるっとした嫩舌で，ちょっと苔がなくなってきて，乾燥している．小柴胡湯を使ってはいけないケースである．

　写真13は胃がんの方で，黄色い苔がべっとりとついている．がんでは，黄色い苔がつくことが多い．炎症性サイトカインが上がっているケースが多い．活性酸素も悪影響を与えていると言われている．

舌の苔が取れないような人や，寸，関，尺の尺が非常に弱くなっているような方は，検査をしていくと何かあることが多い．

❖ 2-5 舌診

舌診について．舌に黄色い苔が付くのはIL-6が高い（炎症性サイトカインが高い）状態になるので，大黄・黄連のグループを使う．舌に白い苔は病理的な水分貯留で利水剤，乾燥のときには参耆剤で麦門冬，黒い色が付いているときには，駆瘀血剤を使う，というのが舌の基本になる．二次感染などを起こすと，だいたい舌に黄色い苔が付く．皮膚の表面が二次感染になったときにも，黄色い苔がうっすら付いてくる．だからよく観察して，大黄の入っている薬，治頭瘡一方を使うか，消風散を使うのかを判断するのがいい．消風散は基本的には白虎湯のグループになるので，舌に白い苔が付いている．白い苔は，乾燥しているときに，麦門冬のグループが必要だという．皮膚の場合には，当帰を使う．当帰で皮膚のうるおいを持たせようという．黒っぽい斑点が付くときには，色素沈着が多くなってきたような場合だが，腹診を参考にしながら，駆瘀血剤を使う．このように，皮膚病においても舌診が非常に重要である．白い苔が付いているときは，水を取る薬が必要になる．

図 2-2

舌診

- ❖ 舌黄色苔—IL-6（炎症性サイトカイン）大黄・黄連剤
  漢方ではうつ熱・実熱といい柴胡剤では小柴胡湯ではなく大柴胡湯（大黄がはいる）を選択する
- ❖ 舌白色苔—病理的水分貯留
  　　　　　　利水剤（五苓散・猪苓湯・二陳湯）
  漢方では水毒といい胃腸剤では四君子湯ではなく六君子湯（二陳湯がはいる）を選択
- ❖ 舌乾燥—循環血漿量不足　滋陰剤（麦門冬・人参剤）
  漢方では津虚といい呼吸器では柴朴湯ではなく滋陰降火湯（麦門冬が入る）を選択
- ❖ 舌黒色班—末梢血液循環不全・骨盤腔内静脈うっ血
  　　　　　　駆瘀血剤（桃仁・牡丹皮）
  漢方では瘀血といい腹診を参考に桂枝茯苓丸などを選択する

図 2-3

> **舌診**
>
> ❖ 黄色苔→黄連○○湯　大黄○○湯　○○瀉心湯　一貫堂処方
>
> ❖ 白色苔→半夏○○湯　二陳湯の処方（半夏・陳皮）五苓散の処方
>
> ❖ 舌乾燥→麦門冬の処方　瓜呂仁の処方
>
> ❖ 舌紫色→桃仁の処方

　黄色い苔が付いているときには，熱，炎症性サイトカインがあるので，炎症性サイトカインを取る薬が必要になる．虚証なので，炎症性サイトカインを取る薬は気を付けて使わないといけない．特につるりとした舌，虚証の舌は，特に子どもの場合には，桂枝加黄耆湯などが有用に働くことが多い．黄耆というのが皮膚免疫を強くするので，桂枝加黄耆湯は，虚証の，特にストロフルスなどが出やすい子どもにはよく効く．桂枝加黄耆湯は，皮膚の下の蟻走感（虫がはったような感じ）とか，皮膚の下の知覚異常，ストロフルスのタイプにも非常によく効く．子どもの虚証のつるりとしたきれいな舌で，いろいろ治療しても治らないというときは，黄耆を使うというのがコツである．桂枝加黄耆湯などに荊芥を少し入れるといいといわれている．こういう舌の時に桂枝加黄耆湯，こっちの方は十味敗毒湯とか，汚い苔は消風散とかという．

　桂枝加黄耆湯加荊芥，または，桂枝加黄耆湯加樸そく．桂枝加黄耆湯は，東洋薬行から出ている．「東洋薬行桂枝加黄耆湯エキス」である．こういう虚証のとき，黄耆健中湯を使う医師もいる．黄耆健中湯の場合，建中湯グループだから，腹直筋の緊張もしくは正中芯が必要である．

　舌診で，舌の黄色い苔，白い苔，乾燥，紫色などを，舌を見ながら，まず，本治法をしっかり考えるというのが基本になる．

❖ 2-6　腹診

　第1章でも述べたが，もう少し詳しく腹診を述べてみる．

漢方の腹診のときには，必ず足を伸ばして診ないといけない．足を伸ばして，腹の図を診ていくが，腹の図の肋骨角が狭いか広いかを診る．狭い方は虚証が多く，広い方は実証が多い．臍の上下に手を置いて，腹の力を診て，つきたての餅ぐらいの力を「5分の3」と表現する．腹の上から腸の蠕動が透けて見えるような状態が「5分の1」の状態．板状硬で，押すと痛みではね返すようなパンパンに張った状態を「5分の5」と表現する．その間が「5分の2」と「5分の4」である．5分の1，5分の2が虚証，5分の4，5分の5が実証，5分の3が中間証である．

　臍の上下で汗をかいているかどうか，それから，真ん中のところ，剣状突起の下のところに持っていって，圧痛があるかどうかを診る．

　圧痛には，面白い見方がある．あばらのところを3カ所くらいに分けて，4本の指を下から押し込んでいって，抵抗があるかどうかを診る．この抵抗を「胸脇苦満」というが，胸脇苦満イコール柴胡ではない．最初に使うときは，胸脇苦満イコール柴胡でいいが，胸脇苦満があっても柴胡ではないケースがあるので，注意しないといけない．『傷寒論』では，あばらの下の圧痛は，1つは柴胡だが，圧痛が強いときには，例えば防風を使うとか，あるいは川芎を使うとか，あるいは，こわばりがあるときには芒硝を使うという条文が，たくさん出てくる．それを整理して覚えると，柴胡剤の使い分けがよくできるようになる．

　それから，あばらの下の腹直筋の緊張を診る．腹直筋の緊張は，筋のスパスムである．筋のスパスムを取るには，基本的には芍薬もしくは枳実である．これがスパスムをよく取ってくれる．特に芍薬甘草湯はスパスムをよく取る．例えば，芍薬甘草湯の入っている代表的な薬は，小建中湯あるいは黄耆建中湯，当帰建中湯あるいは桂枝加芍薬湯で，これらは桂枝加芍薬増量群という．桂枝湯に芍薬を増量したものである．これらはすべて腹直筋の緊張が目標になる．漢方薬の中で，虚証で一番強く腹痛を取るのは，小建中湯である．小建中湯は子ども専用の薬ではなく，大人にも使える．一方，実証で一番腹痛を取るのは，四逆散である．どちらも腹直筋の緊張が目標になる．四逆散は柴胡，芍薬であり，また芍薬甘草湯である．もう少し緊張が下の方まできていると，今度は枳実が必要になってくる．

　このS状結腸，あるいは回盲部に強い圧痛が出るケースは，血液循環不全である．瘀血証で構わない．原則としては，左のS状結腸の方に圧痛があるときは，桃仁を使う．桂枝茯苓丸の方である．右の回盲部に圧痛があるときは，大黄を使

うのが原則である．女性で非常に便通が悪いときは，レントゲンを撮ると，S状結腸ではなく上行結腸によく便が詰まっている．こういうときは，大黄が劇的に効く．例えば大黄牡丹皮湯などは，回盲部の病気，慢性の虫垂炎にもよく効く．

　臍下が抜けているというのは，どういうことか．1つには老化現象．これは，細胞外液がだんだん足りなくなってきて脱水になるものである．これが小腹不仁，あるいは臍下不仁である．

❖ 2-7　胸脇苦満

　胸脇苦満があるということは，実はヒポコントリーである．英語でいうと，Hypochondralgia（ヒポヒョンドラルジア）である．ヒポコントリーという言葉は，心療内科に出てくるが，ドイツ語では心気症と訳されている．つまり，あばらの下の圧痛というのは，ドイツでは心気症のことをいうのである．実は洋の東西を問わず，自律神経の調整というのは，肝・胆系が働いているという考え方なのである．だから，日本でも「肝っ玉母さん」などと「肝」という字を使う．それから，「胆怯」などと，非常におどおどしているような状態をいったりする．このあばらの下の肝・胆系統が，実は体の中の自律神経を促す非常に大きな働きをしている．あばらの下の圧痛があるのは，自律神経の流れが悪いということで，漢方では胸脇苦満，ドイツではヒポコントリーといっている．

　自律神経失調を取る薬の代表が，柴胡である．自律神経，胸脇苦満の度合いに合わせて柴胡剤を使い分けていくが，実は柴胡以外にも胸脇苦満を治す薬はある．また，心下痞で，患者が痛いと言えば心下痞硬で，張っているだけだと心下痞といい，これは消化器疾患のことを指す．中国漢方ではここまで，日本の古方でもここまでだが，もう少し『傷寒論』を読み解くと，心下痞の中にもう少しいろいろな種類があるのがわかってきているので，それによって薬の使い分けができる．

　基本的には，実証の心下痞には，瀉心湯のグループ，例えば半夏瀉心湯，甘草瀉心湯，附子瀉心湯などを使い，虚証の場合には，人参湯のグループを使うという．

　小腹硬満は血液循環不全で，S状結腸のところに圧痛があるときは，桂枝茯苓丸，もう少し鼠径部に近いところに強い圧痛があるときは，桃核承気湯で，回盲部に圧痛があるときは大黄，大黄甘草湯，大黄牡丹皮湯を使う．さらに，小腹硬満から腹直筋の緊張が上の方に走っているときは，通導散を使う．通導散は使いやすい薬で，いろいろなところに利用できるが，便秘があるのが目標になる．

日本で昔，百たたきの刑というのがあった．鞭で百回たたかれたら，内出血だらけになる．それが吸収されるときにものすごい痛みと熱が出て，興奮して眠れなくなるが，そういうとき通導散を使うと，内出血を吸収してくれ，よく眠れるようになる．つまり，内出血が強くて興奮しているようなときに使うのが，通導散である．強い更年期症状などに使えるのも通導散で，精神安定効果があり，便秘も取れる．整形外科の先生が，ギプスを巻いた後で，コンパートメント症候群を予防するために桂枝茯苓丸を使うが，この使い方はワンパターンでない方がいい．本当は，桂枝茯苓丸の場合もあり，治打撲一方の場合もあり，通導散の場合もある．それは，腹の所見で決めないといけない．

　受験のとき，本番になると緊張して実力が発揮できない人がいるが，あたかもそのような人向けに作られた薬が，女神散（67番）である．

　腹皮拘急．これは腹直筋の緊張である．桂枝湯加芍薬増量群で，建中湯のグループか四逆散のグループを使う．

❖ 2-8　腹診

　腹の中の瘀血剤の圧痛には，桂枝茯苓丸にする場合もあるが，臍の左の下の方に出てきたときには桂枝茯苓丸，もう少し下腹部に出てきて，圧痛でここを押すとぐっと足を飛び跳ねるような痛がり方をする人には桃核承気湯を使う．これは下剤だから，便秘がなければ桂枝茯苓丸になることもある．臍の右の方の下が痛くなってくるときには大黄牡丹皮湯，回盲部が痛くなっているときには大承気湯，下痢がなければ桂枝茯苓丸になることもある．それから，下腹部だけ腹直筋が緊張しているのは通導散などを使う．当帰芍薬散は，臍の指1本分すぐ左のところに圧痛が出る．虚証の駆瘀血剤などというが，臍の指1本分ちょっと左のところに当帰芍薬散，圧痛点が出る．これは，大塚敬節先生が提唱された腹証で，大塚点という．当帰芍薬散の大塚点は，臍のすぐ左の指1本分か5分くらいのところに圧痛点が出る．

　太虎堂というところから芎帰調血飲という薬が出ている．これは面白いことに，臍のすぐ右の方5分ぐらい，指1本分隣に圧痛が出る．芎帰調血飲は，もともとは不正出血に使う薬である．

❖ 2-9　脈診

　第1章でも述べたが，もう少し詳しく述べてみる．

図 2-4

```
                              腹診

❖ 胸脇苦満（ヒポコントリー）──自律神経失調による横隔膜の収縮からリ
  ンパ系の鬱滞，肝臓の炎症反応の場合も
  柴胡剤の適応
    自律神経には柴胡・芍薬（柴胡桂枝湯）
    炎症には柴胡・黄芩（小柴胡湯）のペアを使い分ける

❖ 心下痞硬──胃腸疾患の反応点
    虚証なら人参剤（人参湯）　実証なら瀉心湯剤（虚実は腹力）

❖ 臍下不仁──甲状腺機能低下・横隔膜の可動性低下により内臓下垂による
  腹直筋の緊張低下
    副腎皮質（コルチゾール）低下なら六味丸
    髄質（カテコールアミン）低下なら八味地黄丸

❖ 少腹急結──末梢血液循環不全
    回盲部圧痛なら桃仁剤　S状部圧痛なら大黄剤
```

図 2-5

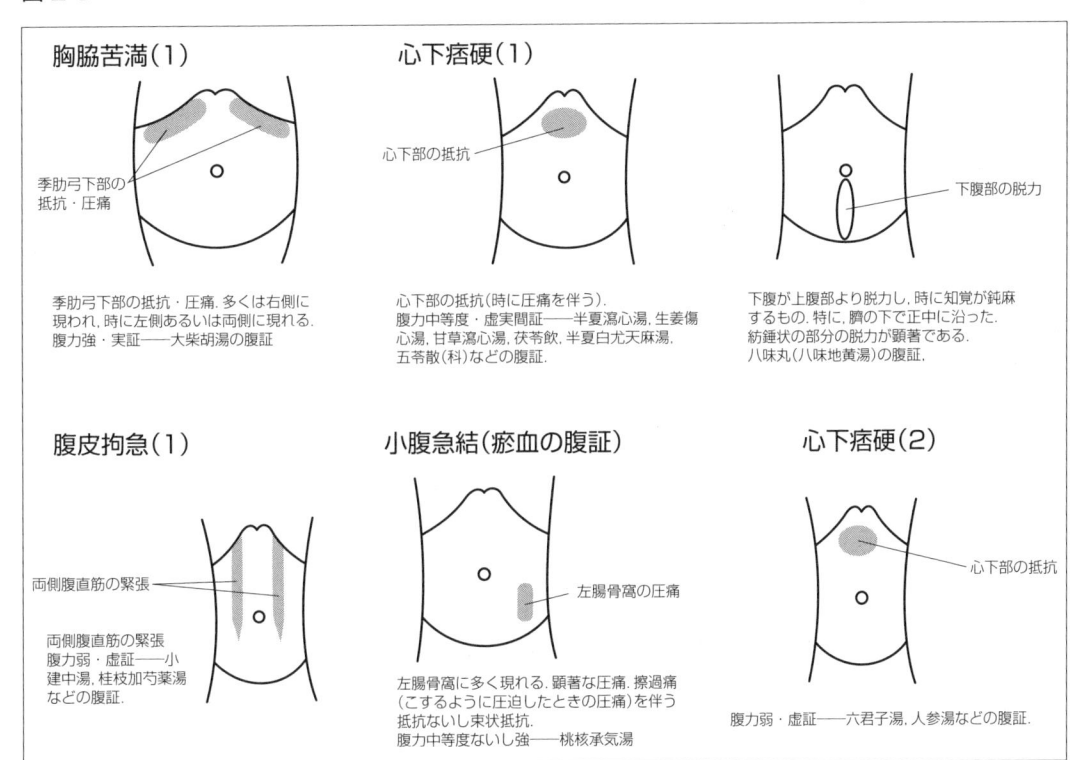

胸脇苦満（1）

季肋弓下部の抵抗・圧痛

季肋弓下部の抵抗・圧痛. 多くは右側に現われ, 時に左側あるいは両側に現れる.
腹力強・実証──大柴胡湯の腹証

心下痞硬（1）

心下部の抵抗

心下部の抵抗（時に圧痛を伴う）.
腹力中等度・虚実間証──半夏瀉心湯, 生姜瀉心湯, 甘草瀉心湯, 茯苓飲, 半夏白朮天麻湯,
五苓散(科)などの腹証.

臍下不仁

下腹部の脱力

下腹が上腹部より脱力し, 時に知覚が鈍麻するもの. 特に, 臍の下で正中に沿った.
紡錘状の部分の脱力が顕著である.
八味丸(八味地黄湯)の腹証.

腹皮拘急（1）

両側腹直筋の緊張

両側腹直筋の緊張
腹力弱・虚証──小建中湯, 桂枝加芍薬湯などの腹証.

小腹急結（瘀血の腹証）

左腸骨窩の圧痛

左腸骨窩に多く現れる. 顕著な圧痛. 擦過痛（こするように圧迫したときの圧痛）を伴う抵抗ないし束状抵抗.
腹力中等度ないし強──桃核承気湯

心下痞硬（2）

心下部の抵抗

腹力弱・虚証──六君子湯, 人参湯などの腹証.

図 2-6

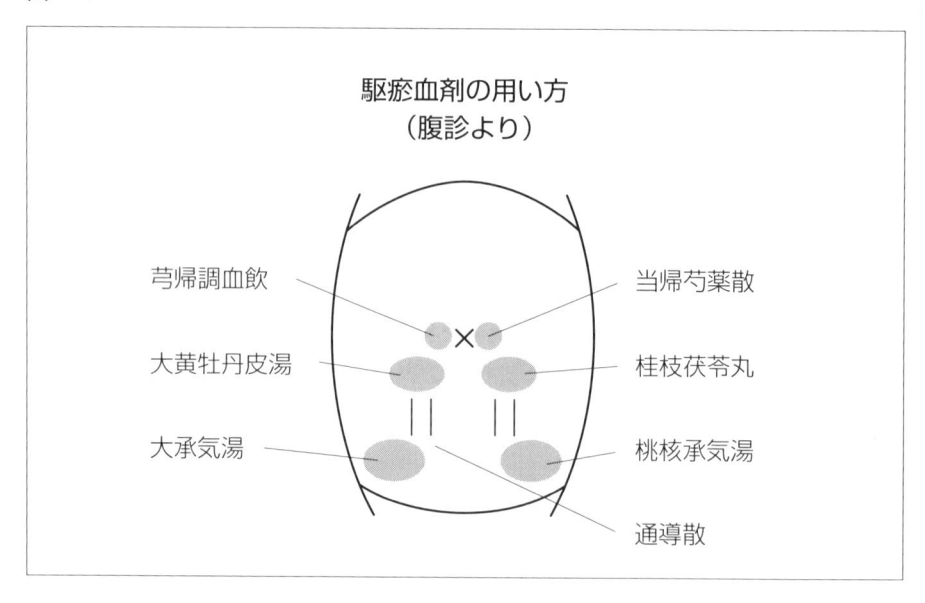

```
          駆瘀血剤の用い方
            （腹診より）

  芎帰調血飲              当帰芍薬散
  大黄牡丹皮湯            桂枝茯苓丸
  大承気湯                桃核承気湯
                  通導散
```

図 2-7

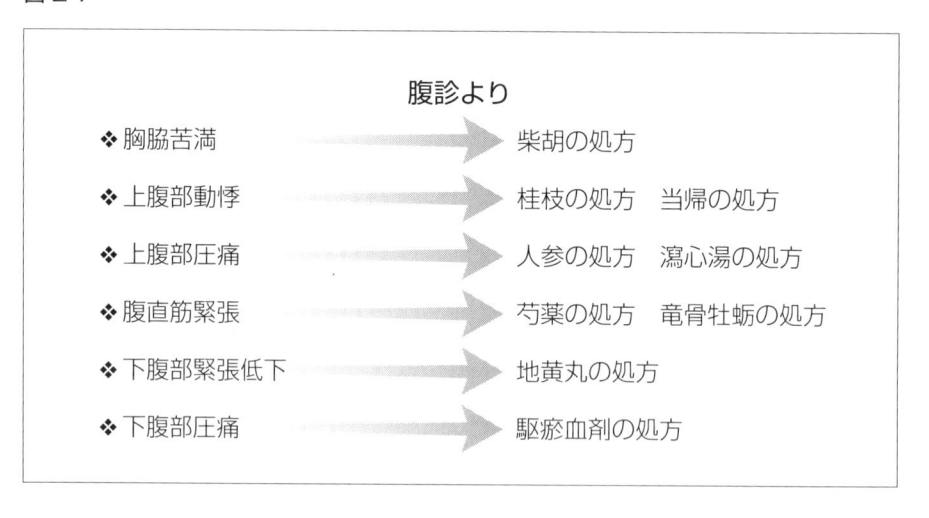

```
                  腹診より

  ❖ 胸脇苦満      →  柴胡の処方
  ❖ 上腹部動悸    →  桂枝の処方　当帰の処方
  ❖ 上腹部圧痛    →  人参の処方　瀉心湯の処方
  ❖ 腹直筋緊張    →  芍薬の処方　竜骨牡蛎の処方
  ❖ 下腹部緊張低下 →  地黄丸の処方
  ❖ 下腹部圧痛    →  駆瘀血剤の処方
```

　脈診では何がわかるのか．『傷寒論』，『金匱要略』の中に詳しく書いてある．

　『傷寒論』12 条に「太陽中風，陽浮にして陰弱．陽浮の者は，熱自ら発す．陰弱の者は，自ら汗が出る．嗇嗇として悪寒し，淅淅として悪風し，翕翕として発熱，鼻鳴乾嘔の者，桂枝湯これをつかさどる」とある．

　脈が速いとか沈むとか，附子を使うのは脈沈などと書いてある．脈が速い脈になっていればもう病気は治るとか，あるいは脈が沈んでさらに強くなっていれば

こじらせてしまったとか，いろいろ書いてある．これは一体どういうことなのか．脈診のときに問題になるが，古方と中医でまったく意見が違うことだ．簡単にいうと，「陽浮にして陰弱」ということになる．古方の方では，浅いところで触れた脈が浮いていて強く触れるが，指で押さえ込んでいくとしゅっと消えるのを「陽浮にして陰弱」という言い方をする．だが，中医は違う．風は陽邪であり，これが表を犯すと，これも陽である衛気と相搏ち，発熱があらわれる．また衛気が風邪によって傷つけられると，奏理の開閉機能が失調する．営気は内を守れなくなり，自汗が出る．汗が出ると，奏理はさらに緩み，衛気は汗とともに排泄されてしまう．その結果脈は緩脈となる．これを「陽浮にして陰弱」と表現している．これは「営弱衛強」で表される．営弱とは衛陽の固摂作用が失調して営陰が外にあふれることであり，生気不足を示し，衛強とは風邪が衛分を犯していることを示す．つまり営弱衛強であれば桂枝湯を用い，太陽中風の症状はすべてそろわなくてもよいと考える．

　古方と中医，どちらが正しいのかというのが，長い間の東洋医学の議論の的だった．桂枝湯を使うときに，一体これはどういう意味で，陽が浮いていると何で熱が出るのか，陰が沈んでいると何で汗が出るのか．それを解説できる人がいなくて，今まで2000年の間議論されてきたのである．

　ところが，この問題に対して解答を出した先生がいる．京都の江部洋一郎先生である．どのように出したかというと，経方理論の中に詳しく書いてある．

　実脈とか虚脈，浮脈，沈脈，滑脈，渋脈，細脈などが書いてあり，浮脈のことを「太陽の脈」，沈脈を「附子の脈」という．なぜかというと，「太陽病のときに必ず浮脈がある」と書いてあり，「少陰病のときには，必ず沈脈で附子を使う」と書いてある．浮脈は太陽の脈，沈脈は附子の脈，滑脈は水の多い脈，妊娠中の脈だと書いてある．渋脈というのはnotceler（＝粘稠度）を診るのに適している．粘稠度が強いか弱いかを診るときに渋脈で診るとされているのである．細脈というのは，貧血があるかどうか，循環血液量を診るとされている．左右で脈が違うのである．

❖ 2-10　膵臓

　昔は膵臓というのが解剖学的にわからなかったので，膵臓のことを脾臓だと思っていた．膵臓は胃の後ろにあり，それが臓腑だとわからなかったので，膵臓のことを「脾」と書いていたわけである．膵臓，つまり，消化吸収のことを「脾」

と書いていた．

　上がってくるスピードは，カテコールアミンの力を診るのに適しているので，「腎陽」もしくは「心包」と書いてある本がある．心包の力は，実は腎陽である．カテコールアミンも，まったく同じものである．心包の脈を診るというのは，その人のカテコールアミンの力を診ているわけである．カテコールアミンがあると，心臓の血液がうまく流れるというのが心包の働きで，心包は心の血液を体中に巡らせる働きをしている．これを，昔の方は心包と表現したのである．

　左手は，粘稠度をこれに加えて診る．粘稠度＋循環血漿量を診るのは，真ん中が自律神経系統だが，自律神経は肝の脈である．正確にいうと，これは胆なのだが，肝・胆の脈である．それから，今度上がってくるところはコルチゾール系統，いわゆる腎陰の脈である．人差し指のところは，アドレナリン，ノルアドレナリンの脈を診るので，心がどのくらい高ぶっているかを診るのに適している．臓腑配当表で，肺・脾，腎陽，心，肝，腎陰という言い方をする．

　かなり微妙なものであるから，脈診は難しい．しかし，慣れてくると，脈はわかるものである．

　ウイルス感染などで循環血漿量が増えてくると，橈骨動脈が下がらないでそのまま上に行ってしまう．皮膚の表面ですぐ脈が触れて，押さえ込むとしゅっと脈が消えていく．これが浮脈で，循環血漿量が増えている状態である．循環血漿量が増えているから，患者の右手の方が循環血漿量が増えるのはウイルス感染症で，リンパが優位になっている状態である．左手の方の心のウイルスが浮脈になっているのは，このウイルスの時期を少し超えて，アドレナリン系統が強くなってきた状態で，つまり交感神経が優位になってきた状態を表している．

　風邪の初期は右手が浮脈になり，中期から後期になると左手が浮脈になる．風邪でもないのにそれが浮いているということは，何かリンパが上がる要因がある．リンパが上がる要因とは，うつである．カテコールアミンが上がる要因がある．アドレナリンが上がる要因があるのは，不安神経症である．

❖ 2-11　陽の脈，陰の脈

　桂枝湯．『傷寒論』12条に「太陽中風，陽浮にして陰弱．陽浮の者は，熱自ら発す．陰弱の者は，自ら汗が出る．嗇嗇（しょくしょく）として悪寒し，淅淅（せきせき）として悪風し，翕翕（きゅうきゅう）として発熱，鼻鳴乾嘔（びめいかんおう）の者，桂枝湯これをつかさどる」とある．

　また，『金匱要略』の「風寒積聚篇（ふうかんしゃくじゅへん）」を見ると，脈を6つに分けている．

図2-8

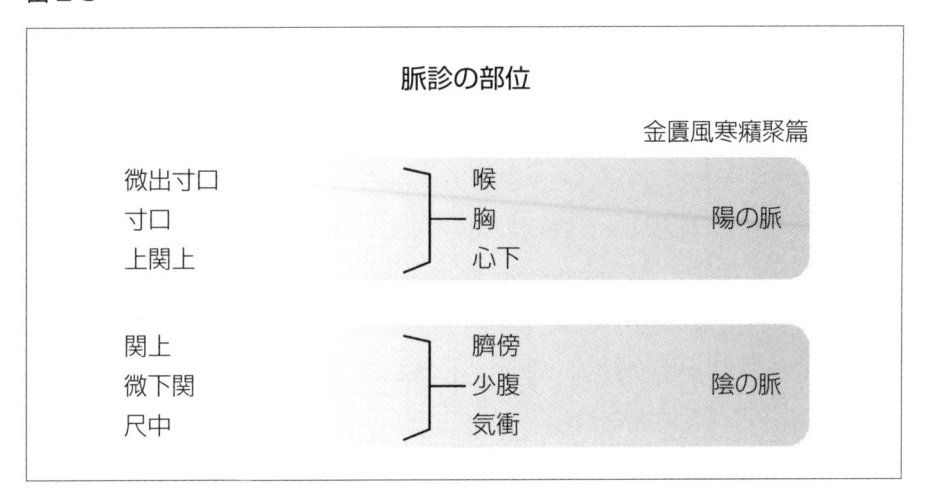

```
脈診の部位
                                    金匱風寒癪聚篇
微出寒口  ┐ 喉
寸口    ├ 胸        陽の脈
上関上   ┘ 心下

関上    ┐ 臍傍
微下関   ├ 少腹       陰の脈
尺中    ┘ 気衝
```

図2-9

```
脈診の種類

脈促    欲解    肌表
脈浮    結胸    胸
脈緊    咽痛    咽
脈弦    両脇拘急  膈
脈細数   頭痛    陰虚陽亢
脈沈緊   欲嘔    胃
脈沈滑   協熱利   小腸
脈浮滑   下血    膀胱
```

　基本的には，これが寸，関，尺である．正確には，寸口，関上，尺中となる．寸口のさらに末梢側に微出寸口という脈を取り，寸口と関上の間に上関上という脈，それから関上と尺中の間に微下関という脈を取る，と『金匱要略』に書いてある．

　それぞれに対応する臓器が，微出寸口はのど，寸口は胸，上関上は心下である．この3つを合わせて「陽の脈」と言う．関上は臍の傍ら（臍傍）で，尺中と微下関を，微下関，少腹．尺中が気衝とは腎系，下っ腹から腹，腎系のことをいう．つまり，「陽の脈」というのは寸口あたりの脈で，尺中あたりの脈を「陰

の脈」であると『金匱要略』に書いてある．そうすると，桂枝湯の，「陽浮にして陰弱」ということは，3本の指を並べたときに寸口あたりの脈は浮いているけれども，薬指の脈は沈んでいるという．これは正しい．同じ脈を浮かして沈めてではなく，人差し指，中指，薬指を3本並べたとき，人差し指は浮いているが薬指の方は沈んでいるというのが，「陽浮にして陰弱」ということである．

「陽浮にして陰弱」というのは，陰は，微下関，尺中，少腹，気衝だから，腎系統，消化器系統がもともと弱いことを表している．消化器系統が弱い人が風邪をひいたときのことを，「太陽中風，陽浮にして陰弱」という．消化器もしくは腎の力が弱い．つまり，ホルモン系統が弱くなってしまっている．これが桂枝湯の条文に書いてある．

太陽病とはどう違うのだろうか．

中医学と古方と経方医学についてだが，中医学は，六経弁証であり，全部臓腑弁証である．だから，太陽病は，太陽膀胱経と考えるわけである．古方は方証一致だから，葛根湯に合う体質を葛根湯の証というような言い方をする．それに対して江部洋一郎先生は，「六経弁証はベクトルの理論である」としている．それぞれの薬に働く方向性があるから，これは，その方向性を書いてある本である，と書いてある．

最初の「太陽の病をなすは，脈浮，頭項強痛して，悪寒す」は，有名な言葉である．太陽病は必ず脈が浮いていて，頭が痛い．首が痛い．悪寒がある．その太陽病の中に，傷寒と中風がある．その違いは何だろうか．

中医学では，太陽病の特徴は足の太陽膀胱経という経穴の経絡をいうとされている．つまり，小指から始まって，背中の両脇を通って，首の後ろへ行く経穴の経絡（＝膀胱経），これが太陽膀胱経である．これは，もともとは下焦，つまり膀胱に位置するから，膀胱，腎膀胱系の津液（＝体の内分泌液）を内蔵している．腎臓が膀胱の津液を気化したものを「太陽の気」などといって，これが体表面，特に背中を巡っている．皮膚を温めて汗腺の開閉を管理し外邪を防いでいるので，「衛気」ともいう．肺は宣発をつかさどり，衛気を体表に散布する作用を持つので，太陽の気は表を運行し，外邪が人体を侵襲したときには必然的に太陽が邪を受けて正邪抗争を起こす．つまり，膀胱を受けて，気血の運行が妨げられ，頭項強痛が起こり，経絡の失調により悪寒が起こる．邪気が体表を襲い，気血が抗邪のために体表に向かうと，脈が浮になる．

古方では，脈浮は，太陽病の大綱である．これらは，感冒，流感その他の急性熱証の初期に現れる．この症候の中でもっとも重要なのは，脈浮であるが，それだけでは太陽病とはいわない．浮脈以外に太陽病を特徴づける症候が初めてあって，脈浮で頭痛・悪寒があれば太陽病，脈浮で発熱・悪寒があれば太陽病，脈浮で項痛・悪寒があれば太陽病．でも，咳嗽，口渇，下痢，便秘が加わると太陽病ではない，というような考え方をする．それにしても，太陽病とは一体何だという根本がない．どうして脈が浮くのかという理由が，全然ない．

　それを全部まとめたのが，経方理論である．

　経方理論は，「皮膚表面の防御システムにおいて，寒邪（＝ウイルス）が皮奏を外束し出口をふさぐため，皮膚の衛気が流れなくなって悪寒が起こり，また，肌の熱が外泄できず欝熱を生じる．そのため，脈は浮脈となる」．わかりにくいが，その説明が次にある．

　これは何から出てきたかと言うと，1つはむくみの診断のときに確かに皮膚表面がてかてかになるエデームがある．サランラップを巻いたような，いくら指で押しても指の跡がつかないようなエデーム．これは，どんなときに起こるのだろうか．例えば甲状腺機能が落ちてきたようなとき，あるいは，やけどをしたようなときもそうだが，やけどをすると水泡ができて皮膚表面がてかてかになる．ところがもう1つ，指圧跡がしっかりつくようなエデームがある．押さえるとぷにょっと跡がついてしまう．特にうっ血性心不全，腎不全．そういうときには必ず指の跡がつく．

　同じエデームでなぜそういう違いが起こるのだろうか．あるいは，おでこによくアトピー性皮膚炎ができる子というのは，おでこから鼻の頭，それから，上唇にかけてよく起こるが，腹部にはほとんどできない．ところが，間擦部にアトピーのできる子は，ほほからあごの方にかけてできるが，おでこにはできないのである．どうして，そんな違いがあるのだろうか．冷え性のときに足の外側が冷える人がいれば，内側が冷える人もいる．また，手足の先だけ冷える人もいる．そういう違いがなぜ起こるのかということを『傷寒論』と『金匱要略』から集めて，ベクトル理論というのを作ったのが，江部洋一郎先生である．

　簡単にいうと，人間の体は，特に皮膚の外敵に対する防御機能において，皮膚表面は，皮の部分と，肌の部分からできている．

　皮の部分と肌の部分，実際には全然大きさが違うのである．皮膚の顕微鏡を見ると，皮膚の方が薄くて，肌の方，真皮の方が厚くなっている．これは，顕微鏡

で見れば必ずそうなっている．皮膚の表面と，その真皮，表皮と真皮でどんな働きの違いがあるのだろうか．表皮の方だけで診るのか，真皮まで病変が及んでいるのかをよく診なければいけない．

例えば，アトピー性皮膚炎の子どもは，髪の毛が抜ける．皮膚の表面をよく見ると，抜けている．アトピーというのは毛根があって，この真皮まで病変が及ぶからである．同じ皮膚病で，尋常性乾癬（じんじょうせいかんせん）という病気は，髪の毛，皮膚の毛根は抜けないで，髪の毛がずっと残る．皮膚の表面の体毛が残る．これは，病変が皮膚だけで収まっているからである．

つまり，病変が皮膚の表面にあるのか肌まで及んでいるかによって，その毛根の抜け方に違いがあるわけである．江部先生はそこに着目したのである．

アトピーは肌の真皮の方から治療しないと治らないが，乾癬は表皮だけ治せば治る．皮膚の表面を顕微鏡で見ると，毛根と一緒に汗腺があり穴が開いている．皮膚の表皮の方の表面にも，ちょっと軽い血流層，脈絡層があるが，ほとんどの血管は肌の方を走ってくる．このとき，皮膚の表面はリンパの方で動いているのである．トールライクレセプター４という，皮膚表面の外敵に対する防御機能である．このリンパの流れの皮膚の表面は，中枢の方から末梢に向かって流れていく．当然，この真皮の方もこっちへ流れるが，一部はこの穴を通り流れてきたものが汗腺の穴を通って汗として出ていくが，一部ここに還流して，逆に戻るグループもある．エネルギーの方向性，リンパの流れ方として，本来は皮膚の方は中枢から末梢に向かって流れていくのだが，真皮の方は逆に戻ってくるケースが多いという考え方である．

表皮の方のリンパを促しているグループは，どこが流しているのだろうか．真皮の方のエネルギーを末梢から中枢へ戻すのは，どこのエネルギーが流しているのだろうかということを考えたのが，図２－10である．

細かく見ていくと，人間の体というのは横隔膜で大きく上半身と下半身に分かれる．人間の流すエネルギーは，食べたもの，消化吸収したものによるのである．『傷寒論』には脾気のことを「胃気」と書いてあるが，これは昔，脾がわからなかったからである．『傷寒論』に書いてある胃気は，現代では脾気のことであるので，『傷寒論』に胃の気と書いてあるのは，脾の気のことである．

胃の気が脾の気と一緒になって消化吸収された力が，いったん横隔膜を越えて，つまり，消化吸収された栄養素とともに鎖骨間に戻ってくる．その胃のエネルギーというのはリンパの流れである．胃，小腸から消化吸収されたものが，ど

図2-10

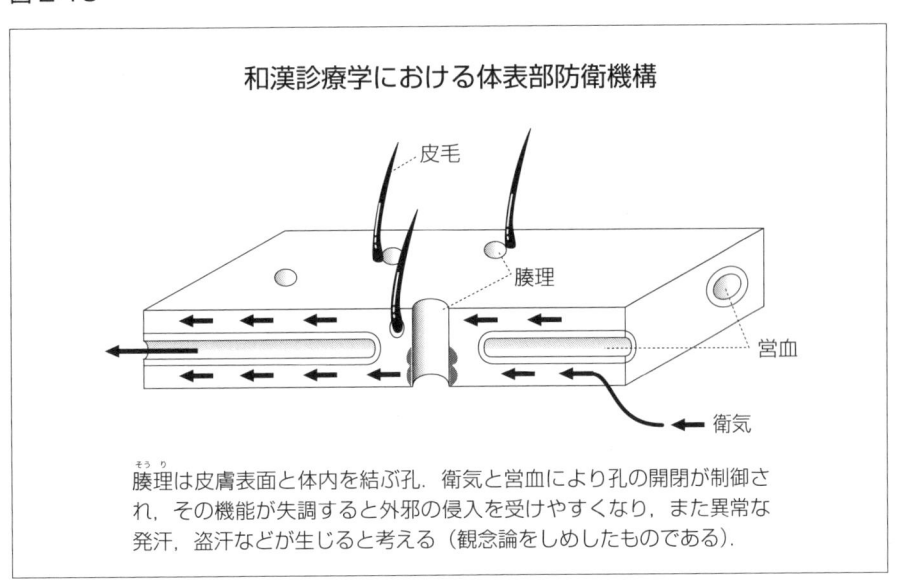

和漢診療学における体表部防衛機構

皮毛
腠理
営血
衛気

腠理は皮膚表面と体内を結ぶ孔．衛気と営血により孔の開閉が制御され，その機能が失調すると外邪の侵入を受けやすくなり，また異常な発汗，盗汗などが生じると考える（観念論をしめしたものである）．

んどん重力に逆らって上がってくるというのは変な話だが，リンパ管に弁があるから，それを伝わって流れていくのだという．これは，下から上の方に体のエネルギーを流しているというふうに『傷寒論』は考えているのである．つまり，リンパの流れなのである．それがいったん横隔膜を越えて肺に到達する．肺には宣発機能というものがあり，肺に到達した栄養素をガス交換，呼吸運動とカップリングして体全体に流す働き，また皮膚の表面に流して肺からリンパ流を皮膚の表皮の方を流して一部を汗で外に出すような働き，心と心包を強く流していって体中に血液を流す働きがある．『傷寒論』には，その3つの宣発機能があると書いてある．肺には，心の宣発機能，心包の宣発機能，表皮の宣発機能があるのである．

心包とは，実はカテコールアミンのことである．だから，心は血液なのである．つまり，肺でカップリングしてガス交換した血液が心に送られると同時に，心包，つまり上がっていったのは脳下垂体から甲状腺の方の働きを強くする．

外膈における衛気の流通，つまり，気の往路と気の環流路というのがあるが，この気というのは，リンパの流れである．リンパの流れは，脾も気も同時に中枢から末梢へ流れるのだが，実はその気，真皮の方は，帰ってくる力が非常に強いのである．これが環流路である．

肺の宣発機能，胸から隔を通って皮膚の表面のリンパを流れて，これが，衛気

と書いてある部分である．つまり，皮膚表面の抵抗力，トールライクレセプターの力なのである．皮膚表面の抵抗力を肺の気が流している．それから，心で血液を生成すると同時に心包系に働いて，脳下垂体から甲状腺でカテコールアミン系の働きを強くすることによって，心の血液をぐっと流していく．心の血液が体全体に流れたら，今度は，皮膚表面の気が真皮を通って心下に戻っていく．心下に戻ってくると，下ろす作用で，戻ってきた気を一部小腸へ流していくのである．小腸に流れたものが，ここから心下から小腸に流れたのが，栄養物と便とに分けられ，膀胱，大腸にそれを分配する．これを粛降作用といっている．

　皮膚表面の流れ方に，前の方を流れる部分，つまり肺から皮膚表面の臍の前に出てきて，体の体表面，脾の当たらない部分を流れるのが，体の前を流れるので「前通の衛気」である．肝臓の方から背骨の方へ流れて，背中の方を流れるのが「後通の衛気」である．心包系が流れるのを，「脈外の衛気」などと江部先生は命名している．

　麻黄湯証というのがあるが，麻黄湯証，皮と肌が同じ幅で書いてある．しかし，実は全然違うのである．表皮の方が非常に薄く，肌の真皮の方がとても厚い．真皮の水分保持能力は強い．だから，浮腫になるのである．肝硬変の人など，これで1000ccぐらい貯めてしまう．500～600cc程度は皮膚の下に貯めてしまう．

　そこに，腠理，つまり，この汗腺のところ，あるいは毛根からウイルスが侵入してこようとする．すると，この毛根（＝腠理）のところにトールライクレセプター4が，それに対して外敵を守る働きがあるので，ウイルスをここで捕まえるのである．ウイルスの死骸があると，ここが盛り上がってしまう．つまり邪生抗争，ウイルスと体の抵抗力が戦うときに働くのがリンパ系である．皮膚表面にウイルスが入ってきて，トールライクレセプター4，つまり皮膚表面の抵抗力が非常に強い方は，すぐにこの皮膚の表面からリンパが集まってきて，それでウイルスをやっつけるのである．そうすると，この毛根（＝腠理）の上のところが盛り上がって，詰まってしまうのである（図2-11）．

　そうすると，真皮の方の流れが止まってしまうから，ここへ全部リンパが集まってきて，この表皮の守る衛気が戦うので，ここが止まると真皮も一緒に流れなくなってしまう．真皮のたくさんの血液，リンパが流れないと，真皮は流れようとして強く動かすから，ここに熱が鬱滞するのである．これが太陽傷寒である．つまり，鳥肌が立って体に熱が出て，体表面の表皮の方ではリンパが戦って

図2-11

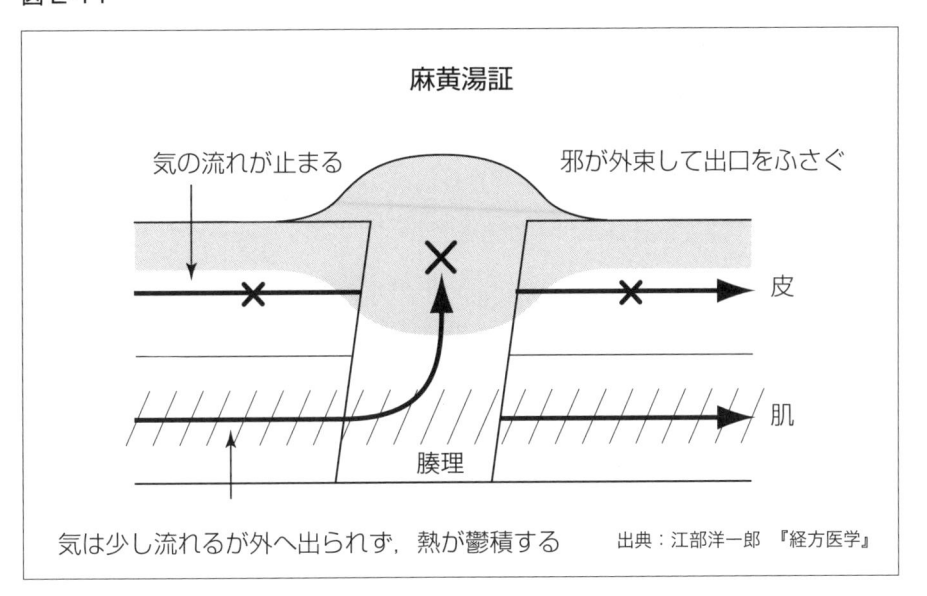

```
麻黄湯証
```
気の流れが止まる　　　　邪が外束して出口をふさぐ
　　　　　　　　　　　　　　　　　　　　　　　皮
　　　　　　　　　　　　　　　　　　　　　　　肌
　　　　　　　　　　腠理
気は少し流れるが外へ出られず，熱が鬱積する　　出典：江部洋一郎『経方医学』

　いる状態，これが麻黄湯の形である．だから，脈は浮いてくる．真皮の方に熱がこもってきて，リンパが強くなっていくからである．脈はここに全部鬱滞してくるので，強くなって「浮の緊」という状態（＝浮脈で強い脈，緊脈）になるのである．

　桂枝湯はどうか．

　前述のように『傷寒論』12条には「太陽中風，陽浮にして陰弱．陽浮の者は，熱自ら発す．陰弱の者は，自ら汗が出る．嗇嗇として悪寒し，淅淅として悪風し，翕翕として発熱，鼻鳴乾嘔の者，桂枝湯これをつかさどる」とある．

　桂枝湯のときは，太陽中風である．陽浮にして陰弱なのである．陰弱ということは，腎系，泌尿器系の真皮の方の力が弱くなっていることを意味する．本来，しっかりと血液が流れてこっちへ戻ってくるのが弱くなってしまっているのである．そのために，ここに入ってきたウイルスが，このリンパで捕まえられなくなった．すると，表皮のリンパはなるべく真皮を助けようとして上へ行く．しかし，ここの血流も悪い．真皮の方の血流がたいへん悪い．リンパが補充できないのである．そうすると，ウイルスを汗腺の根元で捕まえることができない．ウイルスは，直接に汗腺から表皮で捕まえられなくて，いきなり真皮の方に入ってしまう．

　これが，「風ウイルスに中る」と書いて，中風という．傷寒中風というのは，

実は表皮のリンパがウイルスを捕まえられなくなって，ウイルスが汗腺を通って直接真皮の方に入った状態である．

「胃気の虚弱がベースにあり胃あるいは小腸のバックアップが非常に少ない状態．そうすると前通と後通の衛気」が足りなくなる．つまり，胃の気が肺に上がって，宣発機能を受けないと，体表面のリンパが流れない．もともと，腎と胃の気が弱いと，肺に到達するもとのエネルギーが足りないので，リンパがうまく流れない．そうすると，前通，後通の気が流れないために，皮膚の表面の開閉がうまくいかなくなる．皮膚を閉じたり開いたりすることができなくなってしまう．そうすると，ウイルスは皮膚を通り抜けて直接真皮に，肌に入ってしまう．

これは，皮膚，表皮ではなくて，真皮，肌で邪正抗争が起こるため，悪寒が起こるのである．悪寒とは，後通の気で起こる邪正抵争．後通，つまり背中がぞくぞくするのは悪寒で，全身で起こるのは悪風である．悪寒は断続的に起こる．時々，背中がぞくぞくとするのは悪寒である．全身がなんとなく寒いのは悪風．

図2-12

```
                    桂枝湯の証治

適 応 症    ・太陽中風証：発熱し，汗出で，悪風し，脈浮緩なるもの．
            ・汗下の後，脈浮，表邪仍お解せざるもの．
            ・傷寒，大便せざること六七日，頭痛して熱あり，其の小便
              清めるもの．
            ・病人，蔵に多病なく，常に自汗出で，あるいは時に発熱
              し，自汗出でて癒えざるもの．

処方構成    桂枝，芍薬，生姜，大棗，炙甘草

処方作用               ┌・外に対しては，営衛を調和し，解
              滋陰和陽 │  肌発汗去風する．
                       └・内に対しては，脾胃を調和し，気
                          血陰陽を調和する．

臨床応用例  時に発熱し，自汗出でるもの．
            蕁麻疹で，汗出ずるの証あるもの．
            偏沮
```

図 2-13

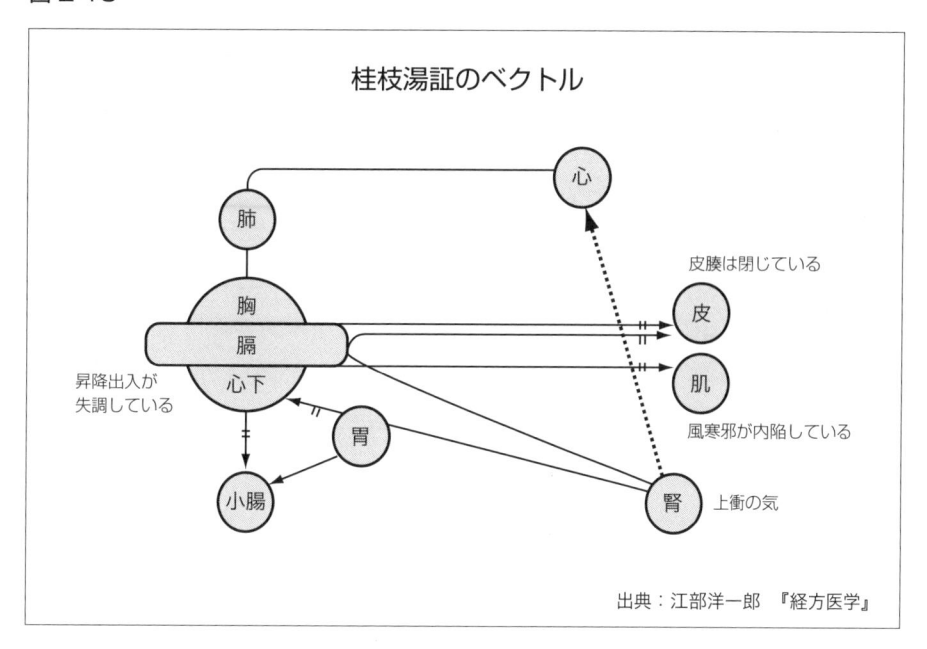

```
桂枝湯証のベクトル
```

（図中ラベル）
- 肺
- 心
- 胸膈 心下
- 皮（皮膚は閉じている）
- 肌（風寒邪が内陥している）
- 胃
- 小腸
- 腎（上衝の気）
- 昇降出入が失調している

出典：江部洋一郎『経方医学』

これが違いである．これは，ウイルスが入らなくても起こる．嫌いな人に触られると鳥肌が立つが，あれもその一種である．ネコを怒らせると，ネコの毛は逆立つが，あれも後通の気が悪寒を起こしているのである．

❖ 2-12　傷寒中風

「風，ウイルスに中（あた）る」と書いて，「傷寒中風」という．麻黄湯は，ウイルスに傷められるので「太陽傷寒」という．これは，風邪のウイルスの感染の初期で，皮膚でウイルスを捕まえないといけないのに，もともと胃腸が弱いから皮膚表面ではなく，ウイルスが真皮まで入った．だから，肌の方，真皮の方に直接ウイルスがあたったというので，太陽中風なのである．脈は陽浮にして陰弱というのは，3 本の指で触ったときに橈骨動脈の高骨のその前の状態，つまり，陽の脈が浮いている．ウイルス感染を起こしている．ところが，寸，関，尺の薬指の橈骨動脈の高骨の後ろは非常に弱い．寸，関，尺の尺は，少腹，腎の働きであるから，もともと腎が非常に弱い人である．つまり，体のホルモン状態が非常に弱く，そういう人たちが風邪をひくと，皮膚表面でウイルスが捕まえられないから，真皮までウイルスが入ってしまう．これを，太陽中風という．そうすると，さらにそれが邪正抗争，つまりここで一生懸命ウイルスをやっつけようとす

ると，なんとかして足りない胃気を，栄養素をもっと頑張って上げようとするため，胃気が強くなりすぎてしまう．胃気が強くなりすぎると，本来胃は心下から隔，横隔膜を通って肺に上がらないといけないのに，それを通り抜けて頭の方に行ってしまうグループがある．バイパスを通って上に上がってしまうのである．

本来ゆっくりした胃気の上昇なら，心下から横隔膜を通って，肺で宣散機能を起こすが，胃気が懸命に栄養素を送るために，その胃気が上の方に上昇してしまう．そうすると，頭痛，乾嘔を起こす．ところが，胃気はもともと弱い．桂枝湯はもともと弱いのである．だから，それを無理に送るとどんどん胃気が消耗してしまう．体を守るはずの胃気が消耗してしまうので，脈は速くなれない．だから，脈は浮にして緩，緩やかな脈になる．胃気が足りないのである．このような時に使うのが桂枝湯である．だから，まず頭に上がるのを少し下ろさないといけない．芍薬というのはよく副交感神経を強くして戻す力などというが，芍薬は，真皮の方を戻す力を強く持っている．芍薬を使うことで，真皮の方の邪正抵争をしているところに応援をしてくれる．ここでリンパが滞っているから，それを一気に体の方に戻してくれる．これが，芍薬である．桂枝湯の脈は，浮にして緩なのである．麻黄湯の脈は，浮にして緊である．脈の速さを規定するのは，実は心包のカテコールアミンだが，風邪が存在しない場合にもなんらかの理由で胃気の皮膚，もしくは肌のルートがブロックされると，胃気は心包にいきなりバイパスを作って上がってしまうことがある．心包に上がると，皮膚表面のカテコールアミンが急激に増えるので，汗が自分で汗を出してしまうという形になる．心包に上がった胃の気を落とすのは，桂枝である．胃の気がもともと足りないのだから，胃を守ってやらないといけない．これを守胃機能というが，胃の気を必ず守らないといけないので，胃を守る薬は，甘草なのである．

つまり，胃の気が足りない場合には，必ず甘草を入れなければならない．漢方薬の中で，甘草の入っていない薬というのは，十分胃の気は足りている，もともとの栄養素は十分足りているというケースで，この場合は，甘草を入れる必要がない．甘草が入っているか入っていないかというのは，この違いである．当帰芍薬散には甘草が入っている．胃の気がもともと足りない．だから，当帰芍薬散を用いるべき人はもともと胃腸の弱い，冷え性の貧血の人なのである．桂枝茯苓丸には甘草が入っていない．桂枝茯苓丸は，もともと胃の強い人に使う．甘草が入っているか入っていないかは，この胃のパワー，もともとの栄養素を吸収してそれを鎖骨下に上げる力，あるいは内分泌の方，視床下部から下垂体の方に刺激

図 2-14

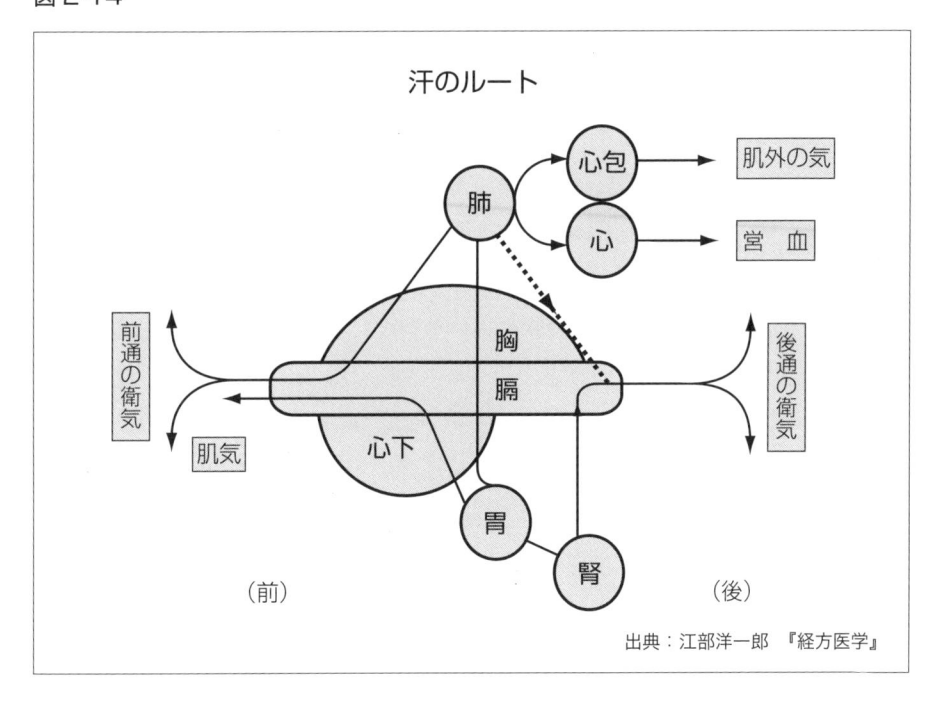

```
汗のルート
```

（前）　　　　　　　　　　　　　　　（後）

出典：江部洋一郎 『経方医学』

する力がどのくらいあるかで，甘草を入れるかどうかが決まる．これが，『傷寒論』に書いてある内容である．

❖ 2-13　脈の浮沈

脈の浮沈については『傷寒論』第 140 条に書いてある．

『傷寒論』140 条．「太陽病，下之，其脈促，不結胸者．此為欲解也．脈浮物，必結胸．脈緊者，必咽痛．脈浮滑者，必下血」．これを読み下し文にすると，「太陽病これを下し，その脈促（速くなってしまった）．これは，不結胸（＝胸が苦しくなっていない）の者．それは解を欲するとなすなり（それはすぐに治ってしまうのだ）．脈が浮の者，必ず結胸する．脈が緊の者，必ず咽が痛くなる．脈が浮滑の者，必ず下血をする」となる．

この下血は，尿血のことだそうである．尿の中に血液が混じる．これが下血の意味である．『傷寒論』には下血と書いてあるが，これは大便ではなくて，尿の方である．

さらに脈の遅い速いについても，『傷寒論』208 条に書いてある．

『傷寒論』280 条．「陽明病，脈遅，難汗出不悪寒者．其身必重者．短気，腹満

而喘．有潮熱者．此外欲解，可攻裏也．手足杜汗出者，此大便已鞕也．大承気湯主之」．これを読み下し文にすると，「陽明病，脈遅（遅い），汗が出づらく悪寒しない者．その身は必ず重く，短気，腹満喘，有潮熱する者．それは外に解するを欲するなり，裏を攻むるべし．手足に汗が甚だしく出る者，大便がすでに硬いもの．大承気湯これをつかさどる」となる．

　大承気湯というのは，これは完全に腹で，梨状である．しかも，熱がある．それにもかかわらず脈が遅いという．表裏の裏で，かつ熱がある．熱があるのに脈が遅い．だから，脈の速い遅いというのは熱の問題ではない．なにによって規定されるかというと，実は脈の速い遅いというのは，心包の気がどのくらいあるか，胃気から心包の気，カテコールアミンの方にどのくらい影響しているかによって決まってくるのである．

　『傷寒論』の中に入っている脈のところを全部集めると，「脈が速い」と書いてあるのは，これはすぐ治る．これは，肌表面に邪がある状態である．「脈が浮いている」と書いてあるのは，胸が結胸，つまり胸が詰まっている状態のことである．それから，「脈が緊」と書いてあるのは，のどが痛い状態．「脈が弦」と書いてあるのは，両方のあばらのところが圧迫されて痛い状態．「脈が細数」と書いてあるのは頭痛のことである．これは陰虚陽亢．脱水が強くなりウイルス感染を起こしているようなときで，頭痛を起こす．「脈が沈緊」というのは，吐きっぽい胃の状態．「脈が沈滑」というのは小腸で，これは両方のあばらの下が熱を持っている．「脈が浮滑」というのは，下血，これは尿血のことで，膀胱の意味を書いている．それをまとめると，既述した江部先生の理論になってくる．

❖ 2-14　陽浮にして陰弱

　実は，桂枝湯の「陽浮にして陰弱」が，長い間の議議の的なのである．

　『傷寒論』12条．「太陽中風，陽浮にして陰弱．陽浮の者は，熱自ら発す．陰弱の者は，自ら汗が出る．嗇嗇として悪寒し，淅淅として悪風し，翕翕として発熱，鼻鳴乾嘔の者，桂枝湯これをつかさどる」．

『傷寒論』12条

　大塚敬節先生の時代から，この『傷寒論』12条の意味が議論されてきている．しかし，江部洋一郎先生の考え方でよく理解ができるのである．江部先生の理論を応用すると，薬の組み方が上手になってくる．それで楽に薬が理解できて，『傷寒論』の条文を応用できるようになる．

脈診の臓腑対応というのは図2-8で，橈骨のところに骨が飛び出して，ここを乗り越えて診る．それを，人差し指，中指，薬指で診るのがポイントである．ただし『傷寒論』は，さらにこれを，ここの間にも脈があるといって6カ所の脈を診ると書いてある．3カ所で十分だと思うが，人差し指と中指の間の部分は短気の脈で，心身症を診るときに役に立つ．

　心身症で，右手が，人差し指と中指と薬指の3本指を並べているときに示指と中指の真ん中のところにぐっぐっと強い脈を触れる人はリンパが強いから，うつになっている人がとても多い．それから，左手の中指と人差し指の間にぐっぐっと脈が触れる人は，カテコールアミンが強くなっているから，不安神経症が多い．だから，これは心身症だなと思ったときに，もちろん，CMI，SDSできちんと検査してほしいのだが，とりあえず，どっちの薬を使えばいいかなと迷ったときに，両方の脈をちょっと診るといい．右手が強いか左手が強いかによって，右が強ければリンパ優位でうつである．患者の左手が強ければ，カテコールアミンが強くなっているから不安神経症である．これは，薬を決めるときに役に立つ．

　3本の指で脈を診たとき，肺が浮いているということは，リンパが優位になっている風邪の初期．肺は浮いていないが肺と脾の間が浮いているというのは，リンパが優位なうつの状態．脾が浮いているのは，食べすぎ，飲みすぎ，働きすぎである．脾を沈めたらしゅっと消えてしまうというのは，脾の働きが悪いから血清浸透圧が落ちている．薬指のところが強いということは，カテコールアミン系統が強い．つまり，心包の気が非常に強い．カテコールアミン系がしっかりしている．血流はしっかりしているということである．

　左手の方は，人差し指のところが強くなっている．これは心，アドレナリン系，つまり風邪が初期から交感神経優位の時期に変わってきたか，それとも不安神経症などでアドレナリンが強く出すぎている状態かがわかる．真ん中のところというのは自律神経系統，肝・胆の流れがどうかがわかる．浅いところでよく触れて，押さえてもしっかり触れていると弦脈といい必ず胸脇苦満がある．胸脇苦満がある人は，これを触れば必ず肝が強く触れる．それを覚えておくと，腹を診なくてもこれを診ただけで胸脇苦満があるなとわかる．腹を診なくても，柴胡剤がぴたっと出てくる．弦脈＝胸脇苦満である．これを押さえるとしゅっと消えてしまうのは，血清浸透圧が落ちて，自律神経の働きが落ちている．人差し指のところが強いというのは，コルチゾール系はしっかりしている，体の水分維持は

図2-15

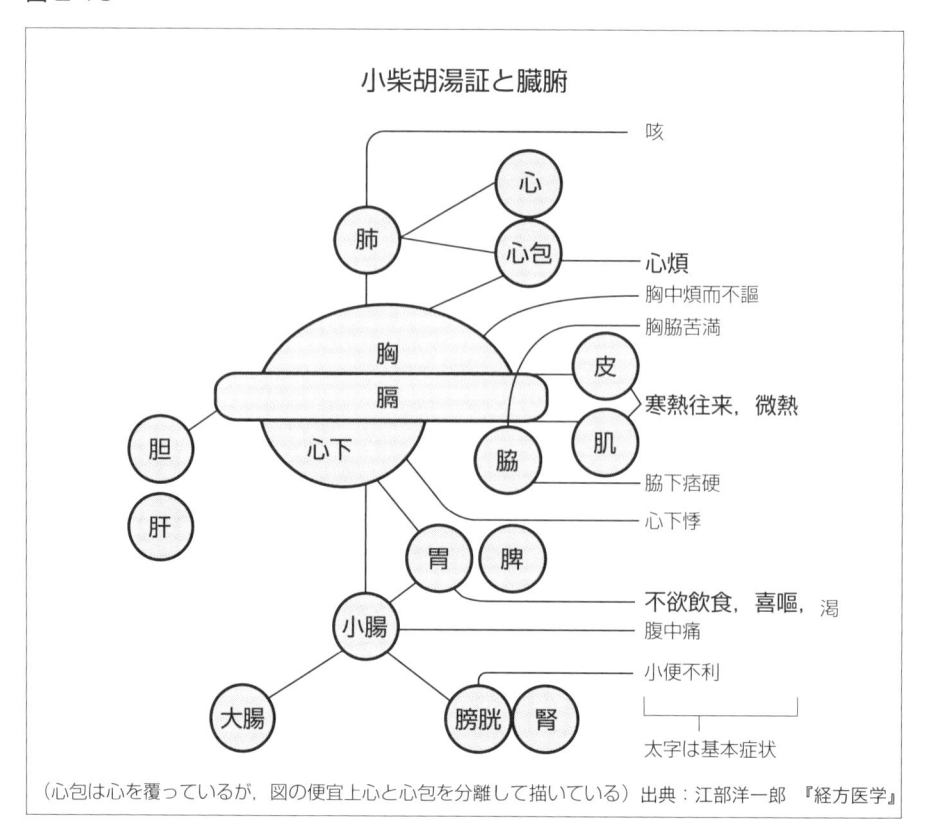

小柴胡湯証と臓腑

（心包は心を覆っているが，図の便宜上心と心包を分離して描いている）　出典：江部洋一郎　『経方医学』

図2-16

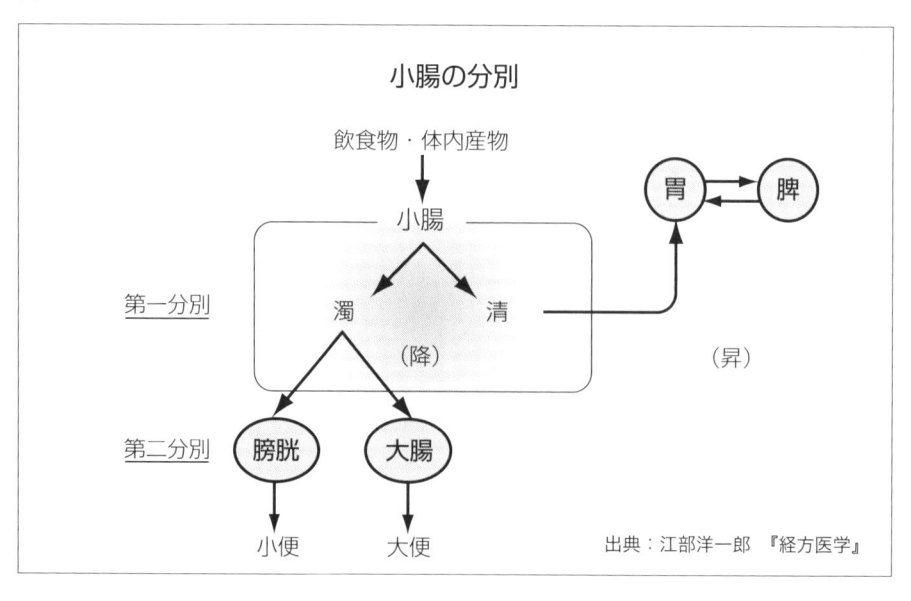

小腸の分別

出典：江部洋一郎　『経方医学』

しっかりしている．これが全然触れないということは，コルチゾール系統が弱くなっているというふうに診ることができるということで，患者の脈を両方の手でしっかり触ると，かなりたくさんの情報を得ることができる．

❖ 2-15　経方理論を読み解く

　江部先生の理論は面白く，『経方医学』という本が東洋学術出版社から出ているので，参考にすればいいと思う．『経方医学 1，2，3，4』と，『経方薬論』が出ている．「経方理論は面白いが半分まで読むとわからなくなる」という声もあるが，それは，表皮の方はリンパの流れで，これは自律神経の働きとして考えていただいてもいいし，心包の働きというのは，実はカテコールアミンの脳下垂体，視床下部の働きだということで理解すると把握しやすくなるから，そういう形で『傷寒論』を読破していく．『傷寒論』を逆に読んでいくと，なぜこうなのかということがよくわかってくる．

　なぜ乾嘔が起こるのか，なぜ上逆するのか．つまり，膈を通って胃気が強くてぐわっと上に上がると頭痛を起こすし動悸になる．しかも，膈が通らなくて腎から直接心包にぐっと上がると心身症になる．これは，心包逆伝という．どこが詰まったからどうなるのかというふうに，汗とか脈とかを診るとわかりやすくなる．

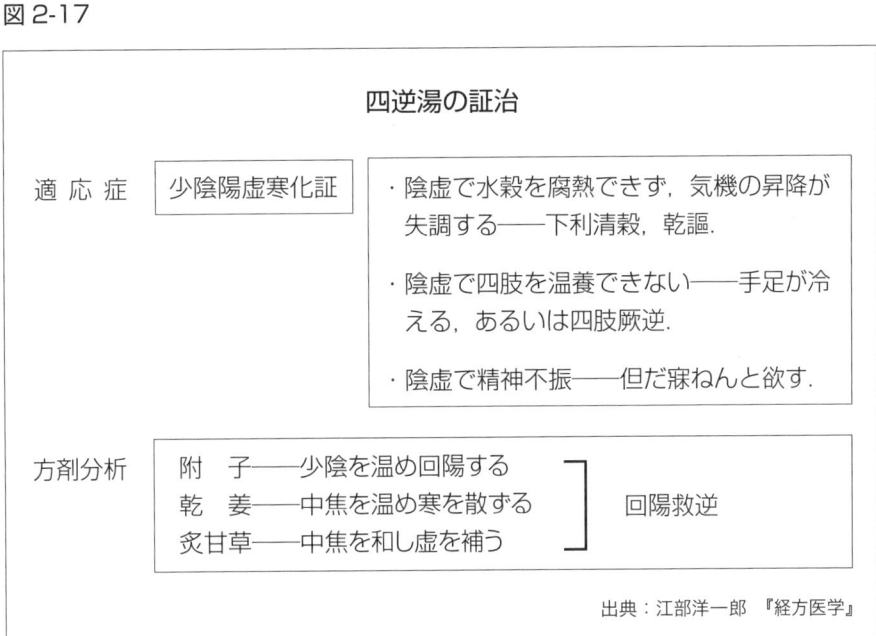

図 2-17

```
                    四逆湯の証治

  適応症  │少陰陽虚寒化証│ ・陰虚で水穀を腐熱できず，気機の昇降が
                          　失調する――下利清穀，乾嘔．
                         ・陰虚で四肢を温養できない――手足が冷
                          　える，あるいは四肢厥逆．
                         ・陰虚で精神不振――但だ寐んと欲す．

  方剤分析  附　子――少陰を温め回陽する    ┐
            乾　姜――中焦を温め寒を散ずる  ├ 回陽救逆
            炙甘草――中焦を和し虚を補う    ┘

                                   出典：江部洋一郎『経方医学』
```

[質疑応答]

Q　江部先生の理論に，黄耆はどう当てはまるのかについてお聞きしたい．
A　『勿誤薬室方函口訣』の中に書いてあるが，実は黄耆は皮膚表面を宣散する．つまり，皮肌の表面の気を流す働きがある．例えば，アトピー性皮膚炎などで，皮膚の表面に，皮の方に熱を持っているときには絶対に使ってはいけないという．もちろん肌の方にも働くが，肌の戻す働きは麻黄の方が強い．黄耆は皮膚の表に肌のエネルギーをこっちに流してくれる働きが強い，と書いてある．皮膚表面の抵抗力が弱いときに黄耆を加えると，皮膚表面の抵抗力を強くすることができる．ただ，皮膚表面に熱があるときは絶対に入れてはいけない．太陽病には使うべきではない．麻黄湯の方の証，つまり皮膚の表面で，皮の方で邪正抗争をやっているときにはあまり使ってはいけないとされている．

Q　舌診で，白苔がある場合の循環血漿量ということだが，実際に患者を診ていると，白苔があって，でも乾いた舌で，口腔粘膜などを診てもやはり乾いているというような症例を見かけるが，どういうふうに解釈すればいいのだろうか．
A　これは，白苔が病理的産物でできている場合である．体全体は，ドライ（脱水）になっているのに，必要でないところに水がたまっているというときも，そういう現象が出てくるようである．例えば内耳のリンパ液が起こってくると，メニエル病や胸水，腹水などのときにもそういうことがあるし，下肢だけエデームが出ているケースでも，ドライと脱水とが同時に出ることがある．

　そういうときは，利水剤が役に立つ．もっとも利尿剤を使うと，よけい脱水をこじらせて悪くなってしまうことがある．だから，口の中が全体に乾燥しているのに舌だけ白苔がついている場合，一番代表的なのは妊娠中毒症だが，この場合には，利尿剤は絶対に使ってはいけない．こじらせてしまって，動悸がしてどうしようもなくなる．だが，当帰芍薬散とか五苓散を使うとよくなる．そういうときに利水剤をうまく使うと，水分バランスを整える効果がある．最近では，乾燥症候群は女性ホルモンが影響しているとされるため，当帰芍薬散が有用と考えられる．

Q　シェーグレン症候群の漢方治療はどのようなものか．

A　シェーグレンなどのときの麦門冬湯がファーストチョイスで，2番目が白虎加人参湯とされているが，麦門冬湯，白虎加人参湯だけでは，涙液とか唾液腺が増えてこない．それに，サリグレンなどを併合するのである．そうすると，循環血漿量も増えるし，涙液も唾液腺も増える．漢方だけでどうしてもやりたい場合は，ICFを増やす．あるいは，むりやり細胞外，内へ持っていくために，漢方の利尿剤を加えていただく．例えば，亭藶子という薬は，必ず解毒作用で大棗を加えないといけないのだが，麦門冬湯をばらばらにして，大棗，亭藶子を加えてやると出てくる．ツムラの麦門冬湯，白虎加人参湯だけでは細胞外液が増えてこないので，その場合には普通の錠剤をうまく使う．どうしても漢方だけでやりたい場合には，少し湯液を使って，漢方の中の利尿剤，利尿効果のあるものを少し使わないと難しいのではないかと思う．

Q　胸脇苦満にはどんな漢方が必要か．
A　『傷寒論』，『金匱要略』の中で胸脇苦満があるのは，基本は柴胡，黄芩である．ただ，痛みが強いときには防風，川芎の方が効くと言われている．それから，痞，胸脇痞と言い，真ん中の心下痞ではなく，あばらの下に閉塞感がある場合があり，そのときには牡蠣を使わないといけないケースもある．『金匱要略』『傷寒論』だけからいうと，胸脇苦満イコール柴胡ではないことになる．だから，柴胡剤以外で取れるケースが出てくる．例えば，一番簡単なのが，温病学に出てくるのだが，「邪在膜原」といって，小柴胡湯と同じなのだが，横隔膜に邪があるときに達原飲などという薬があり，これには柴胡は入っていない．胸脇苦満イコール柴胡剤という固定概念は，持たない方がいいかもしれない．現代のエキスの中では，胸脇苦満イコール柴胡剤でいいが，すべてそれで治らない場合には，柴胡以外の薬が効くケースもある．

　川芎は，痛みをよく取ってくれて，特に少陽系の血を流してくれるので，あばらの下の痛みをよく取るが，川芎の入っているものがない．だから，証がなくて，小柴胡湯の柴胡を取ったのが半夏瀉心湯になる．そこに川芎の入っている当帰芍薬散をくっつけてみたり，あるいは川芎茶調散をくっつけてみたり，いろいろやってみたが，柴胡を抜かないといけないケースもある．臨機応変にということである．柴胡だけで胸脇苦満の方に反応される場合の8割は大丈夫である．2割はそうではないケースがあるから，『金匱要略』あるいは『傷寒論』には，胸脇苦満があって柴胡剤を使っていないケースがかなりある．現代のエキス剤では

柴胡剤で結構だが，効かなかったケースには，違う方剤が効く場合があるということである．

Q　腹皮拘急のときはどんな漢方を用いるか．
A　芍薬は，特に上腹部のスパスムをよく取るが，下腹部の方になると枳実の方がよく取れる．『傷寒論』の中に書いてある．ただ，私は，使ってみてあまり変わらないような気もする．江部先生のベクトルの作用でいうと，下に落とすベクトルは枳実の方が強いということである．芍薬で構わないのではないかと思っている．四逆散の二本柱などといい，上から下まですぱーんと立っているときには，枳実の入った四逆散を使うとされている．虚証の場合に，どうしても小建中湯で腹直筋の緊張が取れないときには，枳実の入った薬を一緒に加えるということになる．ただ，エキスにないので，困ってしまう．

　江部先生の理論は，リンパの働き，自律神経の働き，トールライクレセプターの働きという格好で理解するとわかりやすくなる．「後通の気」というのは交感神経系のことをいっている．背中は，特に風邪のときに使う．「前通の気」というのは副交感神経系のことをいっている．だから，交感神経が強く働いているのか，副交感神経が強く働いているかによって，昔の本は後ろに働くエネルギーと前に働くエネルギーなどという表現をしているわけである．

第3章 太陽病について（感冒の漢方治療）

❖ 3-1 風邪と漢方薬

　風邪，ウイルス感染に対して漢方薬をどうやって使っていくかだが，麻黄湯のグループ，桂枝湯のグループ，柴胡のグループというのが風邪のときの一番の基本になる．実際には，ここにもう1つ柴胡剤以外の部分，リンパ球が非常に高くなっている部分がある．

　ウイルス感染が起こってから生体防御反応がどんなふうに変わっていくかというのが，『傷寒論』の一番のポイントである．実際には，ウイルス感染だけではなくて普通の疾患に対しても使い分けるのが基本になるが，ウイルス感染が起こると最初にリンパ系が反応してくる．リンパ系が反応してくると，IL-2，TNFαが分泌され，特にプロスタグランジンE2が視床下部を刺激する．ウイルスは熱に弱いので，体の中に発熱セットポイントを上げて，熱を産生してウイルスをやっつけようという反応が働いてくる．

　熱を上げるのに一番簡単な方法は，体をぶるぶる震わせることである．筋肉をぶるぶる震わせると発熱するが，そのときに働いているのが視床下部から刺激になったプロスタグランジンE2である．プロスタグランジンE2が働くことで体の筋肉をぶるぶると震わせる．発熱セットポイントを上げようとしているときに皮膚表面の汗腺を閉じると，筋肉を震わせながら皮膚表面に鳥肌が立つような状態になる．これが一番，交感神経系，自律神経系が強い状態なのである．つまり，汗を出してしまうと，せっかく体の中の筋肉組織で発生した熱を外に逃がしてしまうから，発熱をどんどん上げながら汗を出さないようにしてあげようというのが強い状態，これを実証という．

　このときに麻黄湯，麻黄，つまりL-エフェドリンを使って交感神経優位にすることで，なるべく早くこのウイルス感染の時期をこちらの混合感染，つまり交感神経優位の時期へ持っていって風邪を治そうというのが麻黄湯のグループであ

る．それに対して，筋肉をぶるぶる震わせて悪寒をしながら汗がじわーっと出てしまう状態，これが桂枝湯を使う虚証のグループといわれている．

　麻黄と桂枝の違いが『傷寒論』に詳しく書いてあるが，悪風と悪寒の違いが問題になる．簡単に言うと，悪風と悪寒は部位が違うのである．悪風は全身で起こるが，悪寒は，特に首から背中，背骨に対して起こる．その違いだけだが，それも体の中の自律神経バランスと関係するそうである．

　ウイルス感染の初期の段階は副交感神経優位であるから，外分泌機能が強くなって鼻汁，悪寒，悪風が起こりやすくなる．ところが，ウイルス感染を起こして4～5日経つと，今度は交感神経優位になり，顆粒球が優位になるから，発熱，関節痛でインターフェロンγが分泌されることによって炎症性サイトカインがどんどん強く出て，この炎症反応を取ってあげようという反応が出てくる．インターフェロンγを抑えてくれるのが，柴胡剤である．交感神経優位のときには，現代医薬の風邪薬でいいが，自律神経失調を伴うようなケースには柴胡剤を使うのが原則である．柴胡剤は原則的にこじれた風邪に使うようにしてほしい．効果としては，インターフェロンγを抑制するという形で出てくる．インターフェロンγは一番最初にTH1から分泌される炎症性サイトカインだとされるが，TH1の免疫機能と同時に炎症を惹起する作用も持っている．これが，TH1の二面性という，風邪の経過である．どの段階で漢方薬を使うか，どういう場合に麻黄湯を使うか，桂枝湯を使うのか，柴胡剤を使うのかが問題となる．

　麻黄湯と桂枝湯の違いは，自律神経反射の強弱である．麻黄湯を使うタイプというのは自律神経反射が強いタイプで，悪寒しながら鳥肌が立つ状態というのが，麻黄湯を使うポイントになる．桂枝湯は自律神経反射が弱い状態であるから，悪寒，悪風しながら汗が出ている状態だから，ツムラの小冊子（27番）の麻黄湯のところを見ると，「自然に汗が出ない場合」と書いてある．桂枝湯は逆に「自然に汗が出る場合」と書いてある．これが，麻黄湯と桂枝湯の大きな違いである．原則的には悪寒があるか，悪寒があって汗が出ているか出ていないかの違いである．

　麻黄湯と桂枝湯で，どっちを使っていいかわからないときに葛根を加えると，葛根湯という薬になる．

　現代薬を使うのか柴胡剤を使うのかは，胃腸症状の有無によって決まる．熱がこもっているかどうかでも薬が変わってくる．遷延型は柴胡剤を使うが，柴胡剤はウイルス感染の初期にはインターフェロンγの産生を促進する．後期になる

と逆に抑制して，抗炎症に働くことが実験的にわかっている．柴胡剤は，基本的にはこじれた風邪に使うことになる．柴胡剤を使うポイントは，胸脇苦満があるかどうかということになるが，なぜ胸脇苦満が出るかというと，横隔膜のバランスの中で，横隔膜がきゅっと締まることによって，横隔膜の間を抜けるリンパ組織が滞ってしまうのである．リンパ鬱滞を起こすと，あばらの下に圧痛が起こる．横隔膜の筋肉バランスが締まってしまうと胸脇苦満が起き，そのときに自律神経バランスが悪いので柴胡剤を使うということである（図1-6）．

❖ 3-2 リンパが多い人の風邪

　基本的には，15歳まではリンパが優位になっている．悪性疾患は，子どもにはリンパ系が多い．だから，子どもは基本的にアレルギーが多い．母親の胎内はTH2が強くなければならない．TH1が優位になると異物反応を起こしてしまうから，胎児を押し出そうとするのである．TH2が優位ということは，感作されやすいということである．切迫流産のときにはTH1を落とさないといけない．TH1を落とす漢方は柴苓湯という形になる．だから，切迫流産には柴苓湯もしくは少量のプレドニンあるいは両者を与えるというのが，今は基本的なやり方になっている．TH2が優位のまま生まれてくるが，生まれてくるとアレルギーが多いのである．ところが，そのアレルギーが多い子どもがいろんな細菌に感作されていく．生まれてきてからいろんな雑菌に感作されていくと，どんどんTH1が優位になるので，アレルギーは自然に治るものだった．それが治らなくなったのが最近の問題である．

　普通は，生まれてきていろんな細菌に感作されることによって，TH2優位がTH1優位に変わっていく．緑膿菌の鼻水を垂らしているような子どもには，アレルギーはない．蟯虫がいて，お尻をもぞもぞやっているような子どもには，アレルギーはないのである．そのような子どもがなくなり，子どものアレルギーが増えてきているのが，今，大きな問題なのである．

　顆粒球が十分に誘導できないから，ウイルスを除去できない．ウイルスを除去できないので，風邪をこじらせる．中年のやや太りぎみの女性に多い．だいたい防已黄耆湯体質である．やや色白でぽっちゃり形で，でっぷりした感じの女性の方．これは，リンパが高いのでうつ傾向が強いが，そういう方は非常に風邪が治りにくい．現代医薬の風邪薬でも効くが，それを出し続けるわけにはいかないので，交感神経優位の抗ストレス剤が必要になってくる．柴胡とか，香附子．こ

れは抗ストレス剤である．柴胡というのは，自律神経，特に交感神経，副交感神経のアンバランスで起きた横隔膜の痙攣，きゅっと締まってしまう胸脇苦満を治す薬で，自律神経のバランスを整えてくれる．代表的なものが加味逍遥散である．ただ，加味逍遥散を使うときには，便秘があるのは目安になるが，ほとんどの本に，加味逍遥散はホットフラッシュ（ほてり）とある．カルシウムアンタゴニスト（カルシウム拮抗剤）で顔がほてると訴える女性にはしっかり効くが，ホットフラッシュを訴えるような人には加味逍遥散である．また，便秘も一つの目安にしていただければ結構かと思う．逍遥というのは何事にもとらわれずにすーっと流れていく様子である．つまり，自律神経が横隔膜で止まってしまわないでスムーズに流れる様子である．

　加味逍遥散を使うような人は，診察が終わって診察室を出た後に必ずまた首を突っ込むような女性である．要するに不定愁訴が多くて，いろいろ訴えが変わる女性は，だいたいホットフラッシュと便秘がある．胸脇苦満があるタイプだが，そういう人は加味逍遥散がいい．

　加味逍遥散が，少しおなかに障るというタイプ，便秘がなくて下痢気味の人には，香附子の入った香蘇散がよく使われる．これも，抗ストレス剤の代表である．香蘇散の実証のタイプには，女神散がある．これはめまいが目安になってくる．

❖ 3-3　ストレスが多い人の風邪

　ストレスが多い人は顆粒球の値が高い．顆粒球が非常に高いと炎症性サイトカインが強いから，ぞくぞくの時期をすっ飛ばして，朝起きたらいきなりのどが痛いといって風邪をひいてしまう．要するに顆粒球の値が高いから，普通の風邪薬を出せばいいのだが，どうしても漢方薬で出してほしいと言われた場合には，石膏，桔梗，竹筎などの漢方の抗炎症剤が必要になってくる．桔梗湯とか竹筎温胆湯，特に桔梗湯はのどの炎症によく効く．甘くて飲みやすいので，使いやすい薬である．しかし，甘草の量が多いので，長期投与するとカリウムが下がる人がいる．中年の女性に多い．それだけ気をつけて使わないといけない．クラシエ薬品には甘草湯という桔梗を抜いた漢方薬もある．

❖ 3-4　厥陰病，霍乱病

　厥陰病，霍乱病という漢方薬もある．霍乱病，「吐が止まらない，体痛がやま

ない，これは桂枝湯之を使うといい」とある．『金匱要略』には婦人の妊娠病というのがある．「師曰わく，婦人が平脈を得，陰脈少弱，其の人渇，食するを能わず，寒熱が無き，それを妊娠と名付く．桂枝湯之をつかさどる」ということで，桂枝湯はもともとつわりに使う薬だったのである．『金匱要略』では，「桂枝湯はつわりに使う」と書いてある．要するに，妊娠中で食べられない，口が渇いて，なおかつ陰の脈だけが弱くなっている．妊娠中は陰の脈，つまり寸・関・尺の尺の脈は強くなるはずである．それが逆に弱くなっている場合には，桂枝湯を使うとつわりがよく取れると『金匱要略』に書いてある．妊娠中のつわりは小半夏加茯苓湯というのがわれわれの常識だが，実は桂枝湯もつわりに使える薬なのである．

『勿誤薬室方函口訣』に「此方ハ衆方ノ祖ニシテ，古方此ニ胚胎スル者，百有余方アリ．其変化運用，愚弁ヲ待タズ」とある．これが一番大事な方剤であって，これをいろんな使い方をすることによって薬は変わってくるということが書いてある．

❖ 3-5 桂枝湯

桂枝湯は，どんな働きがあるのだろうか．桂枝湯の成分は，桂枝，芍薬，甘草，大棗，生姜で，この桂枝と芍薬のペアが重要な働きをする．『傷寒論』の太陽病に関する記述を一通り見ていかないといけないのだが，一番最初の条文が有名で，「太陽の病，脈浮，頭項強痛にして悪寒す」（太陽病は必ず脈が浮いている．頭と首がこわばって，痛くて，悪寒する）とある．その後に，「太陽病，発熱，汗出，悪風，脈が緩の者，名付けて中風と為す」とある．今度は悪寒ではなく悪風になっている．次に「太陽病，或は已に発熱，或は未だ発熱をせず，必ず悪寒す．体痛，嘔逆，脈陰陽倶に緊なる者は，名付けて傷寒と為す」とある．これが，中風と傷寒の違いである．これはどういう意味があるかというのが重要なポイントになってくる．

江部洋一郎先生の『傷寒論』の解説，「経方理論」に詳しく書いてあるが，太陽の傷寒というのは，皮膚の表皮と真皮とでエネルギーの流れ方が違う．つまり，表皮のリンパ系と真皮の血液系で少し流れ方が違うのである．中風は，皮膚の表皮を通り抜けて真皮の方に直接ウイルスが入り込むので，風（ウイルス）が中にあたると書いて，中風というのである．傷寒は表皮の方でしっかりウイルスを捕まえるが，脈が緩なのか緊なのかが問題になってくる．

桂枝湯の部分を読むと，『傷寒論』が全部読めてくる．『傷寒論』に，「桂枝，芍薬，甘草，生姜，大棗」とある．江部先生は一両が3gから5g，だいたい5gくらいで使う．かなりの量である．「桂枝三両」と書いてあるときは，桂枝を15g使うのである．

　『傷寒論』の「太陽病」，これが桂枝湯の一番有名な条文である．「太陽中風，陽浮にして陰弱．陽浮の者は熱自ら発，陰弱の者汗自ら出る．嗇嗇として悪寒し，淅淅として悪風し，翕翕として発熱．鼻鳴，乾嘔する者，桂枝湯之をつかさどる」とある．

　日本漢方では，「陽浮にして陰弱」というのは，脈の浅いところで触ったときには浮いているけれども，押さえ込むと触れなくなるというのだが，中医学，それから江部洋一郎先生の経方理論では「陽浮」というのは上焦の脈が浮いている．下の方の，下焦の脈は沈んでいる．つまり，脈を3本並べたときの寸・関・尺で診たときの，寸の脈は浮いているけれども尺は沈んでいるという意味合いを，「陽浮にして陰弱」と表現している．つまり，もともと胃気が弱い，腎気が弱い，消化吸収，あるいはもともとのホルモン形態が弱い人が風邪をひいたときの状態を「太陽中風」というふうに表現しているのである．

　「頭痛発熱，汗出悪風する者，桂枝湯之をつかさどる」，「太陽病之を下した後，其の気上衝する者，桂枝湯与えるべし．もし上衝しなければ之を与えてはならない」という条文がある．気が上衝するというのはどういうことなのか．

　「太陽病三日，已に発汗，もし吐し，もし下し，もし温鍼（鍼をあっためてしまって），それが解せなくなってしまった者は，此を壊病といい，桂枝を与えなさい．其の証はどうして逆になるのか，之を随証で治することが重要である」

　これは，鍼のところで出ている．

　「桂枝は本解肌を為し，其の人まず脈浮緊，発熱汗が出ない者は，之を与えて須く誤りを治しなさい」それから，「もし酒家の病」である．「若酒家病，不可与桂枝湯．得之則嘔，以酒客不喜甘故也」酒飲みは桂枝湯を与えてはならない．酒飲みの風邪は，桂枝湯，麻黄湯は駄目である．黄連湯が一番いい．「太陽病，外証未解（外の病が治らない）脈浮弱の者は，当以汗解，桂枝湯を与えるが宜し」などとある．

　桂枝湯の下から4行目のところだが，桂枝湯に陽明病が出てくる．『傷寒論』の陽明病のところに，「陽明病，脈遅（脈が遅い），汗が多く出て，微悪寒し，表未解する也，発汗すべからく桂枝湯が宜し」ということで，陽明病で脈が遅い

ケース，汗が出るときには桂枝湯を使う，と書いてある．陽明病は，熱が強い四大の症状である．大熱が出て，大汗が出て，大乾（口が渇いて）脈が洪大．ウイルス感染の極期である．

ウイルス感染の極期で発熱しているのに脈が遅いとは，どういうことだろうか．ウイルス感染の極期なら，脈が速くなって当たり前である．それなのに脈が遅いとは一体どういうことだろうか．これはつまり，脈が速い，遅いというのはウイルス感染の発熱とは関係しないのである．何に関係するかというと，これも江部洋一郎先生の本を読むとわかるが，実は体の中のエネルギーの中で，心包の気が強いか弱いかで脈が速いか遅いかが変わるのである．特に陽明病の中で心包の気が非常に弱い場合，つまり，体の中のエネルギーを流す力が弱い場合には，桂枝湯，「脈が遅くなる」と書いてある．そこを参考にしていただければよいだろう．

それから，その下の太陰病にも桂枝湯が出てくる．「太陰病，脈浮者（脈が浮いている者），可発汗，宣桂枝湯（これは桂枝湯を使いなさい）」とある．太陰病は，本来は冷えだけである．これが，江部先生は中医学の間違いであるとされている．中医学では，太陰病は脾虚，つまり脾の寒（冷え）だとしている．胃腸が弱く，消化吸収が弱く，冷えがあるのが太陰病であると．だから，太陰病は胃腸が冷えているから人参湯を使うというのが原則のはずだが，それはおかしいという．つまり，太陽病をもし間違えて下したとしたら，普通は脈が遅くなって汗が出たりしない．ほとんど，太陽病を下したときには，いわゆる厥陰まで落ちてしまって，四逆湯のグループになるのが普通である．太陰病で脈が浮いて汗が出るのには桂枝湯を使うというのは，つまり太陰病というのは脾の病ではないということである．これが，「中医学の一番大きなロジックの間違いである」というふうに江部先生は言っている．確かにそのとおりで，太陰病で人参湯を使うと教わるが，それは間違いなのである．太陰病で人参湯を使うケースは『傷寒論』にはない．太陰病は，要するに桂枝湯を使うのが本来のやり方で，ただし，桂枝湯に桂枝加芍薬湯，桂枝加芍薬大黄湯，下に下ろす気を非常に強くしないといけないということである．もちろん，古方にも間違いがあるし，それからいろんな経方理論にも間違いがある．

桂枝湯，『傷寒論』に「桂枝，芍薬，大棗，生姜」と書いてある．桂枝湯の傷寒中風というのは，体格の弱い，汗をかきやすい，自律神経の弱い人で，腹診を診たときにおなかがべっとりとぬれている，あるいは動悸を触れる，脈が浮い

ている．桂枝湯の場合には胃気が弱いのだが，もともとの胃気，脾気が弱いが，止まらなくて隔の上に上がる．胃気から隔を抜けて肺に流れる気が非常に強く，オーバードライブになっているというような状態，つまり，上の方に突き抜けて上がっているのだが，胃気はもともと弱いので，だんだん胃気が足りなくなってきているような状態をいう．本来隔を抜けて胃気から上の方にぐっと上がるので，鼻鳴とか乾嘔，頭痛が出てくるのである．それが桂枝湯のグループだが，桂枝というのは，このベクトルは下から上に上がるので，この隔を抜けるエネルギーを，早く肌の方，つまり皮膚の方に流してくれるから治りやすいのである．芍薬は，逆に上から下へのベクトルを持っていて，隔を通して下に流して，おなかの流れを良くしてくれる．大棗，生姜，甘草は足りない胃気をどんどん増やしてくれるのが桂枝湯の働きになる．そのグループは，基本的には体格の弱い，汗をかきやすい，自律神経の弱い人で，おなかを触ったときにべとっとぬれている，動悸を触れる，脈が浮いている人が対象であって，桂枝加附子湯，桂枝加竜骨牡蛎湯，小建中湯，桂枝加芍薬湯，当帰四逆湯，温経湯，炙甘草湯，苓桂朮甘湯，全部これ桂枝湯のグループである．

　桂枝湯では，基本的には，交感神経刺激，副交感神経刺激の両方で軽く発汗させて，上に上がるエネルギーを皮膚の方に流して発汗させながら下に下ろす．つまり，副交感神経を刺激して，上に上がった気も下に下ろしてくれながら胃気を守り，交感，副交感の刺激で体の自律神経バランスを整える．これを中医学では「衛営不和に使う薬」といっている．衛気と衛気，営気と衛のバランスを整えるのが桂枝湯である．簡単にいうと，ウイルス感染の初期でリンパ優位の時期に悪風しながら汗をかいているような状況である．皮膚表面のトールライクレセプターが弱いから，皮膚表皮の方でウイルスを捕捉できず，皮膚表面で鳥肌が立たなくて，腠理，汗腺を抜けてそのままウイルスが真皮の方に入っていった状態である．真皮の方に入っていった状態を，自律神経が弱いということで，桂枝湯を使うという状態なのである．簡単にいうと，風邪の初期，鎮痛効果，循環血漿量を増やす効果である．

　ところが，桂枝湯を風邪の初期に使うケースは少ない．桂枝湯は浅田宗伯先生が言っているように，いろいろな慢性病に対していろいろなものを加えて応用するのが原則なのである．そのときに，桂枝湯は上に向くベクトルと下に向くベクトルがバランスを整えているので，そのどちらを強くするかによっていろいろな作用が変わってくる．ただ，使う基本は全て自律神経が弱いケースである．

桂枝湯の上に向くベクトルをさらに強くすると，エキスにはないが，桂枝湯にさらに桂枝を加えた桂枝加桂湯という薬になる．桂枝湯に，さらに桂枝をもう1つ加えてやる．そうすると，隔を通った上のベクトルを強く流して，どんどん外に流してしまうから，上衝が取れるのである．『傷寒論』のところで見たように，桂枝湯は誤治によって，下から上に気が上衝するときに使うのが原則だから，下から上に気が上逆するのを抑えてくれる薬が桂枝加桂湯なのである．いわゆるヒステリー発作のような状態である．自律神経発作，ヒステリー発作，下から上に気持ち悪いものがぐわっと上がって，「気持ちが悪い．動悸がする」などと言っているような人に，桂枝加桂湯を処方する．

　逆に，上から下に強くすると，桂枝湯の中の芍薬を増やしてしまう．これを桂枝湯芍薬増量群という．つまり，桂枝湯に芍薬だけ増量すると，芍薬，つまり小腸の中を通るエネルギーが，上から下へどんどん下ろしてくれるので，おなかの腹満，腹痛，便秘を取ってくれる．桂枝湯と同じ，自律神経の弱い方も同様である．だから，芍薬増量群のポイントは，おなかが張っている，腹直筋が緊張しているということである．芍薬増量群には，桂枝加芍薬湯，もしくは桂枝加芍薬大黄湯，小建中湯，黄耆建中湯，当帰建中湯．これが桂枝湯の芍薬増量群である．

❖ **3-6　桂枝加朮附湯・桂枝加桂湯**

　桂枝湯の中に附子と蒼朮を加えると，桂枝加朮附湯という薬（18番）になる．クラシエ薬品には桂枝加苓朮附湯つまり，茯苓を加えたものがさらにある．これは桂枝湯のグループで自律神経が弱いグループで，蒼朮は肺の水を取ってくれる薬である．冷えを取りながら，血液循環を良くしてくれる．だから，血液循環と冷えを伴うような自律神経の弱い疼痛に使う．

　桂枝加桂湯のポイントは，動悸が触れること．心下に，だっ，だっ，だっと動悸がある．気が上衝しているからである．全部，桂枝湯のグループになるが，桂枝加朮附湯は冷えを伴うような，特に肋間神経痛，帯状疱疹後の神経痛に役に立つ．リウマチなどでいうと，手の痛みを強く訴えるケース，手首の痛みを強く訴えるケースには桂枝加朮附湯が効く．桂枝は，手だけではなくて足の方にも効くが，足の方は後ろの方である．太陽病では，かかと，足のアキレス腱などの痛みには桂枝加朮附湯がよく効く．RSD，今はこれはCRPStype1というが，交感神経萎縮症のようなタイプである．それから，伊勢崎の大竹哲也先生が良いデー

タを出しておられるが，骨粗鬆症の疼痛にも桂枝加朮附湯が一番よかった．

　ただ，骨量を増やさないといけない．骨量を増やす薬は一緒に使っていただければいいと思うが，最近いい薬が出ている．いまだにダイドロネルを使っている先生もいるが，アレンドロネートがよく効く．リセドロネートでも結構である．注射薬も有用である．最近ようやくアレデアというがんの骨転移に対する注射液もできた．特に乳がんのタイプにアレデアを注射すると，骨転移をよく抑制してくれる．痛みを取ってくれるが，役に立つのがだいぶできている．アレンドロネートより注射の方がよく効く．パーキンソンのLドーパのパッチ薬も出ている．オキサリプラチンは，骨粗鬆症の疼痛に対して効果的である．

❖ 3-7　桂枝加竜骨牡蛎湯

　それから，桂枝加竜骨牡蛎湯だが，これは竜骨牡蛎なのでトランキライザーになるが，特に上から下に気を強く落とす作用を強化している．だから，不眠，動悸，不虚，インポテンツという，桂枝湯のグループの不安神経症のときに使う．抗うつ効果もある．桂枝湯は「動悸，発汗，疼痛など，自律神経の弱い人に用いる」薬で，「慢性病に用いるときにさらに効果を強くするために，例えば桂枝湯に桂枝をさらに加える」のが桂枝加桂湯である．のぼせ，自律神経発作，特に心下部に動悸を触れるのがポイントになる．どうやって作るかというと，桂枝湯の中に桂枝だけを加えてやればいいので，桂枝の粉末を加えてもいいし，シナモンスティックなどを一緒に飲んでも結構である．

　桂枝加芍薬湯は，芍薬増量群といって，桂枝湯に芍薬を加えることで，どんどん上から下へエネルギーを流して，おなかの腹満を取ってくれる薬である．桂枝加芍薬湯は，腹痛，しぶり腹，いわゆる過敏性腸症候群に効くのだが，全部この下の方は腹直筋の緊張がポイントになる．

　芍薬だけではまだ弱い，もっと上から下のエネルギーを下に落とさないといけないというときに，さらにここに大黄を加える．そうすると小腸の中の便通を下にぐわっと流してくれるから，桂枝加芍薬大黄湯という薬が出てくる．これも腹痛，しぶり腹で，虚証の自律神経の弱い腹痛の中で一番よく腹痛を取る．虚証の薬の中で最も強く腹痛を取るのは桂枝加芍薬湯，小建中湯である．実証で一番強く腹痛を取るのは四逆散である．これも，やっぱり腹直筋の緊張がポイントになる．小建中湯は桂枝加芍薬湯に膠飴という飴を入れてある．膠飴は，小腸の中の雑菌叢を善玉菌に変える働きがある．小腸の血流を強くしながら，小腸の善玉菌

をどんどん増やしてくれるので，アレルギーの子どものおなかの雑菌叢に由来するような腹痛，夜尿症などに対して，体質改善に効くのである．やはり，腹直筋の緊張がポイントになる．

『金匱要略』には「夫失精家，少腹弦急，陰頭寒，目眩（めまい），髪落（髪の毛が抜ける），脈は極めて虚，「清穀亡血，失精をなす．男子は失精，女子夢交」とあり，脈はネギを触っているように中が空洞でぷかぷかしている．これは孔脈という．ペニスの先が冷える，抜け毛，円形脱毛などの訴えのときには桂枝加竜骨牡蛎湯がいい．ポイントは，おなか，胸が動く動悸，脈は極めて弱くぷかぷかである．つまり，桂枝湯のタイプである．腹部動悸，驚きやすい，汗をかきやすい，眠れない．投与のポイントは，やっぱり脈である．脈が非常に無力なのである．

龍骨牡蛎は，肝気の上衝を上から下へ抑える働きを持っている．特に桂枝加竜骨牡蛎湯で有名な論文では，子どもの持続性肺炎に効くというものである．子どもで肺炎がなかなか治らないときに，これを使うと治ることがある．確かによく効く．どうしてこの子は治らないんだろうというときによく効いてくれる．それから，自汗，夜泣き，微熱，自律神経失調症の不眠，多夢，インポテンツ，不安感，抗不安剤として，また抗うつ剤としても使えるが，ポイントは動悸，驚きやすい，汗が出る，不眠，脈が弱い，浮いていてさらに弱い，などである．

❖ 3-8 黄耆建中湯

黄耆建中湯というものがある．これは，小建中湯にさらに黄耆を加えたものだが，治りにくい皮膚潰瘍に使う．これも腹直筋の緊張がポイントだが，黄耆を加えることによって皮膚の補剤となる．強い補剤で，皮膚粘膜のトールライクレセプター．皮膚表面の免疫を強くしてくれるから，例えばウイルス性の疣贅（いぼ）がたくさん出ているような子どもとか，あるいは伝染性軟属腫（水いぼ）が多発しているような子ども，アトピー性皮膚炎などでどうしても湿疹のコントロールがうまくできないようなケースで皮膚表面が弱い場合に，黄耆建中湯を使うと楽になる．これは補剤である．

黄耆の働きは，桂枝が下から上に，つまり上がりすぎた気を外に発散してくれるのである．芍薬は上から下に上がりすぎないように下に下ろしてくれる．黄耆はその桂枝の働きをさらに強く皮膚の表面に流してくれるので，皮膚表面の免疫を強くする働きがある．老人などで非常に治りにくい皮膚潰瘍，いわゆる褥瘡ができているようなときには血流を改善しないといけないので，当帰建中湯と一緒

に使うと，帰耆建中湯ということでよく効いてくれる．特に婦人科で貧血が強くてフェロミアを使っても駄目，インクレミンシロップを使ったら，「甘くて飲めない」などと言うような人には，基本的には漢方では十全大補湯とか加味帰脾湯を使うが，「インクレミンシロップも飲めない」というような人はおなかが弱いから，そういう人にはこの帰耆建中湯を使うとしっかり貧血を治してくれる．当帰建中湯は基本的には脱肛，生理痛，さらに当帰芍薬散でもおなかに触るような人に使うとよく効くが，建中湯芍薬増量群は全部腹直筋の緊張が目安になるので，それを忘れないで使っていただきたい．

　黄耆建中湯は，小建中湯の証で，汗，寝汗，自汗が出る．この黄耆は，補剤である．ポイントは，全部腹皮拘急で，按ずれば痛みが楽になる．痙攣性の腹痛，過敏性腸症候群，小児の胃腸神経症，内向的で朝になると腹痛が出るようなケースにはこれがいい．芍薬は上から下に下ろしてくる．それで足りなかったら，さらに大黄を加える．芍薬に大黄を加えると，もっと強くぐっと下ろすから快便になる．

❖ 3-9　桂枝湯投与のポイント

　尾台榕堂先生が『傷寒論』の中のたくさんある記述を全部まとめている『類聚方広義』という書物に，「桂枝湯，上衝ヲ治ス．頭痛，発熱，汗ガ出，悪風，腹ガ拘攣スルモノヲ治ス」というふうに書いてある．つまり，おなかが痙攣しながら，発熱，頭痛，ぞくぞくして上衝，つまり下から上に気持ち悪いものが上がってくるというときに桂枝湯を使うのが基本である．

　桂枝湯投与のポイントは，汗が出る，悪風，自覚的な熱感を覚える場合．こういう場合に，桂枝湯がよく効いてくれる．上衝感，動悸，筋肉がぴくぴく痙攣する．脈は浮いているが，虚で力がない．舌は淡紅，白苔．この３つのうち全部そろわなくても結構だが，汗が出る，上衝，脈が浮，などがポイントになってくる．自律神経が弱くて汗が出やすい，気持ち悪いものが下から上に上がってくる，脈は浮いている，でも力はない，こういうのがそろうと桂枝湯である．どんな場合に使うかというと，不明熱を主訴とするような自律神経失調症，発汗異常を主訴とするような自律神経失調症，論文の中には心筋炎，高血圧，心疾患の動悸とか発作性頻拍によく効いたという報告もある．また，多形性紅斑，湿疹，蕁麻疹，皮膚掻痒症，冬季の皮膚炎，魚鱗癬などにも桂枝湯がよかったという報告もある．鼻鳴を主訴とするアレルギー性鼻炎などにもよい．

❖ 3-10 桂枝加芍薬増量群

桂枝加芍薬増量群は，芍薬を増やした群である．桂枝湯に桂枝加芍薬湯は桂枝湯の証で，おなかが拘攣甚だしいもの，痙攣が甚だしいもの，押さえると楽になる，腹満時に痛む，腹満で特に痛い，おなかが張って痛い，腹の痙攣が強い，腹直筋の緊張が強い，ぐーっと時々痛いというようなときに桂枝加芍薬湯を使う．さらに小建中湯，膠飴を加える．『金匱要略』に「裏急を治す．腹皮拘急あるいは急痛の者．虚労．悸衄（動悸と鼻血）．腹中痛．夢失精．四肢痠痛（四肢がなえて痛い）．手足煩熱．咽乾（のどが乾く）口燥．男子は小便自利（夜尿症）．婦人は腹中痛」とある．桂枝加芍薬湯と同じで，腹の緊張が強いのだが，裏急，つまり下腹部に強い痛みが出てくる，虚して疲れやすい子ども，鼻血を出しやすい子ども，よく腹を痛がる子ども，失精する子ども，夜尿症の子ども，手足がだるい子どもは，手足はほてるのである．小建中湯は，手足はほてるがのどは渇いているというときに使う．ただし，大塚敬節先生は，腹直筋の緊張はなくても正中芯があればこれを使ってもいいと言っている．確かに，正中芯があれば腹直筋の緊張がなくても十分使える．

❖ 3-11 苓桂朮甘湯

苓桂朮甘湯は，これも桂枝湯のグループである．『類聚方広義』に，「心下悸ヲ治ス．上衝．起キレバ即チ頭ガフラフラスル．小便不利（小便が出ない）ノ者ヲ治ス」とある．『傷寒論』では「傷寒．もし吐いてもし下した後，心下が逆に満ちて非常に苦しい．気が胸の方に上衝してくる．脈は沈んでいるが緊．発汗して脛がぴくぴく動く」というときに使うとある．

特にこれはめまいの方剤として有名だが，桂枝湯に白朮，茯苓が加わって，肺，上焦（上の方の水）を上から下へどんどん下ろしてくれる働きがある．白朮は基本的には肺の水を下ろす働きがある．茯苓は，小腸に排泄する水のスピードを速くしてくれる．つまり，肺や胃の中の水をどんどん下に下ろしてくれるのが茯苓で，それでめまいが取れるのである．ポイントは心下悸，心臓の下，剣状突起の下に動悸を触れること．それから，起きるとふらふらするようなめまい，体が揺れるようなめまい，脛がぴくぴくするようなケースにも使えるが，特に臍の下に動悸を触れる場合には，苓桂朮甘湯ではなく，苓桂甘棗湯を使う．

臍の上，剣状突起の上に動悸が触れる場合には苓桂朮甘湯でいいが，臍の下に動悸を触れる場合には苓桂甘棗湯を使う．エキスにないのだが，苓桂朮甘湯に甘

麦大棗湯をくっつければこれになる．あるいは桂枝湯に甘麦大棗湯でもいいが，動悸の方は苓桂朮甘湯プラス甘麦大棗湯で十分である．心下悸（同じように剣状突起の下に動悸があって），腰中冷（腰が非常に冷える），如座水中（水の中に座っているように冷えて痛い）ようなケースは苓姜朮甘湯である．特に，老年期に入った女性で，腰が冷えて困るという人によく効く．動悸を主訴とする心疾患にも苓桂朮甘湯がよく効く．発作性頻拍などのときである．ただ，心下悸がないと駄目である．ふらふらめまいがするようなタイプである．

「胃内停水を主訴とする機能性胃腸症」それから特に，「寒冷に非常に敏感な咳，喘息（冷たい風に当たるとごほごほと咳をしているようなとき）」にもこの苓桂朮甘湯，あるいは苓姜朮甘湯でいい．ポイントは，剣状突起の下に動悸があってめまいがある．起きるとふらふらしているような状態である．同じ症状に，特に脊髄小脳変性症などのタイプもあるが，脊髄小脳変性症は真武湯の方がよく効く．人参湯プラス真武湯が一番いいと，大塚敬節先生の論文にある．

❖ 3-12 当帰四逆加呉茱萸生姜湯

当帰四逆加呉茱萸生姜湯．これも桂枝湯のグループである．『傷寒論』に，「手足が厥寒（非常に冷える）」で厥陰になって冷える．四逆というのは，手足の末梢からぐーっと冷えが上がってくるような状況である．続いて，「脈が細くて絶えんと欲す．久寒の者」とある．これだけではよくわからないが，『婦人良方』に，「胸腹満嘔吐，腹痛劇する者．治産婦．悪露綿延として不止．身熱頭痛．腹中冷痛．嘔而微利．腰脚が酸麻あるいは微腫者（ちょっと腫れるような人）とある．」おなかが腫れて，おなかが張って吐いてしまう．腹痛が非常に苦しいような場合の産婦を治すが，特に悪露がなかなか止まらないような人で，体が熱を持って頭が痛い，おなかは冷える，ちょっと吐きっぽい，あるいは足腰がだるくてむくんでいるようなケースに，当帰四逆加呉茱萸生姜湯を使う．この『婦人良方』からのポイントが，いろいろな婦人疾患にこれを使うポイントになっている．大事なのは厥寒，厥陰の冷えである．甚だしい冷えにより気血の運行が悪く脈が触れないような状態に，この当帰四逆加呉茱萸生姜湯を使う．特に，婦人科の術後に効果がある．レイノー症候群，しもやけ，頭痛，閉塞性血栓性血管炎，挫骨神経痛，肩関節周囲炎，リウマチ性関節炎，生理不順，生理痛，帯下．特に婦人科術後の不定愁訴には当帰四逆加呉茱萸生姜湯がよく効いてくれる．

さらに桂枝湯を加えていくとどうなるだろうか．桂枝と麻黄を一緒にすると，

これは麻黄湯のグループになる．桂枝湯に茯苓を加えると，上から下へぐーっと気を下ろすので，これを「心陽通す」などと中医学ではいうのだが，苓桂朮甘湯である．心下悸，つまり剣状突起の下に動悸があって，揺れるようなめまいがあるケースで，芍薬を加えると，上から下へのエネルギーを下へどんどん下ろしてくれるから，腹満腹痛．桂枝加芍薬湯，いわゆる芍薬増量群になっていく．桂枝湯に附子を加えたグループは，桂芍知母湯というグループがある．特に全身は冷えているが関節の局所だけは熱を持っているようなリウマチによく効いてくれる．これは，三和生薬から出ている．三和生薬の桂芍知母湯エキスと書くと出てくる．桂枝芍薬知母湯という薬である．桂枝に桃仁を加えると，活血作用が出てくるから桂枝茯苓丸になる．しかし，これは活血剤の方でちょっとグループが違うので，ここは一緒にしない．桂枝に黄耆を加えると補剤になってきて，黄耆建中湯のグループである．桂枝湯に呉茱萸湯を加えて冷えを取る薬を加えると，当帰四逆加呉茱萸生姜湯になってくる．桂枝湯に牡蛎を加えると抗不安剤が加わるから，桂枝加竜骨牡蛎湯というグループになってくる．

❖ 3-13　桂枝加附子湯・桂枝加黄耆湯

桂枝加附子湯は，桂枝湯に附子を加えたものである．『傷寒論』に「太陽病．発汗遂漏不止（発汗が止まらない）．其の人悪風，小便難（小便が出ない），四肢微急（四肢が少し痛い），難以屈伸者（屈伸し難い者），桂枝加附子湯を使え」とある．『勿誤方函口訣』には「此方モ汗出悪風ニ用イルノミナラズ，其応用広シ．『千金』ニハ産後ノ漏汗（産後に汗が止まらない者），四肢微急（四肢がこわばる者）ニ用手アリ．後世方ニハ寒疝（冷えて痛みが出るような場合）ニ用ユ．又此方ニ朮ヲ加エテ風湿或ハ流注黴毒ノ骨節疼痛ヲ治ス」とある．

桂枝加黄耆湯は，桂枝湯に黄耆を加えたもので，東洋薬行から出ている．『金匱要略』に，「桂枝湯＋黄耆3ｇ」と書いてある．『金匱要略』の「水気病」，「黄汗の病．両脛が自ら冷え，もし発熱をするならば，此は歴節に属し，食已に汗が出，又身常に暮盗汗が出る者，その労気也．もし汗が已に出て，かえって発熱する者は，久久として必ず甲錯し，発熱が止まらざる者，必ず悪瘡をつくる．もし身が重く汗が已に出た者は，輒軽者なりと．久久すでに身は瞤して（痙攣する），すなわち胸中痛する者，この汗が出て，もし汗が出ない者は，腰から股関節が弛緩して痛い」とあり，この後に「有物皮膚の中に有るような物」これが有名な条文で，「劇する者は食をあたわざるなり」とある．桂枝加黄耆湯は皮膚の中に何

か物があるようなときに使う，ということが『金匱要略』の「水気病」に出てくる．皮膚の中に何か物があるようにむずむずして気持ちが悪いときに，桂枝加黄耆湯を使う．本来は，これは水気病なのだが，黄汗，つまり何か冷や汗が出るような場合である．

『勿誤方函口訣』に，「此方，能ク盗汗ヲ治ス（寝汗を治してくれる）．又当帰ヲ加エ，芍薬ヲ倍シテ耆帰建中湯ト名ヅケ，痘瘡（皮膚の湿疹のこと）及諸（いろいろな）瘡瘍ノ内托剤トス．又反鼻（マムシのこと）ヲ加エテ揮発ノ効尤優（非常に優秀）也」とあり，桂枝加黄耆湯はもともと皮膚の治りにくい湿疹を治してくれる薬なのだが，皮膚の下に何か物がはっているような場合に使うという．皮膚の下がむずむずして気持ちが悪いとか，何か虫がはっているようだとか，知覚異常，特に脳卒中の後の知覚異常などのときに，桂枝加黄耆湯が大変役に立つ．東洋薬行から出ていて，「東洋薬行，桂枝加黄耆湯」と書くと出てくる．6.0分3で出ている．

❖ 3-14　桂枝加葛根湯・桂枝加厚朴杏仁湯・桂枝加竜骨牡蛎湯

桂枝加葛根湯は，桂枝湯に葛根を加えたものだが，葛根湯を使いたいが麻黄では腹に障るというときに使う．これも東洋薬行から出ている．東洋薬行は桂枝湯のグループの薬を多く出している．『傷寒論』に，「太陽病で，項背強几几（首，背中がますます痛くて），反汗出悪風者（かえって汗が出て悪風する者），桂枝加葛根湯これをつかさどる」とある．つまり，葛根湯を使いたいが麻黄が腹に障って使えない，エフェドリンが腹に障って使えない，というときに，桂枝加葛根湯で首の痛みを取ってあげるのである．

桂枝加厚朴杏仁湯も同じである．『傷寒論』の「太陽病」に，「太陽病，之を下して微喘する者，表未解也，桂枝加厚朴杏子湯主之（桂枝加厚朴杏仁湯を使え）」とある．これも東洋薬行から出ている．「東洋薬行，桂枝加厚朴杏仁湯エキス」と書くと出てくる．桂枝湯のグループで，咳，喘息がちょっと強くなってきたケースに使う．麻杏甘石湯を使いたいのだが使えないというときに，これを使うとよい．

桂枝加竜骨牡蛎湯は，『勿誤薬室方函口訣』に「此方ハ虚労失精ノ主方ナレド，活用シテ小児ノ遺尿ニ効アリ．故尾州殿ノ老女年六十余，小便頻数，一時間五六度上厠（1時間に5，6回厠へ行ってしまう）．少腹弦急シテ，他に苦ム所ナシ．此方ヲ長服シテ癒（治った）」とある．きっとうつ病だったのだろう．

❖ 3-15 麻黄湯

　麻黄湯は，桂枝湯と違い，太陽傷寒である．太陽傷寒は皮膚表面のトールライクレセプターが強いので，ウイルスを捕捉してしまう．表皮でウイルスの邪正抗争を起こすから，非常に表実．無汗，汗が出ない．鳥肌が立つ．発熱．鼻が詰まる．脈が浮緊という．皮膚表面でウイルスに対して抵抗している，自律神経の強いタイプの風邪の初期に使うが，いろいろな慢性病に使うことが多い．ただし，麻黄湯が今一番有名なのはエフェドリンであるから，ペグインターフェロンができて，週1回の投与でよくなったが，インターフェロンを投与するときに麻黄湯を使っておくと，顆粒球の減少を抑制してくれるので，副作用が出にくい．これは有名な使い方なので，麻黄湯をインターフェロンの30分前に1包，インターフェロンをした30分後に1包，さらに1時間後に1包を使うと，副作用が出なくてインターフェロンがよく効く．麻黄湯が腹に障る場合には，麻黄附子細辛湯を使うのが原則になっている．これは自律神経が強い型なので，ツムラの「27番」を見ると，汗が出ないと書いてある．もっともウィルス肝炎の治療は現在では核酸アナログが主流である．

　麻黄湯は，L-エフェドリンで交感神経優位にするので，当然浮脈を目標にするが，清熱効果，抗ウイルス効果，鎮痛効果がある．特に麻黄は，強い抗ウイルス作用が知られていて，インフルエンザウイルスに対して抑制効果がかなりあることが知られている．ウイルスの逆転写酵素の方を抑制するのが一番のポイントだそうである．風邪のひき始めで本来は副交感神経優位の時期，リンパ優位の時期に使うということだが，交感神経優位にするので，鼻閉塞を取ってくれるのである．

　今，アレルギー性鼻炎の勢いがすごい．アレルギー性鼻炎イコール小青竜湯といわれるが，実はアレルギー性鼻炎に麻黄湯が効くケースがある．どんな場合かというと，陽明病のアレルギー性鼻炎というのがあるが，陽明病でアレルギーが出てくるケース，鼻閉塞が強くなったケースがある．違いは，小青竜湯は水の多い風邪，半夏，細辛が入って利水効果があるので，必ず腹（心下）に圧痛，もしくはポチャポチャ音がないといけない．小青竜湯は水気症がないといけないのである．小青竜湯を使う場合は，患者を寝かせて，腹（心下）のところに圧痛があるか，少し膝を立てるとポチャポチャと音がする場合．そうではなく，鼻閉塞が強くて目のかゆみが強い場合は，麻黄湯が効く場合がある．逆に，ポチャポチャ音がない場合は附子が効く場合があり，麻黄湯に附子を加えると，冷えのアレルギーに効く場合がある．

この3つのタイプの使い分けは，ポチャポチャ音があるときは小青竜湯，ない場合で熱の場合は麻黄湯，冷えの場合は麻黄附子細辛湯の方になるという使い分けになってくる．胃腸が弱くて麻黄が使えない場合や，ポチャポチャ音があるけれども麻黄が使えない場合には，1をつけて苓甘姜味辛夏仁湯（りょうかんきょうみしんげにんとう）というのがある．ポチャポチャ音があるが胃腸が弱くて麻黄湯がどうしても使えないケースでは「119番」というのがある．それが，アレルギー性鼻炎のときの使い分けになる．

　麻黄湯は，『傷寒論』の「太陽病」に「太陽病，頭痛発熱，身疼腰痛，骨節疼痛，悪風無汗，而喘者（喘する者），麻黄湯之をつかさどる」とあり，これが一番有名な条文である．それから，「脈浮而緊（脈浮にして緊），浮則為風（浮すなわち風），緊則為寒（緊すなわち寒），風すなわち傷衛，寒すなわち傷栄，栄衛俱に病み，骨節煩疼，必ず発汗すべし．（ということで）麻黄湯宜し」とされている．また，「太陽と陽明の合病は，喘して胸満する者，下してはならない．麻黄湯を使って宜し」．そして，「太陽病十日以上たって，脈浮細而嗜臥者（脈が浮細で横になりたがる者），外証（外の病）が已に解する也．設胸満脇痛者（胸脇苦満する者は），小柴胡湯に変えよ．脈が浮いていれば，もう一度麻黄湯を与えよ」という．また，「脈浮者，病在表．可発汗，宜麻黄湯（脈が浮の者，病は表に在る．必ず発汗すべしと．麻黄湯宜し）」．また「脈浮而数者，可発汗，宜麻黄湯（脈が浮いて数が多い．発汗する．麻黄湯宜し）」とある．

　脈が遅いか速いかというのは，発熱だけの問題ではない．胃から隔を通って肺（心包）に来たときの心包の気の大小である．心包の気が非常に強ければ，脈を流す力が強いから脈は速くなる．心包の気が弱い，つまり肺の宣散機能が弱い場合には脈は遅くなる．それが，ポイントになる．

　それから，『傷寒論』の「陽明病」に，「陽明中風．脈は弦にして浮大．短気．腹都満（腹が非常に張って），脇下及心痛，久しく按じて気不通なり．鼻乾汗を得ず．嗜臥（横になりたがる）．一身と目は少しすべからく黄色い．小便が出ない．潮熱があって，時々噦（えずく）．耳は時々腫れて痛い．小差刺して，外不解なり．病が十日たっても脈が浮いている者は，小柴胡湯を与えよ」とある．これは，小柴胡湯をおたふく風邪に使うという根本になっている．「脈但浮無余証者（脈が浮いて証が無きなる者は），麻黄湯を与えよ」というのが陽明病の『傷寒論』である．陽明病のアレルギー性鼻炎というところにある．

　『勿誤薬室方函口訣』には，「此方ハ太陽傷寒，無汗ノ証ニ用ユ．桂麻ノ弁，仲

景氏厳然タル規則アリ．犯スベカラズ．又喘家，風寒ニ感ジテ発スル者，此方ヲ用レバ速ニ癒ユ．朝川善庵ハ，終身此一方ニテ喘息ヲ防グト云ウ」とある．桂枝湯を使うか麻黄湯を使うかは，汗が出るか出ないかによる．それは厳然たる規則があるので，絶対に間違えてはならないと，浅田宗伯は言っている．『方読弁解』においては，「傷寒太陽，頭痛，発熱悪寒，身体疼痛，汗ナク喘スル者ニ用ユ．桂枝湯ノ自汗出ル者ト分別アリ（桂枝湯の自ら汗が出るのとはちょっと違う）」と言っている．

　麻黄湯は，尾台榕堂の『類聚方広義』に，「喘無汗（咳が出て汗が出ない）ヲ治ス」とあり，これが大事な条文になる．「頭痛，発熱，悪寒，体が痛い者」には麻黄湯を使う．『傷寒論』では「太陽病，頭痛発熱，身疼，腰痛，骨節疼痛，悪風無汗して喘する者，麻黄湯を使え」という．皮膚表面でウイルスを捕捉し，皮膚表面で邪正抗争が起こっているために，太陽傷寒，非常に強いウイルス抗争を起こしているときにエフェドリンを使って，どんどん交感神経の方に持っていって，発汗させて治していくのが麻黄湯である．ポイントは汗が出ない，発熱，脈が浮いているというものである．ただし麻黄湯だけで治すには限界があり，発熱が39度を超えているような場合，白血球が1万2,000を超えているような場合は無理で，やはり抗生物質をきちんと使わないといけない．それ以外の場合は，麻黄湯が発熱を生じるすべてのウイルス感染に対してよく効いてくれる．ただし，瘡家（傷がある者），淋家（おしっこが近いような者），衄家（鼻血とか出血している者），亡血（貧血が強くなっているような人），表汗自虚，こういう場合は桂枝湯である．汗が出ているような者に用いてはいけない．つまり，消耗性疾患，出血性疾患，高血圧，虚血性心疾患，病弱な者，産後の多汗症などには用いてはいけないというのは麻黄湯の原則である．エフェドリンなので，不眠，動悸，胃腸障害に気をつけて使う．ただ，麻黄湯は，使い勝手のいい薬である．また，この薬は胃内pHがアルカリの方が効果が良いので食後服用が良い．

❖3-16　麻黄附子細辛湯・小青竜湯・越婢加朮湯

　麻黄附子細辛湯は，『傷寒論』の「少陰病」に，「少陰病，始め之を得，かえって発熱をし，脈が沈む者，麻黄附子細辛湯これを主す」とある．少陰病で，初めは太陽病だったが，かえって熱が出て，しかも必ず脈が沈んでいるというケースである．発熱しているにもかかわらず脈が沈んでいる．これは少陰，腎系統が弱くなっているから，ポイントは汗が出ないことである．悪寒が顕著だが，発熱す

るか，もしくは発熱しない．精神衰弱．倦怠感(けんたい)が顕著．顔面が暗くて光沢がない．手足が冷える．脈は沈む．ポイントは，手足が冷えて脈が沈んでいるような場合である．少陰病の条文は，「但寝んと欲す（横になりたがる）．ただひたすら横になりたがって，抵抗力がない，心機能が落ちてきているような状態．冷えを合併するようなアレルギー性鼻炎．四肢の冷えを伴う疼痛疾患．脈が非常に沈んで遅い」ということで，脈沈遅が認められるような洞不全症候群（Sick sinus Syndrome）にも効く．

小青竜湯は，『傷寒論』に「表不解．心下有水気」とあり，これがポイントである．小青竜湯を使うのは，必ず心下に水気がないといけない．心下に圧痛，ポチャポチャ音がないといけない．「からえずき，乾嘔発熱咳が出る．或は口が渇く．或は下痢をする．或はげっぷ，吐き気がする．或は小便が出ない．或は少腹が痛い．或は咳をする」などのときに小青竜湯を使う．小青竜湯は水があるというのがポイントで，咳が出て，痰は水のようで量が多い．くしゃみ，鼻閉．悪寒，特に背中に冷感が出る．腹部には水気音，ポチャポチャ音がある．舌は白い苔がつく．水気音は，私は舌で診ているが，腹と舌と両方診ていただきたい．

痰の多い子どもの喘息，アレルギー性鼻炎，口渇，出血傾向のある者は用いてはいけない．つまり，腹にポチャポチャ音があるアレルギー性鼻炎には小青竜湯である．なければ，麻黄湯になるか，もしくは麻黄附子細辛湯になるケースが多い．

越婢加朮湯(えっぴかじゅつとう)は，「一身悉(ことごと)く腫れるを治す．喘(ぜん)而渇(かつ)．自ら汗が出，悪風する者」に使うが，すべて一身にむくみがあるときである．咳が出て口が渇く．汗が出るときに越婢加朮湯を使う．これも，麻黄剤のグループなので，表皮の方のむくみである．真皮ではない．真皮のむくみは，指の跡がつくようなケースで防已黄耆湯を使うが，表皮のむくみの場合は越婢加朮湯を使わないといけない．「治一身悉腫」というのが越婢加朮湯を使うポイントである．発熱，悪風，汗は多い人もいれば，少ない人もいる．口渇，浮腫(ふしゅ)，筋肉が重だるい．関節が腫れて痛い．小便が出ない．関節の腫脹(しゅちょう)，発熱を症状とする関節炎，リウマチ．むくみを主訴とする急性腎炎に使うこともある．皮膚の表皮が，炎症性皮膚炎．やけどのときのむくみは，てかーっとしたサランラップを巻いたようなむくみになる．そういうときには，この越婢加朮湯がいい．指圧痕（指の跡）がぽこっとつくようなときには，基本的には防已黄耆湯になる．それが違いである．越婢加朮湯は麻黄剤であるから，咳が出たり，口が渇くのがポイントになる．

アレルギー性鼻炎だが，くしゃみ，鼻水が多い．鼻の粘膜が非常に蒼白になっている場合には，基本的には小青竜湯である．腹のところに水気症がある，ポチャポチャ音，圧痛があるというのが小青竜湯のポイントになる．小青竜湯だけで治らないときは附子を加える．小青竜湯加附子．熱が加わっているときは石膏を加える．小青竜湯加桔梗石膏．小青竜湯を使うケースは，全部水気音がある．ポチャポチャ音がなければ，麻黄附子細辛湯か麻黄湯になる．麻黄湯の代わりに葛根湯を使ってもいい．麻黄湯，葛根湯，あるいは清上防風湯を使う先生もいる．これも麻黄湯のグループである．ポチャポチャ音があるときは小青竜湯で，冷えがあれば小青竜湯加附子．熱があれば小青竜湯加桔梗石膏．ポチャポチャ音がなければ麻黄附子細辛湯，もしくは麻黄湯．陽明病のアレルギーという使い分けになる．

　最近の知見では小青竜湯のこのグループは，TH2をよく落とすことがわかってきた．本来これはTH2好酸球までであるというデータだったが，これを使うと，TH2がだんだん抑制されて，その次の年に軽くて済むようになる．ずっと飲む必要はなく，その時期だけ飲んでいればいいのだが，飲むとTH2が少しずつ抑制されるので，毎年アレルギー性鼻炎が軽くなっていく．

　この小青竜湯グループ，あるいは麻黄附子細辛湯，麻黄湯のグループと抗ヒスタミン剤を一緒に使うと，劇的に効いてくれる．単独では，効きが悪い．つまり，抗ヒスタミン剤の即効性とマストセルの抑制と，TH2の抑制ということで一緒に使うと，かなり有効に働いてくれる．

　アレルギー性鼻炎で，肥満細胞（マストセル）が，粘膜型マストセルに反応して，くしゃみ，鼻閉，鼻漏がする．6時間くらいで好酸球浸潤が起こると鼻閉が起こる．これは小青竜湯もしくは麻黄剤を使うが，TH2を一番よく抑制するのは柴胡剤である．慢性期になったら柴胡剤に変えるように言っていたところ，実は慢性期に柴胡剤を使わなくても小青竜湯だけでも十分TH2は抑制されていくことがわかった．

❖ 3-17　葛根湯

　葛根湯は，『傷寒論』の「太陽病」に，「太陽病，項背強几几，無汗悪風する者，葛根湯之をつかさどる」，「太陽病と陽明病の合病で必ず下痢する者，葛根湯之をつかさどる」とある．葛根湯が下痢型の風邪にも使えるというのはそこである．ただ，太陽病ということは，必ず脈が浮いている．『金匱要略』に，「太陽

病，無汗，小便かえって少なし．気上衝胸（胸の方に気が上衝し），口噤（口が硬くて）不得語．欲作剛痙（痙攣をするようなタイプには），葛根湯之をつかさどる」とある．

『勿誤薬室方函口訣』には，「此方外感ノ項背強急ニ用ルコトハ，五尺ノ童子モ知ルコトナレバ（5歳の子どもでも知っている）」とある．

❖ 3-18 桂麻各半湯

『傷寒論』に，「太陽病，之を得八九日，瘧状の如し（時々，熱がぴゅっと出てぴゅっと引っ込むような，瘧状（マラリア）である）．発熱悪寒，熱多寒少（熱が多くて寒が少ない）．其人不嘔（吐かない）．清便欲自可（清い水のような便を欲する）．一日二三度発（出てしまう）．脈微緩者（脈は微で緩やかの者），為欲癒也（これは癒を為す）．脈微而悪寒者（脈が微で悪寒する者は），此陰陽倶虚（此は陰陽倶に虚），不可更発汗（更に発汗させてはならない）．更下（更にこれを下し），更嘔也（更に嘔する）．面色反有熱色者（面色がカラニ熱を持つ者は），未欲解也（いまだ治らないのである）．以其不能得小汗出（其の方で少し汗を出し），身必痒（身必ず痒い），宜桂麻各半湯（これは桂枝麻各半湯を使え）」とある．桂麻各半湯は，最後の体が非常にかゆいというのが有名な条文である．

桂麻各半湯も東洋薬行から出ている．「東洋薬行・桂麻各半湯エキス4.5」と書くと出てくるが，非常に体がかゆい，蕁麻疹など，特に魚の蕁麻疹とかが治らない，体が非常にかゆいというときにこれを使うとよく効いてくれる．

『勿誤薬室方函口訣』に，「此方ハ外邪ノ壊病ニナリタル者ニ活用スベシ」とある．病をいろいろいじりすぎて下したり，汗を出したりしてもうむちゃくちゃになった．壊病になって，もうわけがわからない，何が主病であるかわからないという．続いて，「類瘧ノ者ハ勿論（汗が出たり引っ込んだり，悪寒が出たり引っ込んだり，もうわけがわからないという状態），其他風疹ヲ発シテ痒痛スル者ニ宜シ（風邪で湿疹が出るようなもの，かゆくて痛いようなものに使う）．一男子，風邪ノ後腰痛止マズ医疝トシテ療シ，其ノ痛ミ益々劇シ．一夕此方ヲ服セシメ，発汗シテ脱然トシテ癒ユ」とある．こういう症例もあるということである．桂麻各半湯というのは，いろいろな治療をして，わけがわからなくなってしまい，かゆみが強い，必ずかゆみが出るのが特徴である．

❖ 3-19 麻黄湯と桂枝湯

　麻黄附子細辛湯は，『傷寒論』の「少陰病」に，「少陰病，始之を得，かえって発熱，脈沈する者，麻黄附子細辛湯これをつかさどる」とある．『勿誤薬室方函口訣』には「此方ハ少陰ノ表熱ヲ解スル也．一老人，咳嗽吐痰，午後ニ背中ガ洒淅（ぞくぞくして悪寒した）後，微汗（ちょっと汗を）発シテ止マラナイ．一医陽虚ノ悪寒トシ医王湯（＝補中益気湯）ヲ与エ効ナシ．此方（麻黄附子細辛湯）ヲ服ス．僅カ五貼ニシテ癒ユ」と，浅田宗伯のところに出ている．その後は，「陰分ノ頭痛ニ防風，川芎ヲ加エテ効アリ」，「陰分ノ水気，桂枝去芍薬湯ヲ合テ用ユ」とある．そして，「陳修園ハ知母ヲ加テ去水ノ聖薬トス」などと書いてある．これは加え方，いろんなものの加減方の仕方が書いてあるものだが，エキスにはない．

　太陽病の関連処方ということで，麻黄湯と桂枝湯がはっきり分かれている．桂枝湯のグループの中で体が真ん中から左半分が虚証で，右半分が実証である．どこで分けるか，悪寒しながら汗が出るか出ないか，これが大きなポイントだが，

図 3-1

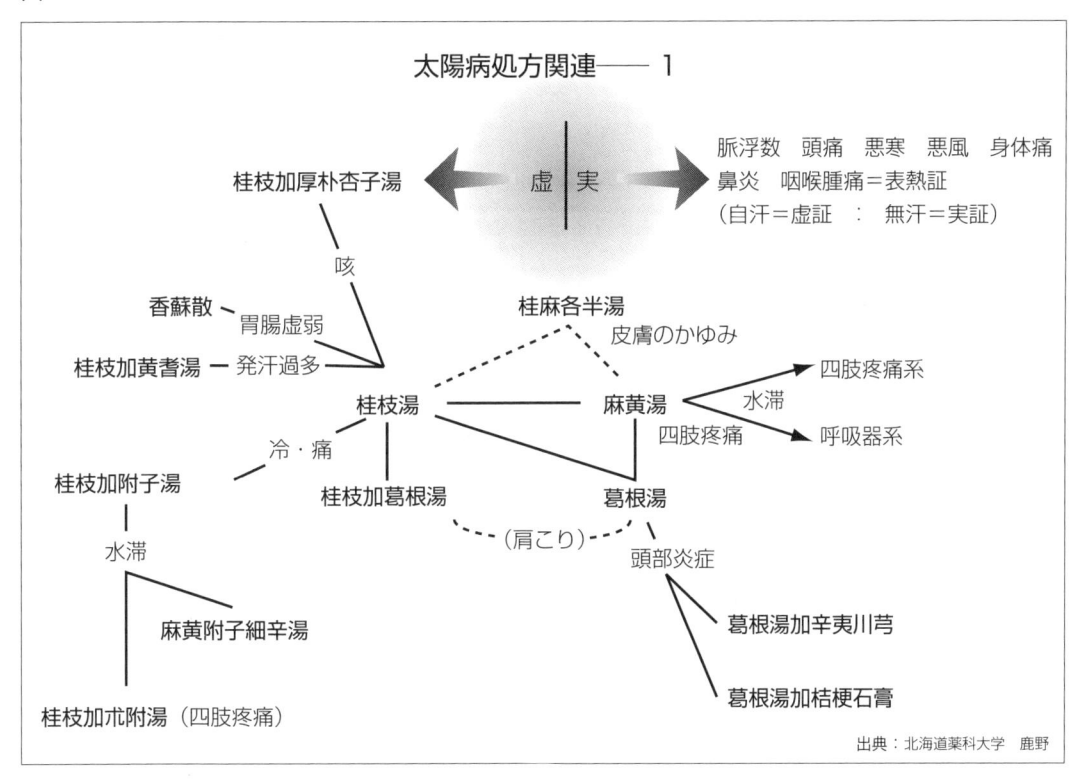

太陽病処方関連——1

← 虚｜実 →

脈浮数　頭痛　悪寒　悪風　身体痛
鼻炎　咽喉腫痛＝表熱証
（自汗＝虚証　：　無汗＝実証）

桂枝加厚朴杏子湯 — 咳 — 桂枝湯
香蘇散 — 胃腸虚弱
桂枝加黄耆湯 — 発汗過多
桂麻各半湯 — 皮膚のかゆみ
桂枝湯 — 麻黄湯
麻黄湯 — 水滞 → 四肢疼痛系
　　　　　四肢疼痛 → 呼吸器系
桂枝加附子湯 — 冷・痛
桂枝加葛根湯 — 葛根湯 （肩こり）
水滞
麻黄附子細辛湯
桂枝加朮附湯（四肢疼痛）
葛根湯 — 頭部炎症
葛根湯加辛夷川芎
葛根湯加桔梗石膏

出典：北海道薬科大学　鹿野

それ以外に自律神経の強弱で分けてもいい．咳が出れば桂枝加厚朴杏仁湯．腹が弱ければ香蘇散．発汗過多，皮膚の下に何かがはっているようなら桂枝加黄耆湯．冷えて痛い神経痛には，桂枝加附子湯がよい．水滞があれば麻黄附子細辛湯，桂枝加朮附湯．肩凝りがあれば桂枝加葛根湯がよい．麻黄湯は実証のグループに属する．発熱して汗が出ない．鳥肌が立つ．皮膚表面で表邪抗争を起こしている．麻黄湯と桂枝湯を加えれば葛根湯．鼻詰まりがあれば葛根湯加川芎辛夷，あるいは，葛根湯桔梗石膏である．

　アレルギー性鼻炎には，陽明病のアレルギー性鼻炎もあるので，ある．小青竜湯を使うときは，必ず心下に水気がないといけない．圧痛とポチャポチャ音がないといけない．冷えならば小青竜湯加附子，熱ならば小青竜湯加桔梗石膏．もしそれがなければ，麻黄附子細辛湯か麻黄湯か考える．葛根湯でもいい．あるいは，清上防風湯でもいい．それで，TH2をよく抑制してくれるから，アレルギー性鼻炎に対しては有効に働く．

❖ 3-20 症例

　38歳の女性である．くしゃみ，鼻水，足の冷えで，弱い胸脇苦満があったが，脈は沈んでいるのがポイントである．この浮沈は，寸の方が浮いているが，寸関尺は沈んでいる．麻黄附子細辛湯を投与し，抗ヒスタミン剤も一緒に加えた．この処方によって，くしゃみ，鼻水が止まったので，次に柴胡桂枝湯に変えてTH1を少し抑制したら出なくなった．結構，こういうケースがある．ただ，麻黄附子細辛湯だけでもTH2を抑制する働きを持っているから，何年か麻黄附子細辛湯を続けると，徐々に治ってくる．どうしてもしっかり治したいときには，麻黄附子細辛湯あるいは小青竜湯，麻黄湯を使った間隙に，この発作期以外のときに柴胡剤をうまく使ってTH2を抑えていくのもいいだろう．そうすると，次の時期に発作が出なくなっていくので，これもいい方法かと思う．ただ，ずっと飲むのは患者が嫌がるから，発作のときだけ与えていてもいいのではないか．

　アレルギー性鼻炎，喘息，アトピー性皮膚炎，疼痛疾患などのときには，外因子に対して，急性期の場合，水が多いタイプは末梢血管の透過性を変えてくれるグループとして麻黄剤，桂枝剤を使う．冷えが強くなっているときは附子のグループを使う．熱が強くなっているときは，石膏のグループ，柴胡のグループを使う．特に慢性期の場合は，TH1，TH2バランスを整えないといけないので，柴胡剤，当帰剤，地黄剤などを使うが，胸脇苦満がなければ柴胡剤

は使ってはいけない．胸脇苦満がなくて冷えがあるならば，当帰剤にしないといけない．臍の下がふっと抜ければ，地黄丸剤にしないといけない．これは，証を診て使う．胸脇苦満がなければ，使ってはいけないのが柴胡剤である．

漢方は Complex Medicine であるから，たくさんの方剤が入ることによって，最近では麻黄剤，桂枝剤でも TH2 を落とすことが知られている．だから，アレルギーのときなどに，その時期に使うだけでもだんだんに TH2 が落ち着いてきて治るケースもある．

[質疑応答]

Q　2007年，インフルエンザが流行したが，B 型は非常におとなしい．咽頭所見を見ると B 型と A 型の区別のつくことが結構多く，B 型の場合には，リンパ濾胞がどっと腫れてきて，バックグラウンドはそれほど充血がない．A 型の場合には割合充血が強い．びまん性に腫れる場合というのは，T セル，B セル，両方同じように反応しているのではないか．リンパ濾胞の場合，基本的には B 細胞だから，もしそうなら，B 型のインフルエンザというのは，主に B セル系で受けているのではないか．漢方の方剤，TH1，TH2 のバランスは，基本的には T セルの話である．B セル系に対して賦活させたり，あるいは何かその作用を加えたりというようなことで使うような方剤は，何かあるだろうか．

A　「ウイルスが途中で慢性期になったときに現代医薬と柴胡剤」と書いたが，実は B セルが強くなるグループがもう 1 つある．慢性期になったときに B セルの方が少し強くなって，胃腸障害を強く訴えるケースがあり，これは，いわゆる水気病（水を取るグループ）が一番よく効く．B セルそのものは，漢方では水のグループで，今年の B 型のインフルエンザは，私は参蘇飲（66番）をかなり多用し，いい反応があった．だから，少し蘇葉とか前胡で軽く発汗させながら，人参などで腹の方を強くしていくことで，B 型で腹の方に来ている人が多かった．それで，参蘇飲が多用された．たぶん，柴胡というのが，TH1，T セルの方に働くのだが，柴胡と同じ前胡というのがある．参蘇飲に入っている．これが B セル系統の方に働くのではないかといわれていて，前胡の入っているのが参蘇飲だけであるから，できたら小柴胡湯の柴胡のグループを B セルに効かせたいときには，前胡に代えて水の薬に少し切り替えていくのが一番いい．

「もともとの柴胡は全部前胡だった」と書かれている論文があるが，やはり柴

胡と前胡の違いがはっきりあり，その違いがT，Bの違いではないかと思う．B型のインフルエンザで，胃腸障害が強くてリンパ濾胞の出るタイプには，参蘇飲グループがよく効いていた．

Q　咽頭というのは臓腑でいうとどこになるのだろうか？
A　咽頭粘膜，咽頭扁桃のリンパというのは，樹状細胞が一番よく集まっている場所である．吉益東洞が「万毒一病説」を作り，「すべての病は一毒から始まる」などと言っていて，「何言っているんだ」という感じだが，実は咽頭の感染が一番大きく影響していた．咽頭に何か感染を起こすことで，樹状細胞の働き，バランスが乱れるそうである．それによって，いろいろな体の免疫バランスを乱してくるというのが「万病一毒説」の根本である．

　咽頭がどの部位に入るかというのは，鍼灸の部門では少陰病である．少陰病は，太陽から来て少陰まではちょっと時間がある．いきなり風邪をひいてのどがすぐ痛くなる．その間の太陰と陽明と少陽はどこへ行ったのかということになり，これも実は中医学で弱い部位になる．桔梗湯とか，甘草湯とか，これは全部少陰病の薬剤になる．それに対する反省が，温病学ということが出てきて，温病学は，咽頭疾患というのは衛分から気分の部分に入ってきている．つまり，かなり浅いところで，肺に近いところであるという考え方をしている．『傷寒論』では少陰病，つまり腎の系統である．ところが，それでは説明ができないということで，それに対する『温病条弁』というのができ，『温病条弁』では，のどは肺に近い弁証で考えるということなのだが，日本漢方はそのまま受け取って，のどの疾患イコール少陰病なのである．

　のどの樹状細胞のグループを検討すると，確かに万病一毒である．のどのウイルス感染で免疫バランスを乱すというのは，あながち嘘でもなかったと思う．

Q　中医の先生の場合，特に夏の場合は風邪であんまり麻黄湯を使いたがらない．どちらかと言えば，エキス剤にないが，銀翹散を使う．麻黄湯だけでいけるのか，それともしくは銀翹散に近いものがエキス剤であるのだろうか．
A　中国では，温病学が発達しているので，銀翹散をよく使う．銀翹散は温病の薬になる．もう少し熱が強くなってくると，桑菊飲を使うが，麻黄湯を使って夏に発汗が強くなりすぎると，脱水になるということでこれを使う．日本漢方では，夏の麻黄は香需飲を使う．ただ，そのグループはエキスにないのである．発

汗が強すぎて困る場合には，エキスには残念ながらいいものはない．だから，桂枝湯の加減方で工夫するか，Ｂセル系統の参蘇飲で工夫するかくらいしか方法がない．銀翹散に一番近いのは，やはり桔梗石膏しかないが，桔梗石膏だけでも銀翹散と同じようなタイプはできない．どうしても銀翹散を使うときには，天津感冒片という格好で売っているので，薬局で買ってもらう．まだ，日本の中には，なかなか温病のいい薬がない．それから，例えば水のこもった場合の薬には，藿香正気散などもない．

　なぜエキスにないかというと，日本は『傷寒論』，『金匱要略』しか入ってこなかったからである．温病学が入ってこなかった．ただし，日本の香川修庵から始まり浅田宗伯につながる江戸時代の先生方は，温病の薬を多用していた．その中で香需飲も作られた．だから，温病の知識がないにもかかわらず，日本の江戸時代の先生は，温病の知識は持っていたのも事実のようである．ただし，日本の漢方エキスは『傷寒論』，『金匱要略』が基本になっているので，まだそこまでできていないのが現状である．香需飲は夏の麻黄といい，使いやすい薬である．

第4章　時間医学とは（漢方の時間医学）

❖ 4-1　時間医学

「健康の基本は心と体の調和をとることだ．人は普段から摂生をしておくものだ」（ヒポクラテス）．

人間の体にはリズムがある．例えば，卵巣がんの患者のCA-125（がんのマーカー）には日内リズムがある．サーカディアンリズム（Circadian rhythm）である．この日内リズムは昼間に最も減少するということを，ミネソタ大学のハルバーグ先生が書いている（K.Halberg, Minnesota.Univ.）（図4-1）．また，血圧や不整脈にも日内リズムがある．田村先生，橋口先生が『医療情報学　1990年1号』に書いているが（田村・橋口『医療情報学10』），CA-125が一番高くなるのは夜中である．だから，夜中にケモテラピーを行うと最も効果的である．特に細胞分裂が一番活発に動くのが夜中だという報告が多い．夜間に行うとケモテラピーの効果が非常に上がるという多くの報告がある．

急性心筋梗塞の発症例数にも日内リズムがあり，Mullerの報告で，午前6時から8時の間に心筋梗塞が目立って増えているという（Muller.J.E.,Circuration 79）（図4-2）．

図4-1

Circadian rhythm

❖ 卵巣がんの患者のCA-125に日内リズムがあり，
　昼間に最も減少する
　　　　　　　　　K.Halberg, Minnesota. Univ.
❖ 血圧・不整脈にも日内リズムがある

出典：田村・橋口　『医療情報学10』

図4-2

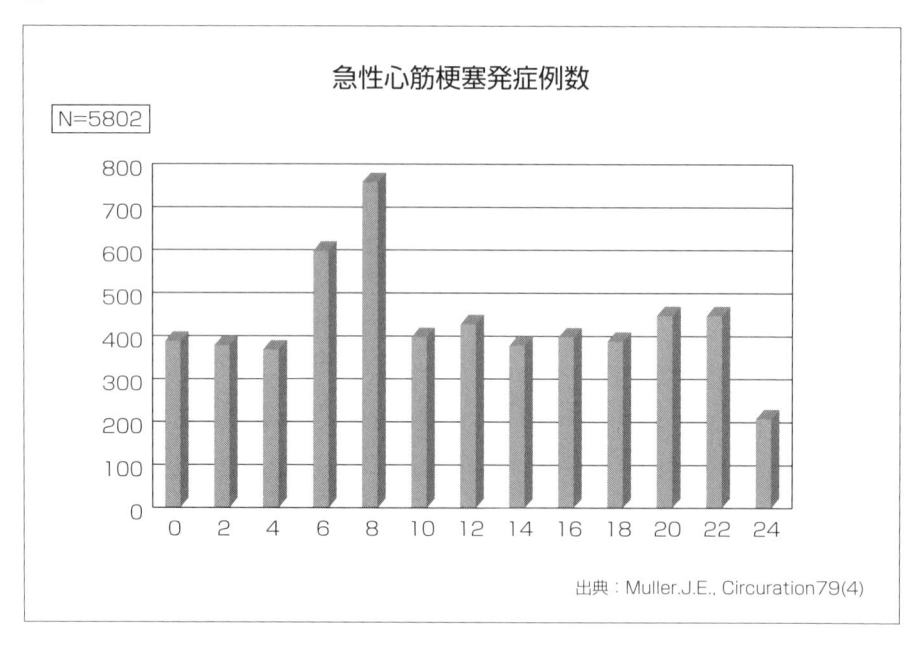

急性心筋梗塞発症例数

N=5802

出典：Muller.J.E., Circuration79(4)

　統計的手法で、気象変化によって誘発される疾患で確証されているものを「天気痛」というが、リウマチやむち打ち症などの外傷や神経疾患は、明らかに気象変化によって変わってくる。脳塞栓、脳出血、狭心症、心筋梗塞、急性心臓死なども、気象変化によって誘発される。胆石、尿路結石、緑内障、感冒、精神障害や自殺なども、気象変化によって誘発されるとの指摘もある（鳥居，1959）（図4-3）。

　気象変化の中で最も関係が深いものは、月だという。満月のときにはこういった疾患はほとんど起こらず、新月のときには誘発されやすいという。

　また、肺炎、子癇、外傷性の癲癇、口峡炎、喀血、喉頭クループも、同様に気象変化によって誘発されるといわれている。例えば十二指腸潰瘍の穿孔などは、春が非常に多く夏と秋は少ない傾向にある。春は十二指腸潰瘍の手術が多くなる。

　なぜ生体リズムが生まれるのかというと、1日のうちで、朝日が昇る前と夕日が沈んだ後が、血中メラトニン濃度が最も高い。つまり、太陽が出ている間は、血中メラトニン濃度は低い。これが生体リズムに関係するのである。朝日と夕日によって脳内の血中メラトニン濃度が上がったり下がったりするのが、生体リズムが生まれる一番の原因だと、田村先生は指摘する（図4-4）。

図 4-3

```
気象変化によって誘発される疾患
　──統計的手法による分析──

❖1：確証されたもの
　　天気痛（リウマチ・外傷・神経疾患）
　　肺塞栓・脳出血・狭心症・心筋梗塞・急性心臓死・胆石・尿路結石
　　急性緑内障・感冒・精神障害・自殺

❖2：確からしいもの
　　肺炎・子癇・外傷性癲癇・口峡炎・喀血
　　喉頭クループ
```
出典：鳥居，1959

図 4-4

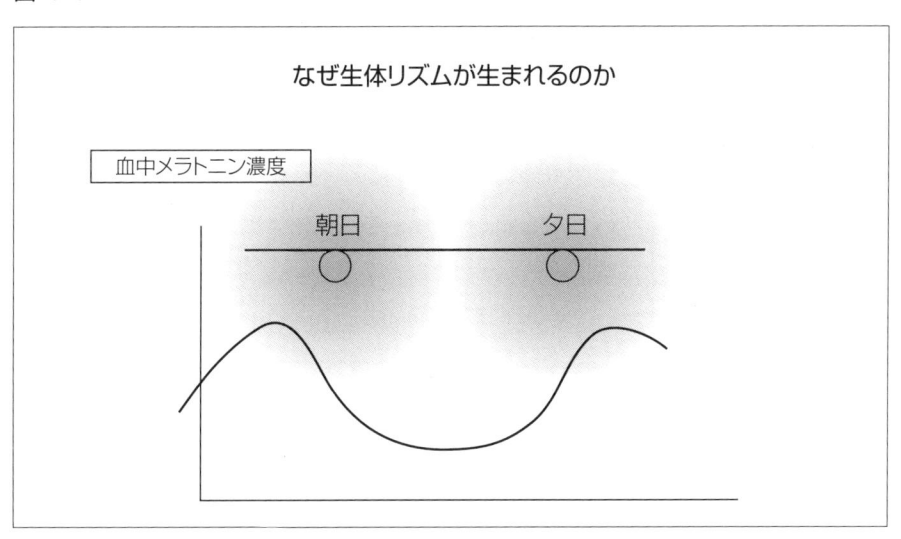

```
なぜ生体リズムが生まれるのか

血中メラトニン濃度
　　　　　　朝日　　　夕日
```

　この生体リズムを利用すれば，朝寝坊の対策になる．メラトニンが作用しないときに朝寝坊の子どもにビタミン B_{12} を飲ませるといい．ビタミン B_{12} は光同調作用を促進するから，1.5～3.0mg/day 服用させる．また，目覚めのときに 2500lx 以上の光を 2 時間当てる（これはうつ病にも効果があるという）．あるいは青白い光 500nm を，朝 30 分当てる．この 500nm の青白い光というのは，

図 4-5

```
                    朝寝坊の対策

  ❖ ビタミン B₁₂ を 1.5～3.0mg/day
    光同調作用を促進させる

  ❖ 目覚めの時に 2500lx 以上の光を 2 時間当てる
    うつ病に効果

  ❖ 青白い光 500nm を朝 30 分当てる
```

そういう光を出す特別な蛍光管があるらしい．このようにビタミン B_{12} は朝寝坊に対して効果的で，メラトニン濃度が同調しないようなケースに，ビタミン B_{12} を使って光同調作用を促進する．あるいは，顔だけでなく足にこの光を当てるだけでもいいそうである（図 4-5）．

　ビタミンCの効果というのも最近かなり指摘されているが，アトピー性皮膚炎の患者にはビタミンCが極端に減少しているそうである．ビタミンCが体中で一番多いところは眼房水である．眼房水は，ビタミンCが 250mg 含まれていなければならない．ビタミンCの摂取量は普通成人男性で 150mg だが，眼房水のビタミンCが減ってくると白内障を惹き起こす．アトピー性皮膚炎の子どもはビタミンCが極端に減っているから，それが皮膚で全部消耗されてしまい，そうすると，眼房水の中のビタミンCをどんどん消耗し，白内障になりやすい．また，ビタミンCを一番消耗するのは，たばこである．たばこを 1 本吸うと，ビタミンCが 50mg 消耗されてしまう．1 日 5 本吸うと，250mg の眼房水のビタミンCがなくなる．6 本吸うと，もうマイナスである．だから，白内障の大きな原因はたばこだそうである．自分で吸わなくても，他人が吸っている煙（副流煙）もよくない影響がある．白内障の最大の原因として，直射日光や放射線などもあるが，眼科ではビタミンCの不足が今最も問題視されている．アトピーの子どもに白内障が多いのは，実はアトピーの子どもは根本的に皮膚でビタミンCが消耗されるからである．眼房水のビタミンCがどんどん消耗されているのが，最大の原因だそうである．メラトニン濃度，光同調作用を促進するには，ビタミン B_{12} が必要ということである．

4-2　時間医学と漢方

　体の組織・機能の1日の変動が最大値になるのが，白血球が午前0時ごろ，リンパ球が11時ごろである．だいたい6時から7時，8時，9時あたりが，胃酸分泌でヒスタミンが最も多くなる．風呂上がりはアトピーの子はかゆがるというが，実は風呂上がりが理由ではなく，ヒスタミンがこの時間に一番よく出るからである．細胞分裂するのが2時なのだが，ケモテラピーは2時にすると一番効果がいい．1泊入院して，夜の間に点滴すると最も効果が強く出るのは，そのためである．この治療法をクロノテラピーというが，いいと分かっていても，夜に1泊入院させるとナースの手が足りない．それで，どうしても日帰りのケモテラピーセンターを作るしかないのが現状である．

　それから，メラトニン，テストステロン，エストロゲンが6時から8時．レニンが8時，9時．血小板凝集が朝に一番多いので，朝に心筋梗塞，脳梗塞が多くなってくる．昼の12時過ぎには，心拍数が上がり，アドレナリンやインスリンが強く出るので，12時から18時の間が仕事の能率が最も上がる時間となる．体が活発に動く時間なのである（図4-6）．

　疾患の最高発生頻度を見ると，午前0時から6時までの間が胃潰瘍，がん細胞の増殖，喘息は，必ずといっていいほど明け方に起きる．6時から12時の間に，狭心症，アレルギー，突然死，リウマチ，脳梗塞，心筋梗塞が多い．12時

図 4-6

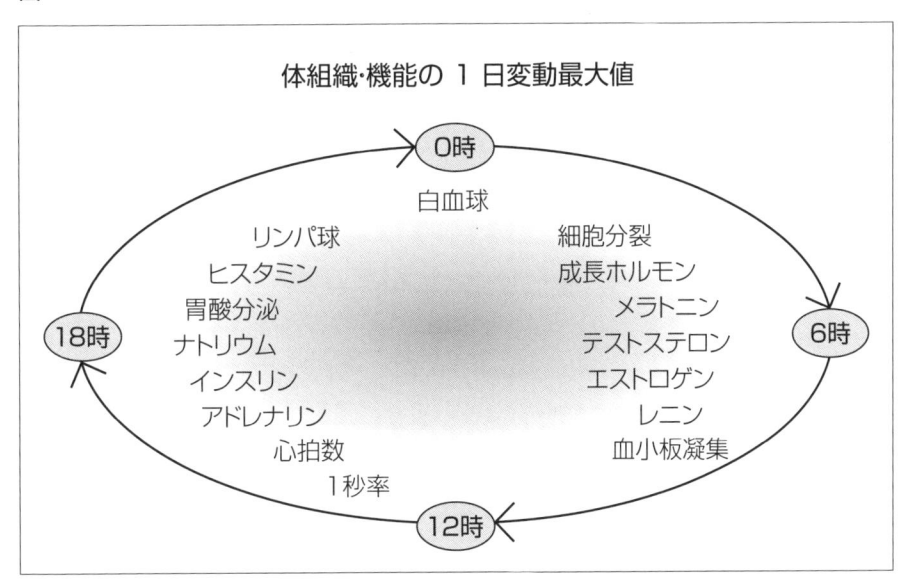

体組織・機能の1日変動最大値

0時　白血球
リンパ球
ヒスタミン
胃酸分泌
ナトリウム
インスリン
アドレナリン
心拍数
1秒率
細胞分裂
成長ホルモン
メラトニン
テストステロン
エストロゲン
レニン
血小板凝集
18時
6時
12時

図 4-7

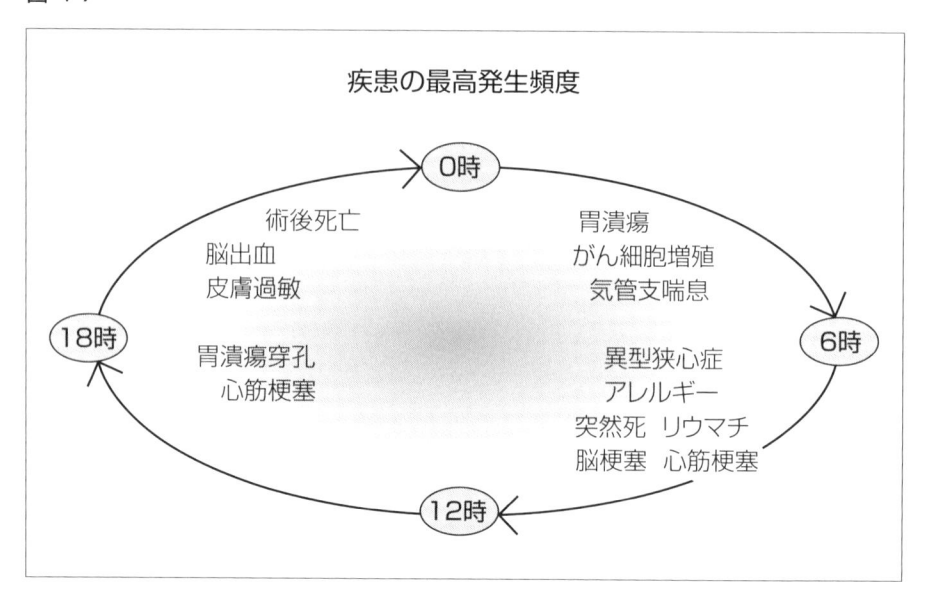

```
疾患の最高発生頻度
                    0時
    術後死亡              胃潰瘍
    脳出血               がん細胞増殖
    皮膚過敏              気管支喘息
18時                                6時
    胃潰瘍穿孔             異型狭心症
    心筋梗塞              アレルギー
                      突然死 リウマチ
                      脳梗塞 心筋梗塞
                    12時
```

から18時が，心筋梗塞，18時から0時の間が，皮膚の過敏症状，脳出血，なぜか術後の死亡もここに一番多いという（図4-7）．

　漢方で，どの時間に何の病気が一番起こるかということを書いた本に，『子午流注法』『納干法』がある（図4-8，図4-9）．『子午流注法』で，どの時間に病気が多いかを調べると，サーカディアンリズム（約24時間周期でみられる動植物のリズム）と同じである．漢方と現代医学の時間リズムとがまったく同じなので，不思議である．どの時間帯にどの病気が多くなって，どこの治療をすればいいかという一覧が出てくるわけである．どういう病気が多いかについて，サーカディアンリズムと八卦の世界とがよく合致するので面白い．

　どのような時間帯にどこのツボを刺激すれば一番いいか．ツボとは鍼灸のツボのことである．それを表示すると図4-7のようになる．0時から6時が胃潰瘍，喘息．6時から12時が，脳梗塞．午後は心筋梗塞の起きやすい時間帯だった．『子午流注法』とサーカディアンリズムの病気の起こり方は同じなのである．つまり，『子午流注法』は，人間のバイオリズムの起こり方，細胞の起こり方をよく観察して作った可能性があるということである．

　漢方薬を使うには，例えば0時から6時の間には喘息が多くなるから，麻黄剤を少し使うと喘息が予防できる．6時から12時の間は脳梗塞が多くなるから，当然，駆瘀血剤を使わないといけない．12時から18時は胃潰瘍なので，気剤

図4-8

子午流注法

- 霊枢：春生夏長，秋収冬蔵．是気之常也．人亦応之． 以一日分為四時，朝即為春，日中為夏，日入為秋，夜半為冬．

- 一日十二時配当

子	丑	寅	卯	辰	巳	午	未	申	酉	戌	亥
23-1	1-3	3-5	5-7	7-9	9-11	11-13	13-15	15-17	17-19	19-21	21-23

図4-9

納干法

- 甲日戌時胆窮陰　乙日寅時肝大敦　丙日申時少沢当　丁日未時心少衛
  戊日午時霊兌先　己日巳時隠白始　庚日辰時商陽居　辛日卯時少商本
  壬日寅時起至陰　癸日亥時井湧泉

- 日干支の求め方　2004 元旦　己卯　2005　乙酉

- 求日干（元旦天干）＋（日数）＋（各月天干加減）÷10

- 求日支（元旦地支）＋（日数）＋（各月地支加減）÷12

を使わないといけない．18時から0時は脳出血が多くなるので，黄連剤を使う．0時から6時の間はがん細胞の増殖が多くなるので，補剤を使わないといけない．これが原則になる．

　漢方薬を分散で出すと，6時，12時，18時，あるいは20時ぐらいに，この3つしか飲まない．結局，漢方薬の血中濃度を見ると，麻黄剤を飲ませても，都合よく効いてくれない．だからといって「2時に起こして飲ませてください」と，子どもを夜中に起こして飲ませるわけにはいかないだろう．どうやってそれを漢方はクリアしたのか．がん細胞に効かせたい，喘息に効かせたいというとき，18時に飲んだ薬を朝まで効かせるためにはどうすればいいか．そこに実は漢方の知恵があった．石膏である．石膏をうまく効かせることにより，漢方の効く時

図 4-10

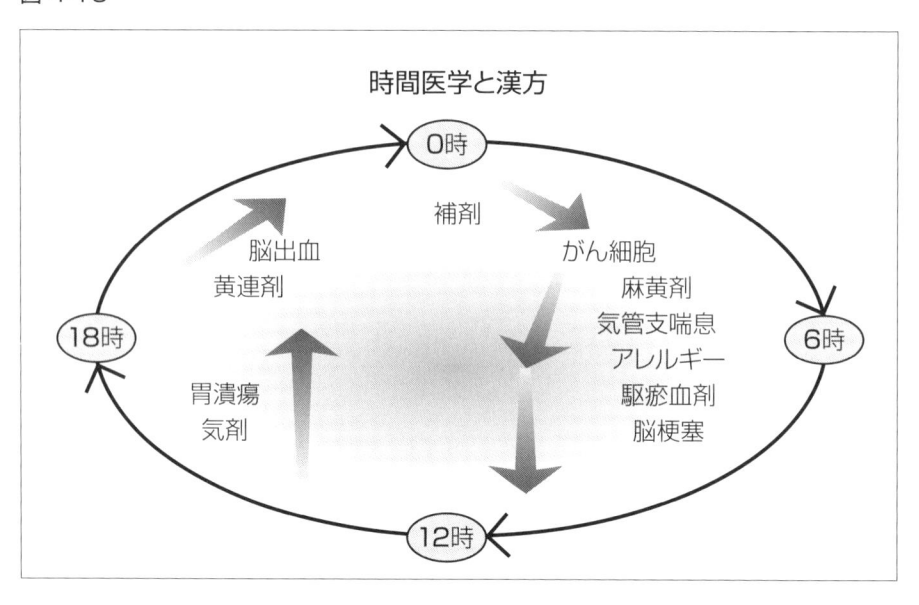

```
時間医学と漢方
```

　　　　　　　　　　　補剤
　　　　脳出血　　　　　　　がん細胞
　　　　黄連剤　　　　　　　麻黄剤
　　　　　　　　　　　　　　気管支喘息
　　　　　　　　　　　　　　アレルギー
　　　　胃潰瘍　　　　　　　駆瘀血剤
　　　　気剤　　　　　　　　脳梗塞

（0時 → 6時 → 12時 → 18時 → 0時）

図 4-11

血圧日内変動

モーニングサージ
脳梗塞・頭痛などの発生

夜間血圧の下げすぎによる脳虚血に注意

DAY　　NIGHT　　DAY

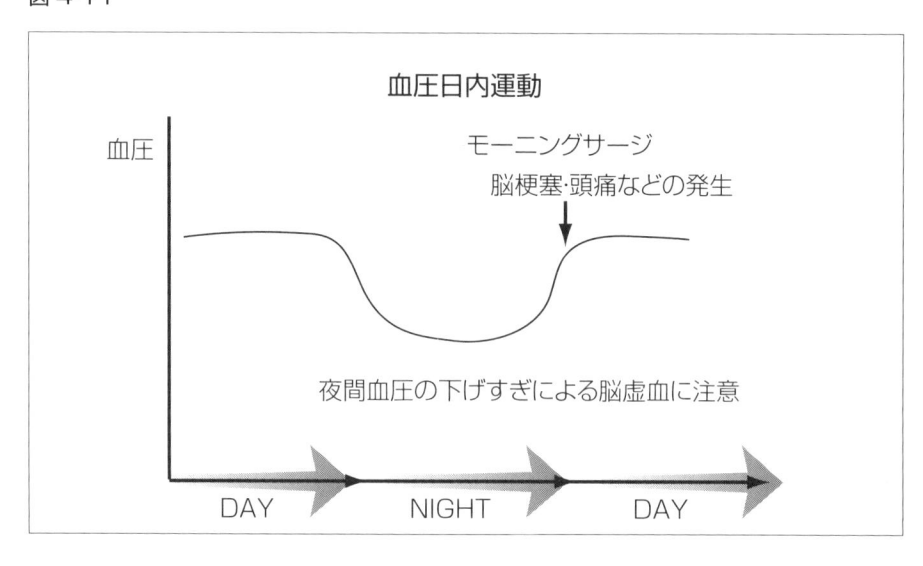

間を調整することができた．それが，漢方と時間医学である（図 4-10）．

　例えば，血圧の日内変動をみると，夜間血圧が下げすぎになると脳虚血を起こす．夜から朝になると，朝の起床時の頭痛（モーニングサージ）で急激に血圧が上がってくるから，脳梗塞，頭痛などが起こりやすくなる（図 4-11）．このモーニングサージをどう抑制するかが大きなポイントになる．血圧を下げすぎると，

虚血変化が起こって脳梗塞を起こしやすくしてしまう．そこで釣藤散という薬が出てくる．

4-3 釣藤散

『普済本事方』の「頭痛頭暈方」に，「肝厥頭暈を治し，頭目を清するには釣藤散」とある．使用目的は，「朝の起床時に強い頭痛・頭重・めまいのある者に使いなさい」とある（図4-12）．

釣藤鈎には，石膏が5g入っている．石膏に対して，知母は入っていない．黄連も黄芩も黄柏も入っていない．なぜ石膏が入っているのだろうか．釣藤散を飲むのは分散，食前である．夜中に飲ませるわけにはいかない．ところが，釣藤散はモーニングサージを抑制する働きを持っている．「肝厥頭痛」というのは，肝系統に上がってきた頭痛やふらふら，めまいを治してくれる．つまり，釣藤散には明らかにモーニングサージを落とす働きがある．朝起きたときに血圧が急上昇してモーニングサージを起こすのを抑制しているのである．なぜ食後，食前に飲んだ薬が明け方まで効いているのかというヒントが，ここにあった．

灌流圧低下時の脳血流に対する釣藤散の効果について述べる．脳血流維持能力の増強，自動調節能の下限のコントロールに対して釣藤散を飲ませると，強い自動調節能の上を釣藤散は行くから，脳血流維持をはかる．つまり，釣藤散を飲ませることによって，脳血流を維持してモーニングサージを抑制することがわかっている．脳血流自動調節能下限に対する効果で釣藤散を使うと（これは金沢大学の宮本先生だが），コントロール群に対して，釣藤散2gで，よく抑制してくれるのである（図4-13，図4-14）．だから，釣藤散が脳血流自動調節能に対

図4-12

釣藤散

❖『普済本事方』頭痛頭暈方肝厥頭暈を治し，頭目を清するは釣藤散

❖ 使用目標：朝の起床時に強い頭痛・頭重・めまい

❖ 釣藤散3　陳皮3　半夏3　麦門冬3　茯苓3 人参2　菊花2
　防風2　石膏5　甘草1　乾生姜1

図 4-13

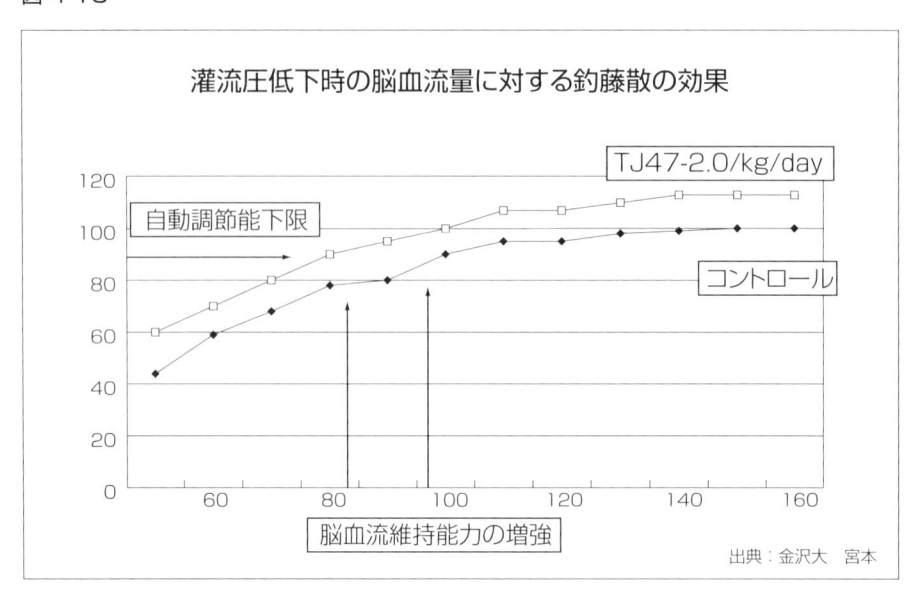

灌流圧低下時の脳血流量に対する釣藤散の効果

TJ47-2.0/kg/day
自動調節能下限
コントロール
脳血流維持能力の増強
出典：金沢大　宮本

図 4-14

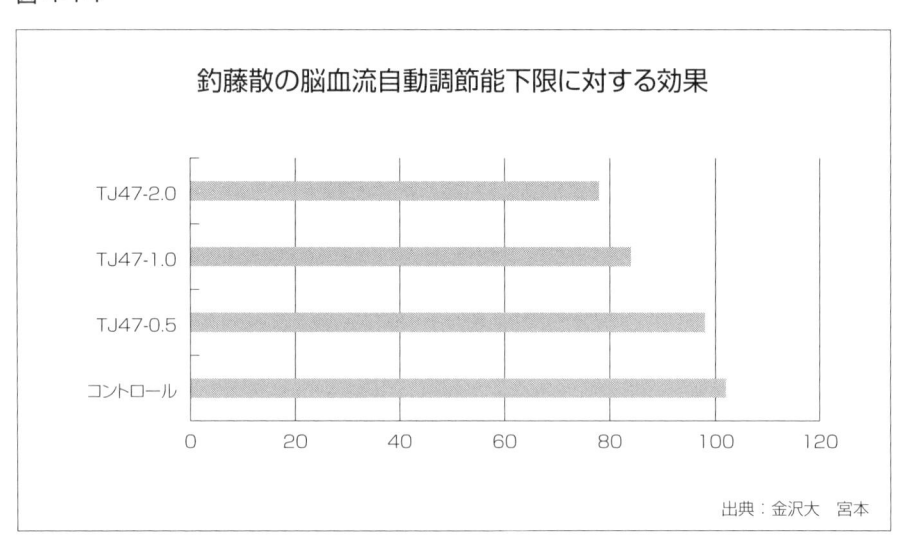

釣藤散の脳血流自動調節能下限に対する効果

TJ47-2.0
TJ47-1.0
TJ47-0.5
コントロール

出典：金沢大　宮本

して，モーニングサージを抑制してくれるのがわかる．しかし，夜の夕食前に飲んだ薬がなぜ明け方に効くのかという疑問は残る．

　古典の中の釣藤鈎を見ると，『本草綱目求心』に，「久煎則無力（長く煎じると，効力がなくなる）」とあり，「他の薬を10回あまり沸騰するほど煎じてから投入してすぐ取り出すようにしないと，優れた効力が得られない」と書いてある

図 4-15

古典に見る釣藤鈎

❖ 久煎即無力『本草綱目求心』

❖ 長く煎じると効力がなくなるので、他の薬を 10 回あまり沸騰するほど煎じてから投入し、すぐに取り出すようにしないと優れた効力が得られない『中薬大辞典』

図 4-16

釣藤鈎アルカロイド

	鎮静作用	セレトニン	降圧	血管弛緩
リンコフィリン	＋	－	＋	－
イソリンコフィリン	＋	－	＋	－
コリノキセイン	－	－		
イソコリノセイン	－	－		
ヒルスチン	＋＋	－	＋	＋＋
コリナンチン		＋＋		

(図 4-15)．また，『中薬大辞典』にも，「釣藤鈎は長く煎じると効力がなくなるので，他の薬を 10 回あまり沸騰するほど煎じてから投入し，すぐに取り出すようにしないと優れた効力が得られない」と書いてある．釣藤散は，長く煎じると血圧降下作用がなくなってしまうので，長く煎じないことが大切である．

　釣藤鈎のアルカロイドに入っているものは，リンコフィリン，イソリンコフィリン，コリノキセイン，イソコリノセイン，ヒルスチン，コリナンチンである．これらには，鎮静作用，セロトニン作用，降圧効果と血管弛緩作用がある．特にリンコフィリンとイソリンコフィリンが降圧効果，鎮静効果があるので，ここをしっかり効かせたいのだが，このアルカロイドをどうやって効かせるかが問題となる（図 4-16）．

　瀉下剤，例えば石膏と知母を一緒にすると，IL-6，熱が取れる．石膏が単独で入っているケースがある．例えば，釣藤散である．釣藤散にどうして石膏が入っ

図4-17

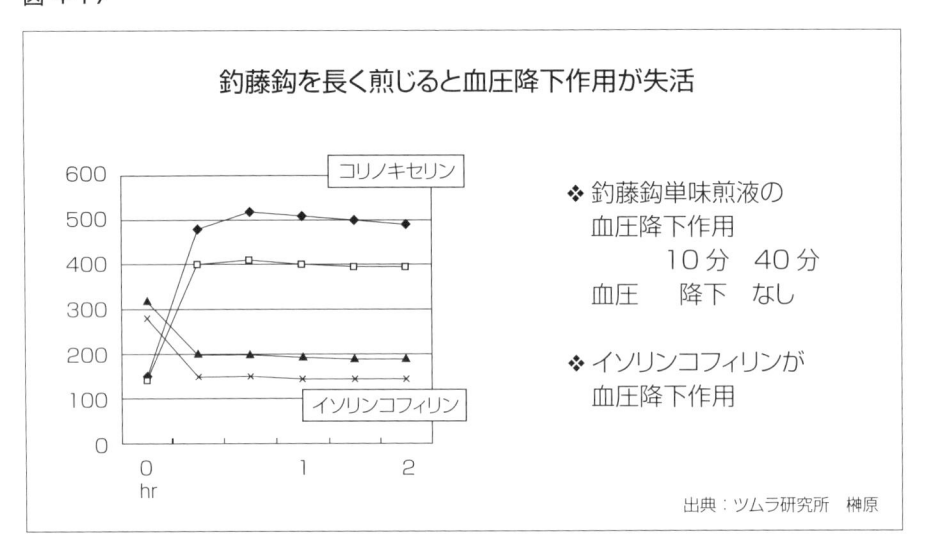

釣藤鈎を長く煎じると血圧降下作用が失活

（グラフ：縦軸 0〜600、横軸 0〜2 hr、コリノキセリン、イソリンコフィリン）

- 釣藤鈎単味煎液の血圧降下作用
  　　　　　　　　　10分　40分
  血圧　　降下　　なし
- イソリンコフィリンが血圧降下作用

出典：ツムラ研究所　榊原

ているのかというと，溶液のpHを変えるためだという．溶液のpHを変えることによって酸性からアルカリ性に溶液を変えると，今まで出なかった成分が出る．だから，石膏を入れると聞いていた．ところが，どうもそうではないらしいことが，最近わかってきた．

　釣藤鈎は単味だから，煎煮液の血圧降下作用を見ると，血圧降下は，10分ではよく降下するのだが，40分たつともう血圧降下作用が全くなくなる．イソリンコフィリンは血圧降下作用を持っているのだが，長く煎じるとこれがほとんど失活してしまうのである．コリノキセインは十分残るが，イソリンコフィリンが失活して，血圧降下作用がなくなってしまう．だから，このイソリンコフィリンをしっかり効かせるのが，釣藤鈎を効かせるポイントである（図4-17）．

　イソリンコフィリンは降圧作用で，リンコフィリンは降圧作用が弱いのだが，この煎じ液が酸性になるとリンコフィリンが強くなって，アルカリ性になるとイソリンコフィリンが強くなって降圧作用が出てくる．つまり，煎じ液をアルカリ性にするとイソリンコフィリンが残るから，釣藤鈎の血圧モーニングサージを落とす働きが強くなる，というのがポイントだったのである．石膏を入れることによって煎じ液をアルカリ性にするから，イソリンコフィリンが長く効いて降圧作用が出る，それで朝まで効いてくれると思っていたが，実際に測ってみると，どうもそうではないようである（図4-18）．

　釣藤鈎の入っている漢方薬に，釣藤散（47番）がある．原則的には，石膏を

図 4-18

```
リンコフィリンとイソリンコフィリン

                     煎液
                     酸性
イソリンコフィリン    ⇄    リンコフィリン
（降圧作用）              （降圧作用弱）
      煎液
      アルカリ性
```

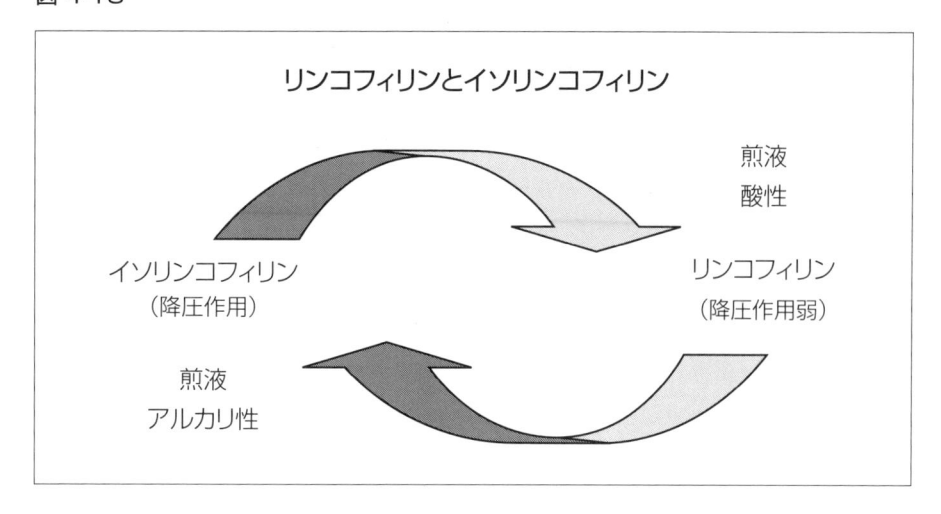

図 4-19

釣藤鈎の漢方薬

- 釣藤鈎（47）石膏（先煎）釣藤鈎（後下）菊花・防風・人参・麦門冬・茯苓・半夏・甘草・生姜
- 天麻釣藤鈎　石決明（先煎）釣藤鈎（後下）天麻・山梔子・黄耆・杜仲・牛膝・桑寄生・茯神・夜交藤
- 七物降下湯（46）釣藤鈎（後下）当帰・川芎・芍薬・地黄・黄耆・黄柏
- 抑肝散（54）釣藤鈎（後下）柴胡・当帰・川芎・白朮・茯苓・甘草

先に煎じて溶液をアルカリ性にしてから残りを入れ，最後に釣藤鈎を入れて一気に上げるというのが，釣藤散の一番いいやり方である．天麻釣藤飲には，石膏の代わりに石決明というものが入っているが，この石決明は，同様に，アルカリ性にするために先に入れ，残りを煎じて，最後に釣藤鈎を入れてすばやく取り出すこととされている．七物降下湯には，そういう鉱物資源は入っていないが，釣藤鈎は最後に入れてほしいという．抑肝散も同様に，石膏や鉱物資源は入っていないが，釣藤鈎は最後に入れてさっと引き上げるというのが原則になっている（図 4-19）．では，先に石膏，石決明を入れることによって実際にアルカリ性に

図 4-20

```
釣藤鈎構成薬のph

❖ 石膏 ――→ 6.7±0.2        ❖ 人参 ――→ 5.7±0.2
❖ 陳皮 ――→ 5.1±0.2        ❖ 防風 ――→ 4.9±0.2
❖ 麦門冬 ―→ 4.4±0.3        ❖ 釣藤鈎 ―→ 5.0±0.2
❖ 茯苓 ――→ 4.7±0.3        ❖ 菊花 ――→ 5.0±0.2
❖ 半夏 ――→ 4.3±0.3        ❖ 甘草 ――→ 5.5±0.2

                          出典：ツムラ研究所　榊原
```

なるのだろうか．

　ツムラ研究所の榊原先生の資料をお借りして石膏，釣藤散の構成のpHを調べてみたが，あまり変わらない（図4-20）．phの値は石膏6.7，陳皮5.1，麦門冬4.4，茯苓4.7，半夏4.3，人参5.7，防風4.9，釣藤鈎5.0，菊花5.0，甘草5.5である．ほかに比べれば確かにpHはアルカリに近いが，それでも7は超えていない．だから，「煎じ液がアルカリ性になる」というのは，違うようだ．先に煎じて石膏と石決明を入れることでpHがアルカリ性になるため，イソリンコフィリンが長く効くのである．降圧効果があるというのは，どうも違う．石膏を入れてもアルカリ性にならない．pH 6.7で，他に比べれば確かにアルカリに近いのではあるが，やはり酸性である．では，一体何が効いているのだろうか．

　石膏を先煎した場合と石膏を抜いた場合で，イソリンコフィリンがどの程度違うかというデータがある（ツムラ研究所の榊原先生の資料）．先煎したら，イソリンコフィリンが確かに多い．石膏を抜いたら，ほとんどイソリンコフィリンが出てこない（図4-21）．榊原先生は，煎茶の入れ方がポイントだという．煎茶を50度で入れるとアミノ酸や糖質が出てくるから，うま味が出て，非常に甘くておいしい煎茶ができる．75度で煎じると，カフェインが出てきて苦味が強くなる．100度，90度付近だと，カテキンが出てきて渋味が出る．熱湯で煎茶を煮出すと，不溶性の複合体（黒い澱）が出てくる．これがポイントだという．アルカロイドは熱湯でなくても十分に抽出できるが，カテキンは熱湯で抽出される．カテキンは熱に弱くて不溶性の澱を作りやすいが，そのときアルカロイドを取り込んで，アルカロイドとカテキンが沈殿の澱を作ってしまう．だから，熱湯でぐつぐつやることでカテキンとアルカロイドは結合して澱を作り，体に吸収されな

図4-21

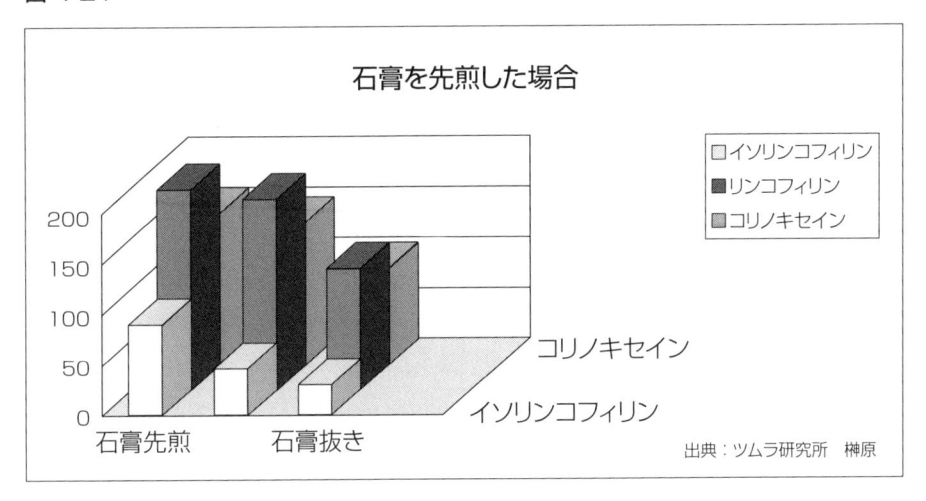

石膏を先煎した場合

凡例：
- イソリンコフィリン
- リンコフィリン
- コリノキセイン

(縦軸：0, 50, 100, 150, 200)
(横軸：石膏先煎、石膏抜き)

出典：ツムラ研究所　榊原

図4-22

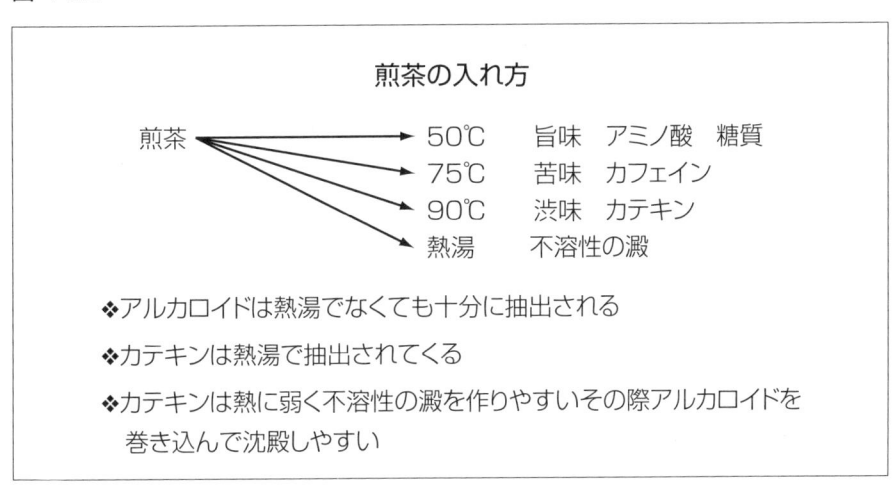

煎茶の入れ方

煎茶 →
- 50℃　旨味　アミノ酸　糖質
- 75℃　苦味　カフェイン
- 90℃　渋味　カテキン
- 熱湯　不溶性の澱

❖ アルカロイドは熱湯でなくても十分に抽出される
❖ カテキンは熱湯で抽出されてくる
❖ カテキンは熱に弱く不溶性の澱を作りやすいその際アルカロイドを巻き込んで沈殿しやすい

くなってしまう．石膏を入れることによってその成分がアルカリ性になるのではない．このあたりがポイントだそうである（図4-22）．

つまり，釣藤散において石膏は何の働きをしているかというと，ぐつぐつ煮ることによって，アルカロイド，イソリンコフィリンとポリフェノールが結び付いて不溶性の澱を作ってしまうが，石膏はそれを抑制するのである．石膏を入れておくことで，カテキンとアルカロイドとポリフェノール，つまり不溶性の複合体形成を抑制するから，ぐつぐつ煮ても，余分なポリフェノールが出てきて煎液が酸性になるのを抑制する．アルカリ性だけになるのではなく，石膏というのは，

図 4-23

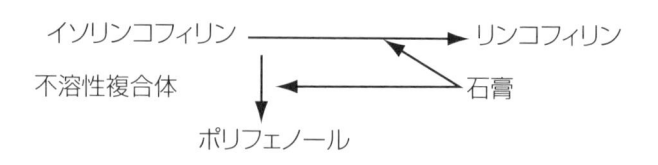

```
釣藤散における石膏の意味

イソリンコフィリン ─────────→ リンコフィリン
                          ↑
不溶性複合体        ←──── 石膏
        ↓
    ポリフェノール
```

❖ 石膏は釣藤鈎の薬効成分であるアルカロイドとポリフェノールの不溶性複合体形成を抑制する

❖ 余剰なポリフェノール溶出による煎液の酸性化を抑制

不溶性の澱を抑制すると同時に酸性化を抑制するのである．石膏を加えることによって，釣藤鈎のイソリンコフィリンが明け方まで効くということである．

だから，その釣藤散を石膏を抜いてぐつぐつ煮て夜飲ませると，アルカロイドとポリフェノールが酸性になって澱を作ってしまい，全然効かなくなる．石膏もしくは石決明を入れることによって，この複合物を作らなくして，長く明け方まで効くようにしている．それが石膏の意味だったのである．だから，アルカリ性というのも間違いではないのだが，実際には完全なアルカリ性ではなく，酸性化を抑制するだけである．石膏はアルカロイドとポリフェノールの澱を作るのを抑制するために入っていた．釣藤散というのは，昔の古典の時間医学の薬だったのである．それで石膏の働きがあった．だから，石膏は，IL-6を抑制する作用があり，これは石膏に何かを加えないといけないが，石膏単独で入れている場合というのは，不溶物の形成を抑制するために入っているのである（図4-23）．

釣藤散は釣藤鈎に石膏を加えることで，釣藤鈎の有効成分であるアルカロイドとポリフェノールが形成する澱（不溶性の複合体）の有効成分の失効を抑制している．そのために，長時間の脳血流保持効果と降圧効果があって，早朝の頭痛や頭重を軽減する．釣藤散は早期頭痛の治療が目標だが，七物降下湯には石膏が入らない．だから，七物降下湯の効能には早朝頭痛は書いていないのである．釣藤散と七物降下湯の違いが，実はここにある．石膏が入るか入らないか．釣藤鈎も，女性で明け方の頭痛を取りたいときには，ぜひここに石膏を入れないといけない．そうすると，七物降下湯も早朝頭痛に対して効いてくれる．これが，石膏

図 4-24

時間医学による釣藤散の意義

❖ 釣藤鈎に石膏を加えることで，釣藤鈎の有効成分であるアルカロイドとポリフェノールが形成する不溶性複合体による有効成分の失効を抑制する

❖ そのため長時間の脳血流保持効果と降圧効果を実現し早朝の頭痛・頭重を軽減する

❖ 釣藤散は早朝頭痛が目標だが，七物降下湯には早朝頭痛はない

の大きな意味の1つである（図4-24）．

❖ 4-4　時間医学の漢方への応用

　アルカロイドのグループとして有名なのは，釣藤鈎，黄連，黄柏，黄芩，延胡索などである．ポリフェノール，あるいはタンニンを出してしまうようなグループは，大黄，訶子，茶葉，紫根，芍薬であり，一緒に混ぜると，不溶性の複合体（澱）を形成する．これを一緒に混ぜると，作用時間が非常に短くなって有効性が失効する．対策としては，石膏，石決明，牡蛎などを加えることでこの澱を抑制し，作用時間を長くすることができる．子どもの喘息は全部明け方であるが，子どもの喘息を抑制するためには，石膏，石決明，牡蛎を加えるとよい．効果を長くすることができ，明け方に効かせることができる．

　例えば，麻杏甘石湯は，麻黄，杏仁，石膏である．石膏が入っているので，清熱効果が強くなって，麻黄がある．表皮の水を下に持っていくので，走った後の喘鳴だが，桑白皮を加えると五虎湯という薬になる．つまり，アルカロイド，ポリフェノールを加えることで，石膏が作用時間を長くする方向に効く．麻杏甘石湯は麻黄，石膏，杏仁で，肺の熱を取って喘息を押さえる薬だが，五虎湯は桑白皮を加えることによって作用時間を長くし，朝の喘鳴に対して効果がある．「55番」と「95番」の違いは，走った後にゼーゼーと言っている子どもには「55番」で，明け方になるとヒューヒュー，コンコンやっている子どもには五虎湯である．ほかに頓嗽湯という薬もあるが，こういう違いになる．それらをうまく使い分けることが必要である（図4-25）．

図 4-25

```
時間医学の漢方への応用

❖ アルカロイド：釣藤鈎・黄連・黄柏・黄芩・延胡索
❖ ポリフェノール：大黄・訶子・茶葉・紫根・芍薬
❖ 石膏・石決明・牡蛎などを加えると不溶性複合体を
  抑制し作用時間を長くできる
❖ 小児喘息への対応
❖ 麻杏甘石湯　　　←―――→　　五虎湯・頓嗽湯
❖ 麻黄・石膏・杏仁　　　　　麻黄・石膏・杏仁・桑白皮
❖ 走った後の喘鳴　　　　　　早朝の喘鳴
```

　石膏は，先に入っていて後からアルカロイドを加えたグループなのだが，アルカロイド，ポリフェノールを加えることで，石膏の働きが変わってしまうという違いがある．それが麻杏甘石湯，五虎湯の一番大きな違いである．くり返しになるが，麻杏甘石湯を使う目安は，走ったあとで咳をしていることであり，五虎湯を使う目安は，明け方に咳き込むことである．五虎湯だけでコントロールできないときには，頓嗽湯でも十分効果がある．

　同様に，咽頭痛に対しては桔梗湯，柴胡湯加桔梗石膏というものがある．桔梗湯の方は，桔梗と甘草の2つのペアだけである．これは，喉の炎症に対してよく効く．よく「朝になると喉が痛い」と訴える人がいるが，これは，柴胡・桔梗石膏に黄芩が加わって，抗炎症作用にアルカロイドが入ってくる．このアルカロイドを入れることによって，石膏の働きが長く効く働きに変わる．だから，桔梗湯は取りあえず喉の炎症を取るが，「朝になると，喉が痛くて張り付くようだ」などというような人には，小柴胡湯の方を使うと早朝の喉の痛みが取れる（図4-26）．

　乾燥型咳嗽に対しては，麦門冬湯がよい．麦門冬湯は，麦門冬，人参，半夏である．麦門冬は，肺に対する作用はサブスタンスPを抑制するのが一番強いが，それ以外のシェーグレンなどでは，抗ムスカリン作用が強い．また，麦門冬の循環血漿量を増やしてくれるのは，副腎皮質ホルモンの分解酵素を抑制する働きだが，麦門冬湯の適応は，基本的には発作性咳嗽である．時々急に咳をして，顔を真っ赤にしてカッ，カッ，カッと咳き込むような人に効く．しかし，早朝になったら強く咳き込む人には，やはり石膏を加えないといけない．麦門冬に石膏を加

図 4-26

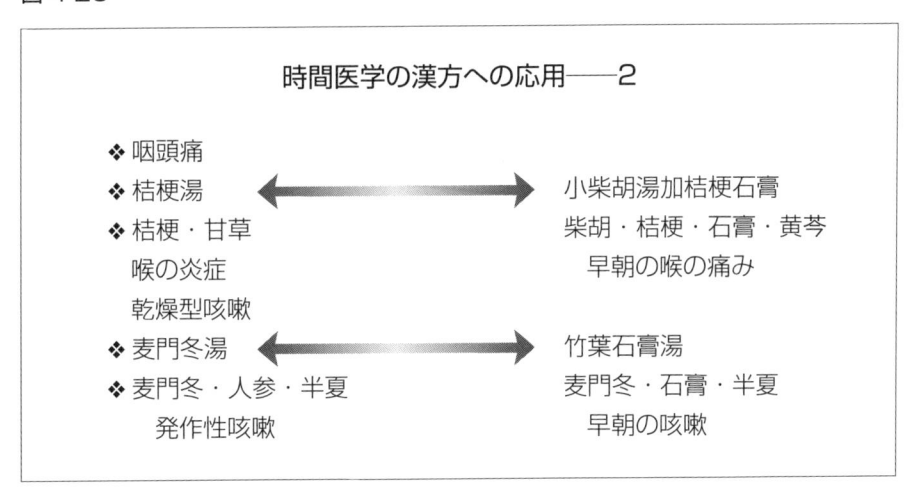

```
           時間医学の漢方への応用──2

  ❖ 咽頭痛
  ❖ 桔梗湯          ←──────→    小柴胡湯加桔梗石膏
  ❖ 桔梗・甘草                    柴胡・桔梗・石膏・黄芩
     喉の炎症                      早朝の喉の痛み
     乾燥型咳嗽
  ❖ 麦門冬湯        ←──────→    竹葉石膏湯
  ❖ 麦門冬・人参・半夏            麦門冬・石膏・半夏
     発作性咳嗽                    早朝の咳嗽
```

えると,竹葉石膏湯というのができる.これはエキスにないので,エキスでやるときには麦門冬湯合桔梗石膏を加えてやるとよい.そうすると,早朝の咳嗽に効いてくれる.それが石膏の働きで違ってくる.つまり,石膏は,アルカロイドやポリフェノールの沈殿物による効果を抑制して,麦門冬の作用時間をずらしてしまう.ポイントは,麻杏甘石湯と五虎湯の違い,釣藤散と七物降下湯の違い,桔梗湯と小柴胡湯加桔梗石膏の違い,麦門冬湯と竹葉石膏湯の違いである.

繰り返すが,石膏の働きは,何かを加えることで IL-6 を落とし,抗清熱効果.循環血漿量を少し増やすと同時に,石膏を単独で加えることによって,アルカロイドやポリフェノールの沈殿物を抑制する効果が出てくる.だから,何時間か後になって効かせたいケースには,石膏が入っている.

かゆみに対して,当帰飲子と消風散の違いは,石膏の有無である.当帰飲子の適応は乾燥型の湿疹で,蒺藜子の適応はかゆみ止めである.入眠時のかゆみが強いときに効く.消風散は,地肌が汚いようなケースに使う.入眠時,風呂上がりに体をかきむしるのは当帰飲子の方だが,同じかゆみでも終夜,つまり,入眠時から明け方にかけてかゆみが強いときには,石膏が必要になってくるので,消風散の方が効く.当帰飲子は乾燥型の湿疹,消風散はじくじく型にもかさかさ型にも,どちらにも効く.当帰・地黄,どちらも皮膚に栄養を与える作用は同じだから,どちらでも効果があるが,石膏が入っているかいないかで違いが出る.

花粉症などでは,麻黄附子細辛湯というのがあるが,これは秋の花粉症によく使う.ブタクサとか,オオアワガエリなどの秋草の花粉症にちょっと冷えが強く

図 4-27

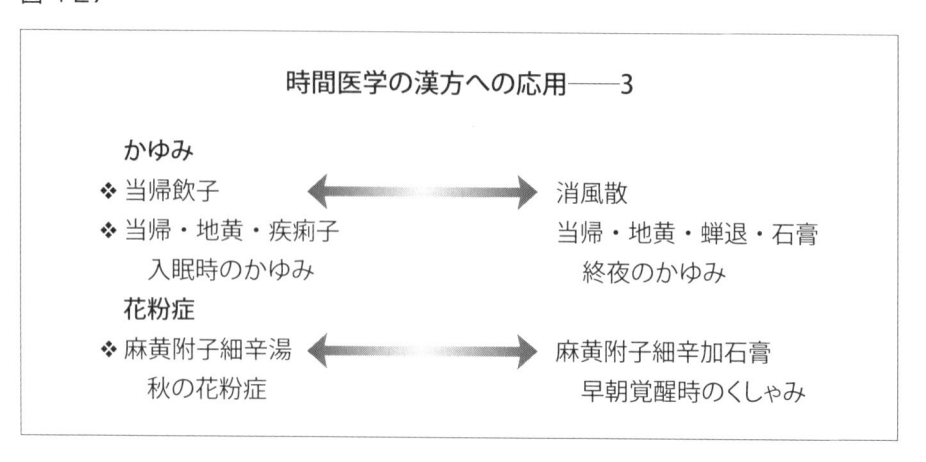

```
時間医学の漢方への応用——3

  かゆみ
  ❖ 当帰飲子        ←――――→    消風散
  ❖ 当帰・地黄・疾痢子           当帰・地黄・蝉退・石膏
     入眠時のかゆみ                終夜のかゆみ
  花粉症
  ❖ 麻黄附子細辛湯    ←――――→    麻黄附子細辛加石膏
     秋の花粉症                   早朝覚醒時のくしゃみ
```

なってきたケースは，夏に体を冷やしすぎたせいが多い．春は小青竜湯がよく効いてくれるが，小青竜湯でも同じである．石膏を加えるか加えないかについては，早朝覚醒時にくしゃみを頻発する場合には石膏を加えないといけないということである（図 4-27）．

小青竜湯も同じである．朝にくしゃみがひどいときには，小青竜湯に桔梗石膏を混ぜればいい．石膏を加えることによって，作用する時間を遅くし，朝の方に効かせることができる．これがコツである．石膏は，ポリフェノールのグループを，沈殿物を作らないで後に効かせるために加えていくのである．

補剤を午前 2 時に効かせたいという場合，例えばがんの人で午前 2 時に効かせたいときには，夜中の 12 時に補剤を飲ませるのが一番である．血中濃度は，2 時間で最も上がっていくので，午前 2 時に効いてくれるが，「夜中の 12 時に起きて飲みなさい」とも言えない．だから，補剤に鉱物生薬を加えて夕食時に飲ませると，後に遅らせて効かせるようなことができる．桔梗石膏エキスを補剤に加えて使う．あるいは石膏末，牡蛎末というのもある．補剤を夜だけ桔梗石膏エキスと一緒に使っておくと，夜中の方に補剤の働きを持っていくことができる．そうすると，夜中の 2 時ごろ，細胞分裂が最も強いときに補剤が効いてくれる．朝，昼は補剤のままでいいが，夜だけ補剤に桔梗石膏エキスをつける．そうすると，夜中に効いてくれる．または，ポリフェノールを使うといい．ポリフェノールが一番多いのはワインだから，寝るときに補剤をワインで飲ませる．養命酒でもいい．ただ，養命酒はアルコール濃度が 25 度なので，肝機能の悪い方には気をつけて使わないといけない（図 4-28）．

図 4-28

時間医学の漢方への応用——4

——補剤を午前 2 時に効かせたい——
- 12 時に補剤を飲ませる
- 補剤に鉱物生薬を加え，夕食時に飲ませる
- 桔梗石膏エキス・石膏末・石決明・牡蛎末
- ワインのポリフェノールを用いる

このように，補剤を夜中に効かせるために，桔梗石膏エキスを最後に一緒に飲ませておくか，それともポリフェノールを一緒に使うかは，こういう時間リズム，石膏のメカニズムからわかってくる．

❖ 4-5　漢方の 4 大分類——附子のグループ

漢方には中原と東西南北の守り神（四神）という考え方がある．北の方の附子のグループについて述べる．附子というのは，トリカブト（＝アコニンサン）である．北の方というのは，シベリアの冷え，寒さに対する薬で，代表方剤が真武湯である．この真武湯は，附子グループの代表だといわれるが，実はそうではない．真武湯に附子は 0.5 g しか入っていない．説明しやすいので附子のグループに一応入れているが，真武湯は，本当は利水剤のグループである．本来は水を取る方が強い薬で，真武湯はめまいに対する薬といわれている．ただ，どこに効くのかによって人参湯を加えたり，あるいは附子に対して，附子として純粋に心機能不全に効くならば，附子をさらに加えないと真武湯は附子剤にならない．

トリカブトを取りすぎると，不整脈が出て心室粗動になる．例えばアジマリンを使っても，リスモダンを使っても効かない．電気ショックも効果がない．ところが，トリカブト（＝附子）中毒の状態のとき甘草という薬を溶かして飲ませると心室粗動がすっと取れるということが知られている．附子の方は，諏訪中央病院の長坂先生がいろいろな報告をされているので，参考にしてほしい．

附子は植物性の強いアルカロイドだが，植物性アルカロイドは，本来は強心剤で，代表的なものがジギタリスである．ジギタリスとトリカブトは，花の形が全く同じで，きれいな形をしている．色は，トリカブトは紫で，ジギタリスは水色である．ジギタリスも猛毒で，その猛毒のものを心臓にうまく使って，それが現

代医学の発展につながったのである．ただ最近では，ジギタリスではなく，亜硝酸のアイトロールやα・βブロッカーを使うケースが増えている．

　附子も昔から強心剤として，いろいろなタイプに使われてきた．附子を少量で使うと末梢血管を拡張するので，手足の冷えに使える．『傷寒論』「少陰病」の条文は「但だ寝ねんと欲す」，つまり少陰病は，ただごろごろ横になって眠りたがるのである．心機能が落ちて，冷えが強く，新陳代謝が衰退しているような状態に，附子を使う．それが，「精神衰弱」などという言い方をされていた．附子は精神衰弱プラス四肢の冷えで，目標は脈が沈んでいるときに使う．要するに，心機能が落ちて，カテコールアミンが落ちているために脈がほとんど触れなくなっているような老人である．最近は老人の中で動脈硬化が出てきて，ころころと，革脈という動脈硬化の脈を触れることが多くある．革脈も沈脈と同義なので，革脈のような状態で心機能が落ちているときには，やはり附子を使うという考え方になっている．

　ただ，量を増やしていけば，当然ドーパミンなどと同じで，末梢血管を収縮させる．漢方では大量に使うことはあまりないので，そこは心配しなくていいだろう．例えば，白河附子のように無毒化されていないようなケース，あるいは，烏頭のような格好で附子の毒性を抜いていないようなケースは，末梢血管の収縮に気をつけないといけない．

　附子は心機能衰弱と冷え性，いわゆる少陰病の手足の冷えに使うということだが，実際には附子，あるいは烏頭というケースの場合，末梢血管の冷えを取ると同時に鎮痛効果があることから，冷え性以外で鎮痛効果のために使う場合もある．冷えがなくても，附子を痛み止めとして使うことがある．その場合，必ず緩和剤を一緒につけるというのが原則になる．

❖ 4-6　四逆湯・清暑益気湯その他

　四逆湯．これはエキスにないが，一番近いのは清暑益気湯である．麻黄附子細辛湯は，麻黄と附子が同時に入っている．大防風湯にも配合されている．桂枝加朮附湯，桂枝加苓朮附湯，ツムラの附子末．アコニンサン錠は，別名，加工附子などという．

　ツムラの附子末は，だいたい0.6ぐらいから使われて，0.6, 0.9, 1.2, 1.5, 2.0, 3.0, 4.0と，だんだん増やしていく．私のところでも，最高3.0ぐらいしか使わない．アコニンサン錠の場合には，6錠，9錠，12錠，15錠と使ってい

くが，アコニンサンの9錠と，ツムラの附子末の1.5がだいたい同じくらいになるといわれているので，9錠，1.5，このあたりが，だいたい常備薬になる．

　四逆湯．これは，附子・乾姜・甘草である．『傷寒論』に「四肢厥逆を治す．身体疼痛．下痢清穀．或は小便清利」とある．少陰病の中でもさらに冷えが強くなってきたときに使うということで，ほとんど真武湯と同じである．附子・乾姜・甘草．これは，生脈散といって，脈を生む薬である．ポイントは，脈がほとんど触れない，沈んでいる，非常に細い，寒がり，手足が冷えて特に下半身が冷えて温まらない，というとき，種々のショック状態に使う．入っているのは，清暑益気湯という薬である．清暑益気湯の中には生脈散が一緒に入っていて，循環血漿量を増やす働きが強くなっていると理解すればいい．

　清暑益気湯については，循環血漿量を増やすわけがないといわれることがあるが，循環血漿量を増やすには，麦門冬という薬がポイントになる．麦門冬は，蛇の髭である．麦門冬湯というのが乾咳に効くとよくいわれる．これはサブスタンスPを抑制することが知られているが，実は，麦門冬湯は抗ムスカリン作用がある．だから，シェーグレン症候群などで唾液が出ないときに，麦門冬の入った薬は唾液をよく出すが，抗ムスカリン作用だけでは，この循環血漿量を増やすことを説明できないのである．しかし，新しい論文で，麦門冬が体の中の副腎皮質のコルチゾールの分解する酵素を抑制することがわかってきた．つまり，麦門冬が副腎皮質，ステロイドが分解しないようにしてくれるという．そうすると，清暑益気湯などを使っている，あるいは麦門冬の入っている薬を使うと，コルチゾールが正常の生体コルチゾールを少し増やすことができるので，循環血漿量が増えてくるという論理のようである．

　私は，清暑益気湯はほとんどが潰瘍性大腸炎に使うが，よく効く．潰瘍性大腸炎でステロイドを使っている方にこの清暑益気湯を使うと，ステロイドの効果を増強する．非常によくなってきて，ステロイドを一気に落とすことができる．潰瘍性大腸炎は，基本的には黄連解毒湯などというが，これは熱型の場合である．冷え型の場合には清暑益気湯がファーストチョイスになる．熱型は黄連解毒湯，冷え型は清暑益気湯となる．

　真武湯は，本当は附子グループではない．これは，利水剤のグループになる．4大分類では玄武湯というのを必ず入れないといけないので，附子グループに入れている．だいぶ慣れてきたら，真武湯はこの附子グループから外さないといけない．

漢方薬の三和生薬が附子剤を得意としていて，例えば当帰芍薬散加附子というエキスも三和から出ている．芍薬甘草附子湯も三和から出ている．女性で，当帰芍薬散を使いたいが冷えが強いときには，「当帰芍薬散加附子エキス」と書くと出てくるし，痛みが強いが冷えも強いというときには，芍薬甘草附子湯という薬もある．

　附子剤（＝アコニンサン）は，交感神経優位になるから，鎮痛剤として使える．それから，桂皮のシナモン，麻黄のエフェドリン．これらは，全部交感神経優位のグループである．アコニンサンは心機能亢進と末梢血管拡張効果があり，冷えに伴う鎮痛剤として使える．慣れてきたら，冷えがない場合にでも痛み止めとして使える．ただし，その場合には，必ず附子を清熱する薬，熱を取る薬を，一緒に加えてほしい．石膏を加えるとか，黄連，黄芩などをちょっと加えることで，附子の温める力を弱くして痛み止めに使うケースもある．

　真武湯の一番のポイントは蒼朮，茯苓．これは利水剤である．漢方の覚え始めは，真武湯イコール附子剤の代表，うっ血性心不全，四肢の血流不全ということでいいが，慣れてきたら，真武湯はめまいに対して使われる，と覚える．なぜめまいに対して効くのかというのが，大きなポイントになる．

　大防風湯，これは補剤である．黄耆，人参，白朮（蒼朮），甘草．この4つが入っていると補剤になるので，補剤プラスNSAIDSの働きが入っている．だいたいどこでも大防風湯のところは，鶴の写真がはってある．鶴膝風．筋肉が少し委縮してきて，膝だけがぽこんとふくらんでいるようなときに，この大防風湯を使うのが原則である．末期のリウマチなどに効果的である．

❖ 4-7　真武湯の特徴

　『傷寒論』に「心下悸を治す．身が瞤動（ぶるぶる震えて），振振として擗地（地に倒れること）を欲す．腹痛，小便不利，或いは嘔（下痢）する者は真武湯を使え」とある．この前に，もう一つ『傷寒論』があり，「真武湯は太陽病の誤治で使う」ということが最初に書いてある．太陽病で汗をかいたにもかかわらず発熱して，頭がふらふらする．そのようなときに真武湯を使えというのである．汗をかいてしまったのに，なぜふらふらしたり，発熱したり，動悸がしたり，体がぶるぶる震える．腹痛があって，小便が出ない．吐き気もする．下痢もする．そういうときに真武湯を使う．「めまい，立っていられない，動悸，呼吸が速い，筋肉が痙攣する，体が重い，眠りたがる，四肢が重くて痛い，腰痛，小便が出な

い，泥状便，腹痛，悪心，下肢のむくみ，顔のむくみ」というようなことが書いてある．

（『傷寒論』というのは1人の作品ではない．作者の張仲景というのは1人ではなくて，江部洋一郎先生のいうとおり，昔の秦の兵馬俑のようなたくさんの兵隊を大量に実験台にして，その結果をまとめたものらしい．その中で，桔梗石膏エキス，あるいは附子末をうまく使うと，漢方診療が広がるので，参考にするといいだろう．）

では，このような症状がどうして起こるのかを，考えてみよう．

これは，江部先生の理論で考えるとわかりやすくなる．つまり，膈があって，心下，胃，腎，それから肺があり，肺から心包，心となる．実は，真武湯を使う一番最初のポイントは，まちがえて汗を出しすぎてしまい，そのため誤った治療をして，いろいろな症状を起こしているケースである．汗が出るというのはどういうことかというと，例えば膈から真皮の方，表皮の方に汗がどんどん出ると，心包の気が同時にどんどん消耗してしまうのである．そうすると，胃から心下を通って膈，膈から表皮へ行くグループ，とそれから真皮へ行くグループが汗を出しすぎて，うまく流れなくなってしまう．そして，胃気がこれをどんどん上げようとするが，膈で胃気がうまく流れないので，必ず胃には胃飲（＝病理的な水）が留まってしまうのである．この余分な水のことを「胃飲」という．

すると，胃気が膈を流れないため，胃が直達路を通って，横隔膜を通らずに頭の方へ行くルートを作ってしまう．そしてそのルートができると，頭痛がするとか，発熱したりする．これは腎気が胃に対して，どんどん腎の気を補っていかないといけないのに，ここに胃の水ができてしまったために，腎の気がうまく補充できないのである．腎の気が補充できないと，腎の気化作用（＝尿を吸収して体を巡らせる作用）がうまくいかなくなる．

この気化作用と同じ働きをしているのが，小腸なのである．小腸は，心下から戻ったものを，小腸，大腸にうまく流していくが，この小腸の気化作用も一緒に悪くなってしまう．小腸の気化作用がうまくいかないから，下痢をする，あるいは腎の気化作用がうまくいかなくなり，尿がうまく出ない．胃の心下がうまく流れないから，吐き気や発熱をおこす．心包の気が汗をかきすぎて，膈でうまく流れていないから，気は心から，ぐるりと回って経絡（＝経と絡，体の筋肉の方に対してエネルギーを流す働きをしている）が，うまく流れなくなってきて，筋肉がぶるぶる震えるという順番になってくる．

つまり，一番の根本は，心下の詰まりなのである．汗をかきすぎて，正常の胃から心下，隔，肌，皮膚に流れるルートがうまく流れなくなって，ここに水がこもってしまうために，心下悸（＝動悸）になったり，体がぶるぶる震えたり，心包が流れないからうまく経絡が流れない．それから，ふらふらして倒れるようになって，腹痛，小腸がうまく流れない．腹痛，小便が出ない，吐き気がする，下痢，などの症状が出てくる．

これを治すには，心下と胃の水を取ってやらないといけない．心下と胃飲（＝水），つまりあばらの真ん中にたまった水を取る薬，胃にたまった水を取る薬は，茯苓（ぶくりょう）という薬である．半夏（はんげ）を使うこともあるが，基本は茯苓である．だから，真武湯の一番重要なポイントというのは茯苓なのである．茯苓でたまった水を取ってやると，めまい，ふらふら，震えが取れる．

脊髄小脳変性症（せきずいしょうのうへんせいしょう）のような，ばたばた，ふらふらと歩いているような人にこれを使うといいとされる．真武湯というのは附子の薬ではなく，本当は利水剤の方である．水を取る薬である．では，附子はどこに効くのかというと，腎である．腎のところへうまく流れないから，なんとかして腎を補おうと，附子が入っている．しかし，附子は0.5しか入っていない．

胃がどんどん水を流したら胃が弱くなってしまうから，胃を守るために生姜（しょうきょう）（＝ショウガ）が入っている．小腸の気化作用がうまくいっていないので，心下をうまく流したり，筋肉の経絡から心に戻る経絡をうまく流すために，芍薬が入っている．経絡，つまり心から経に流れ，絡から経に流れ，肝から心に戻る，この作用を強くするのが，芍薬の働きである．だから，痛みを取ったり震えを取ったりすることができるのである．

また，心下と胃の胃飲の水を取るのは茯苓だが，隔とか肺の水を取るのは白朮（びゃくじゅつ）である．ということで真武湯ができてくる．

真武湯は，茯苓が大事な方剤になっている．心下の水を取ってくれる．だから，めまいが取れる．腎を大事にしたい，腎の方のホルモン系統，副腎のホルモンが落ちて心機能が落ちているから，腎を強くしたいというケースでは，附子が少なすぎる．これは，附子を増やせばいいのである．修治附子（しゅうじぶし）とか，アコニンサンなどが入ってくる．だから，真武湯に附子を加えると，心下の水を取るだけでなく，腎を強くすることによって心機能をアップさせることができる．だから，うっ血性心不全に使うには，ここの附子を加えないといけない．それが，真武湯の意味である．

真武湯は附子の代表である．附子剤の代表だから，玄武が真武である，などといっているが，実は，真武湯は利水剤なのである．茯苓の薬である．そうすると，真武湯の中の何を加えれば，さらにこれが強くなるのかがわかってくる．状態があんまり強くなると，胃気が弱くなりすぎて，消化吸収のエネルギーが弱くなりすぎると，胃気が守れなくなってしまう．そういうとき，胃気を守るために使うのが人参なのである．ショウガに加えて人参あるいは甘草を使うと，胃気の消耗が取れる．いわゆる脊髄小脳変性症とか，老人の多発性脳梗塞などのめまい，ふらふら，よたよたっとして，ぱたっと倒れるような人には，真武湯合人参湯という処方が多い．大塚敬節先生が好んで使っていた．大塚先生は，脊髄小脳変性症イコール真武湯合人参湯という格好で使う．これは，心下の水を取るだけで胃気が弱くなりすぎているからである．だから，胃気を強くするために人参湯を使う．腎の方の気が弱くなっていたら附子を増やしなさいというのが，大塚先生の原則である．

精神衰弱．丸くなって眠りたがる．これは少陰病の特徴である．四肢の冷え．脈は沈脈，あるいは革脈である．冷えを主とする心不全．ただし，心不全に使うときには少し附子を加える．ただし，むくみのタイプの慢性腎不全には使えない．

慢性腎炎のときにも少し附子を増やすことが必要になる．めまいを主とするメニエル病などには，真武湯単独で効果がある．多発性神経炎にも真武湯は効果がある．

❖ 4-8　石膏のグループ

石膏，大黄，黄連，黄芩などという薬は，西の方にある清熱剤である．東西南北の北の方に加えて，今度は西の方にある．砂漠の部分である．乾燥があると，必ずウイルス感染を引き起こすので，乾燥プラスウイルス感染による微熱というのが出てくる．そういうときに取るのが石膏である．現在の論文に出ている中では，IL-6を落とすというのが一番の大きなポイントだが，最近，IL-6だけでなく，IL-1もよく抑制するという論文が多く出てきている．だから，石膏，大黄，黄連，黄芩，黄柏などは，IL-6，IL-1をよく落とし清熱をしてくれるといわれている．

清熱剤のグループは，場所によって使う漢方薬が違う．脳の方の清熱剤が犀角（＝サイの角）で，（サイの狩猟はワシントン条約で違法になるため，現在は日本

では入手できない）漢方でいう脳熱，あるいは血熱（＝脳内の熱）に対して非常に効果があり，昔は脳の熱，いわゆるポリオとか日本脳炎などの四肢麻痺などのときに，この犀角をかなり使っていた．

　もう一つ羚羊角（＝カモシカの角）というのがある．この犀角と羚羊角との2つを合わせたのが二角湯である．二角湯はいわゆる脳の炎症に起因するような四肢麻痺に使うといいという報告がたくさんあり，それを使っているケースが相当あったらしい．ポリオや日本脳炎などの，脳性麻痺などのときに効くケースもあったようである．自然治癒なのか，この薬が効いたのかわからないが，いずれにせよ，犀角のグループは，脳の方の清熱に効果があるという報告がある．現在は犀角が手に入らないので，代わりに水牛角（＝水牛の角）を使っている．ただ，水牛の角は犀の角に比べて10分の1くらいの効果しかないといわれている．水牛角も最近手に入らなくなったので，仕方なく牛角（牛の角）を使っているケースも多いが，牛角は，水牛角のさらに10分の1の効果しかない．つまり，犀角から牛角までいくと，100分の1の効果になってしまうのである．

　私の患者でも，脳性麻痺で，そういう薬を使いながらリハビリをしている子どもがいるが，治療して3年ぐらいになる．県立こども病院にお願いして，リハビリをやってもらっていたら，全然歩けなかった子が少し歩けるようになって，喜んでいる．

　さらに，鹿茸（＝シカの角）というものがある．シカの角の袋に入ったものである．これからできたクリトパンという薬がある．注射溶液なのだが，原料はシカの角である．外傷性の脊髄損傷に使うと，太い神経が戻るそうである．半信半疑で使ってみたが，あまりいい効果は出なかった．ただ，脊髄損傷の場合でもかなり早い時期に，神経をもとの位置に戻してやってリハビリをやると，足の神経は結構戻る．手の神経はなかなか難しいが，クリトパン（＝シカの角）を使ってようやく治療したというケースがある．角のグループは，そういう中枢神経系に反応があるのではないか．

　肝胆は，山梔子（＝クチナシ）である．黄芩，竜胆草（＝リンドウ），地骨皮（＝クコの根っこ）などは，肝胆の清熱剤に使う．呼吸器の方の清熱剤は，石膏，知母，山梔子，黄芩，胃腸の清熱剤は，石膏，知母，苦参である．黄連，黄芩．泌尿器の方は，黄柏，知母，地骨皮，玄参．虚熱（＝いわゆるウイルス感染の熱）に使う場合には，知母，地黄，黄柏，地骨皮．それから熱毒（＝細菌感染になってしまった場合）には，連翹，金銀花（＝スイカズラ），十薬（＝ドクダミ）

が効果がある．

　白虎湯(びゃっことう)は，石膏のグループである．白虎湯は石膏，知母，粳米(こうべい)(＝うるち米)，甘草．石膏に知母が加わることで，強い抗IL-6効果が出ている．石膏単独では，清熱効果が弱い．石膏単独では，循環血漿量を増やす方の働きが強くなるが，知母を加えることで，IL-6を落とす効果が強くなる．当然，粳米は清熱，循環血漿量を増やす働きが強い．リンパ流を強くする働きがある．甘草も同様である．だから，循環血漿量を増やしながら抗IL-6効果があるということで，乾燥とウイルス感染による微熱にいい．ポイントは，石膏を使うのは陽明病だから乾燥の熱で，大汗（汗が多い），大熱（熱がたくさん出る），脈洪大（脈が大きい），大渇（口がよく渇く）という四大症状が，石膏を使う基本になる．

　原則的には，石膏の清熱を期待するときには，必ず知母を一緒に加えるか，それとも，さっきのものを場所によって変えるが，黄色の何とかというのをペアで加えることが多い．ただ，黄連解毒湯は乾燥が強くなりすぎるから，石膏に一つだけ黄色の名前のつく薬を加えるか，知母を加えることでIL-6がよく抑制される．桔梗を加える場合もある．これも，IL-6を落とす効果がある．コタローに桔梗石膏エキスというのがあるが，使いやすく，どうしても熱が気になるというときに使うといい．白虎湯(びゃっことう)のポイントは，舌が乾燥する．石膏のポイントも，舌が乾燥する．黄連，黄芩，黄柏，黄連解毒湯の場合は，舌に黄色い苔がつくのが鑑別になる．

　白虎加人参湯は，石膏グループの代表である．だいたい，石膏が15g入っているが，乾燥と清熱，つまり循環血漿量を増やしながらIL-6を落とす働きがある．特に糖尿病の初期，あるいは乾燥型のアトピー性皮膚炎によく効くのが白虎加人参湯である．ただ，石膏そのものの働きは，江部先生の「経方理論」では，皮膚表面ではなくて真皮の方の清熱の方が強い．ところが，石膏のもう一つの働きとして，表皮の方を流れる気と真皮を流れる気の間に，腠理(そうり)という穴が開いている．汗腺とか皮膚の穴である．石膏はここのバイパスを通す働きがある．

　石膏は，本来は真皮の方の熱を取るが，石膏を使うことで皮膚の熱を肌の方に戻す働きがある．特に，この皮膚の方のエネルギー(＝熱)を強く取るのが麻黄である．だから，麻黄と石膏は，合わせることによって表皮の方の熱も取る．石膏そのものは表皮の方の熱を取らないが，麻黄と合わせることで，ここの熱を取るという作用が出てくるのである．ただ，白虎加人参湯そのものには麻黄が入ってこないので，表皮の方の熱，押さえるとさーっと白くなって，後またぱっ

と真っ赤になるような熱の場合には，麻黄の入った薬が欲しい．越婢加朮湯である．これは，麻黄と石膏がペアになっていて，皮膚表面の水をどんどん真皮の方に戻す働きと，水を取って熱を取る働きがあるから，皮膚表面のむくみと水を取ってくれる．石膏そのものが循環血漿量を増やすので，一応乾燥型アトピーだが，本来的には，白虎加人参湯は真皮の熱である．真皮の熱ということは，押さえても赤みがあまり取れない．ちょっとどす黒い赤みで，押さえてもあまり赤みが取れないというようなときには，この方がいい．皮膚表面は，乾燥している状態である．越婢加朮湯は，麻黄が入ることで皮膚表面の水を取るので，一応滲出型アトピーと書いたが，そういう使い分けができる．

　白虎加人参湯は，桂枝湯を飲んで汗が出た後，煩渇が取れないとか脈が洪大なときに使う．『傷寒論』に，「大渇引飲を治す．煩燥する者は，心下痞硬するなり」とある．数度にわたって強い発汗が出て，それにもかかわらず喉の渇きが取れず，脈が非常に強いというときや，顕著な口渇が見られて，もちろん，汗，大熱，大汗がなくても，口渇を主訴とする場合も，白虎加人参湯が効く．ただし，糖尿病の口渇や腫瘍の熱などにもこれがよく効くが，石膏に何を加えるかによって少し作用のポイントが変わってくる．

　石膏に麻黄を加えると，麻黄が表皮の方を流して真皮の方へ持っていくから，むくみを取ってくれる．越婢加朮湯がそうである．石膏に桂枝を加えると，桂枝は傷みの方に効いてくれる．白虎加桂枝湯は，白虎湯に桂枝を加えたものだが，リウマチなどに使う薬になる．石膏に大黄を加えると，便秘に効く．防風通聖散は，石膏がどんどん，ミクロのベクトルでいうと，皮膚表面の腠理を落とすが，大きなベクトルでは，下の方に小腸，大腸の粛降作用を強くするので，便秘に効く．

　消風散は，白虎湯の証で，体が重だるい．舌が汚い，苔（＝黄膩苔という．膩苔である）がつく．むくみ，浮腫傾向のあるものが，『類聚方広義』に書いてある．（『類聚方』は吉益東洞の著作だが，『類聚方広義』はその解説書で，尾台榕堂が書いた本である．）消風散は白虎湯と同じ体質だが，「体が重くて舌に汚い苔がつくケース，浮腫傾向のあるものに消風散を使う」と書いてある．皮膚搔痒，あるいは膨疹（＝分泌物が出て，長引いて治らないようなケース），熱感，煩燥，口渇，むくみがあるようなケース，小便が出づらい場合に使う．四物湯が入っているので，地肌が汚いケースにも使える．蕁麻疹，急性湿疹，慢性湿疹，アレルギー性皮膚炎，神経性皮膚炎，急性腎炎などに消風散を使う．これも石膏のグ

ループである．

　消風散は，皮膚疾患の代表方剤である．分泌物が非常に多くて，かゆみが強いときに用いる．かゆみが強いときには，ツムラのエキスの中で唯一入っている動物生薬は，蝉退（＝セミの抜け殻）である．これは強いかゆみに効く．中国では，全蠍（＝サソリの皮）を使う．これもやはりかゆみ止めである．抗ヒスタミン剤が使えないようなときには，セミとかサソリとかを使ったかゆみ止めを使うことがある．ただ，全蠍まで使うと，副作用も強いから使いづらい．漢方の薬膳の店へ行くと，サソリの抜け殻を天ぷらで揚げてくれるが，これはかゆみ止めに使うのである．

　消風散は，四物湯が中に入るから，分泌物が多くて，かゆみが強くて，地肌が汚い症状にいい．これは，麻黄が入らないから，石膏のグループと同じになる．真皮の方の熱が強い場合である．地肌が汚い感じで，真皮の方に熱があり，かゆみが強く分泌が多いようなケースには，消風散になる．特に貨幣状湿疹にはよく効いてくれる．アトピー性皮膚炎は，真皮の方まで病変が及ぶから，毛が全部抜けてしまう．尋常性乾癬というのは，表皮だけである．尋常性乾癬は，真皮の方に病変がいかないので毛が残る．だから，アトピー性皮膚炎の子どもに，髪の毛がごっそり抜けるような例が多い．つまり，表皮の熱か真皮の熱かで，使い分けが変わってくるのである．もちろん，一緒にしてやれば，表皮の方の熱も取れる．

❖ 4-9　柴胡剤のグループ

　小柴胡湯加桔梗石膏．こじれた風邪で，喉の炎症の強いものは，桔梗石膏によって，IL-6で炎症を取るが，特に小柴胡湯が入ることで，アレルギー性鼻炎のTH2抑制効果が出てくる．熱型である．熱型のアレルギー性鼻炎のTH2抑制効果が強くなってくる．最近では，第二世代の抗ヒスタミン剤がTH2を抑制するので，漢方の出番が少なくなってきているが，第二世代の中でTH1を抑制する抗ヒスタミン剤もあるから，うまく使い分ければいい．アレジオン，エバステル，クラリチンなどは，TH1の抑制の方に効く．アレロック，アレグラ，ザイザルなどはTH2の方に効く．漢方は一応，TH2抑制効果が非常に強いから，小柴胡湯，柴胡剤のグループで，肌の炎症が取れた後にこれを使っておくと，TH2が抑制されるということである．

　コタローの桔梗石膏エキスは，加味方だから，病名をつけなくてもよく，いろ

んな IL-6 が高い状態に使える．もちろん，例えば IL-6 が高いのは，更年期障害のホットフラッシュ（＝のぼせ・ほてり）などもそうである．そういうときにも，桔梗石膏のエキを加えるといい．

第5章　少陽病について（柴胡剤の用い方）

❖ 5-1　外的因子に対する守り神

　守り神—これは外的因子に対する守り神である．

　気血水や臓腑は，内的因子に対するTH1・TH2の働きを表しているとよくいうが，実は，両方に柴胡剤が入ってくる．柴胡・黄芩の抗炎症作用に注目しているか，柴胡・芍薬で，少し自律神経調整機能のほうに注目しているかにより，柴胡剤の働きが大きく変わる．柴胡剤そのものが，抗炎症作用および自律神経調整作用として働くのである．だから，柴胡の次に何が入っているかによって，柴胡剤は大きな違いがある．つまり，外的因子に対する抗炎症作用もあれば，体の中の部分で自律神経機能の働きもある．あるいは，免疫を賦活する働きもある．柴胡そのものはよく使われる薬で，薬理学的にもいろいろなことがわかっている．柴胡サポニンというのは，ステロイド様の作用を持っている．ところが，小柴胡湯などを使うと，ステロイド潰瘍を抑制する働きを持っている．

❖ 5-2　現代医学と柴胡剤の違いは何か

　柴胡剤には，柴胡の名前のつく小柴胡湯，柴胡桂枝湯，大柴胡湯，柴陥湯，柴朴湯と，それ以外のもの，神秘湯，抑肝散，十味敗毒湯などがある．それをどう使い分けるかがポイントである．本来，柴胡と書いてあるものは，ウイルス感染の初期に使う．リンパ優位・副交感神経優位の状態では，インターフェロンγをどんどん促進して，TH1をぐっと上げてくれる．ところが，顆粒球が多くなってリンパが抑制されてくると，逆にインターフェロンγが抑制されてくる．つまり，TH1の働きすぎを，逆に抑制するような働きになってくるのである．

　大柴胡湯には，芍薬・大黄が入るが，小柴胡湯には芍薬が入らないという違いがある．あるいは，柴胡加竜骨牡蠣湯には芍薬が入らない．この違いは，腹診の違いである．芍薬甘草湯には神経筋遮断効果があり，芍薬甘草湯を使う目安

は，腹直筋の緊張である．柴胡剤の中で芍薬の入っているグループは，腹直筋が緊張しているという目標がないと使えない．それに対して，芍薬が入っていないグループ，つまり黄芩が入っているグループは，抗炎症剤として使える．

　胸脇苦満とよく一言でいうが，実は，この胸と脇というのは場所が違う．それが，使い分けの一番大きなところである．つまり，腹を診て「きょう」というのはあくまでも脇．だから，胸脇苦満は真ん中を見て，そこに圧痛があれば「心」下である．その横を3通りさわって，そこに圧痛があれば胸脇苦満だといったが，実は，そこが「脇」になる．胸のほうはどこになるかというと，真ん中の上の部分を指す．心下は，あばらの剣状突起からちょっと離れた下になる．これが正確な使い分けである．

　胸のほうに痛みがある場合，ほとんどこの胸脇苦満を使うときには，つながっていることがある．そのとき，あばらの真ん中，剣状突起の下に圧痛があるときは，剣状突起の下に圧痛がなく，横にだけ来ているときは，基本的には，芍薬が必要である．腹の剣状突起から心下のほうまで来ているときには，今度は柴胡が必要なく，ここに黄連を加えないといけない．これが，瀉心湯グループである．

　瀉心湯グループというのは，少し離れたところにある．だから，小柴胡湯の柴胡を取って黄連にすると，半夏瀉心湯という薬になる．この瀉心湯グループで一番重要な薬は，黄連解毒湯である．黄連解毒湯，半夏瀉心湯，三黄瀉心湯，甘草瀉心湯，生姜瀉心湯，これらが全部，瀉心湯グループである．つまり，この圧痛の部位によって変わってくるというのが，大きなポイントである．

　15歳までは基本的にはリンパ優位なので，子どもはリンパ系が多い．母親の胎内にいるときには，TH2が優位でないと胎児が育たない．TH1優位になってしまうと，異物反応で流産にもっていってしまう．だから，母親の胎内で，胎児はTH2優位のまま育つ．生まれるときもTH2優位で生まれてくるので，当然，アレルギーが多くなってくる．妊娠の維持には，TH2が必要なのである．

　加味逍遙散は，ホットフラッシュ，ほてり感，やや便秘傾向のある人にもいい．加味逍遙散は，いろいろな下剤，特に麻子仁丸あるいは潤腸湯のような，老人に対して潤いを持たせて便通を整える薬でもまだ腹が痛いという人には効果があり，快便になる．それでもうまく出ない人は，加味逍遙散にカマをつける．つまり酸化マグネシウムをつけておくと，改善が見られる．便秘はしないが加味逍遙散が腹にさわるという人には，香蘇散という薬がいい．これはリンパが多い方の風邪のグループである．

ストレスが多い人．これはリンパ球の時期を飛ばしてしまって，いきなり顆粒球が高くなり，炎症性サイトカインがふえるから，朝起きたらいきなり喉が痛いという人である．これは石膏や，桔梗などの抗炎症剤を使わないといけない．例えば桔梗湯，あるいは竹筎温胆湯などの漢方の抗炎症剤を使うグループになる．

❖ 5-3　リンパ球の分類

　TH1・TH2のバランスの中で，これを抑制するグループというのが，だいたいわかってきている．ナイーブT細胞が，TH1のほうに働くかTH2のほうに働くかによって，体の中の漢方，特に柴胡剤とか補剤は，その働きが大きく変わるが，TH1が働きすぎると，TH1に含まれるインターフェロンγというものが出てきて，インターフェロンγがTH2を抑制する．TH2がぐっと上がってくると，TH2の中にIL-10が働いてくる．IL-10は別名TR1（＝Tレギュレーター1）というが，それがTH1を抑制するので，TH1・TH2がうまい具合に拮抗性に重要な働きをしていて，TH1・TH2バランスをいい状態に整える．特に，漢方は，TH2に対するTR1（＝Tレギュレーター1）を一番刺激する．TR1をアクセレートするとTH1が下がるし，TR1を抑制するとTH1が上がってくるということで，TH1・TH2バランスを，体の一番いい状態にもっていくというのが漢方の働きである．

　意識してTH1を上げるとき，意識してTH1を下げるときにはどうすればいいのかが難しい．それがわかれば，漢方が使いやすくなる．漢方薬というのは，TH1・TH2バランスを整えるのだということはわかっているが，どうやればそのインターフェロンγを抑制できるのか，どうやればTR1を刺激してTH1を落とせるのか，これが漢方の難しいところである．

　腹診や自律神経の反応から見ていければいいのだが，TH1が高くなりすぎたとき，漢方薬の柴胡剤には，基本的にはTH1を上げていく働き，免疫を賦活する働きがある．そのTH1を賦活するときに利水剤を加えると，小柴胡湯には半夏が1つだけ入っている．それ以外の茯苓とか，沢瀉，きのこ系統の利水剤を加えると，利水剤は体の中の内因性コルチゾールを不活性型のコルチゾールにきりかえて，11β-HDS$_2$の酵素を抑制してくれる．内因性コルチゾールが上がってくると，TH1を落とすほうにいく．これが一番のポイントである．

　柴胡剤単独でやっていくと，TH1を上げるが，そこに利水剤を加えると，内因性コルチゾールを不活性型のコルチゾールに変える酵素を抑制するため，内因

性コルチゾールが増えてきて，TH1を落とす．だから，TH1の強すぎる自己免疫の人で，明らかにTH1を落とさないといけない，そうしないと病気を治せないという人には，利水剤を加えると，TH1を落とすことができる．それが大きなコツである．

　これは，例えば五苓散を加えてもいい．病名をつけないといけないから困るというときには，オースギ・四苓湯を加える．これは加味方だから，病名をつける必要はない．四苓湯を，少し加える．あるいは，利水剤のグループは，何かを加えると，それがぐっと落ちてくれる．

　TH1を落とす代表方剤は，小柴胡湯に五苓散を加えた柴苓湯という薬である．「TH1の高い自己免疫疾患には柴苓湯」とよくいわれる．これが，自分で意識してTH1を落とすという作用になる．TH2が高すぎて，アレルギーが強すぎるときTH2を落とすには，柴胡剤に先ほどの黄色の名前のつく薬を加える．黄芩が入っていればいいが，黄芩だけでは効きが悪いというとき，黄色の名前のつく薬として大黄・下剤がある．下剤をほんの少し加えることにより，TH2を落とすことができる．つまり，自分の意思でTH1が過剰すぎる，TH2が過剰すぎるというのを落としていくことができる．

　そのTH1・TH2のバランスを整えるというのは，コツがある．だから，TH1を落としたいときには，柴胡剤を加える．柴苓湯とよく書いてあるが，それ以外の柴胡剤でもいい．胸脇苦満がなければ，柴胡剤でなくてもいい．少し利水剤を加えることによって，TH1を落とすことができる．TH2が高い，アレルギーが強すぎるというときには，大黄のグループを少し加えればいい．赤ちゃんのアレルギーを，早くTH2をTH1に治したいというときは，治頭瘡一方を使う．治頭瘡一方の主薬は大黄・下剤である．TH2を落としてくれる．

　実際に，TH1・TH2バランスをとったとき（第1章図1-11），十全大補湯が1番，補中益気湯が2番ということで，TH1が上がっていた．人参養栄湯は，思ったほどではなかった．症例数が少ないので，症例数がふえれば，もう少し上がるかもしれない．特にがんの術後には，十全大補湯がいい．これはケモテラピーをやるときの副作用防止にもよく効く．十全大補湯は，骨髄抑制を防止するし，COX_2の阻害効果があるから，鎮痛剤の働きもする．貧血を予防するので，白血球減少を予防し，特に白金製剤などのときには使いやすい薬である．白金製剤のときに十全大補湯を飲ませておくと，白金製剤の副作用がよく取れるという．白金製剤のときに出てくる胃腸障害に関しては，HT3（カイトリル）が一

番多いが，六君子湯が非常に強くしてくれるから，カイトリルを点滴する前に六君子湯を飲ませておくと，グレリンの分泌によりよく胃腸障害が抑制できる．

TH2 の中の IL-10 は，T レギュレーター 1 だということが最近わかった．漢方薬の，特に補剤は TH1—TH2 に働いてくれるということで，ターミナルステーズで TH1 が非常に高いケース，例えば TH1 が 30 を超えているような人には，TH1 を逆に落としてくれる．それを意識して，TH1 が非常に高いから落とさないといけないというには，柴胡剤に利水剤を加える．逆にアレルギーなどでTH2 が高すぎるときには，黄色の名前のつく薬を加えると，TH2 が落ちてくる．

芍薬と甘草のペアには，神経筋遮断効果がある．芍薬と柴胡のペアにすると，自律神経調節機能が働いてくる．それが，柴胡剤との大きな違いである．柴胡・芍薬のペアか，柴胡・黄芩のペアかによって，柴胡剤の反応が変わってくるのである．

柴苓湯．「瘧寒熱を発し，渇をつくるもの，陰陽分離するがよろし」と書いてある．つまり，熱が出たり引っ込んだりして口が渇くような人は，陰と陽を分けなさい，それが柴苓湯だという．小柴胡湯プラス五苓散，小柴胡湯は胸脇苦満，弛脹熱，口苦．五苓散は口渇，小便不利，浮腫，ネフローゼ，尿淡白陽性，慢性腎炎，ステロイドの副作用抑制．これが一番重要である．TH1 抑制効果がある．

❖ 5-4　少陽病の基本

『傷寒論』に，「少陽之為病，口苦，咽乾，目眩（目くらめく）なり」とある．これが少陽病に関する記述の一番基本の言葉である．つまり，口が苦くて，喉が渇いて，めまいがするというのが，少陽病の基本だ．また，「少陽中風，両耳無所聞（聞こえなく），目赤，胸中満（胸がはって），煩する者，不可吐下（吐下してはならない）．吐下すなわち悸驚を起こす（吐いたり下したりすると，動悸になったり，何か心身的におかしくなる）」とある．

その次に，「傷寒，脈弦細，頭痛発熱する者，少陽に属す．少陽，不可発汗．発汗すなわち譫語（変なことをぶつぶつ言う）．これは胃に属し，胃和ますればすなわち癒ゆ．胃和まなければ，煩悸を起こす」とある．傷寒で脈が弦で，なおかつ細になっていて，頭痛・発熱をする者，これはまだ少陽にあるのだという．少陽病のときには，汗を出したり，吐かしたり，下したりしてはいけない，ということが書いてある．だから，少陽病のときには，吐かす（吐），下す（下痢），汗を出す（発汗），この 3 つが禁である．ここから，小柴胡湯のことを別名「三

禁湯」（3つの禁じる薬）という．これもよく出てくる言葉である．

それから，「もし既に吐かし，下して，発汗，温鍼，讝語，柴胡の証を罷むれば，これは壞病（病気が壊れる）．知犯何逆，以法治之（それがどうして，何が逆転したのか，犯したのかを知って，その治す法をすべからく，これを治せ）」と書いてある．つまり，吐かしたのがいけないのか，下したのがいけないのか，発汗したのがいけないのかを知れというのである．

また，「傷寒六七日，大熱なくて，その人，躁煩する者，これは陽が既に去り，陰に入る故なり（傷寒6〜7日して，汗がなくなって，煩躁＝口が渇いて心臓がドキドキする．そういうときには，もう陰に入っている）」とある．

続いて，「太陽，少陽病の併病．かえってこれを下し，結胸をなす．心下鞕，下痢がやまず，水漿不下，その人心煩（太陽病と少陽病が一緒に起こったとき，それを下してしまえば，胸の中がつまってしまう．そうすると，心下が非常にかたくなって，下痢がやまなくなり，動悸がするような状態になってしまう）」とある．水が下におりないのである．これが，少陽病についての記載である．

結論をいうと，少陽病は，「胸脇苦満，往来寒熱」，消化器病だが，これを理解するには，隔の反応というのを覚えないとわからない．一応その下も簡単に読んでおく．「柴胡湯類に関する指示，禁忌」である．「傷寒，中風，柴胡の証がある．ただ一証の便，これを見て，必ずともすべてそろわずともよい」という．これが，小柴胡湯の条文の次に書いてあるから，日本の古方は，これを重要視している．つまり，小柴胡湯の証というのは，小柴胡湯の証が全部そろわなくてもよい．一つだけあれば，それを使ってみなさいという．

少陽病の発症には，大きく分けて3つのケースがある．
- 太陽病位の戦いにおいて劣勢となり，外敵（外邪）が内陸部（体内のより深部）に侵入し，表位と裏位の中間：半表半裏位（消化器系）が主たる戦場（抗病位）になった経過をとる場合．
- 直接に半表半裏位から発症する場合．
　　この場合，太陽病→少陽病が，抵抗力の低下による通常の病気の悪化であるならば，直接発症する場合では国境線の戦いがなく，敵の空挺部隊が内陸に降下して戦線を設けた場合になる．
- 少陽病の発症は外敵（外邪・外因）によらず内敵（反乱など・内因）によって起こる戦い（内因性疾患の抗病）の場合もある．

いずれにしても病位は半表半裏位であり，器官，臓器でいえば消化器と付随する器官，臓器：胃，十二指腸，小腸，肝臓，胆嚢，脾臓，膵臓および肺の深部における陽病（熱性疾患＝炎症など）を少陽病と呼ぶことになる．

この半表半裏位の炎症性疾患（陽病）における症状の特徴と対応する処方群は，大きく次の2つに分けられる．

- 柴胡湯類の適応：柴胡あるいは柴胡・黄芩を中心生薬（主薬）として構成されている処方群：胃，肝臓，十二指腸，膵臓などの上部臓器器官に主たる炎症症状がある場合．

  症状：胸脇苦満（肋骨弓下の圧痛抵抗），寒熱往来，口中異常感，食欲不振，嘔吐，易疲労，乾燥した舌の白苔，癇癪．

  ［大柴胡湯，柴胡加竜骨牡蠣湯，四逆散，小柴胡湯，柴胡桂枝湯，柴胡桂枝乾姜湯等，さらに後世方の補中益気湯，加味逍遙散，柴胡清肝湯，六君子湯等が，柴胡湯類としての代表的処方になる．］

- 瀉心湯類の適応：黄連あるいは黄連・黄芩を中心生薬（主薬）として構成されている処方群：小腸から大腸への消化器系に主たる炎症性疾患がある場合で，波及的に胃や他の臓器器官の症状．

  症状：心下痞，腹中雷鳴，嘔吐，食臭，ゲップ，呑酸，便秘または軟便・下痢便，精神不安．

  ［三黄瀉心湯，半夏瀉心湯，生姜瀉心湯，甘草瀉心湯，黄連解毒湯が瀉心湯類としての代表方剤になる．なお，黄連解毒湯の発展方は温清飲を基礎に多くあり，後述の別項で解説するため，ここでは省略した．］

❖ 5-5　小柴胡湯

傷寒論

小柴胡湯．『傷寒論』に出ている構成は，柴胡 (7.0)，黄芩 (3.0)，半夏 (5.0)，生姜 (1.0)，人参 (3.0)，大棗 (1.0)，甘草 (2.0) である．

傷寒論・弁太陽病

『傷寒論』の「弁太陽病」に，「太陽病，十日もってこれが去り，脈浮，細にして，嗜臥（すぐに横になりたがる）者，すでに外解するなり．胸満脇痛する者を設け，小柴胡湯を与えよ．脈但浮者（ただし脈が浮いているならば），与麻黄湯（麻黄湯も一緒に与えよ）」という．

その次が一番有名な条文である．「傷寒五六日，中風，往来寒熱，胸脇苦満，

黙々として飲食を欲せず，心煩喜嘔，或は胸中煩而不嘔，或は渇，或は腹中痛，或は脇下痞鞕，或は心下悸，小便不利，或は不渇，身に微熱有り，或は欬する（咳が出る）者，小柴胡湯これをつかさどる」とある．これが有名な言葉で，その次に先ほどの言葉がある．ただし，これが全部そろわなくてもいい．小柴胡湯の少陽病の基本は，胸脇苦満と往来寒熱，消化器症状である．

「血弱気盡（血が弱くて気が非常にはなはだしく），鮮理開（表面が開いてしまっている），邪気因入，与正気相搏，結於脇下（脇下において結び），正邪分争，往来寒熱，休作有時（時にそれが休む時），黙々不欲飲食（黙々として飲食を欲せず），臓腑相連（臓府が相いととのい），其痛心下（心下が痛み），邪高痛下，故使嘔也（吐く，嘔をなさるときは），小柴胡湯これをつかさどる」などと書いてある．

また，「傷寒四五日，身熱悪風，頸項強，脇下満，手足は温かくて渇する者，小柴胡湯これをつかさどる」，そして，「傷寒，陽脈濇（渋脈のこと），陰脈弦，まさに腹中急痛するなり．まず，小建中湯を先に与え，治らないとき，小柴胡湯これを与えよ」という．

さらに，「太陽病，過経十余日（十余日過ぎ），二三日かえって下し，後四五日，柴胡の証がまだある者は，まず小柴胡を与えよ．嘔不止（吐き気が止まらず），心下急，欝々微煩者（鬱々として微煩する者），まだ未解なり．これは大柴胡湯を与え，下して，すなわち愈ゆ」．

また，「傷寒論，十三日不解，胸脇満而嘔，日晡所発潮熱（日に時々発熱，潮熱が出る），已而微利（すでに軽い下痢がある），これは柴胡の証なり．これを下して，かえって利する者は，丸薬を以てそれを治することを知れ．柴胡加芒消（さいこかぼうしょう）湯（とう）これをつかさどる」とある．

小柴胡湯の適応する病態（証）では，発汗・吐・瀉下をしてはならない（禁止）ため，小柴胡湯を「三禁湯」とも呼んでいる．

小柴胡湯の構成生薬から見れば，体質的に中間証であれば柴胡・黄芩の清熱作用の期待とともに，その弊害（脾胃の機能を低下させること）を避けるために脾胃の気を補う人参・生姜でバランスを取っている点が注目される（図5-1）．そこで，小柴胡湯では，体質中間位の人の半表半裏の熱を柴胡・黄芩で清熱することが可能になる．

小柴胡湯は，現代医療の場でも漢方エキス製剤中最も繁用されている処方になる．また，体質中間位に用いられることから，柴胡湯全般を理解するうえでも重

図 5-1

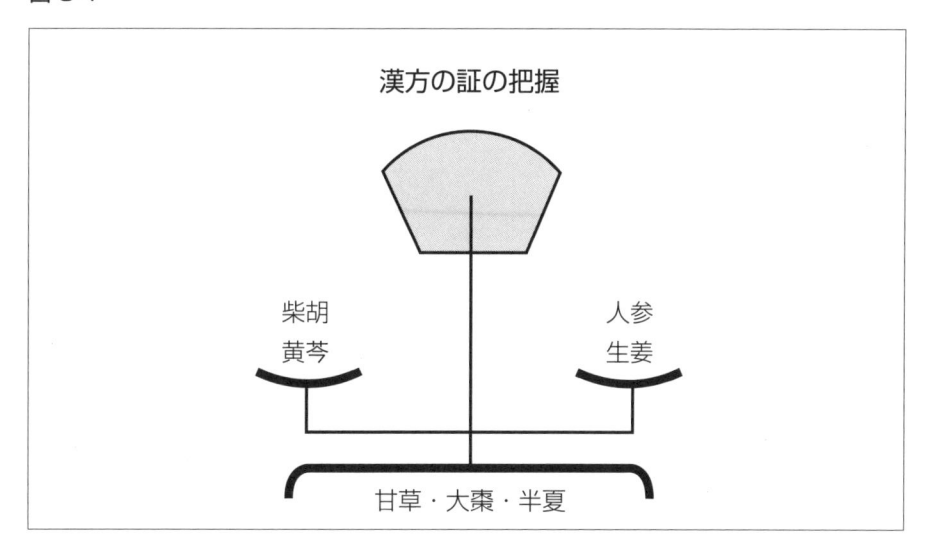

```
漢方の証の把握
```
柴胡　　　　　人参
黄芩　　　　　生姜

甘草・大棗・半夏

要で，十分な理解が必要である．

　小柴胡湯の証として，胸脇苦満の他に，脈沈弦，食欲不振，口苦，舌の白苔がある．

　一般的な処方運用の基準は，以下のとおりである．

1．大体において上層角が狭い痩せ型の体型から筋骨質の体型まで幅広い中間くらいの体型の人がかかりやすい疾患の治療および予防のための体質改善．
2．急性の熱性疾患で，やや慢性化（数日後）し，弛張熱（寒熱往来）や口苦，食欲不振，嘔気，舌の白苔が認められるようになった状態．
3．胸部疾患（気管支炎，肺炎，肋膜炎，肋間神経痛等）で小柴胡湯証のあるとき．
4．消化器疾患（肝炎，胆嚢炎，黄疸，肝機能障害，胃炎，胃酸過多症，胃酸欠乏症，胃潰瘍，胃痛，嘔吐，食欲不振，便秘）の治療．
5．頭・頸・項部の疾患で肩こり，扁桃腺炎，リンパ腺炎，中耳炎等の化膿性疾患の治療と予防のための体質改善．
6．腎炎，腎石，腎盂炎等の治療と予防．
7．皮膚炎の治療と予防．
8．神経性疾患（精神分裂症，肝癇，ノイローゼ，不眠症，不食症，乗り物酔い，神経衰弱）．

　禁忌．『傷寒論』に，「婦人中風七八日，続いて寒熱を得，発作有る時，経水が

時々断つ者，熱入，血室を必ず結ぶ．それは瘧状のごとし．発作有る時，小柴胡湯これをつかさどる」とある．これは，「血室熱入」という言葉でよく使われる．要するに，この隔の部分を理解しないとわからない．隔（＝横隔膜）は，上中下の３つに分かれているというのが基本である．上の隔は，肺のほうに流れを持っていく隔で，下の隔，肌のほうに持っていく．真ん中の隔は，胆気が流れる隔である．この真ん中の隔を流すのが柴胡だという．上の気の肺の流れを起こすのは，麻黄である．下の気の流れを起こすのが，桂枝である．この胆気というのは，非常に強い熱を持ちやすい．胆熱，隔熱という．この真ん中の柴胡の熱，胆気の熱をこもらせてしまうと，隔が通らなくなるから，そのためバイパスを通ってこの熱があちこちへ流れてしまう．胆の熱が流れて頭のほうに行ったら頭痛になったり，胃のほうに行ったら吐き気になったり，肺のほうに行って咳になったりということで，いろいろなところに働くというのが基本である．つまり，柴胡というのは，真ん中の隔を流す働きで，胆気をうまく流していくのが柴胡であるという考え方である．

　だから，この柴胡の働きというのは，隔の胆を治す働き，胆を流す働きである．このときに，息が横隔膜を通って肺に出ると，肺の中に，皮膚へ流れる，火に流れる，皮膚に流れる宣発機能と，心と心包に流れる宣発機能があるがこの宣発機能は，心包の力を借りて，血液を作り，これが経に流れ，絡に流れ，また経に流れ，肝に流れて，肝から心へ戻っていく．これを血液のクローズドサーキットという．そのときの胆気は，この肝を流す働きをするが，この経，絡，経のときに，骨盤腔内，特に一番深いところの骨盤腔内において，血室というものをつくることがある．これは，特に臓器ではなく，骨盤腔内の静脈のうっ滞であるといわれている．だから，生理のときに風邪をひくと，この血室に熱がこもってしまう．この経，絡，経のときの，血室に熱がこもると，胆気の熱がふらふらと血室へ入ってしまうので，そうすると，精神的な症状を非常に強く出す．だから，「血室熱入」，つまり血室に熱が入ったときには，小柴胡湯でこの柴胡を流して，これを正常のルートへ戻せば治るというのが，この血室熱である．

　要するに，血室という一つの臓腑ではない血液のプーリングの状態を予想しているのである．横隔膜ではなく，婦人科のほうの，骨盤腔内の静脈のプーリング，そこに熱がこもったときには，小柴胡湯で，この心，経，絡，経，肝のサイクルをぐるぐる回すことによって熱が取れてくることがあるというのが，熱入血室の小柴胡湯の使い方である．「婦人中風」というのがそれである．

傷寒論・弁陽明病

　陽明病にも小柴胡湯を使うケースのことが書いてある．『傷寒論』の「弁陽明病」に，「陽明病，潮熱を発し，大便溏（下痢よりももっと緩い），小便自ら可，胸脇満去らざる者，小柴胡湯を与えよ」とある．陽明病の中で，熱が出ているのだが，下痢をして，小便もよく出るような者，胸脇苦満があれば，小柴胡湯でいい，という．

　また，「陽明病，脇下鞕満，大便が出ずに吐き気がする，舌上白胎者（舌の上に白胎がある者），これも小柴胡湯を与えよ．上焦を得ることで，津液が下がれば，息が和やかになり，汗が濈然と出て治る」とある．これも陽明病である．

傷寒論・弁厥陰病

　『傷寒論』の「弁厥陰病」「嘔，発熱する者，小柴胡湯これをつかさどる」とある．

金匱要略・婦人産後病

　また，『金匱要略』の「婦人産後病」にも，「問うて曰く，新産婦人（新しく産婦の人は）有三病（3つの病がある）．一者病痙（一つの病は「痙」である）．二者病鬱冒（二つ目が「鬱冒」）．産者大便難（大便が出ない）．何謂也（どういうことか，説明をしろ）」などと書いてある．婦人は，お産のときに，非常に血液を失い，汗をたくさんかくから，貧血になっている．だから，こんなことが起こるのだと，その次に書いてある．

勿誤薬室方函口訣

　わかりやすいのが，『勿誤薬室方函口訣』，浅田宗伯の小柴胡湯の解説である．「此方ハ，寒熱往来，胸脇苦満，黙々不欲飲食，嘔吐，或ハ耳聾ガ目的也」，つまり，さっきの3つである．「胸脇苦満」と「往来寒熱」．往来寒熱といっても，悪寒と発熱が交互に出るのではなくて，微熱だけがぽこっ，ぽこっと出るようなことをいう．「黙々不欲飲食，嘔吐」というのは，消化器症状である．特に，少陽病の一番最初に戻って，「口が苦い」というのを入れてもいい．それも小柴胡湯の目標になる．あるいは，「耳聾」（耳が聞こえづらい）というのも，大きな目標になる．「凡此等ノ証アレバ，胃実ノ候アリトモ，柴胡ヲ与ウベシ．老医ノ説ニ脇下（脇の下）ト手足ノ心ト両處ニ汗ナキモノハ，胃実ノ証アリトモ柴胡ヲ用ベシトハ，此意也．総ジテ此方之處ハ，両肋ノ痞鞕拘急ヲ目的トス．所謂，胸脇苦満，コレ也．又，胸腹痛ミ拘急スルニ，小建中湯ヲ与エテ，愈エザルニ，此方ヲ用ユ．今ノ人，多ク積気（＝ストレス）アリテ，風邪ニ感ジ，熱裏ニ閉ジテ発

セザレバ，必ズ心腹ノ痛ミアリ．今此時，積也トテ，其鍼薬ヲ施シテ治セザル者，此方ニテ速ニ愈ユ．仲景ノ言，欺クベカラズ」という．とにかく張仲景のこの3つ，「胸脇苦満」，「往来寒熱」，「消化器症状」，それを欺いてはいけない．柴胡剤はとにかく胸脇苦満が目標だという．

『勿誤薬室方函口訣』にはまた，「又，小児，食停ニ外邪相兼ネ，或ハ，瘧ノ如キモ，此方ニテ解ス（子どもで胃内停水，食停＝食べものがうまく食べられない，そこに風邪をひいて，ウイルス感染があって，あるいは瘧のように時々熱が出るというのにも，これが使える）．又，久シク大便セザル者，此方ニテ程能大便ヲ通ジ，病解スル者也．上焦和シ，津液通ズルノ義也．後世三禁湯ト名ヅクル者ハ，汗吐下（汗と嘔吐，下痢）禁ズル處ヘ用ユルガ故也」（この3つは用いてはならない）とある．

さらに，「又此方ニ，五味子，乾姜ヲ加エテ，風邪，胸脇ニ迫リ，舌上微白苔アリテ，両脇ニ引イテ，咳嗽スル者ニ用ユ．治験ハ，『本草衍義』ノ序例ニ見ユ．又，葛根，草菓，天花粉ヲ加エテ，寒熱瘧ノ如ク，咳嗽甚ダシキ者ニ用ユ．東郭ノ経験也．其他，呉仁斎，小柴胡湯，加減方ノ如キハ，各方ノ下ニ弁ズ．故ニ贅セズ」と書いてある．

「胸脇苦満，往来寒熱，消化器症状」．特に，ここに「黙々として飲食を欲せず」，それから「口が苦い」というのを加えても効果的である．この3つの少陽病のグループを忘れないこと．

小柴胡湯をどうやって加減していくか．瘀血(おけつ)があれば，当然，桃仁，当帰などの駆瘀血剤が必要になるから，小柴胡湯合桂枝茯苓丸というペアもある．これは熱入血室などのときに，使いやすくなる．気血両虚のときには，補剤を加えないといけないので，小柴胡湯に当帰芍薬散を加えたり，補剤を加える．抑鬱が強ければ，香附子がほしいので香蘇散を加えたりする．竜骨牡蠣(りゅうこつぼれい)のときには，柴胡加竜骨牡蠣湯である．虚熱があれば，石膏(せっこう)，知母(ちも)で柴白湯など．エキスにはないが，小柴胡湯合桔梗石膏を加えたりする．桔梗石膏，小柴胡湯加桔梗石膏を加えたり，小柴胡湯に滋陰降火湯(じいんこうかとう)を加えたりする．さらに桂枝を加えて，柴胡桂枝湯にしたり，「胸脇満」，胸からあばらのところまで圧痛があれば柴陥湯，尿が出なければ柴苓湯という使い分けになる．

小柴胡湯は，肝機能障害の基本の方剤で，舌が白苔からやや黄色い苔というものである．『傷寒論』に，「傷寒五六日中風，往来寒熱，胸脇苦満，黙々不欲飲食（黙々として飲食を欲せず），心煩喜嘔，或は胸中煩而不嘔，或は渇，或は腹

中痛，或は脇下痞鞕，或は心下悸，小便不利，或は渇せず，身有微熱，或は欬者（咳をする者）は小柴胡湯を使え」とある．基本的には「胸脇苦満，微熱の持続，嘔気，口渇，食欲，心消化器症状．舌は，白からやや黄色い苔がつく」ということが目標になる．ただし，小柴胡湯には，芍薬が入らない．柴胡と黄芩で，清熱作用のほうが強くなる．もちろん半夏のグループで，半夏が入っているので心身的にも効いてくれるが，働きとしては，清熱効果のほうが強くなる．だから，清熱として使うことが多い．

ただし，乾燥が強くなっているとき，舌が渇いているとき，乾燥舌には，絶対に使ってはいけない．

小柴胡湯に小陥胸湯を加えると，柴陥湯になる．これは，咳をすると胸が痛いとか，外燥，熱痰，あるいは間質性の肺炎などに効く．柴朴湯は，半夏厚朴湯（はんげこうぼくとう）が坑鬱剤なのだが，小柴胡湯に半夏厚朴湯を入れることによって，神経的な，精神的な発作によって喘息（ぜんそく）を起こすケースや，気管支にもよく効く．

小柴胡湯は，基本的には，肝機能障害に使う．舌が白苔からやや黄色い苔がつくもの．小柴胡湯は炎症反応を強く抑える作用が一番強い薬であるが，小柴胡湯で思わぬ間質性肺炎の副作用が出る場合は，KL-6 をチェックすること．ただ，PSS による間質性肺炎は，小柴胡湯のほうが効く．柴胡サポニンがステロイド様の反応をする．ただ，ステロイド様の反応というのは，内因性コルチゾールから賦活性型コルチゾールに変えるときに小柴胡湯のベースがどうなっているかによって変わるから，乾燥しているときには逆転してしまう．体が乾燥しているときには，坑ムスカリン作用になる麦門冬湯をどうしても加えないといけなくなるから，逆転してしまうのである．舌が乾燥しているときには，小柴胡湯を絶対に使ってはいけない．

発熱，悪風，汗が出て関節に重だるい痛みがある．胸脇苦満，食欲不振，舌が少し暗赤，小柴胡湯だから，白苔がつく．小柴胡湯のところに，桂枝が入ってくる．芍薬が入るので，特に，桂枝芍薬，桂枝甘草が自律神経調整，柴胡芍薬が自律神経調整で，自律神経機能調整が非常に強く働く抗炎症剤になる．ということは，柴胡，黄芩も入っているが，小柴胡湯に桂枝と芍薬を加えることによって，小柴胡湯は，抗炎症剤として肝炎によく効くが，柴胡桂枝湯は，自律神経調整機能のほうによく働く．代表が，機能性胃腸症の潰瘍型である．腹痛を訴えるが，検査すれば何もない．潰瘍のような痛みを強く訴えるような人，あるいは十二指腸潰瘍を繰り返し起こすようなタイプ．柴胡桂枝湯は，小柴胡湯プラス桂枝芍薬

という意味合いで，特に自律神経発作の癲癇症状に対してよく効く．これは小柴胡湯プラス桂枝芍薬が，フェニトインと同程度のスパイクを取ってくれる働きを持っている．だめな場合には，小柴胡湯プラス桂枝加芍薬湯にするが，大発作の場合には効かない．現代薬の抗てんかん薬を使わないと無理である．現在ではPFAPAに効果があるとされる．

❖ 5-6　少陽病について

少陽病とは，外邪が表を侵し，治癒することなくさらに病状が悪化して半表半裏位（消化器系）で抗病が進行している状態を指す．

また一方，内因性の疾患として，生体機能の中心である半表半裏位すなわち消化器系（肝臓，胆嚢，膵臓，胃・小腸系等）で生理機能の維持が困難になり，正常状態の回復のためにそれらの機能が亢進している（炎症）状態をいう．

そこで「陽」病位であることから，虚実にかかわらず胃炎，肝炎，膵炎，胆嚢炎および腎炎，肺炎等が少陽病の処方（柴胡湯類，瀉心湯類）の対応する疾患といえる．

これら疾患においては，炎症部位の体表反射として，その体表部に軽度から重度の鈍痛感，圧痛が自覚されるようになる．この症状を漢方医学では「胸脇苦満」と呼び，特に柴胡湯類の重要な目標（証）にしている．（なお，心下部に同様の軽度から重度の鈍痛感，圧痛が自覚されるものを「心下痞」，「心下痞鞕」と呼び，瀉心湯類の証としている．）

❖ 5-7　大柴胡湯（だいさいことう）

『傷寒論』に，「太陽病，十余日過ぎ，二三日かえって下し，後四五日，柴胡の証がまだある者は，まず小柴胡を与えよ．吐き気が止まらず，心下の下が苦しくなってきて，鬱々として微煩する者，まだ未解なり．大柴胡湯を与え，下して，すなわち愈ゆ」とある．

「発熱胸脇苦満」（上腹部の痛み，便秘，尿が黄色い，あるいは下痢，あるいは嘔吐，あるいは頭痛，舌に黄色い苔がつく）というのが，大柴胡湯の基本になる．舌が黄色い苔が大柴胡湯である．胆石高血圧，胆嚢炎，慢性膵炎には大柴胡湯特に，胸脇苦満が右から左につながっているようなケースは，大柴胡湯，柴胡，黄芩で抗炎症作用プラス大黄をさらに加えて，抗炎症作用を強くする．芍薬も入るから，精神的な部分の高血圧などにも効く．

大柴胡湯は，舌に黄色い苔がつく．大黄が入るからである．抗コレステロール作用が，エビデンスに引っかかっている．左右とも胸脇苦満がつながって，「胸脇苦満」の状態．胸脇苦満と心下痞とは，同じようだが，実は違う．脇が肋骨下で，胸が真ん中である．心下は少し下に下がる．だから，ずっとつながっているのは，胸と脇が一緒にくっついている状態．それが大柴胡湯の胸脇苦満である．

大柴胡湯は，『傷寒論』には大黄を配合しない処方，『金匱要略』には大黄配合の処方構成が収載されている．そこで大黄の配合については症状により適宜加減すればいいということになるが，ここでは大黄配合処方として解説する．

大柴胡湯も小柴胡湯と同様に，柴胡・黄芩によって半表半裏の熱を清熱するが，人参が除かれ，大黄・枳実(きじつ)・芍薬が加わる処方内容によって，小柴胡湯より実証(一般的に便秘を伴う)体質であることがわかる．

体質的には肋骨角が広く，肥満ないし筋骨質の人のかかりやすい疾患が対象になる．そこで大柴胡湯は，上記体質を基礎にした高血圧症，肥満症，肝炎，肝硬変，動脈硬化，脱毛症，肩こり，不眠症，糖尿病，心臓性喘息等に繁用されている．

また，柴胡湯類の適応症の人は，瘭癘(肝癘)を起こしやすい傾向がある．

❖ 5-8　柴胡桂枝湯(さいこけいしとう)・柴胡清肝湯(さいこせいかんとう)

柴胡桂枝湯．『傷寒論』の「弁太陽論」に，「傷寒六七日，発熱微悪寒，支節煩疼(関節が痛い)．微嘔，心下支結，外証未去者，柴胡桂枝湯これをつかさどる」とある．

「心下支結」は，ほとんどの本に，「心下の部分，あばらの剣状突起の下に軽く反応が出る」というふうに書いてある．つまり，心下に少し反応が出て痛みが出るということである．では，半夏瀉心湯のグループとどう違うか．この場合の心下支結というのは，もう少し下部寄りである．横隔膜と臍を結んだ上3分の1の十二指腸球部あたりに圧痛がある場合を取ると，はっきり鑑別がつく．つまり右の横隔膜の中点から臍の間の上3分の1のあたり，この心下からもう少し右寄りのところに圧痛がある場合に，この柴胡桂枝湯を使うと非常に効果がある．

『勿語薬室方函口訣』には，「此方ハ世医風薬ノ套方トスレドモ，左ニアラズ．結胸ノ類症ニシテ，心下支結ヲ目的トスル薬也．但，表症ノ余残アル故，桂枝ヲ用ル也」，腹痛に非常によく効くと書いてある．これも小柴胡湯と桂枝湯で，表症の熱を取る作用もあるが，むしろ腹痛をよく取る．『方読弁解』にも，同じようなことが書いてある．腹の癘(疝癘)によく効くという．

柴胡桂枝湯については，2つの考え方を持つことができる．

(1)柴胡桂枝湯の処方構成は，小柴胡湯と桂枝湯が合方されたものと考える．

　この場合，柴胡桂枝湯は柴胡湯証がありながら表証がある状態，すなわち太陽少陽の合病に対応することができる．このように考えると，風邪，インフルエンザ等の急性熱性疾患で風邪が生体の防御力より強く，表位から半表半裏位まで症状が広がってしまっている状態［一般的な風邪症候群（頭痛，悪寒，発熱，四肢疼痛等）プラス消化器症状（食欲不振，舌白苔，味覚異常等）］に対応することがわかる．また，同時に腺病質の小児の予防あるいは体質改善薬として用いることができる．

　なお，腺病質の体質改善としては，後世方に「柴胡清肝湯」などもあるが，処方名からもわかるように，これも柴胡が配合されている．

(2)柴胡桂枝湯は，陰病位の処方である桂枝加芍薬湯と小柴胡湯の合方とも考えることができる．

　すなわち，図5-2のようである．

　これは，『傷寒論』の「与柴胡桂枝湯，和其栄衛，以通津液，後自癒」の条文に見ることができる．胃潰瘍，十二指腸潰瘍，胃下垂，減酸症等とそれに伴う症状に繁用されるが，特に体質がやや虚弱でストレスに弱い体質，あるいは消化器系の機能が弱く病気になりやすい（抵抗力の弱い）人の体質改善剤といえる．十二指腸潰瘍の治療，虚弱体質の小児の体質改善に繁用される重要な処方である．

　柴胡桂枝湯は「小柴胡湯証で」というが，胸脇苦満は顕著ではなく，むしろ心下のつかえ感（心下痞）がある．

図5-2

柴胡桂枝湯
小柴胡湯：痩せ型から筋骨質型まで体質の弱い人の罹りやすい疾患の予防と治療のための体質改善の働き
＋
桂枝加芍薬湯：陰病位(全身機能低下)の機能賦活と全身状態の改善の働き

小児の体質改善薬として，体温維持機能が低下し，その結果，風邪や風邪に侵されやすい腺病質体質，半表半裏位（消化器系）の機能低下から食欲不振がある，あるいは腹痛を起こしやすい痩せの体質が目標になる．

　小児の疾患の原因は，現代の人工的反自然環境，非生物学的環境要因あるいは家庭や社会環境要因も多くあり，薬物治療のみでは解決できないが，先天的体質については柴胡桂枝湯等の利用が望まれる．

　小柴胡湯は抗炎症剤だが，柴胡桂枝湯は自律神経調整剤である．特に胃腸の弱い子どもには，柴胡桂枝湯のほうがいい．小学校入学以前の小さい子どもは，だいたい，小建中湯．小学校入学後の子どもには，だいたい，柴胡桂枝湯が向く．鼻血を出しやすい，頭に汗をかきやすい，腹痛が多い，朝になると腹を痛がるというときに使う．

　柴胡清肝湯は，黄連解毒湯である．偏食が多い．この柴胡桂枝湯は，小柴胡湯加芍薬，桂枝加芍薬湯，つまり，小柴胡湯と小建中湯が一緒に入っている．

　柴胡桂枝湯は，小柴胡湯と桂枝加芍薬湯とが一緒に入った方剤で，子どもの体質改善に使える．子どもの体質改善薬として，体温機能が低下して，冷え，風邪におかされやすい腺病質，または半表半裏，消化器の機能低下から食欲不振，あるいは腹痛を起こしやすい．そういうときにこの薬が使える．

❖ 5-9　柴胡加竜骨牡蠣湯・抑肝散

　『傷寒論』の「弁太陽病」に，「傷寒八九日，下之，胸満煩驚，小便不利，譫語，一身盡重，不可転側者，柴胡加竜骨牡蠣湯主之」とある．

　この柴胡加竜骨牡蠣湯は，取り越し苦労，胸脇苦満と臍の付近に動悸をふれるというのが特徴である．処方構成は，小柴胡湯に重鎮安神薬である竜骨・牡蠣が加わり，処方名にも入っていることから，これらの生薬の役割が重要になる．

　一方，柴胡加竜骨牡蠣湯は，大黄が配合されている処方とされていない配合処方構成があるが，大黄配合が一般的なため，ここでは大黄配合処方として解説する．すなわち柴胡加竜骨牡蠣湯は，小柴胡湯加竜骨牡蠣大黄の意味になる．

　小柴胡湯に大黄が加わって，適応体質は大柴胡湯と小柴胡湯の中間証と考えることができる．そこで，小柴胡湯証より実した（便秘傾向）体質で，精神的な緊張状態が続き，その結果各種疾患を誘発してきた状態を目標にしている．この精神的緊張状態からの疾患とは，ストレス疾患と同義である．だから管理職層の人，受験期の学生はじめ，強いストレスにさらされている人の高血圧症，不眠，癇

癇，不安神経症，便秘に運用し，ストレス性インポテンツにも有効な処方になる．

この柴胡加竜骨牡蠣湯は，実際上は，黄連解毒湯と併用することが多い．

柴胡加竜骨牡蠣湯は柴胡湯類であり，小柴胡湯の加減方であるから，前肝症候群，肝炎にも用いられ，肝炎イコール小柴胡湯という図式にこだわらず，適切な処方運用を行わなければならない．

漢方エキス製剤で「柴胡加竜骨牡蠣湯」の名称で，処方配合から見れば「去大黄」に相当する処方製剤は実を瀉する作用がなく，虚実から見れば，実際は小柴胡湯とほぼ同位にある．

抑肝散も柴胡剤である．これも柴胡のグループで，疳の虫を抑える薬である．これも，今度は柴胡に芍薬が入り，自律神経調整機能が強く入る．黄芩が入っていないので，抗炎症剤が入らないのである．芍薬というのは神経筋遮断効果が強いので，芍薬の入っているグループ，抑肝散や四逆散は，腹直筋の緊張がポイントである．抑肝散は左の腹直筋の緊張が強くなっているのが特徴である．右の腹直筋も確かに緊張するが，左のほうに非常に強い緊張が出てくるというのが，抑肝散を使うケースである．これは，私の感覚では，右利き・左利きで，どうも変わるようだ．右利きの場合には左の腹直筋の緊張だが，左利きは違うような感じがする．小児の不登校によく用いる．

❖ 5-10　四逆散（しぎゃくさん）

『傷寒論』の「弁少陰病」に，「少陰病，四逆，其人或欬，或悸，或小便不利，或腹中痛，或泄利下重者，四逆散主之」とある．

また『勿誤薬室方函口訣』に，「此方ハ大柴胡湯ノ変方ニシテ，少陰ノ熱厥ヲ治スルノミナラズ，傷寒ニ瘀ヲ兼ルコト甚ク，譫語，煩噪シ，噦逆ヲ発スル等ノ証ニ特験アリ」とある．

四逆散は，大柴胡湯から大黄を除いた処方であるといえる．小柴胡湯と大柴胡湯の中間位だが，大柴胡湯と比べて四逆散は強い便秘はなく，柴胡湯証が強く急迫している場合に用いる．また，手足が厥冷しているか，あるいは，柴胡湯類に比較的共通だが，癲癇傾向がある．

四逆散は，左右の腹直筋がどっと上から下に張っているときに使う．「四逆散の二本柱」などという．これも黄芩が入らなくて，抑肝散と同じく，柴胡と芍薬で抗ストレス剤のほうが強くなっている．特に芍薬の働きが強くなって，腹痛を取る作用が非常に強くなっている．芍薬甘草湯というのは痛みを取る代表の漢方

だが，実証の場合に一番強く腹痛を取るのは四逆散であり，虚証の場合に一番強く腹痛を取るのは小建中湯である．どちらも腹直筋が両方とも張っている．腹筋で鍛えていたらどうかなどと必ず質問されるが，腹筋で鍛えている場合も，腹直筋の緊張になる．小児のADHDやHDにも効果がある．

❖ 5-11 柴胡桂枝乾姜湯

『傷寒論』に，「傷寒発汗，而復下之後，胸脇満微結，小便不利，渇而不嘔，但頭汗出，往来寒熱，心煩者，柴胡桂枝乾姜湯主之」とあり，『金匱要略』に，「治瘧寒多微有熱，或但寒不熱」とある．また『勿誤薬室方函口訣』には，「此方モ結胸ノ類症ニシテ，水飲心下ニ微結シテ，小便不利，頭汗出ル者ヲ治ス」とある．

柴胡桂枝乾姜湯は，柴胡姜桂湯あるいは単に姜桂湯と呼ぶこともある．小柴胡湯の加減方で，柴胡桂枝湯よりやや虚している状態に対応する．小柴胡湯の人参・半夏を減じているが，瓜呂根・牡蠣・桂枝・乾姜が配合されている．

これは陽気が不足していて，さらに邪気が残ったために枯燥（表熱裏寒による津液不足）し，気の上逆が見られる．陽気が不足（裏寒）に対して桂枝・乾姜が温裏作用し，気の上逆を抑制するために牡蠣・桂枝が働き，津液の異常（枯燥）には瓜呂根が調和させる役割を持っている．

陽気の不足（表熱裏寒による津液不足），気の上逆を実際の症状で見れば，虚証で体力がなく，貧血ぎみで脈や腹に力がない状態になっている．表虚の発汗傾向（盗汗）と裏寒による下痢傾向で津液が不足し，その結果尿量が少なく，また口渇を訴えるようになる．発汗傾向はあるが，津液不足から全身で発汗できず，実際には上逆になる「頭汗」が目立ち，そこで頭汗がこの処方の特徴的な証の一つになる．

「結胸の類症」ということから，胸膜炎，湿性肋膜炎，気管支炎，気管支喘息，心不全，心不全の浮腫，動悸あるいは虚性の肺炎に用いられているが，腎炎，ネフローゼ症候群にも用いる．頭汗，頭瘡にも用いる．

なお，牡蠣の配合からは，柴胡湯レベルでは柴胡加竜骨牡蠣湯の虚症と考えることもできる．

柴胡桂枝乾姜湯には瓜呂根というものが入っている．これは，循環血漿量を増やし脱水を取る薬である．脱水傾向がある柴胡剤で，それに竜骨牡蠣の抗不安剤が入る．柴胡桂枝乾姜湯というのは，脱水傾向のある全般的不安障害に使える．

三層構造の柴胡である．この三層構造の真ん中の中核の部分の周りの部分を，一番熱を取るのが柴胡だが，この中の核の一番中心にこもった熱を取るのは，鼈甲湯という薬である．今はもうほとんど手に入らない薬だが，真ん中の中核にある周りの部分にこもった熱，つまり上核・中核・下核の間の部分にこもった熱を取るのが瓜呂根である．瓜呂根は，牡蠣が入っているので抗不安剤にもなる．

❖ 5-12　まとめ

　胸脇苦満の度合いに合わせて柴胡剤は変わってくる．「胸脇苦満」（脇＝あばらのところ，胸＝真ん中のところがずっとくっついているものが胸脇苦満）というのは，原則的には大柴胡湯のグループである．大柴胡湯は「裏熱」，つまり舌に黄色い苔がつくのが基本である．だから，胸脇苦満が非常に強くて舌に黄色い苔がついていれば，大柴胡湯，というのが原則になる．そういうときには，便秘だけではなく，下痢をしている場合にも，大柴胡湯で十分治る．舌に黄色い苔がついていないが，胸脇苦満が強くて大柴胡湯の体質ではない，でも大柴胡湯を使いづらいというときには，大柴胡湯去大黄がいい．コタローから「大柴胡湯去大黄」が出ている．胸脇苦満が幅広くあって臍のところに動悸をふれるというときは柴胡加竜骨牡蠣湯がいいが，実際には，この柴胡加竜骨牡蠣湯はもう少し下のほうの小柴胡湯ぐらいの部分の体力というふうに考えていただいたほうがいい．

　四逆散，抑肝散，加味逍遥散，小柴胡湯は，同じぐらいの胸脇苦満である．右のほうに胸脇苦満が強く，左のほうが弱いというのが原則である．同じぐらいの胸脇苦満で，胸の部分が抜け脇下満（脇の下満）が多いタイプだが，そこに腹直筋の緊張があるときには，小柴胡湯に芍薬を加えて抑肝散にする．左右とも強いときには，四逆散にしないといけない．ただ，中国でも四逆散は単独で使うことはなく，必ず何か加える．四逆散は腹直筋の緊張を取ってストレスを取るのは非常に強いが，それ以外の症状を取るのは弱いので，それ以外の症状があるときには，ここに何かほかのものを加えることが多い．

　抑肝散はチックを取るから，左の腹直筋の緊張が強く精神的ストレスが強いときには，大変効果的である．加味逍遥散は，腹直筋の緊張はそれほどでもないが，顔面のほてり，不定愁訴症候群や便秘などがあるときに使う．特に，麻子仁丸を使っても腹痛を訴えるようなケースには，加味逍遥散である．

　柴胡桂枝湯．これは小柴胡湯と同じような体質だが，桂枝・芍薬を入れることによって，抗炎症に加えて，自律神経調整機能が非常に強く働くから，心下支結

を目標に慢性膵炎，十二指腸潰瘍の予防，機能性胃腸症の潰瘍型によく効く．抗炎症としては，小柴胡湯の体質で風邪をひきなおしたときに使うというのが，本来の使い方である．つまり，小柴胡湯プラス桂枝湯だが，今はほとんどこの慢性型にしか使わない．自律神経調整機能が非常に強い．腹が弱い人によく使えるので，覚えておくといい．いろいろな文献に使用方法が紹介されていて，小柴胡湯よりも使用範囲が広い．

　現代はストレス社会だから，柴胡桂枝湯のほうが合致するケースが多い．小柴胡湯だけでは，抗炎症しか効かない．乾燥が入ってくると柴胡桂枝乾姜湯になる．脇の下の右のあばらのところに，親指大ぐらいの胸脇苦満がある．さわるとこれが胸脇苦満かなとわかる程度の軽い圧痛があり，乾燥があるときに，柴胡桂枝乾姜湯．これは，更年期障害や全般的不安障害によく効く．虚証には補中益気湯，これは補剤であるということで，この胸脇苦満の度合いで柴胡剤を決めるのが一番である．

　大柴胡湯．抑肝散．「肝経の虚熱，発畜し，発熱咬牙，或は驚悸寒熱，或は土木に乗じて痰涎を嘔吐し，腹膨少食，唾臥安からざるを治す」．自覚的には，肝経の虚熱というのは，肝臓の経絡（＝頭の横のほうに熱がこもって痙攣し，熱が出て唇をぐっとかみしめるような状態），あるいは，びっくりして動悸になったりとか，土木（＝消化器官の働きが非常に悪い状態）で，透明なつばを吐く，腹が張って食べられない，よく眠れないなどというときに，これを使えという．頭痛，眼痛，首のこり，目や顔のひきつれ，四肢のしびれ，不眠，倦怠感，いらいら，怒りっぽい，落ち着きがないというときに，抑肝散を用いるのである．これは，疳の虫を抑える．

　もう一つ，大塚敬節先生が，緊張興奮型と弛緩沈うつ型があるとしている．腹直筋の左の緊張が非常に強くて痙攣しているタイプと，痙攣はなくて臍の動悸をふれるだけの場合があるが，どちらも抑肝散を使って大丈夫だという．腹直筋の緊張，左が特に緊張しているときは抑肝散でいいが，全般的に腹が弱くても臍の周辺に非常に強く動悸をふれるときには，抑肝散を思い出すこと．抑肝散を少し強くすると，柴胡加竜骨牡蠣湯になる．弱くすると，桂枝加竜骨牡蠣湯になる．柴胡加竜骨牡蠣湯，抑肝散，桂枝加竜骨牡蠣湯，腹の緊張の強い順になる．これが抑肝散の働きになる．

　柴胡桂枝乾姜湯．「傷寒五六日，既に発汗し，またこれを下し，胸脇満微結である」．（ほんのわずかだけ，胸脇苦満で）更年期の女性で，訴えがうるさくて，

これは加味逍遙散だな，と思って，舌を出させると，乾燥している．舌が乾燥していると加味逍遙散が使えない．では柴胡桂枝乾姜湯かと思って，寝かせて腹をさわると，微結がちょっとふれる．目で見ないとわからないほどの微結．こういった加味逍遙散を使おうとして，舌が乾燥している症状のときには，柴胡桂枝乾姜湯を使う．つまり，「柴胡桂枝乾姜湯は加味逍遙散の乾燥型」と覚えておく．

続いて，「小便不利，渇而不嘔，但頭汗出，往来寒熱，心煩者，柴胡桂枝干姜湯主之」とある．小便が出ない．渇して吐かない．頭にだけ汗が多い．往来寒熱（＝微熱が持続する，あるいは夕方になると微熱が出てくる），心が煩する者には柴胡桂枝乾姜湯を使え，という．「胸脇満」，「外燥」，「胸骨痛」（＝胸の真ん中が痛い）などという言い方もする．悪風，自汗（＝頭に汗が多い），食欲不振，小便が気持ちよく出ない，心煩，胸腹（＝動悸）があって，不眠，耳鳴り，舌が乾燥している，これがポイントである．覚え方としては，加味逍遙散の乾燥型である．不安障害，全般的不安障害，更年期障害，ということで，加味逍遙散のタイプである．

男性の場合は柴胡湯，柴胡加竜骨牡蠣湯，四逆散もしくは抑肝散，桂枝加竜骨牡蠣湯になるケースが多いが，女性は加味逍遙散と柴胡桂枝乾姜湯になるケースが多い．

柴胡湯，加味逍遙散の実証型は，女神散である．柴胡桂枝乾姜湯でも腹にさわるという人には，香蘇散を使う．

抑肝散の次は，四逆散である．『金匱要略』に，「産後腹痛，煩満臥するを得ず（お産の後，腹が痛くて，腹が張って，もやもやして眠れない，仰向けになれない）というときに四逆散を使え」とある．柴胡の証で，非常に疼痛に敏感である．しばしば手が冷える．筋肉が痙攣しやすい．胸脇苦満で，特に腹直筋が上から下に張っている．桂枝湯グループで，虚証では小建中湯が最も腹痛を取る薬であり，実証では四逆散が最も腹痛を取る薬である．どちらも腹直筋が2本張っているというのが代表的な症状である．

大柴胡湯．『勿語薬室方函口訣』に，「此方ハ少陽ノ極地ニ用イルハ勿論ニシテ，心下急，鬱々トシテ微煩ト云ヲ目的トシテ，世ノ所謂癇症ノ鬱塞ニ用ユルトキハ，非常ノ効ヲ奏ス」．（この大柴胡湯は，炎症剤だけではなく，柴胡が入ることによって神経症状にも効く）とある．『傷寒論』のほうは大黄を配合しないが，『金匱要略』は大黄を配合している．舌が黄色いかどうか，便秘が強いかどうかで判断すればいい．本来の大柴胡湯は，下痢の場合にも使える．胸脇苦満と舌の

状態を目標にすれば，下痢をしている場合でもよく効く．

　柴胡加竜骨牡蠣湯．これは，小柴胡湯に重鎮安神薬である竜骨牡蠣が加わり，生薬の役割，つまり抗不安剤の働きが大変強くなっている．大黄を加えることもあり，大黄を加えないこともある．その辺は，ストレスに対する対応薬として考えるといい．

　『傷寒論』には，「この方は大柴胡の変方にして，少陰の熱厥を治するのみならず，傷寒に癇を兼ねること甚だしく，譫語煩躁し，噦逆を発する等の証に特験あり」とある．大柴胡湯の変方で，熱がこもって，譫言を言ったり，もやもやしたり，からぜきをしたりというときに効く．抗ストレス剤である．両脇下に強く集まり，心下から両脇下に腹直筋の緊張があるのが特徴だという．

　最後は柴胡桂枝乾姜湯．『勿語薬室方函口訣』には，「此方モ結胸ノ類症ニシテ，水飲心下ニ微結シテ，小便不利，頭汗出ル者ヲ治ス」とある．これは脱水傾向のある加味逍遥散を弱くしたようなタイプと考えればいい．

　柴胡剤は，柴胡・黄芩のペアと柴胡・芍薬のペアでだいぶ働きが変わる．抗炎症作用と自律神経調整作用ではっきりと分けるのが，一番のポイントである．

　抗炎症剤としては，東西南北の西のほうの働き，つまり抗炎症剤としても働くが，柴胡芍薬になった場合には，体の中の一番中心部分に働くという．つまり，TH1・TH2バランスを取る働きもある．ただし，TH1・TH2バランスをどうやって取るかというと，基本的には，TH1を意欲的に意識して落とすためには，柴苓湯を中心とする利水剤が必要であり，TH2を意識して落とすためには，プラス抗炎症剤が必要である．ほとんどの場合に大黄を使うが，中には石膏を使う場合もある．こういうものを使うことによって，意識してTH1を落としたりTH2を落としたりすることができる．

　免疫でTH1が非常に高い場合，あるいは繊維筋痛症や，リウマチ因子陰性の脊椎関節症が非常に強いタイプでも，ベーチェット病も，潰瘍性大腸炎もアトピーもあるというようなケースのときに，TH1を落とすことによって劇的に効くことがある．あるいは，間質性肺炎でTH1が高すぎるというとき，TH1 − TH2のバランスで落とすことができる．また，通年型アレルギーで，アレルギーが強くて，アトピーやアレルギー性鼻炎が治らない，TH2を落とさないと治らないというときに，この抗炎症剤，大黄石膏を加えることによって，自分で意識して落とすことができる．これが，柴胡剤を使うときの一番大きなポイントである．

胸脇苦満の度合いや腹の具合によって柴胡剤を決めていくのは，非常に重要なポイントである．そのポイントとして，こういうプラスアルファによって自分で意識して免疫を切りかえることができる．これが漢方の一番面白いところである．

　今まで全く手の出せなかった疾患を柴胡剤で治すことができる．これが，少陽病難病（難病は少陽病）といわれるゆえんである．柴胡剤をうまく使いこなすのが，漢方の一番大きな本懐（本丸）である．柴胡剤をうまく使いこなすと，漢方医として非常に利用範囲が広がる．

　TH1 が高いケース，TH2 が高いケースには，漢方しか効く薬がない．漢方薬をうまく加えることによって，例えば柴苓湯，柴苓湯が効かない場合には，腹診から柴胡剤，利水剤を加える．これは柴胡・黄芩のペアでいい．それで効かないとき，抗炎症剤を加えることによって TH2 がぐっと落ちるということである．

　漢方の極意は，利水剤，大黄，石膏，附子などをいかにうまく加えていくかということである．

第6章 利水剤について（五苓散の用い方）

❖ 6-1 水（津液）の概念

　水（津液）という概念は，中国では，上海の中心で発達した．

　『傷寒論』の中では欠点があり，喉の痛みに対しては，桔梗湯，甘草湯などの薬があるが，これらは少陰病の薬である．喉が痛いのになぜ少陰病というのか，『傷寒論』は納得できない，ということで，上海グループを中心に『温病条弁』というものができた．温病学（＝ウイルスではなく熱が直接入るものがあるのではないかという学問）の中に，湿のグループというのが出ている．これが，水である．

　体液は，細胞内液と細胞外液とに分かれ，細胞外液が細胞間液と血管内血漿とに分かれている．

❖ 6-2 水滞による病症

　水滞は，中国漢方では二つに分ける．一つは，水の不足（乾燥性疾患），もう一つは水の停滞（水毒）である．水の不足をSICCA症候群というが，これも二つに分ける．外燥（外の水の不足）と内燥（体の中に乾燥が起こってくるもの，乾燥性症候群）である．糖尿病もここに入る．口の渇きが重要視されるからである．

　ここで問題にするのは，病理的な水の停滞（水毒）である．中国漢方の考え方では，水の停滞（水毒）を「水」・「飲」・「痰」の3つに分ける．「水」は浮腫のこと．「飲」は，胸水・腹水・胃腸内の停滞水．「痰」は，外痰（有形のもの）と内痰（無形のもの）とに分けて，外痰は，呼吸器系の普通に口から出てくる痰で，白色痰や，黄色痰や，乾燥性の痰である．一方内痰が体の中にこもった場合に，脳卒中，癲癇あるいはパーキンソン病を起こすという．漢方の考え方では，難病といわれるグループは，痰の一種が体のどこかにこもって正常の動きをしな

くなっているのだという．だから，水を理解しようとすると，どうしても難病の方に行く．

❖ 6-3　外燥と内燥

　外燥（外の水の不足）に対して起こってくるのが，熱射病，熱虚脱，熱痙攣，つまり heat stroke (heat collapse, heat cramps) である．全部外燥の方である．これを漢方で治そうという人はいないが，こういう概念も漢方の中にはあるということである．

　熱射病（熱入心包＝心を包む心包膜の中に熱が入り込んでしまった）には，輸液と冷却で対処する．中国のテキストには「安宮牛黄丸などを使え」と書いてあるが，これは日本にはない薬で，しかも牛黄（牛の胆石）は，有毒物質を含むので問題になっているため，今は使われることはない．

　熱虚脱（heat collapse）（亡陰＝陰液がもうなくなったの）は，輸液で対処する．「参附湯（人参と附子）を飲ませろ」というが，これもない．

　熱痙攣（heat cramps）は，熱極化風（熱が極期になって風を起こして，痙攣を起こしている）という．暑いところで肉体労働をしていて，汗をかきすぎて痙攣を起こした場合などである．対処法として，食塩水を飲ませる．アメリカのフーバーダムの工事現場で，多数の人が熱痙攣で倒れたというのは有名な話だが，そのときに食塩水を飲ませて良くなったという．漢方でも羚羊釣藤湯という薬があるがこれもあまり使うことがない．羚羊（カモシカの角）と釣藤鈎が一緒に入った痙攣止めの薬だという．

　内燥は，体の中に乾燥が起こってくるもの，乾燥性症候群，SICCA症候群である．中国のテキストにはシェーグレン症候群とフェルティ症候群が書いてある．シェーグレン症候群には，麦門冬湯，白虎加人参湯を使う．フェルティ症候群の場合には，リウマチの薬に準じて，大防風湯，桂枝加人参湯，薏苡仁湯などを使う．

　麦門冬湯というのは，内因性のコルチゾールを不活性型のコルチゾンに分解する酵素，11βHSD2 を抑制する作用を持っているので，内因性コルチゾール濃度が上がってくると，循環血漿量が増えてくる．同時に，麦門冬は抗ムスカリン作用があるから，唾液をよく出すということで，シェーグレン症候群などには麦門冬湯を使う．

　糖尿病は，上焦型・中焦型・下焦型の3つに分かれている．上焦型は，口渇，

中焦型は，腹が減ってよく食べる，大食に，下焦型は，多尿である．麦門冬湯，潤腸湯，六味丸などを，糖尿病の補助剤として使うことがある．

　問題は，浮腫である．水毒には，水と飲と痰があるが，そのうちの「水」のグループが浮腫である．これには陽水（実証のむくみ）と陰水（虚証のむくみ）の二つがある．実証のむくみというのは感染性の浮腫で，『金匱要略』に記述がある．胃弱型の浮腫は湿阻中焦（中焦に水がこもってむくんでしまったもの），実証のむくみである．また虚証のむくみには，腎陽不振（腎性の浮腫），脾陽不振（胃腸が虚弱），心陽不振（心臓性浮腫），肝水（肝性浮腫），気血両虚（低栄養の浮腫）などのグループがある．

　また，水毒のうちの「飲」を，支飲（気管支喘息，肺水腫），懸飲（胸水），溢飲（浮腫），痰飲（腹水，胃腸内停水），という4つのグループに分けている．中国の昔の考え方では，こういう細かい分け方をしたのである．湿と飲・湿と水の違い，濁っているか透明か，痰は濁っていること，飲は透明だなどという．実際にはエデームの状態が中心になる．

　水毒のうちの「痰」は，外痰と内痰の2つに分けられる．外痰とは口や肺から出てくる痰のことで，熱痰（炎症性の黄色痰），燥痰（粘稠性の痰），寒痰（白い痰），湿痰（大量の痰）全部を含めて外痰という．

　内痰は，風痰と鬱痰とに分けられる．風痰は，阻絡（脳血管障害），精神神経障害をいい，鬱痰は，癲癇，梅核気，喉の詰まりなどをいう．ストレスと痰が絡んでいるようなときに喉に詰まってしまうという考え方である．

　順番に説明すると，実証の浮腫（陽水）の感染症型浮腫を「風水」という．急性に発症する腎炎あるいは慢性腎炎の急性憎悪などが，感染症性の浮腫である．実証の浮腫（陽水）には風水と皮水とがあり，風水は皮膚表面に近いところのむくみである．麻黄と石膏が同時に入っている越婢加朮湯と，腎臓に対する現代薬を一緒に使うのが原則である．軽いものは現代薬なしで，越婢加朮湯だけでいける場合もあるが．皮膚表面のところに近い，てかっとしたようなむくみのときに，越婢加朮湯を使う．一切の体のむくみを取るのが越婢加朮湯（風水）である．

　胃弱型浮腫（湿阻中焦＝中焦に水がこもって外へ出て行かないもの）などが，温病学に出てくる．『傷寒論』には記述はない．食欲不振でむくんでいるようなとき，胃弱型の浮腫に，基本的には五苓散プラス利尿剤などを使う．

　こんなときによく出てくるものに，五皮飲という薬がある．桑白皮・陳皮・生

姜皮・大腹皮・茯苓皮の5つである．中国人はこういう言い方を好む．5つの汁が集まると五汁飲，5つの皮があるので五皮飲などという．『中蔵経』に，「実証から中間証の皮膚表面の利水剤である」と書いてある．

❖ 6-4 五苓散の働き

五苓散は重要である．利水作用をつかさどる漢方処理を理解するためには，まず五苓散を理解することから始まる．

虚証の浮腫を陰水という．(1) 脾陽不振（胃腸虚弱型）は，内臓下垂などが中心になっている人で，このような人には，五苓散に補中益気湯を混ぜ，胃腸薬などを一緒に加えるといい．(2) 腎陽不振（腎性浮腫）は，慢性腎炎である．これには，真武湯に腎気丸を加え，現代薬を一緒に加える．(3) 心陽不振（心臓性浮腫），心不全である．五苓散プラス現代薬を用いる．(4) 肝陽不振（肝性浮腫）は，肝機能が減弱しているもの．柴苓湯プラス現代薬を用いる．(5) 気血両虚（低栄養性浮腫），栄養低下である．加味帰脾湯＋五苓散を用いる．これが代表的な陰水の漢方薬の使い方である．

飲について．(1) 支飲（胸部から肺・気管支の非生理的な水）は，例えば気管支喘息や肺水腫などである．小青竜湯，柴朴湯，神秘湯などに，現代薬を必ず一緒に使うこと．(2) 懸飲（胸膜炎による胸水）には，十棗湯プラス現代薬を用いる．これは，巴豆を使う．原典には「大戟という有毒下剤を使う」．昔はそんなものを使っていたようである．(3) 溢飲（むくみ，浮腫）は，体の中から外へ飲があふれ出たということ．(4) 痰飲（狭義では腹水，消化管の停水，広義では水毒と全く同じ）は，六君子湯が中心になる．

❖ 6-5 外痰と内痰

外痰について．(1) 熱痰（上気道の炎症）には，黄連解毒湯と五虎湯を合わせると，黄色い汚い痰が取れるというが，抗生剤＋エンピナースなどが効果的である．漢方ではこういうやり方をする．特に，五虎湯は，非常に咳が強いタイプの喘息や風邪症候群によく効く．(2) 燥痰（乾燥型）には，黄連解毒湯に麦門冬湯などを加えるが，抗生剤プラススペリア，抗生剤プラスムコサールもよく効く．(3) 寒痰（冷え性）には，漢方しかない．小青竜湯を使う．(4) 湿痰には，二陳湯と平胃散を一緒に使う．なぜ平胃散を使うかというと，「脾は生痰の源，肺は貯痰の器」という漢方の言葉があり，痰をつくるのはもともとは胃腸だ

から，胃腸を強くしないと痰が取れないという考え方から，必ず胃薬を一緒に使うのである．ムコダインなどがいい．

　喉頭(こうとう)アレルギーというが，鼻に来ずに喉に来て，喉のエデームで呼吸困難をきたすような人が随分いる．そういうとき，五虎湯が，アレルギー性鼻炎の喉型によく効く．

　内痰について．(1)風痰．a.脳血管障害．これは，脳風，大厥，薄厥，痰濁阻絡などといろいろな言い方をするが，くも膜下出血，脳卒中である．大厥とは脳出血のことをいうが，すべて脳血管障害は痰が風と一緒にこもってしまったものだというのが漢方の考え方である．b.変性疾患も風痰に入る．パーキンソン病，アルツハイマー病も風痰の一種である．だから，痰，水を取る薬は，こういう難病などにも非常に効果的だと言われている．c.代謝性疾患も風痰である．ウイルソン病，肝性脳症など．e.精神神経障害，統合失調症なども風痰の一種である．(2)鬱痰（鬱と痰が絡んだ場合）は，a.癲癇やb.梅核気に効く．こういうのが，内痰の考え方である．

❖ 6-6　パーキンソン病の漢方治療

　振戦・関節固縮などに対しては，L-DOPAが一番よく効く．DOPA作動薬も最近いいものが随分出ている．だがL-DOPAは，普通のパーキンソン病だと5〜7年ぐらい，パーキンソン症候群だと3〜5年ぐらいで効かなくなる．Dyskinesiaがどんどん強くなって効かなくなるのが大きな欠点である．その欠点の解決のために，エンタカポンという薬が出ている．しかしこれも有効でない人もいるのは事実である．

　パーキンソン病の一番新しい薬で，ドーパ作動薬の中では，カバサールが有名だが，ビ・シフロールという新しい薬も割合よく効く．これは，かなり長期投与でもドーパミンの抵抗性が出ないといい，データによると8年前後まで有用に働いてくれる．それでも駄目なときにパーロデルという薬がある．パーロデルというのは唾液腺のホルモンである．ただ，副作用が強いので使いづらい．パーロデルの唾液腺のホルモンが，なんらかの振戦，関節固縮にいい作用をするのではないかと文献をいろいろ見ていたら，アメリカのFDA（食品医薬品局，Food and Drug Administration）に，「ハワイの日系人の何万人かの追跡調査」というデータがあった．これは戦争中から始まったハワイの日系人だけの追跡調査で，終戦後の昭和二十何年から今まで，病気の発症から生活力までを全部把握しているも

のだそうだ．結論として，コーヒーを1日1杯以上飲む人と飲まない人のパーキンソン病の発症率を調べたら，コーヒーを飲む人にはパーキンソン病が発症していない，だから，カフェイン様作用が何かしら影響を及ぼしているのではないかという．そうするとパーロデルも，何かしら唾液腺ホルモンのカフェイン様作用が，振戦・固縮に対していい形を起こすのではないか．

漢方薬の中でカフェイン様の作用を持っているのは，茶葉である．川芎茶調散（せんきゅうちゃちょうさん）という薬を，茶葉だから，こんなものが効くのかなと思いながら出してみたら，直接的に振戦・関節固縮が良くなったという人はいないが，便秘が良くなるという．

L-DOPA，DOPA作動薬を出していると，便秘の話が必ず出てくる．便秘というのは，パーキンソン病の悪化因子の大きな要因なのである．便秘をすると振戦，関節固縮がどんどん悪化する．川芎茶調散を使っていると，便秘を改善することによって，振戦・関節固縮が楽になるというデータが出た．面白いなと思った．つまり便秘のある人にしか使えないのだが，便秘傾向が出てきたときには，パーロデル®の代わりに川芎茶調散プラスL-DOPA，DOPA作動薬プラス川芎茶調散というのが，振戦・関節固縮にもいいのではないかと思う．

さらに，ジョン・ホプキンス病院でやっていたデータを明治鍼灸大学（現・明治国際医療大学）が再検したところ，芍薬甘草湯（しゃくやくかんぞうとう）に，マウスの脳内ドーパミンの賦活作用があったという．マウスに芍薬甘草湯を飲ませ，それから脳を取り出し，すりつぶしてドーパミン濃度を調べたという．芍薬甘草湯がドーパミンを賦活すると，川芎茶調散に芍薬甘草湯を少し加えることによって，振戦・関節固縮にはいい効果があるのではないか．

振戦・関節固縮にL-DOPA，DOPA作動薬プラス川芎茶調散または芍薬甘草湯．甘草のカリウム低下が問題になるので，それだけは気をつけて使うこと．

治らないケースの多くは，鬱傾向が強く出ている．鬱傾向が出てきたときに，いい状態でドーパ作動薬，L-DOPAを出しているのに，「治らない，治らない」と言い続ける人がいる．そういうとき，グラマリール，リボトリールなどを使ったりするが，漢方では半夏白朮天麻湯（はんげびゃくじゅつてんまとう）や当帰湯（とうきとう）を使う．半夏というのは抗鬱効果が強い生薬なので，鬱傾向と同時にほとんどの人が起立性低血圧症を起こして，フローズンゲイト，つまり「第一歩が出ない」などと言い出すのだが，半夏白朮天麻湯を使っているとそれが改善して，鬱傾向が少し良くなる傾向がある．

核上性麻痺，MSAという診断になってしまうが，パーキンソン病の中に進行

性核上性麻痺を合併するケースがある．その場合，嚥下困難，むせ，首の後ろのこわばりで後ろにそっくり返る，怒りっぽくなるなどの症状が出る．そういう傾向では，核上性麻痺が強く出ているケースがある．舌を見ると，だいたい舌の振戦が出てくるのでわかる．論文を見ると，今まで核上性麻痺に一番よく効いているのはエフピーである（セレギリン）．多発性脳梗塞の仮性球麻痺にもエフピーもよく効く．嚥下が良くなる．国立精神・神経センターの湯浅先生の論文でも，エフピーが割合よく効いたという．ただエフピーの欠点は，必ずL-DOPAと一緒に使わないといけないことである．現在は単独で使えるようになった．多発性脳梗塞の起こす仮性球麻痺にはエフピーは使えない．つまりエフピーはパーキンソン病にしか適応はない．

多発性脳梗塞による仮性球麻痺あるいはパーキンソン病による核上性麻痺などには，エフピーが効果的だが，漢方では，半夏厚朴湯が嚥下を改善するという．どうしてもエフピーが使えない場合には，半夏厚朴湯を一緒に使って嚥下を改善するのがいい．ただ，このタイプは，むせるので粉が飲めないという人が多い．ゼリーに混ぜたりして飲ませているが，粒の方が飲みやすいかもしれない．怒りっぽくなってきたときには，黄連解毒湯がよく効く．

もう一つ，パーキンソン病のとき認知症が問題になることがある．全部がレビー小体ではないが，パーキンソン病における認知症がよく出てくる．そういう場合，漢方では当帰芍薬散を使うが，アリセプトがいい反応をする．ただ，基本的にはアリセプトはアセチルコリンを増やすから，パーキンソン病には逆効果である．ドーパミンが減ってアセチルコリンが増えすぎるのがパーキンソン病だから，さらにアセチルコリンを増やしても仕方がない．ドイツからの報告で，パーキンソン病にアリセプトを使ったらよく効いたという例があるので，使ってみたら，確かにいい．認知症が出てきて，長谷川簡易スケールで25点を切ったような人に使うと，意欲が改善して歩けるようになったとか，リハビリがうまくいったとか，歩ける場合でも「はい，どうぞ」といってもじっと止まっていて診察室に入って来なかった人が，とっとと入ってきたりする．パーキンソン病に伴う認知症に，アリセプトもしくは当帰芍薬散，生薬治療のできる先生は加味温胆湯が有用である．

脳血管障害の場合には，シンメトリルが主になるが，釣藤散も，脳血管障害のパーキンソン病に対して効果がある．

多系統性萎縮症には，セレジストである．漢方では真武湯プラス人参湯で用

いる．

　突進性歩行が問題になることがある．これはL-DOPAが中心になるのだが，リハビリでうまく対応していくのが一番だといわれている．リハビリのときに鍼灸を加えて，それによって下行抑制系を少し抑制する．リハビリのコツは，突進性歩行の場合，耳からの刺激を与えることである．耳からの刺激は，中脳を通らず大脳から下行抑制系で足の方に行くから，歩きやすくなるのである．だから，少し姿勢を整えながら歩く練習を，横で，「1，2，1，2」と合図をかけながら行うと，非常に歩きが良くなってくる．ということで，鍼灸プラスリハビリというのをやっている．

❖ 6-7　五苓散の基本

　五苓散については，利水剤というのは利尿剤ではないというのが一番のポイントである．利水剤と利尿剤を同一視する人がいるが，これは誤りである．

　利尿剤には，ダイアート，ラシックス，アルダクトンがあるが，全部水をギュッとしぼってしまう作用の薬である．五苓散というのは，水をしぼるのではなく，細胞膜の水チャンネル，いわゆるアクアポリンの穴を防ぐ作用を一番強く持っている薬だそうだ．アクアポリンの阻害の代表は，水銀だった．1920年代から1930年代にかけて，水銀というのは薬の一つとされ，利尿剤にも使われていた．ところが，水俣病の問題が出てきてから，使われなくなった．こういう重金属や微量元素は，アクアポリンの穴をふさぐ効果を持っていた．

　漢方の利水剤というのは，こういう重金属や微量元素を大量に含むものである．例えばマンガンは蒼朮に含まれる．亜鉛は，沢瀉とか猪苓というグループに含まれる．そういう微量元素が，アクアポリンの水チャンネルの穴を閉じてくれる．つまり，ナトリウム・カリウムポンプを動かすのではなく，細胞膜の穴を閉じることによって体の水分を動かすスピードを変えているのが，利水剤なのである．だから，漢方の利水剤は，血中電解質濃度は変化させないで，しかも体の水分を動かすスピードを変えることによって，細胞外液を残存させながら尿を出すという働きである．それが，漢方の利水剤の一番のポイントである．

　熊本大学の礒濱先生の細胞膜の水透過性を調べたところ，コントロール群に対して，かなり水透過性を抑制することがわかった．猪苓，蒼朮，茯苓，沢瀉は亜鉛を含むのだが，亜鉛は猪苓の方にも含まれていて，透過性を抑えることができる．礒濱先生のデータによると，脳梗塞モデルマウスによって五苓散を使って脳

図 6-1

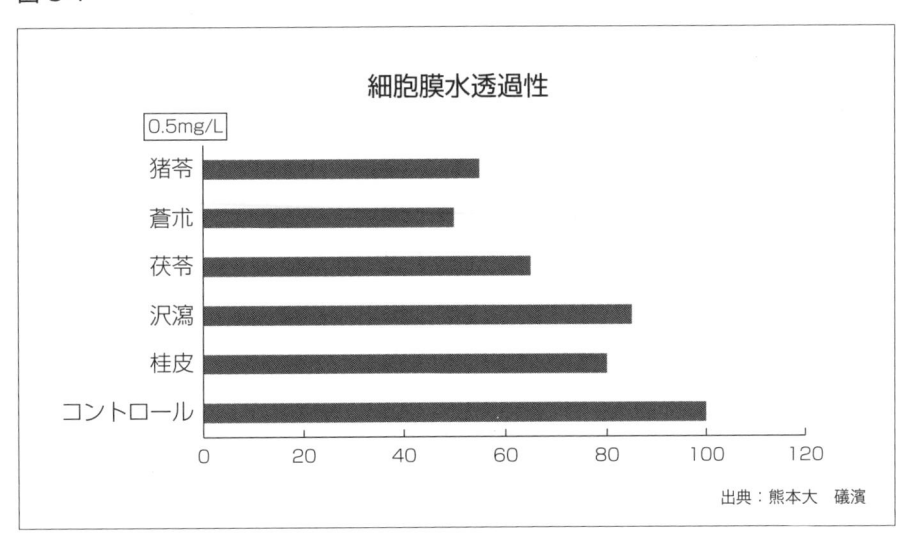

細胞膜水透過性

	0.5mg/L
猪苓	~55
蒼朮	~50
茯苓	~65
沢瀉	~85
桂皮	~80
コントロール	100

出典：熊本大　礒濱

浮腫の改善効果を見たところ，非常に強い脳浮腫の改善効果があることがわかった．コントロール群は，生存率が120分でゼロになってしまうが，五苓散群では，120分で80％の生存率を保っていたという．それで，五苓散の脳浮腫改善効果というのが非常に強かった．

脱水傾向のある心不全の老人の胸水のコントロールや，腹水のコントロールなどにも，五苓散が非常にいい効果がある．五苓散はアクアポリンの穴をふさぐことによって，体の中の水のスピードを変えている．それが一番大きな利水剤の効果である．では，どんな場合に五苓散を使うのか．

まず，中風発熱．『傷寒論』に，「中風発熱，六七日不解而煩，表裏に証ありて，渇して飲水を欲し，水入ればすなわち吐く者，名付けて水逆と云う．五苓散これをつかさどる」とある．霍乱頭痛は，『傷寒論』に，「霍乱頭痛，発熱身疼痛，熱多く飲水を欲する者，五苓散これをつかさどる．寒多くて，水を用いざる者は，理中丸これをつかさどる」とある．理中丸とは，人参湯のことである．また『金匱要略』には，「仮令痩人（もしその人がやせて），臍下有悸（臍の下に動悸を触れる），吐涎沫（よだれをボトボト出したり）而癲眩（目まいがあったり，癲癇みたいにぶるぶると震えたりする），此は水なり，五苓散これをつかさどる」，さらに「脈が浮，小便不利，微熱で消渇する者，小便を出すとよろし，発汗するとよろし，五苓散これをつかさどる」とある．こういうのが五苓散の基本である．

図 6-2

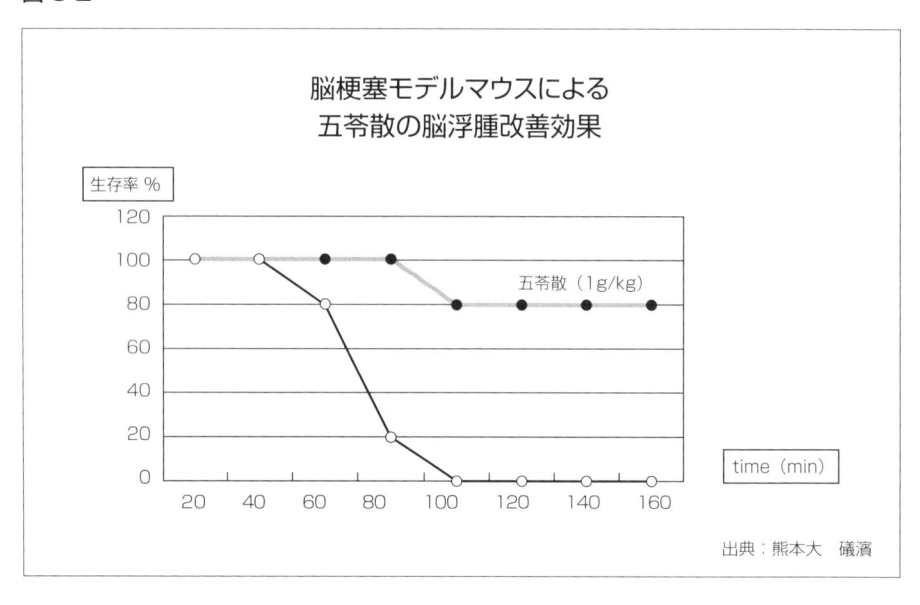

脳梗塞モデルマウスによる
五苓散の脳浮腫改善効果

[グラフ：生存率％ vs time（min）、五苓散（1g/kg）]

出典：熊本大　礒濱

❖ 6-8　五苓散

　喉は渇くけれども，水を飲ませると吐いてしまう，こういう症状を水逆という．

　だが中国では水逆はあまり問題視せず，臍の下に動悸を触れることを非常に重要視する．つまり，水を飲んでも全部が全部吐くわけではないというのが中国の考え方である．水を飲んで吐くケースもあるが，水を飲んでも吐かないケースもある．その場合には臍の下の動悸を目標に，よだれが多いとか，めまいが多いことなどを目標にしてほしいというのである．

　膈の問題だが，心下部に心下と膈の詰まりがある．五苓散の場合には，胃気が上がっていって，膈を通って肺へ行く．胃気を補うのが腎気である．これを通って下りてきたのが小腸・大腸から膀胱へ流れていく．

　五苓散は，中風，発熱，風邪，あるいは誤治（＝間違った治療）のために胃の水分がなくなり，乾燥してしまったため膈が通らなくなってしまい，膈の下の部分（心下）に，水（飲）がこもり，ここから飲が下の方の膀胱の方に下りて行ってしまうとき，それを改善するのが，五苓散の考え方である．

　五苓散と猪苓湯・苓桂朮甘湯の違いは，胃の乾燥があるかどうかである．胃の乾燥が非常に強くなったために，心下に飲があり，心下の飲が下の方に下りてし

図 6-3

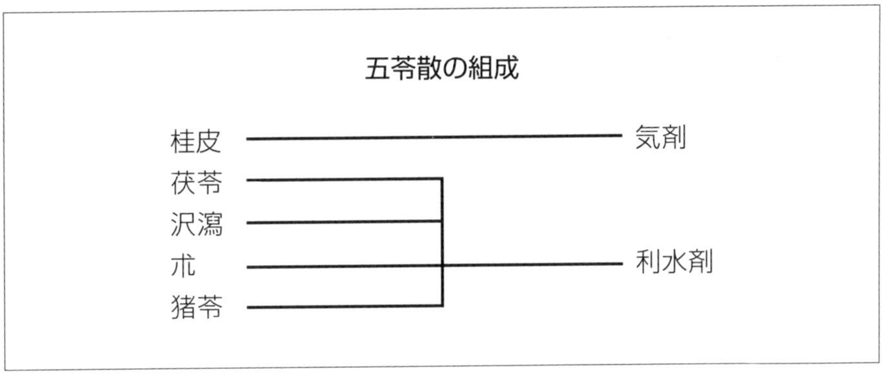

五苓散の組成

桂皮 ────────── 気剤
茯苓 ┐
沢瀉 │
朮　 ├───── 利水剤
猪苓 ┘

まっている．その横隔膜の下の心下の部分に詰まった水を取るのが，白朮であり，上の方の流れをよく取るのが茯苓である．茯苓，膈を通す働きと，この膈と，上，胸の方の水を取る働きがある．ここの水を取ってくれるのが白朮で，その白朮をどうやってうまく使うかというのが，五苓散のポイントである．

同じことが『勿誤薬室方函口訣』に書いてある．「此方ハ，傷寒，渇而小便不利ガ正面ノ証ナレドモ」，この正面の証とは何なのか長い間の論議になっているのだが，傷寒，つまり何かの感染において口が渇いて尿が出ないのが正面の証である．これが一番五苓散を使う証だが，「水逆ノ嘔吐ニモ用イル」という．つまり，水逆の嘔吐というのは，五苓散の主ではない．正面の証というのは，喉が渇いて尿が出ないことである．「又畜水ノ顛眩(てんげん)ニモ用イ，其用広シ（その応用が広い）．後世ニテハ加味シテ水気ニ活用ス．此方ハ本法ノ如ク新タニ末ニシテ与フベシ．煎剤ニテハ一等下ル也．胃苓湯ヤ柴苓湯ヲ用ルハ此例ニ非ズ」．五苓散というのは散（粉末）にして与えないと効果がない．ことこと煮てしまっては効果がない．散が一番いいのだという．特に水逆の嘔吐にも用いる．水を飲んでも吐くものにも使えるが，畜水（浮腫）や畜水の癲眩(てんげん)（めまい）にも使える．「又疝ニテ烏頭桂枝湯(うずけいしとう)ヤ当帰四逆湯(とうきしぎゃくとう)ヲ用テ一向ニ腰不伸，諸薬効ナキニ，五苓散ニ加茴香(ういきょう)妙ニ効アリ．是即腸間ノ水気ヲ能逐ガ故也」と書いてある．五苓散薬は，散で使わないと効果が出ない．

五苓散は，散で少量飲ませた後，朮（蒼朮）で心下の水を取り，茯苓で膈の通りを良くして，残りの沢瀉・猪苓で膀胱にこもった水を取って，桂皮は上に上がってしまう気を下ろすが，最後に胃の乾燥が残る．つまり，散（五苓散）を使ったら水の滞りは取れるが，一番根本の胃の乾燥が取れていない．だからどの

図 6-4

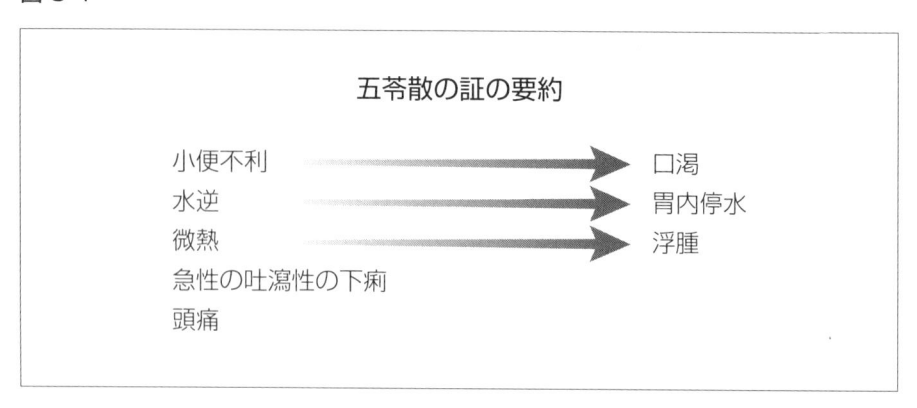

```
            五苓散の証の要約

   小便不利  ━━━━━━━━▶  口渇
   水逆    ━━━━━━━━▶  胃内停水
   微熱    ━━━━━━━━▶  浮腫
   急性の吐瀉性の下痢
   頭痛
```

本を見ても，原典には「五苓散は散を少量内服させた後，微温湯をたっぷり飲ませること．つまり五苓散の散で心下の水を取ったら，もう次に飲んだ水が胃に入る状態ができている．だから五苓散の主薬（本）というのは，この水（温湯）である．温かい水が一番の本なのだ」と書いてある．つまり五苓散は，まず五苓散の散を少しなめさせておいて心下の飲を取る．最初に温かい水を飲ませても，ここが詰まっていて胃の中に入らないから吐いてしまう．まずここの流れを取っておいて，朮で心下の水を取って，茯苓で膈を通して，猪苓と沢瀉で膀胱の水を取って，桂皮で上にぐっと上がる気を下に下ろしておいて，胃の中に水が入る状態をつくってから，温かい微温湯をたっぷり飲ませるというのが根本である．だから湯でも煎剤でも駄目，散（五苓散）でないといけないというのは，その意味合いである．

　水逆の証というのは，子供の自家中毒などなのだが，その場合も子供にまず散をそのまま手のひらに乗せてなめさせる．子供が喜んで指に付けてなめると，すーっとここが通るので，その後，温かい水などを飲ませるとちゃんと治まる．それが五苓散の使い方である．

　書物では，「五苓散の一番の主薬は，後に飲ませるお湯だ」と書いてある．つまり胃の乾燥というのが五苓散の病態の元である．胃が乾燥して，心下に水がこもってしまい，その水が膀胱まで下りているのだという．それが五苓散の考え方である．

❖ 6-9　茵蔯五苓散

『金匱要略』には，「黄疸病，茵蔯五苓散これをつかさどる」としか書いていな

い．『勿誤薬室方函口訣』を見ると，「此方ハ，発黄ノ軽症ニ用ユ（黄疸の出た，軽い黄疸に使う）．小便不利ヲ主トスル也．故ニ『聖剤総録』ニ此方，陰黄身如橘色（橘色である），小便不利云々ヲ治スト云ウ．陰黄ノ症巣源ニ詳シク見エテ，陰症ノコトニハ非ズ．唯熱状ナキ者ヲ云ウ．若此方ノ証ニシテ熱状アル者ハ，梔子柏皮湯，茵蔯蒿湯ヲ撰用スベシ．又黄眸ニハ鉄砂散ヲ兼用スベシ．季東垣，酒客病ヲ治スルニ此方ヲ用イルコト最得タリトス．平日酒ニ酔ヒ，煩悶止マザル者ニ与エテ，汗ヲ発シ小便ヲ利スル老手段也」とある．

つまり，茵蔯五苓散は黄疸の初期，小便不利（尿が出ない）に使う．肝臓にも使えるが，胃腸が弱い黄疸にも使える．なんとなくどす黄色いタイプにも使えるが，陰証ではなく，全身がなんとなく黄色くなって，小便不利を主にするというのが根本である．酒ばかり飲んでふらふらしているような人にもいいという．ただし茵蔯五苓散の証でも，熱がない場合に用い，熱があれば茵蔯蒿湯の方，あるいは梔子柏皮湯にする．それが茵蔯五苓散の証である．

茵蔯蒿（カワラヨモギ）が，漢方の中の分子標的治療薬の一つである．茵蔯蒿は肝臓の細胞膜のポンプに働いて，肝臓の細胞の中にある胆汁をどんどん外に出す働きを持っているから，これを使うのである．茵蔯五苓散は黄疸の初期，小便不利，下痢があればもちろん相対的な尿の少量になるが，カタル性黄疸，いつも酒を飲んでいる人の黄疸浮腫に使う．肝臓の機能が少し低下した蕁麻疹に非常に効果がある．

❖ 6-10　苓桂朮甘湯

蕁麻疹に対する適応もしくはアレルギー性皮膚炎，アレルギー性紅皮症に対する適応が厚生省のガイドラインにあるが，そのファーストチョイスが抗ヒ剤，2番目が茵蔯五苓散，3番目がプレドニンである．

洗顔やメークのとき，ほとんどの人が目頭から目尻の方にかけて流すが，そうすると目の下のたるみが悪くなってしまう．目の下のたるみは，全部頬の横のたるみになってしまうという．リハビリメークのときには必ず目尻の方から目頭の方にこすって眉の上へ持っていき，眉の上から横へ通って首へリンパを流す．それを両方，3回ずつやるのだという．それだけで目の下のたるみが取れる．毎朝顔を洗うときに3回やるといいそうだ．鼻のところから流さないで，必ず目尻の外の方から中へ向かって，鼻の上を通って，眉の上からこめかみを通って首の方へ流す．1，2，3，1，2，3と，右3回，左3回やると，目の下のたるみが取れ

る．アトピー性皮膚炎の人や母斑のある人は，アトピーや母斑が消えてしまうと自信がつく．特に，鬱病の人にやってあげると，気持ちが明るくなるのだそうだ．

　これは，苓桂朮甘湯である．桂枝湯のグループだが，桂枝湯の中で水が入る利水剤のグループでもある．五苓散の核の考え方と苓桂朮甘湯の考え方は，大きく違う．五苓散には胃の乾燥がある．だから五苓散の場合には必ず散で飲ませ，その後温かい湯水を飲ませる．一方，苓桂朮甘湯は胃の乾燥がない．その分だけ胃気が強い．心下に水がたまるのは五苓散と同じだが，苓桂朮甘湯は，胃気が強くなって上の方に上昇してしまう．胃気が本来はゆっくり通るのが，上がってしまって，それがめまいを作るという．心下から別のバイパスを通って上の方にどんどん上がってしまうというのがこれで，一番大きな違いはこの胃の乾燥がないということである．

　苓桂朮甘湯，39番である．『傷寒論』に，「発汗もしくはこれを下したのち，心下逆満，気上衝胸（胸に上衝し），起きればすなわち頭眩する者．茯苓桂枝甘草白朮湯これをつかさどる」とある．これが一番もとの条文である．汗を出したり下したり，これを間違えて治療してしまったのである．治療後，心下が逆に気持ちが悪くなり，気が胸の方に突き上げてくる．起きようとするとめまいがする．こういう症状には苓桂朮甘湯を使いなさいという．

　『金匱要略』には，「心下に痰飲が有り，胸脇苦満（胸のところがつまってきて），目眩（目がふらふらする），苓桂朮甘湯これをつかさどる」とある．

　『勿誤薬室方函口訣』に，「此方ハ支飲（胸の中の水）ヲ去ルヲ目的トス．気，咽喉ニ上衝スルモ，目眩スルモ，手足振棹スルモ，皆，水飲ニ因ル也」とある．喉のところに何か気持ちの悪いものが上がってきて，吐いてしまう．目がふらふらする．あるいは手足がぶるぶる震える．これは全部，水飲（水毒）である．また，「起則頭眩ト云ウガ大法ナレドモ，臥シテ居テ眩暈スル者ニテモ，心下逆満サヘアレバ用イル也」．起きてすなわちふらふらするというのが根本の条文だが，寝ていてふらふらする者に用いても構わない．この心下の逆満，「夫ニテ治セザル者ハ沢瀉湯也（沢瀉湯を使え）」という．沢瀉湯の方がさらに強い利水剤になる．（中略）．「又水気ヨリ来タル痿躄（麻痺して歩けない）ニ効アリ．矢張足震ヒ（ぶるぶる震えて），或ハ腰抜ケントシ，劇スル者ハ臥シテ居ルト背骨ノ辺ニヒクヒクト動キ，或ハ一身中，脈ノ處ヒクヒクトシテ，耳鳴リ逆上ノ候アル者也」とある．足が震えて歩けない，腰が抜ける，背骨のあたりがひくひくとす

る，これはパーキンソン病に違いないと思って苓桂朮甘湯を使った先生がいるが，全然効かなかったそうである．

　確かにその条文からいうとそうなのだが，それが本意ではない．心下逆満気の上衝というのがどこにあるのかというのが，一番のポイントである．心下が詰まって気が上衝する．これは桂枝湯の症なので，心下に水があって詰まっているという症状がないといけない．心下に水が詰まっていて，押さえると気持ち悪いという場合もあり，心下のところにドキドキと拍動がふれる場合もある．どちらでもいい．とにかく心下に水がたまっているというのが苓桂朮甘湯の本意である．

　桂枝湯は，自律神経が弱く，体格が弱くて動悸をふれて汗が出やすい者に用いる．動悸，汗というのが苓桂朮甘湯にも入っている．桂枝湯でなおかつ水を取ってくれる．ポイントは心下の水である．苓桂朮甘湯の中身というのは，茯苓・白朮だった．白朮は心下の水を取る．茯苓は膈を通す．甘草は胃を守る効果があるが，桂枝は上に上がるめまいを下におろす．胃の乾燥というのが一番五苓散と違う点だという．胃が乾燥していなくて，心下の水（心下逆満気）が上衝するのが苓桂朮甘湯のポイントになる．

　苓桂朮甘湯は，支飲（心下にある水滞）を，小便を通じることなどによって除くものである．支飲によって咽頭に上衝する喘息，頭に上衝するめまい，ふらつき，手足の震え，腰が立たないなどの症状に使う．ポイントは桂枝湯だから虚証で，心下の水滞に基づく上衝と，それに伴う身体動揺感が目標である．五苓散の口渇・吐き気に対して，苓桂朮甘湯には熱証は見られないというのがポイントである．

　苓桂朮甘湯にはいろいろなものがある．連珠飲という薬は苓桂朮甘湯に四物湯を加えたもので，苓桂朮甘湯合四物湯，すなわち連珠飲である．四物湯は補血作用があるので，貧血に伴うようなめまい，動悸，息切れ，耳鳴りに効く．この心下の逆満気の上衝があれば，苓桂朮甘湯は寒い風が吹いてきて液とか痰が出るような人にも，非常に効果的である．すべてはこの心下の詰まりである．心下の詰まりで胃の乾燥があれば五苓散，胃の乾燥がなければ苓桂朮甘湯を用いる．

　苓姜朮甘湯は，苓桂朮甘湯の桂皮を乾姜に変えたものである．桂皮は上の方に上がる気を下ろすが，それを取って乾姜，つまり腎臓を温める作用が出てきた．つまり苓姜朮甘湯は下半身の方の薬になった．冷えと腰痛，118番，苓姜朮甘湯である．

図6-5

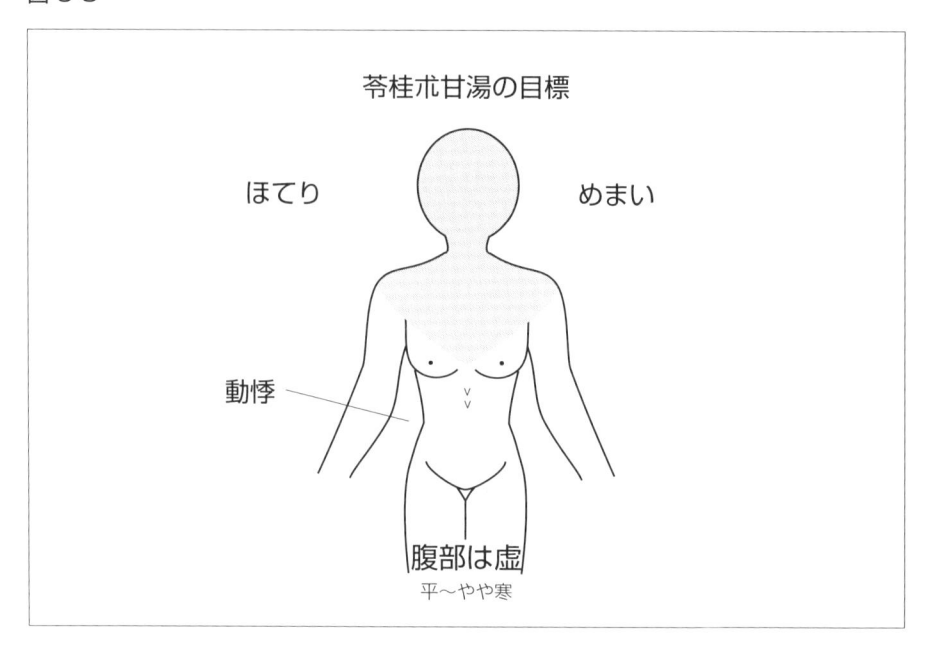

```
           苓桂朮甘湯の目標

  ほてり                    めまい


         動悸


          腹部は虚
          平～やや寒
```

❖ 6-11　苓桂甘棗湯・苓桂味甘湯

　同じように苓桂甘棗湯という薬がある．苓桂甘棗湯は，苓桂朮甘湯の白朮を大棗に代えたものである．

　苓桂味甘湯は，苓桂朮甘湯の白朮を五味子に代えたものである．苓桂五味甘棗湯ともいうが，感冒で解熱したあと咳が続くものである．麦門冬と似ているが，手足の冷えと苓姜朮甘湯の胃内停水があるのが一番のポイントになっている．これはエキスにはない．

　苓桂味甘湯に苓甘姜味辛夏仁湯という薬がある．これは苓桂味甘湯，手足の冷え，胃内停水，咳の症で吐き気があるもの．半夏が入っているから，吐き気があるもの．さらにそれに杏仁を加えると，苓甘姜味辛夏仁湯になる．39番，118番，119番がここに出てくる．

　苓甘姜味辛夏仁湯は，苓姜朮甘湯の加味方である．冷え性で貧血ぎみの半夏，吐き気があって，杏仁は慢性気管支炎，咳止めの効果が強くなっている．「手足の冷え，胃内停水がある慢性気管支炎に使う．

　「胃内停水がないもの」といったが，こちらが苓桂朮甘湯のグループである．セカンドステップではむしろ水がこもっている方に使わないといけないが，覚え

図 6-6

```
                類　方
連珠飲      ＝  苓桂朮甘湯合四物湯
苓姜朮甘湯   ＝  苓桂朮甘湯の桂皮 ⇨ 乾姜に
苓桂甘棗湯   ＝  苓桂朮甘湯の蒼朮 ⇨ 大棗に
苓桂味甘湯   ＝  苓桂朮甘湯の蒼朮 ⇨ 五味子に
茯苓甘草湯   ＝  苓桂朮甘湯の蒼朮 ⇨ 生姜に
```

方としては，小青竜湯の麻黄を抜いたものが苓甘姜味辛夏仁湯である．心下（胃内）に水がこもっていて，めまいや上衝があって，冷え性で咳があり，吐き気があるという慢性気管支炎とか呼吸器疾患のときに，苓甘姜味辛夏仁湯．さらに便秘が加わると，苓甘姜味辛夏仁黄湯になる．

それから茯苓甘草湯というものがある．これは苓桂朮甘湯の蒼朮を生姜に代えたもので，傷寒で汗が出た後喉が乾かないもの．つまり感染性で汗が出て喉が渇けば苓桂朮甘湯だが，喉が乾かないものは茯苓甘草湯という．苓甘になっているのは苓桂で，これは苓桂朮甘湯の蒼朮を生姜に代えたものである．

❖ 6-12　苓桂甘棗湯

苓桂甘棗湯．『傷寒論』に，「発汗後，臍下悸（臍の下に動悸をふれる）．奔豚をよく作る（奔豚病を作ろうとする）者，茯苓桂皮甘草大棗湯これをつかさどる」とある．要するに，間違えて治療した後，今度は臍下の動悸なのである．

苓桂朮甘湯と苓桂甘棗湯の違いだが，上腹部の動悸は苓桂朮甘湯，下腹部の動悸は苓桂甘棗湯という．ただし，苓桂朮甘湯は動悸がない場合や心下痞だけの場合もある．心下に水がこもっている場合もある．心下に水がこもっていて上衝があれば，やはり苓桂朮甘湯である．臍下の方に動悸があれば苓桂朮甘湯にしないといけない．

この方は臍下の動悸を主とする．奔豚病というのはヒステリー発作，自律神経発作のことである．『勿誤薬室方函口訣』に，「大棗ハ，能臍下ノ動キヲ治スルモノ也．此ハ臍下ノ動悸，上ニ盛ンナル者ヲ桂枝加桂湯トス」とある．苓桂湯にさらに桂枝を加えると桂枝加桂湯という薬になる．これはエキスにない．臍下の動

悸が上の方に強くなったのは桂枝加桂湯だが，臍下の動悸が下の方に来たら，苓桂朮甘湯．続いて，「桂枝加桂湯ノ臍下ヲ去テ，心下ニノミアルヲ，茯苓甘草湯トス．故ニ此三方一類ニシテ相依ル者也．苓朮甘草湯ハ又別ニ離ルル者也．茯苓甘草湯ハ苓桂朮甘湯ニ似タレドモ，逆満ヤ目眩ハナシ．若有レバ苓桂朮甘湯トスル也」とある．

　苓桂朮甘湯に対して臍下の動悸があって自律神経発作が強ければ苓桂甘棗湯，臍下に動悸があるが上半身の上衝感，ヒステリー発作が強ければ桂枝加桂湯，口渇がないのは茯苓甘草湯という違いになる．

　エキスでは，苓桂朮甘湯 39 番に甘麦大棗湯 72 番を加えると，苓桂甘棗湯と同じになる．つまり臍にドッドッと動悸があって上腹部だけの場合には苓桂朮甘湯でいけるが，下腹部の動悸があれば甘麦大棗湯を加える．ただし口渇がなければ茯苓甘草湯になる．エキスにないので，これはまた違う薬ということになる．

　茯苓甘草湯は竜骨牡蠣を加えるから，苓桂朮甘湯に桂枝加竜骨牡蠣湯を加えるとこれになる．

❖ 6-13　苓姜朮甘湯

　苓姜朮甘湯．『金匱要略』に，「腎著の病（腎に病が非常にこもって），その人身体が重く，腰中冷（腰の中冷たく），水中に座るがごとし．形は水状のごとし．かえって不渇，小便自利，飲食はゆえなり．病は下焦に属す．身労汗出，衣が一昨表裏冷湿久々これを得，腰の以下冷痛，腹重（重ければ），五千銭を巻くごとし．甘姜苓朮湯（＝苓姜朮甘湯）これをつかさどる」とある．これが苓姜朮甘湯の有名な条文である．腰の中が冷えて，水の中に座っているようにぞくぞくして，冷えて痛い．腰が重くて痛いというより，五千銭を腰にぶらさげているようである．五千銭というのがどのくらいの重さかよくわからないが，重いのだろう．

　『勿誤薬室方函口訣』に，「此方ハ，一名腎着湯ト云テ，下部腰間ノ水気ニ用テ効アリ．婦人久年腰冷帯下（腰が非常に冷えて帯下が）アル者，紅花ヲ加テ与レバ，更ニ佳也」とある．非常に腰が冷えて帯下が取れない者，苓姜朮甘湯に紅花を加えよ，という．これが苓姜朮甘湯のグループである．

　苓桂朮甘湯と五苓散の違いは，桂枝湯のグループが苓桂朮甘湯になることである．苓桂朮甘湯の中に苓姜朮甘湯も苓甘姜味辛夏仁湯も，全部入る．苓桂甘棗湯もよく出てくるが，これもエキスで作ることができる．

図 6-7

```
苓姜朮甘湯の目標
```

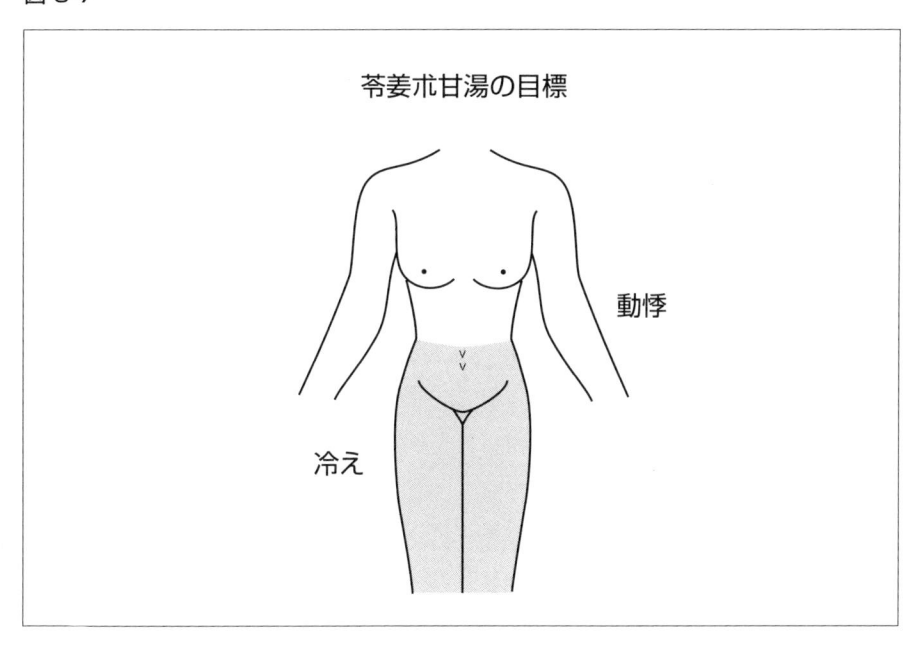

動悸

冷え

　茯苓甘草湯と五苓散の違いは，口渇があるかないか，五苓散と苓桂朮甘湯の鑑別は，胃の乾燥があるかどうかである．五苓散の主薬は五苓散をなめた後の水である．それで胃の乾燥を取るのが五苓散の主だが，苓桂朮甘湯はそれがないから，苓桂朮甘湯は，液，水が一番根本になる．だから心下の詰まりは全く同じである．

　苓桂甘棗湯．第一の目標は臍の下の動悸である．苓桂甘棗湯はここで水滞による上衝の甚だしいもので，下腹部から突き上げるような状態である．胃内停水，胃部疼痛，小便不利にも使える．

　苓姜朮甘湯は，甘草乾姜茯苓白朮湯と同じものである．腎著の病（＝腰以下の病）から別名腎着湯と呼ばれる処方で，処方構成は苓桂朮甘湯の桂皮が乾姜に変更されているだけだが，適応となる証は大幅に異なる．水滞が基本にあることは共通だが，苓桂朮甘湯は主訴が上衝なのに対して，苓姜朮甘湯は上衝がなく，腰部の強い冷えが主訴になっている．すなわち，腰が水の中に座っているように冷え，腰に多くの金属を巻き付けているようにドスンと重い感じがするというのが主訴である．

　また，苓桂朮甘湯は尿量少であるのに対して，苓姜朮甘湯は，尿量不利の場合もあるが，一般に腰の冷えによる薄い透明な尿が頻数（自利）である．五苓散の

ように口渇はないのがポイントになる．飲水量も少なくはなく，尿量は普通以上である．この点でも，利水剤≠水尿剤が理解できると思う．

❖ 6-14　防已黄耆湯

　防已黄耆湯は，水は難しくて，難病が多い．

　『金匱要略』に，「風湿脈浮，身重汗出，悪風の者，防已黄耆湯これをつかさどる」とある．また，『外台』には，「風水を治す．脈が浮，これは表に在をなす．その人頭に汗が出，表なきなる病は，ただ下に重し．従って腰以上に和をなす．腰以下まさに腫れて陰なり．屈伸しがたし」とある．風水で脈が浮いているが，腰の下の方に腫れて，非常に冷えて，むくみが腰から下にあるような状態．これが変形性膝関節症にいいのではないかと言われている原点になる．

　『勿誤薬室方函口訣』には，「此方ハ風湿表虚（虚証）者ヲ治ス．故ニ自汗久シク不止（汗が久しく止まらない），皮表（皮膚の表）常ニ湿気アル者ニ用イテ効アリ．蓋此方ト麻黄杏仁薏苡甘湯（＝麻杏麻黄杏仁薏甘湯）ト，虚実ノ分アリ．彼湯（麻黄杏仁薏甘湯）ハ脈浮，汗不出，悪風者ニ用イテ汗ヲ発ス．此ハ脈浮ニシテ汗出，悪風ノ者ニ用イテ解肌シテ癒．即傷寒，中風，麻黄，桂枝ノ分アルガ如シ．身重ハ湿邪也．脈浮，汗出ルハ表虚スル故也．故ニ麻黄ヲ以テ発表セズ，防已ヲ用イテ之ヲ駆ケル也．『金匱』治水治痰ノ諸方，防已ヲ用イルモノ，気，上ニ運ビテ水能ヲ下ニ就クニ取ル也．服シテ後，如虫行（虫が下に降りるように），腰以下如氷（腰の下が凍り）云々デ，皆湿気ノ下行ノ徴ト知ルベシ」とある．防已黄耆湯は，腰から下の方の汗が多い虚証の者に使って風水を治する，むくみを取るというのが基本の方剤になる．

　防已黄耆湯は風湿表虚（長い間いつも汗をかいて皮膚が湿り気を帯びている），表が虚で水滞があり，下焦に気血が巡らずに虚して水滞が認められる．表に気血が巡らず，虚して水滞のため，巡らない水分が皮膚から横溢して汗となって出ている．実熱の発熱による汗と違い，どちらかというと嫌な汗（悪風）になる．悪風，頭の汗，脈浮から陽証になるが，腰から下がむくんでいるとして，陰に及ぶ主訴から陰証の感じがする．すなわち表の湿気は下行して，（苓姜朮甘湯のように）腰から下が冷え，痛み，足の関節が腫れる．

　いわゆる水太りで，皮膚に水滞が多いため，色白く柔らかな多汗症（色黒い場合もあるが），足冷え―のぼせ型である．防已黄耆湯は表の水を巡らし，尿として水滞を排泄する．悪風の場合は発汗にて治癒する．膝関節炎，関節水腫，リウ

マチ性関節炎に使うが，いわゆる水太りの痩せ薬としても利用できる．湿性膝関節炎，肥満症，多汗症以外に，ネフローゼ症候群にも応用される．湿型，冷え型，熱型，関節が腫れている，湿気が多い，舌に白い苔がついて，足がむくんでいる，関節がむくんでいるというときには，桂枝二越婢一湯（＝桂枝湯5.0と越婢加朮湯2.5を混ぜたもの）が一番効果がある．桂枝二越婢一湯に防已黄耆湯を加えて，それで水を取る．

冷えの場合には桂枝加朮附湯．私は大防風湯をよく使うが，桂枝加朮附湯もしくは大防風湯に防已黄耆湯を加えてほしい．防已黄耆湯はリウマチの水分バランスを非常によく取る．桂枝加朮附湯プラス防已黄耆湯でも治らないときには，これはリウマチ治療で有名な今田屋クリニックの今田屋先生のやり方だが，附子を修治しない附子に変えてほしい．例えば白河附子，あるいは烏頭．これは，エキスではなく刻みにするしかないが，そうするとこういう冷え型のリウマチに非常に効果が出てくる．附子というのは，修治することによって冷えを取る効果は強いが，修治をすると痛みを取る効果が少なくなるのである．白河附子や烏頭を大量に使うと，もちろん有毒になる．今田屋先生は，1両＝1gで使っていた．だから，白河附子もだいたいどんなに多くても4gから5gぐらい，烏頭もどんなに多くても5gから6gぐらいで，それ以上はあまり使っていないようだ．

全身は冷えているが熱がこもっているというようなときには，サンワの桂芍知母湯がいい．これは全身が冷えているが関節に熱を持っているときの処方で，やはり防已黄耆湯を加える．この桂芍知母湯プラス防已黄耆湯でなかなか痛みが取れないときには，知母を1両＝1gでなく2gから3gと倍量にするというのが，今田屋先生のやり方である．だから桂芍知母湯の知母を，2gではなく4g，あるいは6gではなく8gなどと少し多めに使うと，リウマチに対して効果があるそうだ．

これも実は刻みでしか処方できない．刻みではつらいので，ほかに何かいい方法はないかと訊いたら，「効果がないときには治打撲一方を加味してください」という答えだった．治打撲一方には川骨が入っている．川骨は中国にはない薬で，川の水の中にある黄色いきれいな花が咲く水草である．強い抗プロスタグランジンの効果（プロスタグランジンの抑制効果）があるもので，痛み止めによく使える．だからどうしても効果がないときには，治打撲一方を一緒に加えればいい．

ただしこれは三剤を保険では使いづらい．痛みが取れるまで桂枝二越婢一湯に治打撲一方を加えたり，桂枝加朮湯に治打撲一方を加えたり，桂芍知母湯に治打

撲一方を加えたりして，良くなってきたら防已黄耆湯に切り替えるという感じでやっている．これは割合にいい効果が出る．

治打撲一方は，中医学の先生には絶対出て来ない．日本にもこういう優れた薬があったということで紹介した．

❖ 6-15　防已茯苓湯

防已黄耆湯の蒼朮を除いて桂皮茯苓を加えたものが，防已茯苓湯である．これはエキスにはない．『金匱要略』に，「皮水の病をなし，四肢が腫れて，水気が皮膚の中にあり，四肢が聶聶（ぴくぴく）と動く者，防已茯苓湯これをつかさどる」とある．『勿誤薬室方函口訣』には，「此方ハ皮水ヲ主トスレドモ，方意，防已黄耆湯ニ近シ．但朮ヲ去リ，桂茯ヲ加エル者ハ皮膚ニ専ラニユク也．一人，身体肥胖，運動意ノ如ナラズ，手足振棹シ，前医，桂茯朮甘，真武ノ類ヲ投ジ，或ハ痰ノ所為トシテ導痰化痰ノ薬ヲ服セシメ，更ニ効ナキ者，此方ニテ癒ユ」とある．

この防已茯苓湯は，皮水を主としていて，防已黄耆湯とは類方になる．風水は皮膚の浅いところのむくみ，皮水は皮膚の深いところのむくみだと，『金匱要略』には書いてあるが，本当の皮水は防已黄耆湯ではなく防已茯苓湯の方である．ただ防已茯苓湯と防已黄耆湯とはほとんど同じように使えるので，鑑別のためいつも皮水には防已黄耆湯といっている．だが，本当は防已黄耆湯は風水（＝皮膚の表面に近いところのむくみ）なのである．だから関節のむくみが取れる．皮膚の真皮の方のむくみを取るのは，防已茯苓湯の方である．これは，防已黄耆湯に桂皮茯苓を加えることによって皮膚の方に重点が置いてある薬である．桂皮茯苓は桂枝茯苓丸でもいい．正確に防已茯苓湯にしたい場合は，防已黄耆湯合桂枝茯苓丸でもいい．

防已黄耆湯の陽証に対して，防已茯苓湯は陰証で，冷感，貧血が見られる．水滞の肥満，運動が自由にならず，苦しいような肥満，浮腫あるいは尿毒症，ネフローゼ，腎盂炎，また「四肢が聶聶（ぴくぴく）動く者」ということからパーキンソン病にも用いると考えた人もいたが，効果はなかったという．

❖ 6-16　茯苓飲

茯苓飲，69番である．『金匱要略』に，「心胸中有停痰宿水を治す．自ら，吐出水後（水を吐いた後），心胸間虚して気満，不能食（食べられない）の者，消痰気（気を消痰すると），すなわち令能食（すぐに食べられるようになる）」とあ

る．心から胸にかけて痰がこもっている症状に用いるのが茯苓飲だが，『勿誤薬室方函口訣』には，「此方ハ後世ノ所謂，留飲ノ主薬也．人参湯ノ症ニシテ，胸中痰飲アル者ニ宜シ．南陽（原南陽）ハ此方ニ呉茱萸，牡蠣ヲ加エテ痰飲ノ主薬トス」とある．

茯苓飲は，留飲（胃液を吐く）の薬と言える．胃内停水（胃内のガス）を去り，胃部のガスで食べられないという症状を改善する．当然，げっぷや口に水が上がってくる症状を訴える．体内に水分が吸収されない（胃内停水）ので，尿量も少ない．茯苓・蒼朮は利水，陳皮・生姜が気を巡らせ，胃気を整える．症状の甚だしいときには，半夏を加える．

茯苓飲合半夏厚朴湯は，神経性胃炎や不安神経症に用いる合方である．類方として，小半夏加茯苓湯と二陳湯（＝小半夏加茯苓湯加陳皮甘草）もあるので，次項を参考にしてほしい．

茯苓は胃の中の停滞時間を早く取る．それが留飲である．茯苓飲は，胃の中の食物の停滞時間を短くして排泄の時間を早くするので，むかむか，胃の中の留飲，胃液を吐くような状態のときに胃の中をすっきりさせる働きがある．

❖ 6-17　小半夏加茯苓湯

小半夏加茯苓飲．『金匱要略』に，「卒嘔吐，心下痞，膈間に有水，眩悸の者，小半夏加茯苓湯これをつかさどる」とある．嘔吐をして，心下痞があって，横隔膜に水があって，めまいがしてふらふらという症状．『勿誤薬室方函口訣』には，「此方ハ前方（小半夏湯）ノ症ニ停飲ヲ兼ネテ渇スル者ヲ治ス．又停飲アリテ，嘔吐不食，心下痞鞕，或ハ頭眩スル者ニ効アリ．総ジテ飲食不振ノ者，或ハ瘧疾，日ヲ経テ食不進者，此方ニ生姜ヲ倍加シテ能効ヲ奏ス」とある．これは妊娠悪阻（つわり）の薬である．『方読弁解』に，「此方，妊娠悪阻」とある．

小半夏加茯苓湯は，むかつきが強いときに用いる．五苓散の嘔吐と異なる点は，小半夏加茯苓湯には激しい口渇がなく，心下のつかえ感がある場合に用いること．前の茯苓飲と異なる点は，小半夏加茯苓湯の方が「悪心が強く嘔吐が少ない」ところにある．また悪心のみで水が出ないため，めまい，動悸が強く表れる．妊娠悪阻に汎用される処方だが，ほかに腎炎，浮腫にも使うことができる．

❖ 6-18　分消湯・当帰貝母苦参丸・呉茱萸湯その他

分消湯も，むくみや吐き気だけでなく，心身症などにも使える薬である．

当帰貝母苦参丸は使用頻度の低い処方だが，浮腫，妊娠腎，腹痛，妊娠時の排尿困難の改善などのために使う．

呉茱萸湯．『傷寒論』に，「少陰病，吐利，手足厥冷，煩躁欲死者（死を欲する者），呉茱萸湯これをつかさどる」，「乾嘔と涎沫を吐し，頭痛する者，呉茱萸湯これをつかさどる」とある．この呉茱萸湯は偏頭痛で有名だが，2番目の条文が非常に重要で，よく使われている．『傷寒論』の「少陰病と頭痛のもの」というところで，偏頭痛にたくさん使ってみたということである．『勿誤薬室方函口訣』では，「此方ハ，濁飲ヲ下降スルヲ主トス．故ニ涎沫ヲ吐スルヲ治シ，頭痛ヲ治シ，食穀欲嘔ヲ治シ，煩燥吐逆ヲ治ス」とある．呉茱萸湯は濁飲（飲食を摂取したために過剰に胃液が分泌されてあふれるようになる症状）を下降させる処方で，これが幽門筋の痙攣を取る作用である．陰虚証で寒飲（水分が停滞して冷えている状態）を改善する．冷えは手足の冷え，乾嘔，涎沫（よだれ）などから判断すること．急性の症状を例にすれば，かき氷の一気食いで見られる偏頭痛にも効果がある．いわゆる拍動性の頭痛ではない頭痛（偏頭痛）になる．また胃の冷えによる嘔吐があり，強く温めることによって治療する．この方に苓桂朮甘湯を合方することが結構ある．手足の冷え，嘔吐，偏頭痛，しゃっくりに用いるとともに，濁飲の症から胃酸過多，胃下垂，胃アトニーにも用いる．

後世方の類方として，半夏白朮天麻湯があり，これはめまいを主とするのに対して，呉茱萸湯は嘔吐を主とする．呉茱萸湯は，濁飲を下降させる，つまり幽門筋の痙攣があり，腹が冷えて，乾嘔（吐き気）があって，頭痛がするという．偏頭痛だけではなく，冷えているものにしか使えない．だから人参湯のグループである．人参湯のグループで腹の冷え，それから濁飲，頭痛がポイントになる．腹の冷えがある頭痛にはよく効く．

❖ 6-19 猪苓湯・五淋散

猪苓湯．『傷寒論』に，「少陰病，下痢，欬にして嘔渇．心煩，眠るを得ぬ者，猪苓湯これをつかさどる」，「陽明病，……もし脈が浮いて発熱，渇して飲水を欲し，小便不利の者，猪苓湯これをつかさどる」とある．猪苓湯と五苓散の違いは，『勿誤薬室方函口訣』に，「此方ハ下焦ノ蓄熱，利尿ノ専剤トス．若上焦ニ邪アリ，或ハ表熱アレバ，五苓散ノ症トス．凡利尿ノ品ハ，津液ノ泌別ヲ主トス．故ニ似方倶ニ能下痢ヲ治ス．但其部位異ナルノミ．此方，下焦ヲ主トスル故，淋疾或ハ尿血ヲ治ス．其他，水腫実ニ属スル者，及下部水気有テ呼吸常ノ如クナル

者ニ用イテ能効ヲ奏ス」とあり，上焦の方が五苓散，下焦の方は猪苓湯である．

　心下に飲がたまっているのは五苓散だが，胃の乾燥はなく，心下ではなくて上の方（膈）から胸の方に飲がたまると，猪苓湯の方になるという．ここに飲がたまるために，まっすぐに膀胱の方にすーっと熱が降りてしまうという．症状としては下焦の方にいく．

　猪苓湯は，猪苓，茯苓，沢瀉，滑石という利水・滲湿薬と，消炎・止血作用のある阿膠（あきょう）から構成されている処方である．利水剤としては，五苓散の効能・効果との共通性は高いようだが，適応される症状（証）は異なる．五苓散の表熱の証に対して，猪苓湯は下焦の蓄熱（湿熱）を利水作用によって除くもので，他の利水剤に対して猪苓が最も利尿効果を示す生薬であり，猪苓湯は利水作用が中心であると考えることができる．浮腫，腎炎，ネフローゼ症候群にも応用されているが，最も多い適用は，腎臓結石，膀胱炎，尿路結石，血尿，下血などである．膀胱炎，尿道炎の処方として有名で，小便頻回，残尿感，排尿痛，血尿，心煩（胸苦しさとか神経症状），口渇があることが目標になる．

　五苓散と猪苓湯の鑑別は，下図のとおりである．

　さらに止血効果を高めるために猪苓湯合四物湯という処方もあるが，四物湯が入ると地黄が入るので，胃腸障害にだけ気をつけるようにという．これが五苓散と猪苓湯の違いである．

　猪苓湯は，『金匱要略』に，「陽明病，汗出多而渇者，不可与猪苓湯，以汗多胃中燥，猪苓湯復利其小便也」とある．

　感染症の膀胱炎はまず殺菌を行うが，無菌性膀胱炎については，現代医学的に

図 6-8

五苓散と猪苓湯の鑑別点

	淋瀝	発熱	脈	尿不利	口渇	下痢	嘔吐	煩燥	浮腫	めまい	自汗	頭痛	胃内停水
五苓散	−	+	浮	+	+	+	±	+	+	+	+	+	+
猪苓湯	+	+	浮	+	±	+	+	+	±	±	−	−	±

有効な治療法がない．猪苓湯は原因菌の有無にかかわらず高い治療効果を示す．ただ，細菌の有無にかかわらず，膀胱炎，尿道炎などを頻繁に繰り返す人は，冷え性などの体質的欠陥によることが多く，そのような場合，当帰芍薬散，桂枝茯苓丸，加味逍遙散，柴胡桂枝湯，八味丸などを，患者の証に合わせて，広く漢方処方を選択し，体質の改善を図らなければならない．

その点，猪苓湯合四物湯は，尿路洗浄と消炎に，体質的な補いを配慮した処方であり，猪苓湯では対応できないこじれた症状に用いる．また，四物湯の証として，皮膚の乾燥，色艶の悪い皮膚を示している場合（膀胱炎，尿道炎など）に運用する．ただし，地黄配合のため，胃腸障害に注意が必要である．

五淋散．『和剤局方』に，「腎気不足を治し，膀胱熱あり．水道不通，淋瀝不宣，出少起多（少し出て多く起きる）．臍腹急痛蓄作，有時に労倦すなわち発し，あるいは尿，豆の汁のごとし．あるいは尿に石が混じり，あるいは冷淋膏のごとく，あるいは熱淋（黄色くなって）便血に．これをすべて治すのが五淋散である」とある．

猪苓湯に対して，慢性に経過した膀胱炎・尿道炎に運用される処方である．利水剤は茯苓だけだが，当帰―芍薬（血虚を補う）と黄芩―山梔子（清熱）が組み合わされ，虚証から実証まで幅広く適応することが可能である．だが，猪苓湯の膀胱・尿道を洗浄し消炎するという面に対して，当帰―芍薬，黄芩―山梔子という薬で体質的な部分を治療することを考慮した薬である．

本来の五淋散としては，茯苓，当帰，甘草，山梔子，芍薬，黄芩から構成されている．

五淋散でも胃腸にもたれる場合は，清心蓮子飲を用いる．

❖ 6-20　清心蓮子飲

清心蓮子飲．『和剤局方』に，「心中蓄積を治し，時に常に煩燥．思慮労力に因して，憂愁抑鬱，これが小便白濁に至った．砂漠の夜の夢に走泄するようにあり，遺瀝渋痛，便が赤く血のごとく，あるいは酒が過度で，上盛下虚，心火炎上，肺金受尅（肺筋が尅を受け），口舌乾燥して，漸成消渇（しばらくすると消渇になり），睡臥不安（眠れない）．四肢倦怠（手足がだるい），男性五淋（いろんな尿の不定），婦人帯下赤白（女性はおりものあるいは病気が良くならない）」とある．

また『勿誤薬室方函口訣』には，「此方ハ上焦ノ虚火亢リテ，下元之ガ為ニ守

ヲ失シ（守れなくなって），気淋，白濁ノ症ヲナス者ヲ治ス．又遺精ノ症，桂枝加竜骨牡蠣湯ノ類ヲ用イテ効ナキ，上盛下虚ニ属ス者，此方ニ宜シ．若心火熾ニシテ，妄夢失精スル者ハ，竜胆瀉肝湯ニ宜シ」とある．

　この処方は，上焦に虚火が亢進した結果下焦が不調和を起こしたもので，精神的疲労，飲食・生活の不規則や不摂生によって心と腎に虚火があり，脾と肺の気を補うことによって発熱，炎症，充血を除く働きがある．また上盛下虚ということで，精神的に弱っている場合，あるいは虚弱で疲れるとすぐ尿が白濁したり排尿痛，血尿が起こる場合に用いられる．

　さらに，桂枝加竜骨牡蠣湯も精神的に虚弱で，遺精，夢精，性的神経虚弱な者にも用いられるが，この桂枝加竜骨牡蠣湯で無効の場合には，上盛下虚であって，清心蓮子飲が用いられる．湿熱が下に移行した場合は，竜胆瀉肝湯になる．清心蓮子飲は，心労，疲労による（虚証あるいは慢性の）インポテンツ，膀胱炎，尿道炎，神経性膀胱炎，排尿異常，残尿感，頻尿，尿混濁，腎盂腎炎，口内炎，糖尿病にも用いられる．さらにこれらの症状が長引いて精神的に悩んでいる場合にも用いられる．女性のおりものなどにも非常に効く．

　清心蓮子飲の主要点は，心の精神疲労と腎の異常という二つに非常に効果があることである．

❖ 6-21　竜胆瀉肝湯（りゅうたんしゃかんとう）

　竜胆瀉肝湯には，3つの同名異方がある．「薛立斎」，「李東垣」，「一貫堂」の3つである．薛立斎，李東垣，一貫堂（森道伯先生）のやり方があり，ツムラの方の竜胆瀉肝湯は薛立斎のやり方だが，一貫堂の方は小太郎から出ている方に近い形になる．一貫堂の方とツムラの方と，尿の方の症状なのか解毒症体質，いわゆる湿疹にも使うのかによって，ツムラと小太郎と使い分けるといい．

　李東垣のものが小太郎で，薛氏十六種は「肝経湿熱，両かかとが痛んで，あるいは腹中疼痛，あるいは小便渋滞（尿がしぶるもの）等症」．李東垣の方は，「陰部，時にまた熱痒あり，臊臭（非常に臭い）」という湿疹に効く．一貫堂の方は解毒症体質の下焦の湿に使う．尿の方に対して使うにはツムラでいいが，乾燥あるいは湿疹に使うには李東垣の小太郎の方がいい．これらをうまく使い分けることだ．

　薛氏十六種の処方構成は，下焦の湿熱（膀胱炎，睾丸炎，尿道炎，膣炎，陰部掻痒症，帯下，トリコモナス症等の熱）を帯びる実証に用いられ，さらに高血圧

症にも効果があるという．一般に竜胆瀉肝湯という場合，この薛氏十六種の処方を指す．

利水剤は非常に難しい．利水剤の一番の根本は，五苓散と苓桂朮甘湯，猪苓湯である．この使い分けをしっかり覚えるのが一番のポイントである．五苓散は水逆の証というのが日本漢方の基本だと言われるが，水逆の証が出ない場合もある．その場合には臍の下の動悸がふれるから，それを間違えないようにする．

苓桂朮甘湯は桂枝湯の症であるから，「臍の下の動悸，臍の上の動悸，上腹部の動悸」と書いてあるが，基本は心下の飲である．心下に水がこもっているというのが一番のポイントである．五苓散と苓桂朮甘湯のポイントは胃の乾燥があるかないかであり，これが大きな違いになる．

猪苓湯の場合には熱がポイントになるが，猪苓湯の熱で効かない場合，五苓散，清心蓮子飲，竜胆瀉肝湯の使い分けということでやると，利水剤というのはいろいろ使い分けることができる．胃飲が乾燥しているということを目標にとれば，脱水のある胸水のコントロールというのが五苓散の一番根本の使い方である．

防已黄耆湯は，風水の薬であり，皮水に使うのは防已茯苓湯の方である．ただし防已黄耆湯も防已茯苓湯と同じように使える．

［質疑応答］

Q 季節の変わり目にヘルペス（帯状疱疹）から膝下とか，足先とか，水がたまって破れてじゅくじゅくになるというような状態をよく見る．そういう場合に，水のさばきかたは何を用いればいいのか．

A 帯状疱疹後の水，むくみは，風水という方になる．皮水の方が深く，風水の方が浅い．ウイルスによって水分バランスを乱してしまった状態になるので，帯状疱疹によるむくみの場合には，基本的には柴苓湯が一番いいだろう．ヘルペスなどでもやはり柴苓湯が一番よく取れる．肝機能を少し元に戻しながら五苓散で皮膚の表面の水を取るという形になる．実証の場合，麻杏薏甘湯でいける場合もあるし，五苓散でいける場合もある．原則的には柴苓湯が一番良い．柴苓湯だと体の中のTH1TH2バランスを整えるから，ヘルペスなどにもよく効く．

小児の口唇ヘルペスあるいは口腔内のヘルペスでなかなか治りづらいときに

は，人参湯がいい．ただ人参湯はむくむから，この方は逆に胃水（胃の飲）を増やしてむくむことがある．子供の場合あまり問題にならないが，口腔内のヘルパンギーナはヘルペスではないが，ヘルパンギーナでも人参湯がよく効くので，人参湯を与えるといい．もしむくんだら，一緒に五苓散を加える．ヘルペスで足のむくみなどがあるときには柴苓湯，柴苓湯を使いづらいときには，五苓散か麻杏薏甘湯を虚実に分けて使う．

柴苓湯の応用で，例えば五苓散プラス柴胡桂枝湯，補中益気湯といった使い方は，いい使い方である．ぜひやってみてほしい．柴胡剤，柴胡桂枝湯と五苓散，補中益気湯と五苓散というようなペアにすると，高すぎるTH1を少し抑制してくれる．TH1のバランスが良くなる．低いのを上げてくれるから心配ない．

Q 小半夏加茯苓飲は妊娠悪阻に使えるということで，漢方薬をよく女性に使っている．女性が妊娠した場合，「この生薬は使えますか？」と聞かれるが，妊娠したら使えない生薬には何があるのか？

A 妊娠中に禁忌になっている部分と，気をつけて使う部分がある．附子の修治してないものは，絶対使ってはいけない．白河附子とか烏頭とか毒の残っているものは，そのまま使ってはいけない．それからツムラには入っていないが，有毒下剤といわれる大戟とか，巴豆，牽牛子（朝顔の種），葶藶子（ペンペン草）というような強い漢方の利尿剤は使ってはいけない．

牛膝（イノコズチ），車前子（オオバコ）．牛車腎気丸だが，これは妊娠中には使ってはいけない薬と書いてあるが，実際にはエキスになっているときには差し支えないようである．大黄，牛膝あたりは気をつけて使う．ツムラの中に入っている大黄，あるいは牛膝，附子というグループは，少し気をつけて使うこと．だが，実際には使われてもほとんど影響はしない．エキスに関する限りはあまり心配しないで使えるのではないかと思っている．

Q 牛車腎気丸は使えないが，八味地黄丸だと使えるということか？

A 八味地黄丸だと使えるが，地黄で下痢をする場合があるので，妊娠中の場合にはやはり地黄丸剤を使う適用ではない．要するに年齢が若すぎるということである．下焦の場合，妊娠中の場合は清心蓮子飲とか竜胆瀉肝湯にした方がいいのではないかと思う．実際に八味地黄丸，牛車腎気丸を使ったケースはあり，全く問題はなかった．だからツムラのエキスの場合，「大黄とか地黄とか附子が入っ

ている場合には気をつけて使うが，禁忌ではない」と覚えていただければいい．ただ附子，白河附子，烏頭は絶対使ってはいけない．それから有毒下剤も絶対使ってはいけない．それはツムラの中にはないから，ほとんど心配しなくていいと思う．

Q　心下の水を取るのが白朮・蒼朮だが，茯苓は何を？
A　茯苓は，一つは隔と胸．この言い方はここを胸と言うが，隔の上の胸の部分の水を取る働きと隔を通す働きがある．その二つの働きがあり，全体に横隔膜のところに水がこもっているときには茯苓・白朮をペアにしないといけないというのは，そういう理由である．心下にたまっていなければ茯苓だけでもいい．

　隔と胸につまっている水というのが，いわゆる胃内停水のようである．胃内停水というのは，茯苓の働きを現代医学的に言うと，胃の中の内容物の排泄能を非常に早くする，つまり水の動きを早くする，だから胃の中にこもっているのをすっと流す．これが隔を通すという意味である．

　だから特に隔が詰まっているケースというのは，茯苓でいい．上の方の胸，隔が詰まっていると，上の吐き気，よだれ，げっぷ，嘔吐になるから，茯苓は吐き気止めということである．茯苓が上，白朮が下（心下）．心下に詰まっていると下の方に症状が出ることが多いということである．

　あとは半夏がある．半夏は，上の方に水を蒸発させるような形で胸の所の水を上に流す．半夏も吐き気止めに使える．半夏，茯苓は胃内停水を取るために吐き気止めに使える．半夏は上の方に隔から胸の水を蒸発させ，茯苓は隔を通して下の方にすっと流す働きである．

　白朮は肺の痰と心下の痰を取る働きということで，それぞれの生薬に3つから4つの働きがある．胃の中の趣意機能というのは生姜である．胃気が非常に弱っているときには生姜を加えないといけない．生姜，甘草を加えるというのが一つ．それから大棗は，下の心下の部分を強くしてくれるので，臍の下にドッドッとあるときには大棗を加える．

　上腹部の拍動のときには苓桂朮甘湯でいいが，下腹部になったら今度は白朮を取って，下焦の方に効く大棗にする．そうすると下の方の拍動が取れる．

　詳しくは江部洋一郎先生の『経方理論』を参照してほしい．

第7章　黄連(おうれん)グループの臨床(実証の胃腸疾患)

❖ 7-1　黄連(瀉心湯)グループ

　黄連グループ,いわゆる瀉心湯のグループである.

　中国では「黄河が消化管,黄色には黄色を使え」という.黄連グループ,瀉心湯のグループは,どちらも消化管の疾患であるから,腹を触ったときに心下痞(＝剣状突起)の下に圧,あるいはしこりが出てくるというのがポイントで,心下痞,もしくは心下痞鞕があるかどうかが問題となる.心下痞があって実証で,舌に黄色い苔がついていれば,黄連・瀉心湯グループになる.心下痞があって,腹の力が弱い,舌が白い,あるいは冷え性というのは,人参湯のグループになる.漢方で強い働きを持つのが機能低下の方だが,機能過亢進の場合にも,漢方薬は役に立つ.

❖ 7-2　半夏瀉心湯(はんげしゃしんとう)

　半夏瀉心湯というのは,小柴胡湯の柴胡を黄連に変えた方剤で,「心瀉」という言葉がつく.113番に三黄瀉心湯というものもある.どちらも瀉心湯で,黄連グループである.黄連,黄芩,半夏,乾姜,人参,大棗,甘草になる.『傷寒論』には,「太陽病,発汗した後これを下した後,心下満,鞕痛する者,結胸をなす.ただ満つて痛みのない者,これは痞をなす.半夏瀉心湯これをつかさどる」とある.結胸の意味が問題になるが,実際には心下満と心下に満つて痛みがないケースと痛みがあるケースと分け,どちらも半夏瀉心湯が非常に役に立つと書いてある.

　『金匱要略』には,「これは慢性病の方だが,嘔吐(吐き気),腸鳴(腹がゴロゴロ音がする),心下痞の者は,半夏瀉心湯これをつかさどる」とある.

　『勿誤薬室方函口訣』には,「飲邪併結シテ心下痞鞕スル者ヲ目的トス.故ニ支飲或ハ澼飲ノ痞鞕ニ効ナシ.飲邪併結ヨリ来タル嘔吐ニモ,噦逆ニモ,下痢ニモ,皆運用シテ特効アリ.『千金翼』ニ附子ヲ加エルモノハ,即附子瀉心湯ニテ,

飲邪ハ温散サセル老手段也．又虚労或ハ脾労等ノ心下痞ニシテ下痢スル者ハ，此方ニ生姜ヲ加エテヨシ．即生姜瀉心湯也．又癇病，嘔吐強キ者ニハ，無尽蔵ノ太乙丸ヲ兼用シテ佳ト云ウ」とある．

つまり瀉心湯のグループというのは，附子瀉心湯，生姜瀉心湯である．この鑑別が大きな問題になるが，瀉心湯の本来の使い方は，食べ物によって飲の邪が併結して心下痞鞕したものに用いる場合，それ以外の病理的な衰退，支飲や溜飲には効果がない．つまり病理的なほかの原因で起こったような水毒には効果はなく，食べ物によって起こった水がこもって心下痞するものには効果がある．嘔吐，げっぷ，噦逆，下痢などに特効するというのが『勿誤薬室方函口訣』のポイントである．飲んだり食べたりしたものが心下にこもった症状に半夏瀉心湯を使うので，消化管の瀉心湯グループといわれる．

半夏瀉心湯は，小柴胡湯の柴胡を黄連に変えたものであり，有名な処方である．黄芩・黄連の2つで心下の熱を取る．半夏・乾姜で心下の飲や水を取る．余分な水毒を取って，胃気不足に人参・大棗で胃気を強くするということで，半夏瀉心湯の証は，陽の病で熱邪が消化管の中にあり，同時に水分の異常があるための心下痞を認める．この水分の異常というのは腎とか心とかではなく飲食から来る飲邪が悪さをしているようなグループに使う．急性胃腸炎，嘔吐，下痢，腹のゴロゴロ，口内炎，タキサン系の下痢に対して半夏瀉心湯を使うと，グルクロン酸ナトリウムを抑制するので下痢が止まる．

半夏瀉心湯の適応体質は，小柴胡湯とほぼ同じ中間位である．柴胡が黄連に変更された結果，小柴胡湯が肝臓と胃を中心とした疾患対応なのに対し，半夏瀉心湯は胃・小腸の消化管を中心として肝臓に対しても解毒胆汁排出の働きがある．

柴胡の代わりに黄連が入ることにより，熱邪を取るグループと水を取るグループがいいバランスになっているのが，半夏瀉心湯の使い方である．半夏瀉心湯の証は，心下痞と水である．心下の熱と水，つまり舌に黄色い苔がついて心下痞に圧がある，痛みがあるということが半夏瀉心湯の目標である．

48歳男性の例．身長175cm体重78kgのがっちり型．数年前から口内炎と胃部不快感を繰り返す．内視鏡では単なる慢性胃炎のみであった．血液・生化学的には全く異常がない．いわゆるSDS42点，CMI領域で機能性胃腸症であろうという例だが，口内炎でもヘルペスがついているケースが多いので，しっかり見分けないといけない．ヘルペスは6種類あるが，EBウイルス以外に人にうつるヒトヘルペスウイルス（HHV6）が問題視されていて，EBウイルス，ヒトヘルペ

図 7-1

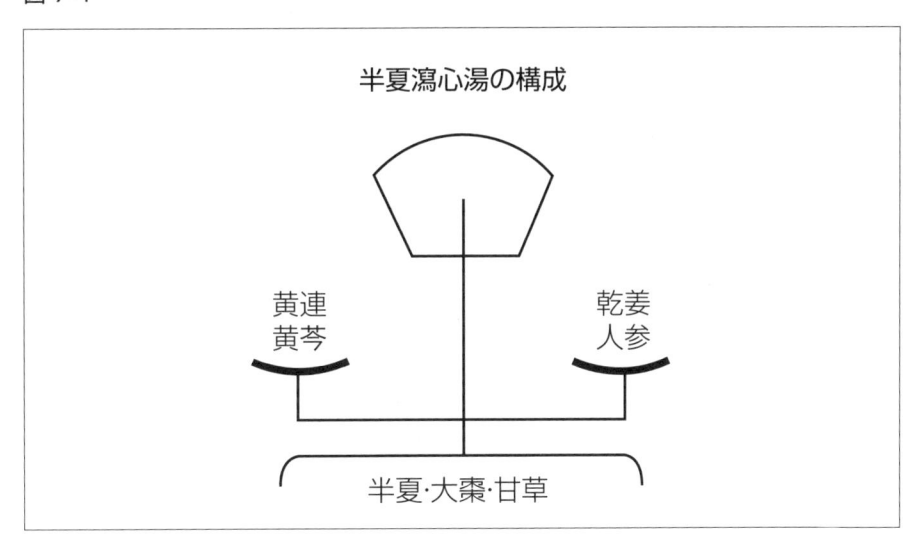

```
半夏瀉心湯の構成

         ┌─────┐
         │     │
   黄連        乾姜
   黄芩        人参
      └──┬──┘
    半夏・大棗・甘草
```

スウイルスが慢性疲労を起こすケースが報告されている．だるさ，微熱，繰り返す口内炎を強く訴えるという．

　最初はベーチェット病を疑わないといけないが，この場合には機能性胃腸症であった．舌に黄色い苔がついて，脈は滑脈で，腹に心下痞があった．胃・食道逆流型には茯苓飲，胃機能不全型には六君子湯，胃潰瘍型には柴胡桂枝湯というのが基本方剤だが，心下痞と舌の黄色い苔が目標になる．これは半夏瀉心湯が投与できるケースである．半夏瀉心湯で口内炎がよく取れる．心下痞は，みぞおちのつかえ感，心下痞鞕はみぞおちの圧である．

　柴胡桂枝湯は，胸脇苦満だが，胸脇苦満は，あばらの下だけでなく心下にも起こる．心下が胸，あばらの下が脇で，合わせて胸脇苦満である．瀉心湯には心下痞を瀉する瀉心と精神活動の興奮を瀉する瀉心湯との2つがあり，精神的な部門の瀉心にも効果はある．

　半夏瀉心湯は，口内炎などを目標にするとよく効くし，EBウイルスをチェックしながら行うことが多いが，EBがプラスのときには，坑ウイルス剤を使って取ることもある．慢性疲労の場合にはQ熱リケッチアだけでなくヘルペスウイルスが悪さをするケースもあるということを覚えておくといい．

❖ 7-3　三黄瀉心湯

　三黄瀉心湯は，精神活動を抑制する方がメインである．瀉心湯，三黄丸，三黄

図 7-2　心下痞

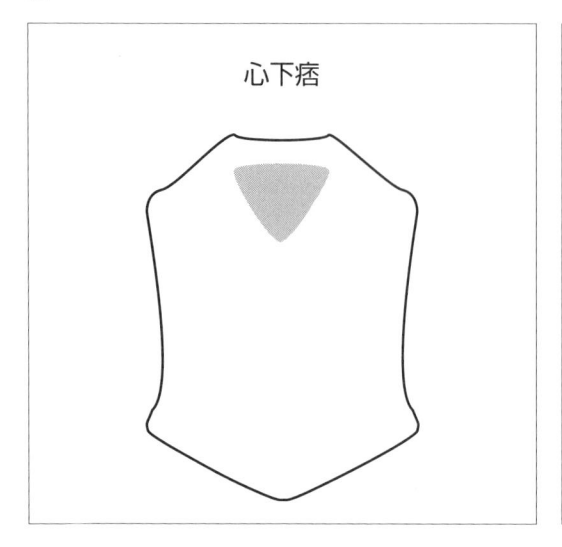

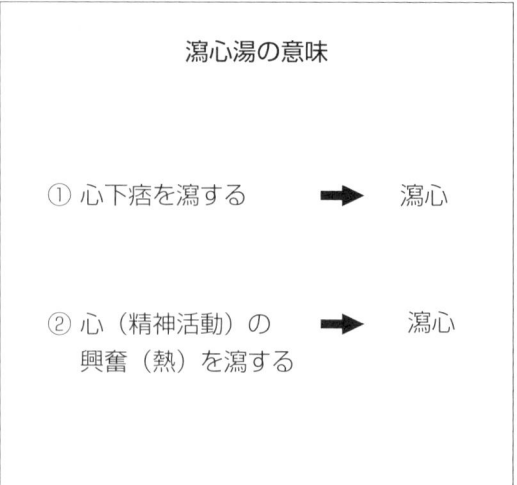

図 7-3　瀉心湯の意味
① 心下痞を瀉する　　➡　瀉心
② 心（精神活動）の興奮（熱）を瀉する　　➡　瀉心

湯ともいう．大黄黄連瀉心湯と書いてある本もある．大黄・黄連・黄芩と「黄」が3つ付くので，三黄丸となる．大黄黄連瀉心湯で黄芩が瀉心湯に代わっているだけだが，『傷寒論』には，「心下痞，これを案じて濡，その脈浮の者，大黄黄連瀉心湯これをつかさどる」とある．これは三黄瀉心湯のことである．

同様に『傷寒論』には，「本，以下，これをもってゆえに心下痞，瀉心湯を与えて痞不解（痞が取れない），その人，渇して口燥，煩（もやもやして），小便不利な者は，五苓散これをつかさどる」，また「傷寒を大いに下した後，再び発汗し，心下痞がある，悪寒する者，表が未解の者は，心下を攻めてはいけない．まず先に解表して（表を解した後に），その痞を攻めろ．まず桂枝湯を使ってから，その後，大黄黄連瀉心湯を使いなさい」とある．これは『傷寒論』の有名な条文である．ウイルス感染などで発汗した後，心下痞・悪寒が出たときなどは，まず桂枝湯で発汗させてから心下痞を取りなさい，ということである．

三黄瀉心湯をよく使うのは，『金匱要略』で，「心気不足，吐血衄血，瀉心湯これをつかさどる」とある．鼻血以外の歯茎からの出血などを総称して衄血という．

『勿誤薬室方函口訣』には，「此方ハ上焦瀉下ノ剤ニテ，其用，最モ広シ．『局方』三黄湯ノ主治，熟読スベシ．但気痞ト云ウガ目的也」とある．局方の三黄湯，ただし気痞，心下痞を目標にしないといけない．

『太平恵民和剤局方』には，「丈夫な婦人を治す．三焦積熱，上焦有熱，この衝を攻め，眼目赤腫（目が真っ赤で），頭項腫痛，口舌生瘡（口に口内炎ができて），中焦有熱（中焦に熱があると），心隔煩燥，不美飲食（飲食がおいしくない），下焦有熱（下焦に熱があると），小便が赤渋（真っ赤になって），大便秘結する．この３証の熱がこもったときに三黄瀉心湯を使いなさい」とある．

三黄瀉心湯は湯剤だが，強い熱を長時間かけると苦くて飲めないので，振り出し剤というのが良い療法である．散剤で飲んだ方が飲みやすいという．黄連解毒湯も三黄瀉心湯も，そのままぐつぐつ煮てしまうと苦くて飲めないので，最後に振り出すだけでいい．

半夏瀉心湯より腹部の熱が強くなっているとか，胸・頭に起こる炎症，充血，心尖部の拍動亢進，血圧上昇，顔面紅潮，神経過敏，興奮，のぼせ，鼻血，目の充血などが，三黄瀉心湯の目標になる．顔面が紅潮して気の上衝が非常に激しい人が，高血圧，神経過敏，ノイローゼ，精神不安，イライラ，せかせかしている人の耳鳴り，煩躁，興奮，のぼせ，血尿，眼底出血，肩凝り．また皮膚病などでは皮膚の発赤の強い蕁麻疹，かゆみ，皮下出血を伴うような皮膚病．抜糸の痛み，講演とか学会発表などで緊張が強くなりすぎたケースにも使える．

舌の黄色い苔と，大黄が入るので，便秘を目標にする．精神科領域においてはアカシジアに効果があったという報告が多い．特に三黄瀉心湯の学会報告では，アカシジアに非常に効果があるといわれている．しかし，腹がグルグル鳴るの

図7-4

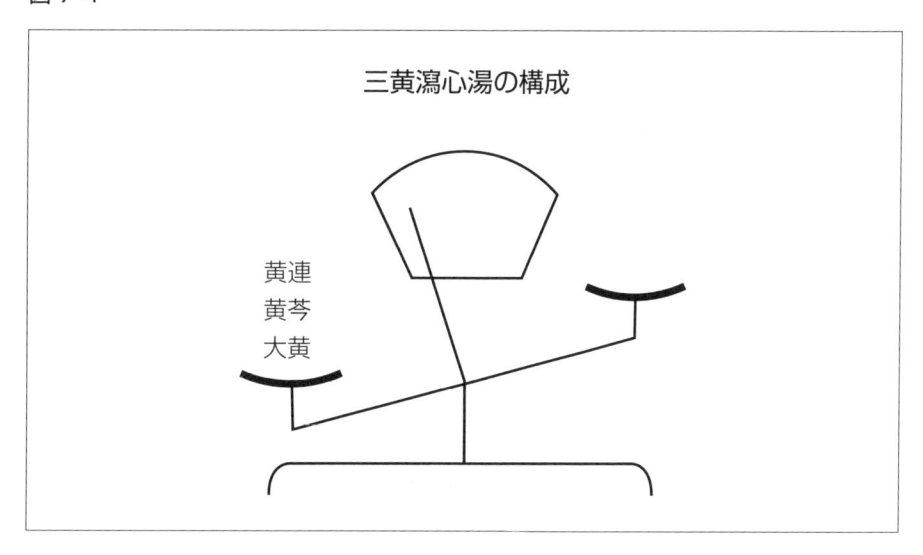

三黄瀉心湯の構成

黄連
黄芩
大黄

で，腹の弱い人は，講演前は女神散の方がいい．腹が強ければ三黄瀉心湯でいいが，かなり体は冷える．

精神疾患ではクロルプロマジンを飲んでいるケースが多いが，体がすっきりして便通が良くなるという．舌の黄色いのが劇的に取れる．半夏瀉心湯の方がよく出るが，三黄瀉心湯も瀉心湯のグループである．

【34歳男性の例】

統合失調症．便秘がなければ黄連解毒湯を使うが，便秘が強いために三黄瀉心湯を使うとアカシジアが消えたという例がある．よく効く．半夏瀉心湯は，しゃっくりなどにも効く．

❖ 7-4 黄連解毒湯その他

黄連解毒湯はあまり限定がない．後世方の薬だからである．『外台秘要』が一番中心だといわれている．

『外台秘要』に，「前軍督ノ護，劉車，時疾（ときどき下痢をするようなもの）を得て3日，すでに汗が出てしまうと，またその後に酒を飲んだら急に激しくなった．苦満（胸がどきどきして苦しい），嘔吐，乾嘔，口燥，呻吟（うめいている），錯語（変なことを言って横になれない），そのようなときに黄連解毒湯を使ったら，さーっと消えた」という条文がある．

もともとは何かウイルス疾患などの後や酒を飲んで急に悪くなったときに使う薬だが，浅田宗伯は『勿誤薬室方函口訣』で，「此方ハ，胸中ノ熱邪ヲ清解スル聖剤也．一名倉公ノ火剤トス（倉公の火剤という名前だが），其目的ハ梔子豉湯ノ証ニシテ，熱勢激シキ者ニ用ユ．苦味ニ耐エカヌル者ハ泡剤ニシテ与フベシ．大熱有リテ下痢ヲ洞泄スル者，或ハ痧病等ノ熱毒，深ク洞下スル者ヲ治ス．又狗，猫，鼠ナドノ毒ヲ解ス．又喜笑不止（へらへら笑って止まらない）ノ者ヲ治ス」と書いている．これは統合失調症のような状態である．続いて，「是亦心中懊悩ノナス所ナレバ也．又可氏ハ此方ノ弊ヲ痛ク論ズレドモ，実ハ其妙法ヲ知ラヌ者也．又酒毒ヲ解スルニ妙也」とある．体の中の上焦，中焦，下焦の熱を取る代表方剤である．三黄心瀉湯と違うのは，大黄が入らないところである．

黄連解毒湯は，静熱専門の処方である．病後の飲酒による煩燥，苦悶，嘔吐，呻吟，錯語の治療に創製されている．先ほどの3つは舌が黄色い色をしているので，そういうときに黄連解毒湯を使う．黄連解毒湯を出しておくと酒に酔わな

い．ただし，体は冷える．

　黄連解毒湯は『傷寒雑病論』には記載されていないが，瀉心湯類の発展方として紹介する．三黄瀉心湯から大黄を除き，山梔子・黄芩を加えた処方で三黄瀉心湯の便秘のない症状と考えていい．広く一般雑病に使いやすい薬で基礎処方として広く使うことができる．黄連解毒湯に四物湯を加えると温清飲という処方になる．これは日光皮膚炎やベーチェット病にもよく効く．

　柴胡清肝湯は，子供のアトピー性皮膚炎によく使われる薬である．荊芥連翹湯，腺病質アデノイドは首から上の湿疹である．上半身の湿疹が柴胡清肝湯，下半身の湿疹が竜胆瀉肝湯である．脇の下，陰部には治頭瘡一方がある．柴胡清肝湯も腺病質体質をよく取るので，喉に繰り返し炎症を起こすような子供にいい．柴胡清肝湯を使う子供は，腹直筋の緊張が強い．

　色黒で腹直筋の緊張が強いタイプの子供によく使うのが，柴胡清肝湯である．小建中湯でも腹直筋の緊張が強いタイプだが，小建中湯は正中芯が出ることが多い．真ん中に臍静脈の依残物を触れるようなケースは，小建中湯の方が合うことがある．柴胡清肝湯と黄連解毒湯が入るからまずいのだが，合っている子供は不思議とよく飲んでくれる．荊芥連翹湯もアデノイド，上半身の慢性炎症，にきび，扁桃腺などによく使う．竜胆瀉肝湯は，下半身の湿疹や慢性の泌尿器官の炎症などに使うのが原則である．

　黄連解毒湯は小太郎からカプセルが出ている．清熱をどうしても使いたいときには，カプセルが使いやすい．例えば，潰瘍性大腸炎のとき，本来は内因性のステロイドを，コルチゾールを引っ張り上げるために，清暑益気湯とか麦門冬湯などの薬をよく使う．啓脾湯の場合もあるが，ただ舌に黄色い苔がついて明らかに炎症があるときには，黄連解毒湯のカプセルを少しだけ加えておく．1カプセルか2カプセル加えておくと，炎症もよく取れる．黄連解毒湯のカプセルは，本来の処方以外で熱が取れないというときに付属で使うことが多い．

　アトピー性皮膚炎などで，柴胡清肝湯の体質で炎症が取れないようなときに，黄連解毒湯のカプセルを少し加えたりする．

❖ 7-5　高血圧症の漢方
【52歳男性の例】

　3年前から高血圧症でカルシウム拮抗剤を内服しているが，拡張期血圧が下がらない．会社の社長さんタイプの体型．ストレスが多い．赤ら顔でいつもせかせ

かしている．γGTPやコレステロールが高い．ガイスベック症候群では赤血球も非常に高い．黄色の舌で黄色い苔がついて，太鼓腹だが，胸脇苦満はない．胸脇苦満があれば柴胡加竜骨牡蠣湯だが，胸脇苦満がなければ黄連解毒湯になる．せかせかと焦っている人やぷりぷり怒っている人に黄連解毒湯を出すと，効果的である．

　高血圧症のときの漢方薬は，血清レニン，随時レニンでいいが，0.65というのがポイントである．レニン依存性の高血圧症の場合はACE阻害剤，ARB β ブロッカーが基本になる．循環血漿量依存の高血圧症の場合，つまり血清レニンが低いケースでは，カルシウム拮抗剤，α ブロッカー，利尿剤がポイントになる．心筋梗塞，心臓疾患があればACE阻害剤やARBがファーストチョイスになるが，ACE阻害剤は，咳に気をつけて使わないといけない．

　漢方のレニン依存性の降圧剤が釣藤鈎で，釣藤散や七物降下湯のグループになる．釣藤鈎はレニンを抑えるから，早朝頭痛を訴えるようなケースにいい．女性の場合には七物降下湯の方が効くが，最初にACE阻害剤，ARB β ブロッカーを出して期待される降圧効果の50％以上降圧されている場合には，漢方薬を併用することで随伴症状を取る．期待される降圧効果の50％にいっていないケースでは普通の現代薬をもう少し増やさないといけない，というのが目安になる．

　レニン依存性だからACE阻害剤でいいということでACE阻害剤を出して，第2診で来た時に期待される降圧効果の50％以上降圧されているケースには，漢方薬，釣藤散や七物降下湯を加えると，随伴症状も取れるし，血圧も目標値まで持っていくことができる．50％までいっていないときには，ACE阻害剤だけでは駄目で，ARBを加えたりβブロッカーを加えたり，カルシウム拮抗剤まで持っていくケースもある．それから，循環血漿量依存，つまりレニンが低いケースの降圧剤は，基本的にはカルシウム拮抗剤，利尿剤，尿の症状があればα ブロッカーを使う．その時には，柴胡加竜骨牡蠣湯と黄連解毒湯を使うのが原則である．これは釣藤鈎が入らないので，胸脇苦満があれば柴胡加竜骨牡蠣湯，なければ黄連解毒湯になる．50％までいっていない場合には，漢方だけでは無理なので，もう少しカルシウム拮抗剤を増やす．

❖ 7-6　生姜瀉心湯

　生姜瀉心湯は，半夏瀉心湯に生姜が加わったものである．
　『傷寒論』に，「傷寒，汗出，これを解した後，胃中不和，心下痞鞕，乾噫食

物臭,脅下有水気,腹中雷鳴,下痢をする者に,生姜瀉心湯を使う」とある.

浅田宗伯の『勿誤薬室方函口訣』には,「生姜の胃気を和す」とある.「守胃機能」とよくいうが,胃気をなごます作用から,半夏瀉心湯の証で嘔吐・胃部不快感が強いケース,特にげっぷと食臭,消化管の異常発酵などが加わった場合に,生姜瀉心湯を使うのが原則である.

大便は軟便からやや下痢便傾向になるのが特徴だが,生姜をどこで加えるかがポイントになる.半夏瀉心湯を溶かし,そこにヒネショウガを垂らすのが一番簡単である.生姜は,げっぷ,食臭に対して効果がある.

【35歳女性の例】

機能性胃腸症.職場の配置転換を契機に,げっぷ,腹痛を訴えるようになった.舌は薄白苔,脈は沈滑だが,心下痞がある.胃内視鏡では異常がない.ゲファニールやプロトンポンプインヒビターを飲んだが,げっぷ,腹痛が取れない.食べた物の臭いが上がってくるという訴えがあるので,生姜瀉心湯だと思った.本来は虚証になるが,げっぷ,腹痛の目標から中間証に近いと判断して,半夏瀉心湯に茯苓飲を少し加えて生姜瀉心湯に近い状態にしたところ,軽快した.本来は半夏瀉心湯を溶かしてショウガをきゅっと絞ればいいが,なかなかできない人が多いから,茯苓飲を少し加えたのである.

❖ 7-7 甘草瀉心湯

『傷寒論』に,「傷寒中風,かえって2～3これを下した後,その人下痢,日,数十行.穀不化,腹中雷鳴,心下痞鞕満,乾嘔心煩,不得安者(やすからざるもの),甘草瀉心湯これをつかさどる」とある.傷寒中風,つまり体力の弱い,こじらせた風邪で下痢が治らない,腹がゴロゴロして心下に圧が出る状態である.

『金匱要略』では,「孤惑(精神疾患,キツネ)をなす病,その状は傷寒のごとし.黙々として眠りを欲し,目は開くことができず,起きては不安になり,喉を触れば惑になり,陰を触ればキツネのごとし.飲食を欲せず,悪聞食臭,その面目は赤くなり,黒くなり,白くなり,上部に触れば聲喝になる.甘草瀉心湯これをつかさどる」とある.『金匱要略』の孤惑病のところに出てくるが,百合湯という薬がある.口内炎,口角炎,神経衰弱などで胃腸が弱っている場合,夢見が多い不眠症,夢遊病,ねぼけ,不安などに使う.

半夏瀉心湯に甘草を加えることで,中間証から虚証の方にまで効いてくれる.

精神疾患に関してはむしろ中間証に近い状態といわれるが，夜尿症によく使う．夜尿症には，小建中湯が原則である．学童児になると柴胡桂枝と言われるが，夢遊病のように夜にがばっと起きる寝ぼけの夜尿症である．寝ぼけの夜尿症で腹直筋の緊張が強いときには桂枝加竜骨牡蠣湯だが，腹直筋の緊張が強くなくて心下（剣状突起の下）に圧があるようなときには，甘草瀉心湯が良い．

　8歳男児の例．夜尿症．ほとんど毎日で尿浸透圧も低い．デスモプレシンでもいいが，正忠芯があって性格がおとなしい．寝言を言ってがばっと起き上がって話をする．母親とわーっと話をして，ばたっと寝て小便をもらす．小建中湯を出したが，あまり効かなかった．甘草瀉心湯と甘草湯を少し加えたらよく効いた．桔梗湯でもいいだろう．

　『勿誤薬室方函口訣』に，「胃中不和ノ下痢ヲ主トス．故ニ穀不化，雷鳴下痢ガ目的也」とある．甘草瀉心湯は，半夏瀉心湯の甘草を増量したが，甘草の増量に対して急迫，激しいという症状が取れる．『傷寒論』の「下痢，日，数十行，穀不化」，つまり不消化で1日数十回の下痢便，これが半夏瀉心湯の証になる．ただし，裏急後重がない．もし裏急後重があれば瀉心湯になる．夏の暑さ，あるいは精神衰弱で胃腸が弱っている場合，心に反して気分の優れないとき，夢見が多い不眠，夢遊病，寝ぼけ，不安感というときに，甘草瀉心湯が効果的だといわれている．

　夜尿症の基本は，学童児前は小建中湯，学童児になると柴胡桂枝湯である．日中に水を飲みたがる夜尿症は百合湯か人参湯もしくは五苓散，腰が冷えて困るケースでは苓姜朮甘湯，寝ぼけの場合には桂枝加竜骨牡蛎湯，腹直筋の緊張がなければ甘草瀉心湯がいい．

❖ 7-8　附子瀉心湯

　附子瀉心湯は半夏瀉心湯に附子を加えたものである．大黄，黄連，黄芩に附子を加える．

　『傷寒論』に，「心下痞また悪寒をし，汗が出る者，附子瀉心湯これをつかさどる」とある．悪寒して冷や汗が出るときに附子瀉心湯を使う．附子は植物性アルカロイド，強心剤だから，鬱血性心不全などの冷や汗に効果がある．半夏瀉心湯に修治附子を加えるもので，心下痞が目標になる．心下痞があり冷えがあって冷や汗をかくような状態である．

【72歳男性の例】

冷や汗，冷感，足のむくみ，冷えがあるが，既往歴はない．心拡大，鬱血があり，ＢＮＰが高い．鬱血性心不全による冷や汗で，心下痞がある．高齢なので臍下不仁（せいかふじん）もあり，乾燥の黄色苔があった．脈は沈渋．地黄丸剤を考えたが，尿症状がなく下痢傾向があるので，附子瀉心湯（半夏瀉心湯プラス修治附子）を使ったら，冷えがよく取れた．

本来は八味地黄丸（はちみじおうがん）が一番適応になるが，心下痞で冷や汗，下痢傾向がある．若い人は柴胡という薬が一番免疫を上げる．老人になると地黄丸剤が一番免疫を上げる．基本的には，臍の下がふーっと抜けるのが地黄丸剤だが，臍の下の回りに腹直筋の緊張が強い場合は，地黄丸剤でない方が効くケースが多い．地黄丸を使う場合には，臍の下の腹直筋の抜けでなくて正忠芯が出る場合もあり，これは地黄丸の方がよく効く．下痢があるかどうかを判断すれば使いやすい．

❖ 7-9 黄芩湯（おうごんとう）

黄芩湯（おうごんとう）の成分は，黄芩，芍薬（しゃくやく），甘草，大棗（たいそう）である．

『傷寒論』に，「太陽病と少陽病の合病，自ら下痢をする者，黄芩湯これをつかさどる．もし嘔する者は，黄芩加半夏生姜湯これをつかさどる」とある．風邪をひいてすぐ下痢をする，裏急後重（何度もトイレに駆け込んで気持ちが悪い，すっきりしない）がある．

『勿誤薬室方函口訣』に，「此方ハ少陽ノ部位ニテ，下痢ノ神方也．後世ノ芍薬湯ナドト同日ニ論ジルニ非ズ．但同ジ下痢ニテモ，柴胡ハ往来寒熱ヲ（熱が出るのを）主トス．此方ハ腹痛ヲ主トス．故ニ此症ニ嘔気アレバ，柴胡ヲ用イズシテ後方（黄芩加半夏生姜湯）ヲ用イル也」とある．黄芩湯に一番近い形で使うには，芍薬甘草湯と黄連湯を加えるといい．

❖ 7-10 黄連湯（おうれんとう）

黄連湯（おうれんとう）．『傷寒論』に，「傷寒，胸中有熱，胃中有邪熱，腹中痛，嘔吐を欲する者は，黄連湯これをつかさどる」とある．

『勿誤薬室方函口訣』には，「此方ハ胸中有熱，胃中ニ有邪熱ト云ウガ本文ナレドモ，喩嘉言ガ，湿家之ヲ下シ（湿が水を下し），舌上如胎者，丹田有熱，胸中有寒，張仲景ハ，亦此方ヲ湯治之説ニ従エテ，舌上如胎（ゆいかげん）ノ四字ヲ一徴トスベシ」とある．「舌上如胎（現代字では苔）」という部分がポイントである．続けて，

「此症ノ胎ノ模様ハ，舌ノ奥ホド胎ガ厚クカカリ，少シ黄色味ヲ帯ビテ，舌上，潤テ滑ラカナル胎ノ有モノハ，仮令腹痛ナクトモ雑病乾嘔有リテ諸治，効ナキニ決シテ効アリ」とある．黄連湯を使うのは，舌の胎がポイントになるという．

さらに，特に奥の方に黄色味がかかった厚い苔がべっとりつく場合には，「黄連湯ヲ使ウ．腹痛アレバ猶更ノコト也．亦此方ハ半夏瀉心湯ノ黄芩ヲ桂枝ニ変エタル方ナレドモ，其効用大ニ異ナリ，甘草，乾姜，桂枝，人参ト組ミタル趣意ハ桂枝人参湯ニ近シ．但彼ハ脇，熱，利ニ用イ，此ハ上熱下寒ニ用イ，黄連ノ主薬タル所以也．亦案ジテ此桂枝ハ腹痛ヲ主トス．即『千金』生地黄湯ノ桂枝ト同旨也」とある．これが浅田宗伯の言葉である．黄連湯は半夏瀉心湯にかなり似ているが，奥の方が黄色味がかかった舌については，黄連湯を思い出すといい．

肺に熱があって胃腸が冷えている，という方剤である．口内炎，口角炎，神経症，歯痛だが，舌の胎に特徴がある．黄色い苔で，前が薄くて奥が厚い苔．特に酒飲みの症候群，γGTPが高いケース，こういう感冒症候群にはよく効く．治療に困ったときに舌を見てほしい．

この舌の特徴だが，メージュ症候群の人の舌にこういう苔があったので，使ってみたら劇的に効いた．神経症の部分に効果があったのではないかと思う．

【38歳男性の例】

両目の羞明あり，目が開けていられない．眼科，精神科，神経内科，内科，どこに行っても異常がないといわれた．がっちりした体格で，SDSを取っても確かに異常はない．困り果てて舌を見たら，奥の方に黄色い苔がべとっとついていた．脈が弦脈で，心下痞がある．メージュ症候群を疑い，柴胡加竜骨牡蠣湯を処方したが，全然効かない．そこで，黄色い苔を目標に黄連湯に変えたところ，すっと治った．

黄連湯は，舌の奥の方に黄色い胎がつくというのを目標に使うといい．いろいろな症候群，ほかの処方で効果がなかったケースに黄連湯を使うと役に立つ．

❖ 7-11 梔子豉湯

梔子豉湯，黄連阿膠湯，梔子柏皮湯などがある．黄連湯グループというのは，黄連解毒湯，黄連湯があるので一応黄連湯といっているが，実は瀉心湯グループも全く同じである．

心下痞，舌の黄色い苔が目標で，半夏瀉心湯を使ったら今度は半夏瀉心湯の加

減方，甘草瀉心湯，甘草を入れたらどうなるのか．生姜瀉心湯，生姜は何に効くのか．附子瀉心湯などを整理して覚えると，処方範囲が広がる．

❖ 7-12　ウイルス性胃腸炎その他

　ウイルス性胃腸炎，嘔吐下痢症の漢方治療について．嘔吐が激しく，下痢をしていて，38度ぐらい表証の発熱がある人に，胃腸症状があっても葛根湯を使うのか，胃腸症状が強いので発熱をあまり考えずに五苓散を使用するかが問題となる．確かに，葛根湯も下痢に対してよく効く．ただ葛根湯を使うか使わないか，特に葛根湯（麻黄剤）を使うのか桂枝湯のグループにするのかというのは，ウイルス感染によってインターロイキン1αが誘導できるかどうかによる．つまり発熱する力があるかどうかがポイントである．

　38度ぐらいの発熱があるということは，インターロイキンをかなり誘導している．プロスタグランジンE2を誘導できる力を持っているので，葛根湯の方がいいということになる．葛根湯で自ら下痢をする自痢に対して効果があるというのが基本になるが，発熱がなく，舌に黄色い苔がない，白い苔がついている場合には，五苓散でいい．

　五苓散は，嘔吐と水逆の証である．飲んでも全部吐いてしまう．水毒なので舌に必ず白い苔をつける．そういうときには五苓散の証になるが，嘔吐が強い場合には前胡という薬を使わないといけない．これは66番の参蘇飲になる．発熱が38度ぐらいあるときには，葛根湯でいい．

　葛根湯だけで熱が取れないときには，現代薬を一緒に加えてもいいし，事情があって漢方しか使えない場合は，葛根湯に桔梗石膏エキスを使うと熱がよく取れる．葛根湯加桔梗石膏は面白い処方で，私はよく使う．熱が強くなく嘔吐の方が強い場合には，参蘇飲．熱はあまりないが舌にべっとり白い苔がついて吐き気が強いケースには，五苓散でいい．

❖ 7-13　偽アルドステロン症について

　甘草が2.5g以上含まれている方剤，どれくらいの間隔で血液検査をしたらいいか．投与前で1回だけカリウムをチェックすれば大丈夫だが，老人だと問題が出る．老人でカリウムが3以下になっている場合には，頻回にチェックしないとカリウムが下がる．若い人は体の中に甘草の分解酵素を強く持っているので，問題は少ないが，老人でカリウムが低いケースでは，少なくとも3カ月に1

回は行うのが原則である．

　間質性肺炎のチェックの場合には，KL-6を取ると確実にチェックできる．柴胡，黄芩，非常にまれなケースだが，日本で2，3例ほど半夏で起こったケースも報告されている．間質性肺炎，つまり基本の証が違ってしまうと，何で起こっても不思議でない．間質性肺炎があやしいというときには，KL-6が上がるか上がらないかをチェックしてほしい．投与前と1カ月後にもう1度KL-6を取って調べると，漢方薬が合わない場合はKL-6が必ず上がっている．KL-6が上がっていない場合には全く心配はない．

　心身症の過活動性膀胱だと思って清心蓮子飲を出したら，全身に湿疹ができたケースがあった．リンパ球の強弱，DLSTで全部取ってアレルギーがないことを確認してから飲ませるケースもあるが，苦労することが多い．

【男性下腹部，不定愁訴の漢方治療】

　骨盤腔内の鬱血が原因の精巣痛，射精痛，残尿感，下腹部痛．40歳までの比較的実証の患者で，小太郎の76番がよく効く場合があるが，効果がないときは駆瘀血剤を男性に使用してもいい．鬱血が原因の場合には，桂枝茯苓丸を少し加えると効果的である．ただフルドーズでやると，県によっては桂枝茯苓丸，女性の処方と査定されることがある．査定が心配なときにはフルドーズで，分1とか分2でいい．ほんの少し加えるだけでも相当効果がある．

　小太郎の竜胆瀉肝湯で射精痛，精巣痛が取れないときには，桂枝茯苓丸を少し加える．桂枝茯苓丸で足りない場合，便秘が強くなってきたときには通導散がよく効く．これも分1ぐらいでよく，痛みをよく取ってくれる．通導散は百たたきの刑の薬で，鬱血をよく取るので痛みが和らぐ．通導散を使いづらい，下痢のときには，治打撲一方でも構わない．治打撲一方は川骨という抗プロスタグランジンの薬が入っているから，射精痛によく効く．

第8章 参耆剤の運用（虚証の胃腸疾患）

❖ 8-1 人参剤について

　人参と黄耆は，胃腸の薬として使うことでよく知られている．実際には人参だけの場合もあるが，黄耆だけの場合はほとんどなく，黄耆は人参の働きを助ける働きをする．黄耆だけの場合，例えば黄耆建中湯は入ってこない．

　ここでいう人参剤とは，人参が君薬（主薬）となっている漢方処方のことを指す．人参が主薬ではなく佐・使薬として配合されている処方もあるが，ここで説明する内容は，それら佐使薬としての人参の役割とも，当然密接に関連する．

　陰病期の薬物は，補性の剤（補血・補陰薬），健脾・補気薬，熱性の剤（温裏去寒薬）で処方構成されている．

　人参剤の処方構成は，このうちの健脾・補気薬を君薬（主薬）として，補血・補陰薬と温裏去寒薬が佐使薬として配合されて，処方構成されている．

　人参グループに，薬用人参と紅参末，竹節人参がある．竹節人参は日本で古くから使われていた人参で，山の中に自生しており，竹の節のようにぼこぼこと節ができているものである．

　普通は人参を使う．人参はジンセノサイドが非常に強く，特にチロシンのハイ

図 8-1

陰病期の薬物の処方構成

補性の剤＝補血・補陰薬：当帰・熱地黄・竜眼肉・麦門冬など

健脾・補気薬：人参・黄耆・甘草・白朮・大棗など

熱性の剤＝温裏去寒薬：附子・乾姜・桂皮・呉朱萸・山椒など

ドロキナーゼ（TH）は，甲状腺機能を強くする作用や抗疲労作用がある．紅参末は，もともと悪くならないよう乾燥して運搬したので，紅参というらしい．紅参末を別個に使うと人参と同じような効果が出るので，何かの処方に人参を加えたいとき紅参末を使うといいのではないかと思う．紅参末単独で，血小板の変形抑制をしたり，血液の流れを良くするということで，脳梗塞後の患者に紅参末を使ったら，血液のコントロール，トロンボあるいはプロトロビン時間のコントロールが非常に良くなったという報告がある．

竹節人参は，胃に熱感があって水分がたまりやすいような人に使うのが原則である．だから，小柴胡湯あるいは柴胡剤の人参は，むしろ竹節人参の方が良いという先生もいる．

人参を主薬とする漢方処方を理解するためには，
・臓腑から把握する「脾・胃」の役割と相関を理解すること
・人参湯（古方），四君子湯（後世方）が中心であって，後世方の重要処方は四君子湯の発展方と考えて把握することが必要である．

❖ 8-2　金元四大家

劉完素，張子和，李東垣，朱丹渓の4人を，金元四大家という．それぞれ寒涼派，攻下派，温補派，滋陰派という．体を冷やす薬で攻めて治していくグループ，下して治すグループ，温めて治すグループ，陰液を潤すグループということで，4つの形を漢方の中に取り入れていった人々である．

その金元四大家の中の李東垣が書いた書が，『脾胃論』である．これが温補派の中心の書で，参耆剤を使うときの一番の根本になる．『脾胃論』には「すべての病気は胃腸の弱いところから始まるから，胃腸を強くすることによって治るの

図 8-2

金元四大家
❖ 劉完素（1120 − 1200）　『宣明論』…………寒涼派
❖ 張子和（1156 − 1228）　『儒門事観』…………攻下派
❖ 李東垣（1180 − 1251）　『脾胃論』…………温補派
❖ 朱丹渓（1281 − 1358）　『局方発揮』…………滋陰派

だ」と書いてある．例えば，補中益気湯が微熱になぜ効くのか，微熱が起こるのはどういう原因なのか，その微熱を取るのにはどういうものを使えばいいのかということが，この『脾胃論』に出てくる．

この金元四大家は，漢方の歴史の中に必ず出てくる人々である．寒涼派・攻下派は，現代では一貫堂の森道伯先生の処方で代用することが多いが，わりあい古典で出てくることが多い．

❖ 8-3 脾胃の診断

『脾胃論』には，脾・胃の働きが書いてある．これは，高雄病院の江部洋一郎先生のベクトル理論にもつながるのだが，ベクトル，つまり脾と胃の働きの違いである．胃には食べたものを消化吸収して，収めたり降下したりする作用がある．脾は膵臓を含めた胃腸の一番の根本になる臓器で，その脾には食べたものを吸収して，胸管を通して左の鎖骨下までぐっと持ち上げる，つまり上昇させる働きがある．

もし胃の働きが鈍ると，本来上から下に下がるベクトルがストップするから，症状が上に出てしまう．胃の症状というのは上に出てくるから，腹腔を下りなくなって，吐き気がしたり，げっぷとか嘔吐とか，腹が張って困る．だから，胃の薬，平胃散，胃苓湯などを使うのは，口の方から強く症状が出てくるような場合である．

それに対して脾は下から上に上るベクトルを持っているから，それが上らなくなったら上から下へ落ちてしまうので，不昇である（上らない）．だから，下の方に落ちてくるので，内臓下垂，胃下垂，脱肛，下痢，つまり，下の方の症状が強く出てくる．脾というグループには，下の方に症状が強く出てきたら使うというのが『脾胃論』の原則になっている．これが，脾と胃の症状の違いである．

「なんとか脾の薬」と書いてある薬は下の方の症状に使い，「胃なんとか」と書いてある薬は上の方の症状に使うというのが原則で，これが胃と脾の関係，降下と上昇の関係である．このとき「肺」という言葉が必ず出てくる．肺も，空気を吸って収める働きがある．つまり胃と同じに上から下に働く．上から下にぐっと下ろす働きである．胃が下に下りなくなったら，上にげえっと出てしまう．すると，肺気がそれに引っ張られて上の方に出てくる．だから，肺でひどく喘息をしたり，こんこん咳をしたりすると，胃の気と一緒に吐いてしまう働きがある．特に子供などは，咳をするとげえっと吐いてしまう．これは，このベクトルの関係

である．現代では自律神経の働きで説明するが，かつてはそういう説明をしていた．それが，胃の働きと脾の働きである．

　漢方医学における臓腑の関係とそれらの意味を，もう少し詳しく説明する．

　脾胃の虚実には胃実，胃虚，胃熱，胃寒および脾実，脾虚，脾熱，脾寒があるが，升と降に関しては，その症状と次のような関係にある．

・胃の不降＝嘔吐（反升），腹脹痛，便秘等
・脾の不升＝食後思睡，腹脹，四肢無力，精神倦怠，痩せ等
・脾の不升反降＝内臓下垂，脱肛，子宮下垂，大便滑脱・失禁等

　このような脾胃の病は，次のような病因から起こるとされる．

a. 六淫の邪＝風・寒・熱・湿・燥・熱（火）＝六気＝外因
b. 精神的要因＝喜・怒・憂・思・悲・恐・驚（＝七情）＝内因
　　例えば「思は脾を傷つく」（＝思慮過度は脾気が鬱結する）と理解する．
c. 不適切な飲食
　　・肥甘の傷＝脂肪分に富む食物は内熱を生じ，胸痺，心痛を起こす結果，瘀熱

図8-3

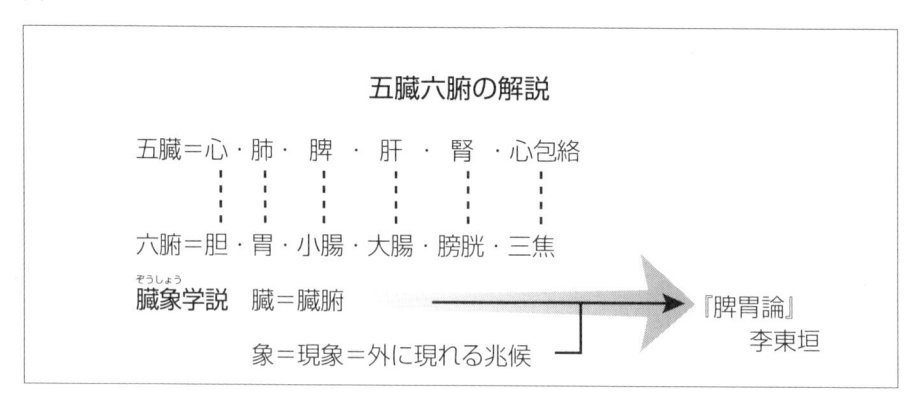

```
           五臓六腑の解説

   五臓＝心・肺・脾 ・肝 ・腎 ・心包絡
        ┊  ┊  ┊  ┊  ┊
   六腑＝胆・胃・小腸・大腸・膀胱・三焦

   臓象学説　臓＝臓腑　　　　　→『脾胃論』
   　　　　　象＝現象＝外に現れる兆候　　李東垣
```

図8-4

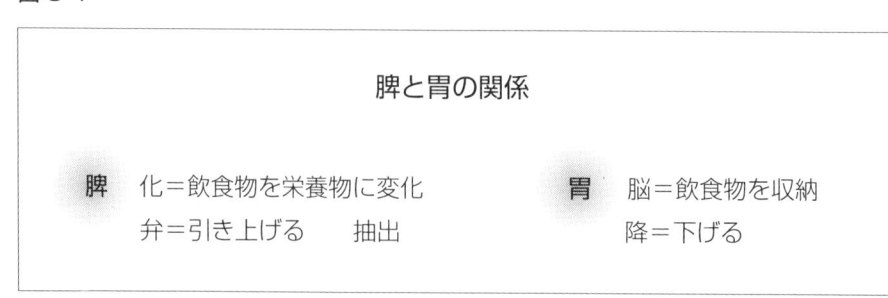

```
              脾と胃の関係

   脾  化＝飲食物を栄養物に変化      胃  納＝飲食物を収納
       升＝引き上げる　抽出              降＝下げる
```

図 8-5

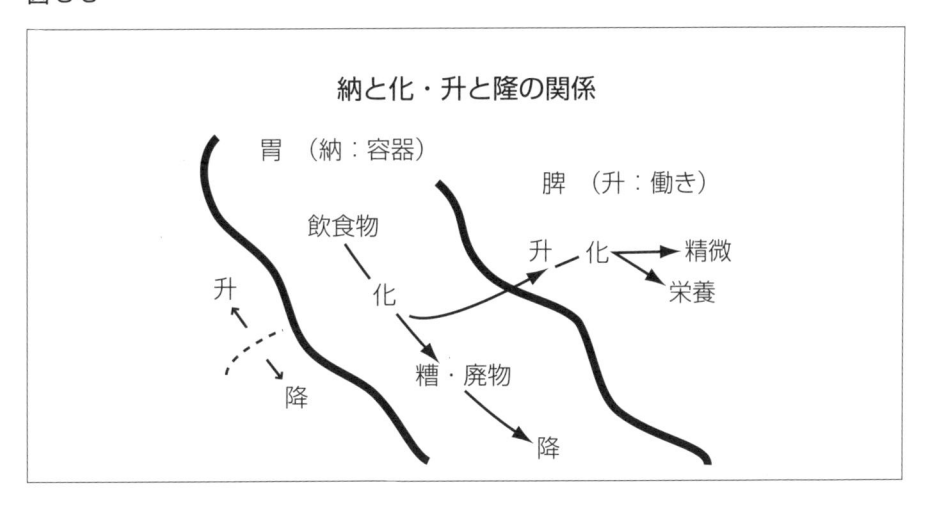

```
納と化・升と降の関係
胃（納：容器）    脾（升：働き）
  飲食物              升  化 → 精微
升    化                        → 栄養
↑   ↓
↓   糟・廃物
降         ↓
           降
```

が内積して瘡毒ができる
- 生冷の傷＝生冷な飲食物は脾胃の陽（働き）を傷つける
- 酒の傷＝過度の飲酒は脾胃肝心に害を及ぼして，早衰させる
- 飲食の偏嗜＝好き嫌いの多い食生活が良くないことは当然

d. 労働と休息の不均衡

　　元気は脾に生じるため，労役過度で元気を傷耗すれば脾胃の気も傷耗する．

e. 虫積＝腸内に蛔虫などの寄生虫が寄生すれば，飲食物の利用は悪くなる．

　このような病因により脾胃に不調和が発生すると，病理産物として食積（＝消化不良），燥屎(そうし)，痰飲（＝水気），瘀血症（＝益気，生気，統血）が随伴してくる．

　この場合，脾胃の症状と状態を診断するためには，次のような点から観察し，分類する．

①口渇について
- 口渇がある＝胃熱

　　内熱実証＝大渇して，冷飲を好む
　　中寒　　＝渇して，熱飲を好む
　　痰飲　　＝熱飲を好むが，少量
　　　　　　＝瘀血→駆瘀血剤

　熱邪を清すには白虎湯，水が津と化さない場合は五苓散等の適応になる．

- 口渇はない＝胃寒（寒証であるか否かの区別の要点）

図 8-6

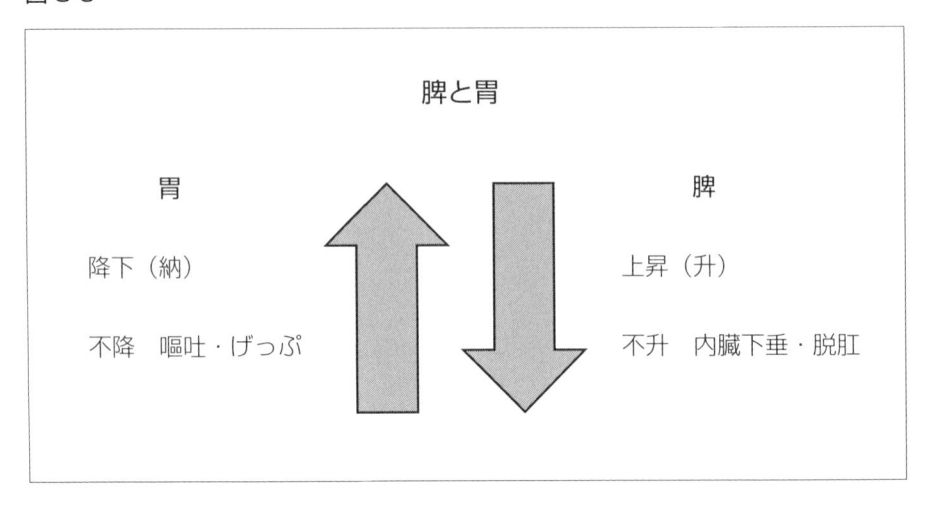

```
                    脾と胃

        胃                           脾

    降下（納）                      上昇（升）

    不降  嘔吐・げっぷ              不升  内臓下垂・脱肛
```

　　　太陰病なら理中湯（人参剤）の適応になる
　　　口淡で水が流れるような場合は，苓桂朮甘湯証等と判断し温陽滌飲を行う．
② いくら食べても太らない，体力がつかないという場合は，脾化機能の不足と考え，助脾益気を行う（補中益気湯，十全大補湯，六君子湯）．
　　　「痩せの大食い」といわれる場合は，胃中有熱なので，清熱益陰を行う．
③ 過度の肥満で痰邪のとき，平胃散，二陳湯等および生活全般の指導をする．
④ 吐く，食べたものを戻す，のどが詰まる（噎膈，反胃）場合は，附子理中湯合大半夏湯加減を用いる．
⑤ 悪心，嘔吐には小半夏加茯苓湯（清水痰涎，心悸不寧）を用いる．
　　　消化不良（口臭など）による場合は，消導化食の剤を用いる．
⑥ その他
　　　能食・多食と善飢，呑酸と吐酸，噫気，胃痛，吐血，腹瀉，便秘，下痢，便血，腹痛，黄疸，鼓脹，しゃっくり等に対応して治療を考える．
　　脾は，四君子湯の参耆剤のグループと人参湯のグループに分かれる．四君子湯，六君子湯，補中益気湯のグループというのは，脾を持ち上げ，脾を強くする働きがある．人参湯，桂枝人参湯，呉茱萸湯は，温めて脾を持ち上げる働きを強く持っているのが特徴である．
　　例えば，口が渇く．これは胃に熱がこもっているから，白虎湯や五苓散を使

う．口渇がないときには胃が冷えているから，人参湯を使ったり苓桂朮甘湯（りょうけいじゅつかんとう）を使ったりする．食べても太らないのは，脾・胃の働きが非常に落ちているからで，補中益気湯まで使って持ち上げる．肥満で水が多い水毒，平胃散などには，二陳湯を用いる．

噎膈（反胃）は，胃がひっくり返るぐらい具合が悪くて，げえっと吐いてしまうという状態である．しゃっくりしたり吐き気をもよおしたり，非常に強い吐き気をもよおすときには，附子理中湯に大半夏湯を用いる．延年半夏湯という薬もあるが，これはエキスにはないので刻みを用いる．瘀心音が強ければ，小半夏加茯苓湯を使う．

脾胃論の立場から，「証」の診断には次のことが参考になる．
①脾胃と口の関係は，次のように判断する．
- 口味不好→好転せず，好→好転
- 口甜（あま）く臭→脾熱
- 口酸→肝熱
- 口中鹹（しおからい）→腎水が上泛（じょうはん）せず
- 口中淡→寒証
- 口中苦→熱証
- 口爛→胃熱，または虚火上泛→清胃養胃
   →紅潤　　気血衰少→淡紅または蒼白
  　　　　　気血瘀滞→暗晦青紫

② 脾胃と舌の関係は，次のように判断する．

図8-7

脾胃の診断

- ❖ **口渇**：胃熱，白虎湯・五苓散
- ❖ **口渇（−）**：胃寒，人参湯・苓桂朮甘湯
- ❖ **食べても太らない**：補中益気湯
- ❖ **肥満・水毒**：平胃散・二陳湯
- ❖ **噎膈・反胃**：附子理中湯合大半夏湯・延年半夏湯
- ❖ **悪心・嘔吐**：小半夏加茯苓湯

・舌質淡紅の場合は，脾気が不足していると判断する．
・舌が腫れて歯の形がつく場合や，舌の色沢が鮮やかでない場合は，脾気が衰弱していると判断する．
・舌苔がある場合は，胃気を配慮する．

③脾胃と脘腹の関係＝中脘痛→太陰→四逆散
　　　　　　　　　　少腹痛→厥陰→当帰四逆散・呉茱萸湯

④脾胃と四肢の関係＝四肢倦怠，周身無力，身重不便→脾気虚弱，湿邪困脾

⑤脾胃と肌肉の関係＝肌肉豊満→脾胃の気充実
　　　　　　　　　　肌肉消痩→脾胃の気不足

❖ 8-4　人参湯（にんじんとう）

人参剤は，時代を無視して，次のように整理するとよい．

人参湯の構成は，人参，甘草，乾姜（かんきょう），白朮（びゃくじゅつ）である．

『金匱要略』の「弁厥陰病」に，「理中丸」がある．人参湯と理中丸は同じ言葉で，人参湯は溶かして飲むが，理中丸は丸薬にして飲むという違いがある．

『金匱要略』に，「吐利霍乱，頭痛発熱，身疼痛，熱多欲飲水者，五苓散主之．寒多不用水者，理中丸主之」とある．「霍乱」は，急に胃が痛くなって吐いてしまうということ．「鬼の霍乱」は，一寸法師が鬼の腹の中に入って針でぶすっと刺すことだという．ぎっくり腰は魔女の一撃，魔女が後ろの方にびしゅっと刺すのだと．吐いて下して霍乱するという，鬼の霍乱である．

体が痛くて，熱が多くて飲水を欲しがる者には，五苓散を使え．寒が多くて水を欲しがらない者には，理中丸（＝人参湯）を使え．この五苓散と理中丸の違いは，いろいろなところに出てくる．吐き気，下痢，霍乱．人参湯は，普通下の方に来るが，上の方に来ることもある．嘔吐，下痢，霍乱，頭痛，発熱．このあたりが中医学のごまかしだが，「嘔吐・下痢以外で，この場合は下痢の方が強いから理中丸を使え」などという説明をする．どちらにも使えるということである．熱の場合に五苓散，冷えの場合に人参湯を使うという．

『金匱要略』の「胸痺心痛短気病」には，「胸痺（胸が詰まって），心中痞（胸の中がぐっと何か詰まってしまって），留気結在胸（気が胸の中に在って留まってしまっている），胸満（胸が張って苦しい），脇下逆搶心（脇の下が槍で逆から突かれるように痛い），瓜呂薤白桂枝湯（かろがいはくけいしとう）をつかさどる．人参湯，またこれをつかさどる」とある．

図 8-8

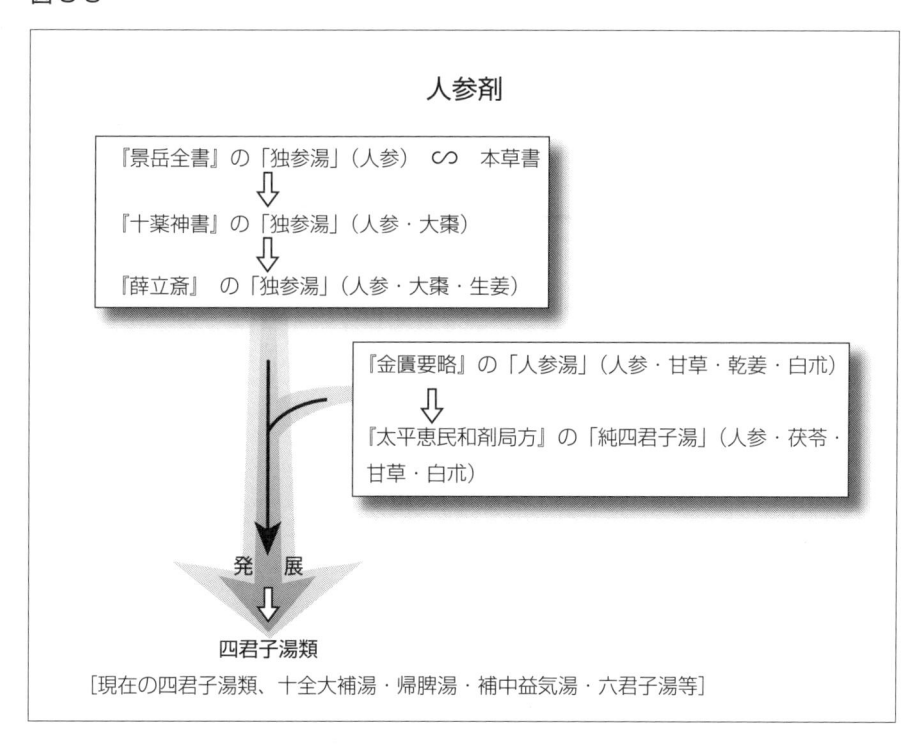

```
人参剤

『景岳全書』の「独参湯」(人参)  ∽  本草書
  ⇩
『十薬神書』の「独参湯」(人参・大棗)
  ⇩
『薛立斎』の「独参湯」(人参・大棗・生姜)

『金匱要略』の「人参湯」(人参・甘草・乾姜・白朮)
  ⇩
『太平恵民和剤局方』の「純四君子湯」(人参・茯苓・甘草・白朮)

     発 展
      ⇩
    四君子湯類
[現在の四君子湯類、十全大補湯・帰脾湯・補中益気湯・六君子湯等]
```

「胸」は，心臓の下の部分，剣状突起の下である．この胸の脇，「脇」は，あばらの下のことである．そのあばらの下を，下から槍で突ついているような痛みの場合には，瓜呂薤白桂枝湯や人参湯を使う．人参剤を胸の痛みや心臓の痛みにも使うことがあるということである．

どんな場合かは，検討してほしい．狭心症発作でないことは確かである．狭心症発作などにも，温めることにより，また人参の血小板機能を良くする働きによって，少し楽になる場合もある．人参湯だけで治そうとは思わないでほしい．冷えが強い場合である．

枳実薤白桂枝湯でよく出てくるのが，これと同位のグループで，瓜呂薤白桂枝湯や瓜呂枳実湯などがある．これは肺の方の薬である．肺気腫などのときによく使う．薤白はラッキョウのこと．ミカンの実とラッキョウと桂枝が入っている．ここから，ラッキョウというのはもともと心臓の薬だと，中国では言う．ラッキョウを食べると心機能が強くなる．ラッキョウは塩漬けにして乳酸発酵する漬物だからである．乳酸発酵するものは，昔は心臓によく使われていたようだ．

『傷寒論』には，『金匱要略』と一緒に，浅田宗伯の『勿誤薬室方函口訣』も必

ず読むように，と書いてある．確かに浅田宗伯の本は，この本をベースにして詳しく書いてある．「此方ハ理中丸ヲ湯ニスルモノニシテ（理中丸は丸薬だから，それを湯に溶かした），理は治也．中は中焦（中焦を治すもの＝理中丸），胃ノ気ヲ指ス．及胃中ガ虚冷シ（腹の中が虚証で冷えていて），水穀ガ化セズ（消化吸収できない），繚乱（ものすごく乱れていること）吐下シテ，例エバ線ノ乱ルルガ如（線がうねうねとなったということ）ヲ治スル故ニ，後世中寒及霍乱ノ套薬トス（非常に強く乱れて，吐いて下して，腹が冷えて消化が悪いという．胃の中が，線が乱れるように悪くなっている，これを中寒，および霍乱というのだそうだ）．余ガ門ニテハ，太陰正治ノ方トシテ，中寒虚寒ヨリ生ジル諸症ニ活用スル也（中焦が冷えて，虚証で冷えているという）」という．

人参湯グループは，冷えがポイントである．四君子湯や六君子湯には，冷えがない．もちろん，冷えにも効くのだが，人参湯の方がこの冷えに対して強く効く．四君子湯にも六君子湯にも，人参が入っているが，乾姜の作用が強いといわれている．

「中寒，虚寒ヨリ生ズル諸症ニ活用スル也．吐血，下血，崩漏，吐逆ヲ治ス．皆此ノ意也」．人参湯でこんな吐血が治るか．下血が治るのか．崩漏が治るのか．これは，胃腸が非常に弱い人は出血を止める作用が弱いから，出血傾向が多くなるという意味合いだと言われている．酒を飲んだ後にげえっと吐血する，マロリーワイスのような状態にもいいのだそうだ（私はマロリーワイスには黄連湯の方を使うが）．胃腸の働きが弱いと，出血を止める力が弱くなる．そのためにこの吐血・下血・崩漏が起こる．

人参湯について．『勿誤薬室方函口訣』の「人参湯」に，「此方ハ胸痺之虚症（虚症で胸がつまっている）ヲ治スル方ナレドモ，理中丸ヲ為湯（＝お湯にしたもの）ノ意ニテ，中寒，霍乱，スベテ太陰吐利ノ症ニ用イテ宜シ（すべて太陰病で，吐いて下すようなものに用いなさい）．厥冷ノ者ハ『局方』ニ従イテ，附子ヲ加ベシ．（もっと胸痺が強くて冷えが強い者には，人参湯に附子を加えよ）．朮附ト伍スルトキハ，附子湯（白朮と附子を加えると附子湯になり），真武湯ノ意ニテ，内湿ヲ駆ノ効アリ．四逆湯トハ，其意梢異ナレリ（小さな違いで），四逆湯ハ即，下利清穀ヲ第一ノ目的トス．此方ハ，行處ハ吐利ヲ以テ目的トスル也」とある．つまり，四逆湯の方は下痢の方に強く効くけれども，人参湯は，吐いて下痢をするという方に使うのが原則である．

人参湯は，いろいろよく効く．これを竹節人参にすると，また面白い効果が出

てくる．ただ竹節は，現在，なかなか手に入らない．人参湯，人参甘草，乾姜，白朮．体質虚弱の人，あるいは病後で体力を消耗した人が，体の冷えを訴え，口に生つばがたまってくる，心下のもたれ感がある，下痢，嘔吐，食欲のない場合などに用いる．

　もう一つ『金匱要略』の「弁陰陽易差後労復病・理中丸」に，生つばというのがある．胃後徒労の傷病のところ．そこに必ず生つばがたまるということで，人参湯はよだれが多いケース，胆汁が多いケースなどにも使うと効果的である．

　手足の冷え，胃腸の冷えを基本に，消化器症状，よだれ，生つば．脳卒中の後などに気管切開をして，つばが多くて閉じられないなどというときに人参湯を使うとよく効く．下痢，食欲不振，疲労感，胃痛，嘔吐，胃下垂，胃内停水，胃炎，痔などにも効くという．気管支喘息，鼻炎，心臓神経症，肋間神経痛にも効く．

　口唇ヘルペスに非常によく効き，口角ヘルペスにも効く．口の中のヘルペスが取れないケースに人参湯を飲ませると，劇的に効く．ヘルペスでケナログを出しても，なかなか治らなくて痛がっているような人に飲ませると，よく取れる．ヘルペスがあるときには人参湯を思い出すとよい．

　例えば胆道系の手術の後に胆汁の分泌が強くてなかなかTチューブが抜けないとき，人参湯を使うと胆汁酸の分泌が取れて胆汁が減るので，Tチューブが抜けるという．

　人参湯の中で一番よく問題になるのが，むくみが出ることである．瞑眩の一つとして，人参はむくみ，浮腫が起こることがある．逆に，むくむ場合には，いい兆候が多いといわれている．しばらく飲んでいると自然に消退するので，あまり問題にはならない．どうしてもむくみが気になる場合には，五苓散を併用すれば，非常によく取れる．

　ただし，血圧が高いときのむくみには，気をつけること．人参湯そのものは，人参のジンセノサイド（血圧を上げる作用）はあまりないが，敏感な人は，血圧が上がることがある．

　血圧の高い人には中国では「白参（党参）を使え」というが，白参は保険外なので，使いづらい．そういう場合は人参の量を減らして処方する．

　白虎加人参湯は，桂枝人参湯（人参湯に桂枝を加えたもの）である．人参湯に桂枝が一味加わっただけで，人参湯には人参と白朮・甘草が入っているので，桂枝と甘草のペアが入るから，桂枝湯の働きが入ってしまう．だから人参湯そのも

のは，胃腸が冷えている，胃腸疾患，よだれ，唾液が多いようなケースに使う．しかし，この桂枝湯が加わると，自律神経調整機能が働いてくる．そうすると，胃腸の冷えにプラス自律神経調整機能ということで，桂枝湯の処方（桂枝湯の証）は，頭痛，動悸，自汗，汗である．冷え型の，胃腸の冷えている消化器症状に，頭痛，動悸，自汗という場合に，桂枝人参湯を使う．

　桂枝一味を加えることによって，人参湯と桂枝人参湯，32番と82番の働きが大きく違ってくる．これが桂枝湯の働きになる．ただ，どうも効かないというときは，桂枝が弱いので，そのときには桂枝人参湯を溶かして，シナモンスティックを1本入れると効果的である．

　ツムラの桂枝人参湯にお湯を入れてレンジで加熱すると，溶ける．それを薄めてシナモンスティックを1本入れると，桂枝湯の桂枝がしっかり働く．「ショウガを入れたい」という人には，ショウガ汁を1滴たらしても構わない．そうすると，非常に桂枝人参湯の温める力が強くなって，自律神経調整機能が働いてくる．

　シナモンは揮発成分が主だから，エキスにするとき揮発成分が少しは残っているのだが，少し飛んでしまう部分もある．だから，桂枝のシナモンのこういう揮発性成分は少し効果が鈍るというのは事実のようだ．だから，蘇葉などでも少し揮発成分，アルデヒドの成分が逃げているのではないかといわれている．しかし，それをまた蒸留で元に戻してエキスにしているから，シナモンのにおいは少しする．

　『傷寒論』には，「太陽病，外証（外の証），いまだ除かず（まだ取れない）．しかるに，数これを下し，ついに協熱して利し，利止まず，心下痞硬し，表裏解せざる者（太陽病で，急性病の体表面の症状が取れていないにもかかわらず，下痢をさせてしまった．そうすると，余計に脇の下あたりの熱がどんどん強くなって，下痢が止まらなくなってしまった．それだけでなく，心下にかたまりができて苦しがっている．ウッウッと苦しがって，表証と裏証が同時に残ってしまった．このようなときに），桂枝人参湯を使う」とある．これが，太陽病の基本である．

　下痢が基本だが，表証は頭痛，動悸といわれている．しかし，実際には桂枝を入れることによって，桂枝湯が加わっている．『勿語薬室方函口訣』には，「此方ハ協熱ヲ治ス．下利ヲ治スルハ理中丸ニヨルニ似タレドモ，心下痞アリテ表証ヲ帯ブル故，『金匱』ノ人参湯ニ桂枝ヲ加フ」とある．

要するに，脇の下に熱がこもって，下痢を治療するのは理中丸，人参湯と同じだが，心下痞があって，体表面の症状，頭痛，動悸が残っているので，人参湯に桂枝を加えて桂枝人参湯にしなさい，というのが浅田宗伯の条文である．

❖ 8-5 呉茱萸湯

呉茱萸湯．「茱萸」は，グミのことである．31番．呉（ご）の国にあったグミなので，呉茱萸という．呉茱萸，人参，大棗，生姜なのだが，『傷寒論』に「穀を食して嘔せんと欲する者は，陽明に属す．呉茱萸湯これをつかさどる」とある．これが，冷え型の人参湯のグループになる．穀（食べ物）を食べて，ぐっと吐きたいというのは陽明なのだ，と．それで，「呉茱萸湯を使う」．また，「小陰病，吐利し，手足逆冷し，煩躁死せんと欲する者は，呉茱萸湯これをつかさどる」とある．小陰病で，つまり非常に心機能が落ちて冷えて，吐いて下して手足がプレショックになっている．胸が乾燥してもやもやして，このままほうっておくと死んでしまう，そういう人には呉茱萸湯を使う．「乾嘔して，涎沫を吐し，頭痛がする者は，呉茱萸湯これをつかさどる」とある．空あげをして，よだれを吐いて，頭痛がする人には呉茱萸湯がいいという．これが，最近の知見である．呉茱萸湯を片頭痛に使うと効果があったということである．

基本は，吐き気で，煩躁する，下痢をする，冷えるというのがポイントになる．人参湯のグループで，腹が冷えて吐きっぽくて頭痛をするというのがポイントである．

当時飯田市立病院の丸山哲弘先生が面白い論文を発表している．呉茱萸湯の中にEMキノロンという抗原虫剤の効果である殺菌効果があるという．ピロリ菌がランサップで2回除菌しても取れなかったケースに，呉茱萸湯を使うと除菌がよくできたという．プロトンポンプインヒビタープラス呉茱萸湯を使うと，EMキノロンの作用でピロリ菌が除菌できたという．

昔，ピロリ菌の除菌には，イタリア式とドイツ式，アメリカ式があったが，イタリア式はフラジールという抗原虫剤を使った．だから，現在，ランサップは抗菌剤だけである．抗菌剤で除菌できないものにはその抗原虫剤がいいのではないかと，試してみた．プロトンポンプインヒビターに呉茱萸湯を使ったが，成績はあまり良くなかった．よく下がるが，そんなにはマイナスにならない．確かに8割は，抗体値は下がっていくが，ネガティブになるのは，私がやった状態では10〜15%ぐらいだった．それ以外の人は，ピロリ菌が常在菌になっているよう

だ．常在菌の人は，除菌しても取れないという感じだった．

　ドイツの新聞に，「習慣性偏頭痛はピロリ菌と関係する」という論文があった．習慣性偏頭痛の人のピロリ菌を調べてみたら，確かに，プラスになる人が結構いる．そうすると，この習慣性偏頭痛に呉茱萸湯が効いたというのは，どうもピロリ菌のサイドから効いていたような気もする．

　ただ，ネガティブの人もいる．習慣性偏頭痛でピロリ菌がネガティブの人は，心身症だった．心身症の人は，全部ネガティブだった．一方，普通に習慣性偏頭痛の人は，ピロリ菌が結構陽性だったという経験がある．

　『餐英館療治雑話』に，「此方，腹ノ左ヨリ差シ込ミ，嘔シ，或ハ吐沫ヲ吐ク者ニ必ズ効アリ．右ヨリ差シ込ム証ハ決シテ効ナシ」とある．呉茱萸湯は腹の左からぐっと差し込んできて，吐いて，よだれを吐く．人に使うと効く．右から差し込むものには効かないという．左から差し込むものとは，抑肝散である．抑肝散を使うような心身症の傾向のある人には呉茱萸湯がいいということらしい．

　結論からいうと，呉茱萸湯は，特に女性に強い．習慣性偏頭痛で，冷え性で，胃腸が冷えて，左からぐっと差し込んできてよだれをたくさん出すような女性の偏頭痛には，かなり有効に働く．ただ，ピロリ菌が取れるかどうかというのはこれからの課題である．

　人参湯，桂枝人参湯，呉茱萸湯，これらは全部，腹の冷えというのが共通項である．下痢，嘔吐，吐き気，吐利（吐いて下痢をする）というのが原則だが，ポイントは冷えである．

❖ 8-6　四君子湯

　四君子湯は，人参・茯苓・甘草・蒼朮の４味の生薬から構成されている処方で，４種の重要な薬物による湯という意味で「四君子湯」といわれているものである．『太平恵民和剤局方』には「純四君子湯」として書いてある．ツムラの四君子湯は，ここに大棗と生姜が入っている．覚え方としては，純四君子湯の人参・茯苓・甘草・蒼朮の４つでいいが，原典は『太平恵民和剤局方』．『和剤局方』として訳本が出ている．

　『太平恵民和剤局方』の「純四君子湯」に，「栄衛気虚を治す．臓腑怯弱，心腹脹満，全く食を思わず，腸鳴泄瀉，嘔噦吐逆，大宜服之これよろし」とある．これが四君子湯の基本である．

　「栄衛の気虚を治す」とは，体表面の免疫バランス，自律神経バランスが悪い

ということ．血管を流れるところを栄養成分，エネルギーを栄気といい，皮膚の表面を流れるリンパの流れを衛気という．その血管とリンパの流れのバランスが悪いので，栄衛（これを不和と言ったり気虚といったりするが），つまり，栄養が悪くて体表面の自律神経も弱いという状態を表現している．臓腑が非常に弱くなって，腹が張って苦しい．この場合の心は心臓ではなくて心下の部分である．心下から腹が張って苦しい．全然食べられない．腹がゴロゴロして下痢をする，げえげえ吐いてしまうというようなときに，この四君子湯を加える．

浅田宗伯の『勿誤薬室方函口訣』に，「此方ハ気虚ヲ主トス．故ニ一切ノ脾胃ノ元気ヲ虚シテ，諸症ヲ見ス者，此方ニ加減斟酌（しんしゃく）シテ療スベシ（何かを加えて治しなさい）」とある．気虚（胃腸が非常に弱くて自律神経が弱い状態）に使うというのである．脾胃は，一番元の気である胃腸の気が非常に弱い場合の諸症状に使えるが，基本的にはいろいろなものを加減して使うのが原則である．

ツムラにも75番に四君子湯があるが，実際にはこれに何かを加えて出す基本処方で，四君子湯単独で出すことは少ない．

続いて，「蓋気虚ト雖，参附（人参・附子）ト組ミ合セ用イル証トハ余程相違アリ．唯胃口ニ飲ヲ畜スル故，胃中ノ陽気分布シガタク，飲食コレニ因テ進マズ．胃口日々ニ塞ガリ胸膈虚痞（きょうかくきょひ）（胸膈＝胸と横隔膜がつまってしまって），痰嗽呑酸（たんそう・どんさん）ナドヲ発スル也．此方及六君子湯，皆飲食進ミガタク気力薄キヲ以テ主症トス．故ニ脈腹モ亦此ニ準ジテ力薄ク，小柴胡，瀉心湯ナドノ脈腹トハ，壊ノ違イアルモノ也」とある．

人参湯，真武湯，それから附子を使うのとはだいぶ違う．腹がつまって，よだれが出たり咳が出たり，呑酸，すっぱい水が入ったりするときには四君子湯を使うという．

人参・茯苓・甘草・蒼朮，これが純四君子湯である．参湯に比べて冷えは少なく，消化器内の水分（胃内停水，下痢，胸やけ等）に比重がかかっている．これを単独で扱うことは少ない．他の処方と合方して実際に用いる，臨床上の薬方の骨格である「核」処方，基方処方として，四君子湯類を構成している．

そこで，本書では「四君子湯合四物湯」系と「四君子湯合二陳湯＝六君子湯」系とに分けて解説する．

胃腸が弱く食欲不振，大便も軟便や下痢便で，体も痩せぎみで黄ばんでいる．胸や腹がつっかえる，咳が出る，胸やけがするというようなときに，四君子湯を使う．何を加えてどんなふうに使うかというと，四君子湯に四物湯を加え，さら

図 8-9

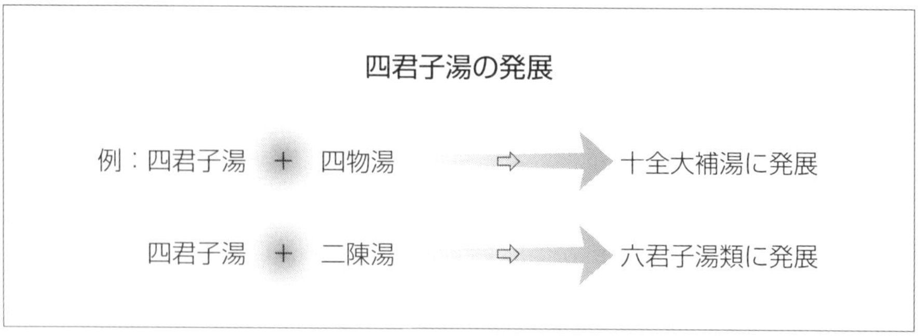

```
          四君子湯の発展

例：四君子湯 ＋ 四物湯  ⇨  十全大補湯に発展

   四君子湯 ＋ 二陳湯  ⇨  六君子湯類に発展
```

に桂皮・黄耆を加えると，十全大補湯になる．四君子湯に二陳湯（いわゆる半夏・陳皮）を加えると，六君子湯になる．だから，基本処方に何かを加えて，こういう薬になることが多い（図 8 – 9）．

　四君子湯と四物湯は，原則的には八珍湯という名前であり，それに桂皮と黄耆が加わると十全大補湯になる．二陳湯は，水を取る利水剤である．だから，四君子湯と六君子湯の違いは，利水剤が入っているかどうか，つまり，舌に白い苔がつくか，吐き気があるかどうかの違いである．

❖ 8-7　六君子湯（りっくんしとう）

　六君子湯．『万病回春』に，「脾胃虚弱を治す．飲食少し，あるいは久患瘧痢，もし内熱を覚え，あるいは飲食難化作酸，虚火に属す．すべからく炮姜（ほうきょう）を加え，効甚だしく，その効甚速，すなわち前方（＝四君子湯）に半夏・陳皮を加えよ」とある．これが六君子湯の一番の古典である．

　胃腸が弱くて，食べ物がほとんど食べられない．長い疾患で，下痢が非常に強く，内熱を覚えるような状態．あるいは，食べ物がこなされなくて，すっぱい水が上がってきたりするような虚火の状態．そういう，虚証で熱を持っているようなときに六君子湯を使う．炮姜（生姜）を加えるとよく効くが，さらに半夏と陳皮を加えると，ものすごくいい状態になる．四君子湯に六君子湯は，半夏・陳皮が加わっているという形になる．

　『勿誤薬室方函口訣』には，「此方ハ理中湯ノ変方ニシテ，中気ヲ扶ケ（たすケ），胃ヲ開クノ効アリ．故ニ老人，脾胃虚弱ニシテ痰（たん）アリ，飲食ヲ思ハズ，或ハ大病後，脾胃虚シテ食味ナキ者（味ガ分カラナイ者）ニ用ユ．陳皮，半夏，胸中胃口ノ停飲ヲ推シ開クコト一層力アリテ，四君子湯ニ比スレバ，最活用アリ．『千金方』ハ

図 8-10

```
                    四君子湯の発展

    四君子湯加陳皮＝異功散
    四君子湯  ：  人参・甘草・蒼朮・茯苓・乾生姜・大棗
                        ＋
    ┌─────────────────────────────────────────┐
    │  二陳湯  ：  半夏・陳皮（生姜・茯苓・甘草）          │
    │   （二陳湯＝小半夏加茯苓湯の発展方：後世方）        │
    └─────────────────────────────────────────┘

    類法  ：  香砂六君子湯    半夏白朮天麻湯
```

半夏湯ノ類数方アレドモ，此方ノ平穏ニ如カズ」とある．これが一番いいということである．

　六君子湯は，8味の生薬から構成されていて「六」とは関係がないが，四君子湯合二陳湯なので，四＋二＝六が，六君子湯の処方名なのである．

　六君子湯は，もともとは理中湯・人参湯の変方だが，胃腸が弱く，痰があって，飲食ができない者，味がない者に効果がある．二陳湯が加味されているので，舌に白い苔がついてむかつきと胃内停水が強いときに，六君子湯を使うのが原則である．

　現代の治療指針の中に初めて入った処方が，六君子湯である．食直後の腹部膨満感にはこれが一番良いということで，原則的に，四君子湯でなく六君子湯を使う．特に白い苔がなくて使いづらいときには，四君子湯でもいい．

　六君子湯は（いつも TH1 を上げるのは補剤だといっていたが），補剤でも上ってこないような強い虚証の場合には，六君子湯でも TH1 が上がってくる．面白い働きだが，黄耆が入ってないではないかといわれる．黄耆以外の部分で，TH1 を上げる働きを持っているようである．

　二陳湯には胃気を和する働きがあるので，六君子湯を広く食欲不振，易疲労，むかつき，胃内停水，消化性潰瘍，胃腸炎に運用することができる．

❖ 8-8　柴芍六君子湯

　柴芍六君子湯は，『万病回春』の六君子湯を日本人向けに作った処方で，本朝

（日本）で作った薬である．それゆえ，中国の古典はない．古典は，浅田宗伯の『勿誤薬室方函口訣』になる．

『勿誤方函口訣』に，「此方ハ，四君子湯ノ口訣ニ在ル通リ，脾気虚加芍薬ト云ウ意ニテ，脾気病ハ，腹筋拘急シテ痛ミ（脾胃の痛みで，腹の腹筋が緊張してしまっている），又胸脇へ引付ケル形アル故ニ，柴芍ト伍スル也．畢竟ハ四逆散ノ症ニシテ，脾胃一層ノ虚候アリ．後世所謂肝実脾虚ト云ウ処ニ用ユベシ」とある．それが柴芍六君子湯である．

柴芍六君子湯は処方名のとおり，六君子湯に柴胡と芍薬を加味した構成である．一方，処方配合生薬を並べ換えてみると，「柴胡，甘草，人参，半夏，生姜，大棗」＝小柴胡湯去黄芩に相当する生薬が配合されていることがわかる．

柴芍六君子湯は，この点では小柴胡湯合六君子湯の方をも持っていると考えて運用することができる処方になる．

ストレスが胃腸に影響しているような状態で，六君子湯と同じ症状だが，ストレス性の腹直筋の緊張を伴うような場合に使う．これの適応になるケースが，かなり多い．現代はストレス社会なので，六君子湯に柴芍六君子湯が使える場合が多いのだが，これはエキスにない．

男性では四逆散をつけて，四逆散の虚証というふうにいわれているが，某先生は，「小柴胡湯プラス六君子湯が一番近い」と書いている．証に合わせて使い分けるといいと思う．私の場合は四逆散プラス六君子湯で，柴芍六君子湯として使っている．もう少し虚証の場合には，小柴胡湯プラス六君子湯でもいい．

これは日本でできた処方で，効果のある処方である．胃腸障害が腹直筋の緊張を伴って，ストレスが影響しているようなケースである．

❖ 8-9 化食養脾湯

化食養脾湯については，『内科秘録』に記述がある．人参，白朮，茯苓，甘草，生姜，大棗，陳皮，半夏，縮砂．こういう普通にある薬に加えて，神麴・山査子などの，腹をすっきりさせる薬が入っている．

中国では露天で，日本のリンゴ飴のようなものを売っている．赤い丸い実を串刺しにして，蜜をつけたもの，それが山査子である．中華料理を食べに行くと，必ずコースの途中でこの山査子が出る．食べると腹がすっきりして，次のコースが食べられるという．リンゴに比べて非常にすっぱいが，腹をすっきりさせる働きを持っている．

『内科秘録』に,「治方第一ノ妙薬ト云ウハ,加味六君子湯(柴芍六君子湯みたいなもの)也.即六君子湯ニ神麹,麦芽ノ二味ヲ加ヘタル方ナリ(六君子湯に,この腹をすっきりさせる薬を加える).飲食ノ養生サヘ届ク寸ハ,病ノ新旧,緩急ヲ論ゼズ,此一方ニテ治セズトイウコトナシ.証治大還ノ化食養脾湯モ前方ニ類シテ奇験アリ(よく効く).然レドモ,病ノ変ニ応ジ,又手段ノ異ナルコトアリ.腹中切痛シテ反覆転倒,日夜眠ルコトナラヌ者ハ,阿芙蓉液(＝阿片液)ヲ与ヘ(非常に腹が痛くて,反覆転倒して眠れないときには,阿片を与え),小建中湯,千金当帰湯,解急蜀椒湯ヲ撰用スベシ.心腹急脹,雷鳴撮痛等ノ証ヘハ,烏苓通気湯加附子,若シクハ三和散ニ宜シ.嘔吐甚ダシキ者ハ安中散,五苓散加赤石脂,小半夏加茯苓湯等ヲ撰用スベシ.蛔虫ヲ兼ネタル者ヘハ(セメンシナ)ヲ用ユ.久シク便秘スル者ヘハ調胃承気湯,若シクハ草兵丸,若シクハ(アロエ)ヲ与ヘテ,蜜煎導ヲ挿スベシ」とある.

要するに,安中散プラス六君子湯のような形で,食べ過ぎで非常に苦しいときに使えというのが,この処方である.食べ過ぎで非常に苦しいとき以外に,小建中湯,千金当帰湯,阿芙蓉液なども,漢方薬の中にあったという.

化食養脾湯は,処方名から,飲食物を消化し,脾(栄養の吸収・利用)の働きが推定できる.実際,化食養脾湯は,次のように,六君子湯に消導薬(＝消化薬)を加えた処方構成になっている.

そこで食欲不振,食後の胃のもたれ感,消化不良,胃腸の虚弱に用いる.

香砂六君子湯も,同様に六君子湯に消導薬を加えた処方構成で,化食養脾湯で十分代わりうる処方である.

図 8-11

六君子湯の構成

四君子湯 : 人参・甘草・蒼朮・茯苓・乾生姜・大棗
二陳湯 : 半夏・陳皮 (生姜・茯苓・甘草)

　　　　　　　　　＋

消毒薬:神麹・麦芽・山査子・縮砂
(消化薬)

❖ 8-10　八珍湯(はっちんとう)

　八珍湯も，参耆剤のグループである．四君子湯と四物湯を合わせると4＋4で8個になるので，八珍湯という．これは補剤のグループである．

　『外科発揮』に「調和営衛，順理陰陽，滋養血気，進美飲食，退虚熱，この気血虚の大薬なり」とある．営衛を調和する，つまり体表面の免疫バランスを整える．陰陽を整える，これは，体全体の免疫バランスを整えることである．気血を潤し，食を進ませて，虚熱（虚証の熱）ウイルス感染による弱い熱を取る．

　『勿誤薬室方函口訣』には，「此方ハ即四物湯，四君子湯ノ合方ニシテ，気血両虚ヲ目的トス．何病ニテモ気血振ハザル者ハ，対症ノ妙薬ヲ加味シテ用ユベシ．例エバ帯下虚憊(きょはい)ノ者ニハ牛皮消ヲ加ヘテ特効アルガ如ク，種々活用スベシ」とある．八珍湯に黄耆と桂枝を加えた十全大補湯で使うことが多い．

　『方読弁解』に，「大病後，気血共ニ虚シ，十全大補湯ノ場ニ至ラズ．桂枝・黄耆ノ熱薬ヲ嫌ヒ，心下ニ泥(なじ)ム者，此方ヲ用ユ」とある．十全大補湯に加えて，黄耆・桂枝などで温め過ぎるとまずいときにこれを使う．これはエキスでは四君子湯と四物湯の合方になるのだが，桂枝・黄耆はそんなに強く温める薬ではないので，十全大補湯で使うことが多い．

　気→四君子湯（健脾補気薬），血→四物湯（血虚の聖薬）から気と血の両方が虚している場合の処方だが，実際には次の十全大補湯に発展していき，気血両虚には十全大補湯を用いるのが一般的になる．

❖ 8-11　十全大補湯(じゅうぜんだいほとう)

　『太平恵民和剤局方』に，「男子婦人を治し，諸虚不足，五労七傷，不振飲食，久病虚損．時に潮熱を発し，気，骨脊を攻む（気から背骨を攻める）．拘急疼痛（痛みを取ってくれる）．夜夢遺精，顔面が痿黄，脚膝無力，一切病後，気が不如旧（気がうまくいかない）．憂愁，思慮，気血を動かし，喘嗽中満，脾腎気弱，五心煩悶，並びに皆これを治す．この薬性は温不熱で，平補で，有効養気」とある．また「諸虚百損を治し，営衛不和，形体羸痩（体が痩せて），顔面が黄色い．足腰がだるい．背中が痛い．めまい，耳が重い，口が苦くて舌が乾く．骨の中に内熱がこもる．心忪忪多汗（動悸がして汗が出る）．飲食進退（食べられない）．寒熱往来（熱が出たり引っこんだり，微熱が続く）．咳や鼻血が出で，吐きっぽい．遺精失血（夜尿症とか失血をしやすい）．婦人は生理がとまりづらい，生理が不調である．おおよそ病後で，憂慮傷動血気を治すのが，この全大補湯であ

る」とある．

『勿誤薬室方函口訣』には，「此方ハ，『局方』ノ主治ニヨレバ，気血ノ虚ストス云ウガ，八珍湯ノ目的ニテ，寒ト云ウガ，黄耆・肉桂ノ目的也．又下元衰ト云ウモ肉桂ノ目的也．又薛立斎ノ主治ニヨレバ，黄耆ヲ用イルハ人参ニ力ヲ合セテ自汗，盗汗ヲ止メ（汗を止めて）（これがポイントである．黄耆というのは，人参の方の働きを助けるのだと，ここに出てくる．黄耆を加えることによって人参の力を強くして，汗を止めるのである．）表気ヲ固ムルノ意也．肉桂ヲ用イルハ黄耆ニ力ヲ合テ遺精，白濁，或ハ大便滑泄，小便短少，或ハ頻数ナルヲ治ス（さらに肉桂，桂皮を加えるのは，黄耆の力を強くして，水を取る作用を強くして便を固めるのだという）．又九味ノ薬ヲ引導シテ，夫ノ病処ニ達スルノ意也．何レモ此意ヲ合点シテ諸病ニ運用スベシ」とある．

この，桂皮が病処に達するかどうかというのは，議論が分かれている．

中国では，必ず桂枝はどこに効く等という．太陽に効くから桂枝の効くのは上半身だとか，背中だとか，腹に効くのは人参にしなさい等というのだが，これは古典に書いていない．『傷寒論』『金匱要略』を読んでも，そんなことは書いていない．秦代に王という人が書いたというが，本当かどうかは，議論の分かれるところである．桂枝がどこに効くか．上に効くとか下に効くとかというのはどうだろうか，というのが，今の意見のようだ．古典には，「十全大補湯，気血が虚して下元（一番の元の元気）がなくなってしまった」という．冷えがあって，黄耆は人参に力を合わせて寝汗を取るし，表気（体表面の自律神経）を強くする，免疫を強くする．肉桂・桂皮は，黄耆に力を合わせて，尿，あるいは大便滑泄を治療する，というのが原則になっているらしい．

八珍湯は，気→四君子湯（健脾補気薬），血→四物湯（血虚の聖薬）の構成から，気と血の両方が虚している場合の処方だが，気血両虚には八珍湯にさらに黄

図 8-12

十全大補湯

純四君子湯（健脾・補気薬）　：　人参・甘草・蒼朮・茯苓
四物湯（血虚の聖薬）　：　当帰・川芎・芍薬・地黄
補気・利気剤・温性薬　：　黄耆・桂皮

者・桂皮を加えた十全大補湯を用いるのが一般的である．

　このような処方構成から考え，消化器系の機能低下に伴う全身への物資およびエネルギー源の供給力低下に対して，機能・物質両面から補い，正常な状態に回復させる薬方といえる．あらゆる点での全身的生理機能の低下が目標であるから，とりたてて特定の病名・症状を示す必要もないが，全身衰弱，術後の体力回復，再生不良性貧血を念頭にすればいい．

　この十全大補湯は，補剤の代表である．黄耆の証プラス四君子湯の証プラス四物湯の証が，十全大補湯の原則になる．黄耆の証は，黄耆単独では利水剤になり，水を取る作用があるが，風邪をひきやすい，体表面の免疫が弱い，疲れやすいというのがポイントになる．四君子湯は，胃腸が弱い，四物湯は貧血気味というのが原則である．TH1の代表．特にケモテラピーをするときには，骨髄を強く保護してくれるので，白金製剤の骨髄抑制，放射線治療の骨髄抑制に効く．

　再生不良性貧血に使う先生もいるが，これだけで治るわけではない．COX2の抑制効果，つまり鎮痛剤にも使える．これは線維筋痛症などのときに，トレドミンやノイロトロピンと一緒に使うと，痛みが緩和される．乾燥性皮膚炎，糜爛，潰瘍，強皮症，ベーチェット病の粘膜糜爛などに使うのが，十全大補湯である．

　「温めるのは使いたくない」という人には，四君子湯と四物湯の合方にすれば，黄耆・肉桂は入らないのでいいのではないか．

❖ 8-12　人参養栄湯

　十全大補湯の次に，人参養栄湯が出てくる．

　『太平恵民和剤局方』に，「積労虚損を治す．四肢沈滞，骨肉酸疼，呼吸少気，行動喘咳，小腹拘急，腰背強痛，心虚驚悸，咽乾唇燥，飲食無味，陽陰衰弱，悲憂惨戚，多臥少起，久者積年，急者百日，漸至痩削，五臓気竭，難可振復，また肺と大腸ともに虚すを治す．咳嗽下利，喘および少気が乏しい，嘔吐痰涎を治す」とある．

　四肢がだるかったり骨が痛かったりするのは同じだが，呼吸少気（息が吸いづらい）とか，肺を治すとか，咳とか喘という症状がたくさん出てくる．人参養栄湯と十全大補湯の違いは，呼吸器に対する配慮があるかどうかの違いである．

　呼吸器に対する配慮が，五味子や白朮・陳皮になるのだが，これが人参養栄湯の違いである．浅田宗伯は『勿誤薬室方函口訣』に，「此方ハ気血両虚ヲ主トスレドモ，十補湯ニ比スレバ，遠志・橘皮・五味子アリテ，脾肺ヲ維持スルノ力，

優也（肺を強くするのに優れている）．『三因』ニハ肺与大腸倶ニ虚ヲ目的ニテ，下利，喘乏ニ用イテアリ．万病トモ此意味ノアル処ニ用ユベシ．又傷寒壊病ニ，先輩ハ炙甘草湯ト此方ヲ使ヒ分ケテアリ．熟考スベシ．又虚労，熱有リテ咳シ，下利スル者ニ用ユ」，つまり炙甘草と人参養栄湯をうまく使い分けろと書いている．

　十全大補湯との違いは，呼吸器の反応があるかどうかである．補剤の中でTH1アップのときに，肺の症状があるかどうかで使い分ける．つまり，人参養栄湯も補剤であり，黄耆の証，四君子・四物の証も同じだが，ここに肺症状というのが出てくる．息切れ，呼吸がしづらい，咳が出るというときにこの人参養栄湯を使うのが原則である．どこに効いているのかというと，肺系のTH1を上げる働きをしている．特にIL-12がだいぶ上がるようである．つまり，肺の細胞性免疫を上げる働きを持っているのが人参養栄湯である．富山大学の斉木育夫先生の論文によると，「肺に転移が非常に疑わしい場合には人参養栄湯」と書いてある．

　今，MAC（非定型抗酸菌症）などに使っているが，非定型抗酸菌症の場合には，熱がからんでいることが多く，これだけでいかないケースが多い．だから，これにプラス制熱剤が必要であり，まだまとまっていない．免疫低下状態，慢性疲労，喘息などにも使える．精神不安，不眠，寝汗などのときに人参養栄湯を使うのが原則である．

❖8-13　補中益気湯

　李東垣の『脾胃論』には「いにしえの人は，窮に至り，陰陽をよびその化究において，生死の際書を著す．内外経にいちじるしく，その人は胃気が本となる」とある．人がいろいろな研究をする中で，飲用の元は何か，死んだり生きたりするのは何か，経絡とは何かというと，それは息が一番基本であるという．続けて，「その人，水穀の気を受け，生所いわゆる水穀（食べたものの消化吸収）が生きる源となって，清気，栄気，運気，衛気，春升の気などをつくるのである．これは全部息の別称で，すべからくこの意は水穀の海をなす（水穀の基本である）．飲食が胃に入って，遊溢精気（精気があふれて），それが脾に至り，脾気は散精（あちこちに流れて），上は肺に至り，通調水道（肺に至った食べ物は水の流れを良くし），下は膀胱に至りて，水精は四布五経（4本の手足，経絡ならびに四肢五臓），すべての臓器に走っていく．陰陽がそのたびに発揮されて，これ

が常の体の状態である．もし飲食が失節すれば，寒温がうまく体に当たらなくなって，脾胃が痛み，あるいは喜怒憂恐（感情も元気を損ない），すなわち脾気が弱くなって，元気の不足は心火をどんどん独り盛んにして，心火は陰の気になる．それが下焦に下ると，心につながり，心はその令を抑えることができなくて，相火が下焦になって，包絡の火になって，元気をつかまえて，脾の元気を両立することができないから，勝ったり負けたりしながら脾胃が弱くなっていく．それが腎に下って，陰火がそれにのっとって，胃腸に悪さをする．胃腸がすべての始まりで，いろんな病気の始まりは全部胃腸が悪いのだ」といっている．

　胃腸が治ればすべてが治るというのが『脾胃論』である．一部当たっている部分もあるが，疑問もある．脾胃の4つの原則を全部当てはめると，体の中の原則に当てはまるというのが，その基本らしい．

　また，「皮膚は風寒を与えることができず，寒熱が生まれ，陰火が上衝して気がのぼり，煩熱なって頭痛を出し，渇して脈が大きくなって，脾胃の気が下に下がって，穀気を得ることができないから胃腸が痛むのだ」という．最後の方には，「すなわち，辛甘温の剤を使って，補其中而升其陽（中焦を補ってその陽を強くすると），病気が治るということで，補中益気湯を使いなさい」と書いてある．これが『脾胃論』の原則である．

　補中益気湯がどこから出てきて，どういう病症に使うのかということは，『脾胃論』にしか書いてない．補中益気湯の一番のポイントは「温は大熱をよく除く」である．胃腸が弱いと，いわゆる慢性疲労の状態で微熱が出るが，補中益気湯は，その微熱を治す薬だというのが，『脾胃論』の原則である．胃腸が弱いための慢性疲労による微熱という形があり，胃腸が弱い人の慢性疲労に補中益気湯を使ったら，微熱が取れたという．

　実際には何に効くかというと，もちろん胃腸の弱い人に効く．四君子湯・六君子湯のグループでいうと，胃下垂傾向が強くなった人に使える．微熱があるような慢性疲労には，確かによく効く．

　ヒトヘルペスウイルスを調べると，陽性に出ることが多い．EBウイルスも，調べるとほとんど全員がプラスになるが，これもヘルペスの一種である．これらが慢性疲労の原因になっていることが多い．

　『勿誤薬室方函口訣』では，「此方元来，東垣，建中湯，十全大補湯，人参養栄湯ナドヲ差略シテ組立テシ方ナレバ，後世家ニテ種々ノ口訣アレドモ，畢竟小柴胡湯ノ虚証ヲ帯ビル者ニ用ユベシ（小柴胡湯の虚証の人に補中益気湯を使う），

補中ダノ益気ダノ升提ダノト云名義ニ泥ムベカラズ（いろいろ言っているが，そんなことはどうでもいい）」という．この小柴胡湯の虚証の人に補中益気湯を使うこと．

小柴胡湯で，補中益気湯を使うものが8個ある．「第一ニ手足倦怠．第二ニ言語軽微（あまりしっかりしゃべれない）．第三ニ眼精無力（目に力がない）．第四ニ口中生白沫（口の中に白いつばが出る）．第五ニ失食味（味がない）．第六ニ好熱物（熱いものを好む）．第七ニ当臍動悸（臍に動悸をふれる）．第八ニ脈散大而無力等（脈が散大で無力），八症ノ内一二症アレバ，此方ノ目的トナシテ用ユ」ということで，これをよく使う．この8個の症というのが，補中益気湯の重要なポイントである．手足がだるい，うまくしゃべれない，声が小さい，目に力がない，口の中に唾液が多い，味がわかりづらい，温かいものを好む，臍のところに動悸をふれる，脈が弱いといったものに使えば，補中益気湯で間違いないという．

小柴胡湯の虚証に使うと，小柴胡湯は舌に白い苔もしくは黄色い苔だといった．補中益気湯の胸脇苦満は，小柴胡湯に比べると，親指大ぐらいの弱い小さな胸脇苦満だという．小柴胡湯が使いづらい場合は，補中益気湯にすればいい．

肝機能障害でよくいうように，白い苔のときは小柴胡湯になるが，肝硬変に近くなっているときには補中益気湯にしないといけない．黄色い苔はまだ大柴胡湯でいけるが，乾燥が強ければ瓜呂仁が入っている柴胡桂枝乾姜湯になる．だから，大柴胡湯，小柴胡湯，柴胡桂枝乾姜湯，補中益気湯になる．4型コラーゲンが上がって来ているような場合には，補中益気湯にしないといけない．

補中益気湯の目だということはわかるようになる．いわばサンマが腐ったような目であって，力がなくて，きちんと焦点を合わせられないような，どんよりとした目である．

子供の食物アレルギーに補中益気湯を使っていて，いい成果を上げている先生もいる．食物アレルギーに小腸のパイエル板，免疫を強くするのに補中益気湯がいいということで，アメリカでも補中益気湯をよく使っている．湿疹が強いときは柴胡清肝湯，食物アレルギーには補中益気湯を使って，確かに効果があるようだ．

『方読弁解』には，「此方ハ，婦人男子共ニ，虚労諸症ニ拘ラズ此方ヲ長服シ，効ヲ得ルコトアリ．婦人ニ最効アリ．又群ニ見，雑症門及下部諸痔門（痔にも効く）」と書いてある．

図 8-13

```
                          升提剤

    四君子湯・人参湯  ：  人参・甘草・蒼朮・乾姜・大棗
    補血剤          ：  当帰
    補気・理気剤    ：  黄耆・陳皮

                         ＋
                  升提剤  ：  柴胡・升麻
```

　要するに，補中益気湯は補剤の代表である．医王湯（医の王様の湯）ともいう．TH1アップの代表的な薬である．胃腸虚弱と胃下垂，内臓下垂と，自覚的な発熱感というのがポイントになる．特にこの8個の症候が大切で，全部そろわなくても，1つか2つあればいい．8個の症候の中の何かがあれば，補中益気湯が使える．特に，だるい，声が小さい，目に力がない，臍をさわると，ドッドッと動悸が触れる，というあたりでもうだいたい使える．

　益とは「高める．衰弱しているものを上げる」の意味であり，次の升提（昇提）剤の作用になる（図8－13）．

　そこで，補中益気湯は八珍湯，十全大補湯，人参養栄湯と同様「気血両虚」の基礎に「升提作用」が加味されていることになる．升提作用は「引き上げ支える」の意味である．だから現象的には内臓の下垂になる．内臓下垂，胃下垂，脱肛，子宮脱，遊走腎など内臓の支持組織が伸張している病気を指す．

　夏バテに用いる補中益気湯の類方としては，清暑益気湯（せいしょえっきとう）がある．

❖ 8-14　清暑益気湯

　補中益気湯の変方に，清暑益気湯がある．大塚敬節先生が，「長夏湿熱大勝，人これに感じ，四肢困倦，身熱心煩，小便少なく，大便下痢，あるいは渇しあるいは渇せず，飲食を思わず，自汗するを治す」また「夏負けの妙薬」と書いている．特に，夏バテの人には清暑益気湯がいいというのである．夏で，湿気と暑さで手足がだるくなり，動悸がして，小便が出なくなって，下痢をする．あるいは喉が渇く，または渇かない，食べられなくなって，汗をじとっと出すようなとき

に使う．

　これは，脱水傾向のある潰瘍性大腸炎，下痢傾向のある過敏性腸症候群などに有効に働く．麦門冬が入っているので，内因性コルチゾールを上げるのである．だから，ステロイドを使っているような人，潰瘍性大腸炎，過敏性腸症候群などのときに一緒に使うと，ステロイドを抑えることもできるし，下痢を強く取ることができるので，お勧めの薬である．ツムラの方には夏バテとしか書いてないが，過敏性腸症候群や潰瘍性大腸炎でも十分保険で適応になり，安い薬なので，冷え型の場合には，思い出してほしい．

❖ 8-15　帰脾湯（きひとう）

　補剤の中の帰脾湯について．『勿語薬室方函口訣』に，「此方ハ『明医雑著』ニ拠テ遠志，当帰ヲ加エテ用イテ，健忘ノ外，思慮過度ニテ心脾二臓ヲ傷リ，血ヲ摂スルコトナラズ．或ハ吐血，衄血（鼻血），或ハ下血等ノ症ヲ治スル也．此方ニ柴胡，山梔子（さんしし）ヲ加ヘタルハ，『内科摘要』ノ方（＝加味帰脾湯）也．前症ニ虚熱ヲ狭ミ，或ハ肝火ヲ帯ビル者ニ用ユ．大凡補剤ヲ用イルトキハ，小便通利少ナキ者多シ．此方モ補剤ニシテ，且利水ノ品ヲ伍セザレドモ，方中ノ木香，気ヲ下シ胸ヲ開ク故，能小便ヲシテ通利セシム．主治ニ大便不調ヲ云ウハ，能小便ヲ利スルヲ以テ大便自止ノ理也」とある．

　また，『厳氏済生方』に，「論じていわく，おおよそ健忘の者，常々喜忘これなり．がいして脾主意とし，心またこれを主なり．思慮過度，意舎不清，神官不識，これを使ってこの人健忘，まさに心脾を治すなり」とある．「思慮過制（考え過ぎて心脾を傷って），健忘怔忡（せいちゅう）（非常に強いスリルを伴う動悸，スリルを伴うような上から触ってドッドッと触れるような動悸のこと），心脾両虚に使う」というのが基本である．

　要するに，遠志・酸棗仁が入ることによって心臓プラス精神活動に対して使う補剤が，帰脾湯である．特に，老化による健忘，考え過ぎた場合，考え過ぎて心と脾を傷めてしまった場合などや，鬱病などにも効く．不眠にも使う．これは胃腸が弱いから不眠になるので，黄連解毒湯の虚証に使うのが原則である．日中は非常に胃腸が弱くて，飯を食べると眠くなるが，夜になると目がさえて眠れないというときに，この帰脾湯がいい．

　加味帰脾湯はここに柴胡・山梔子が入るので，微熱，手足のほてりが加わる場合には加味帰脾湯になる．

図 8-14

```
帰脾湯の構成

四君子湯      ： 人参・甘草・蒼朮・茯苓・生姜・大棗
補血剤        ： 当帰・竜眼肉
補気・理気剤  ： 黄耆
                    ＋
        養心安神薬 ： 遠志・酸棗仁
```

　帰脾湯は，四君子湯に，四物湯に近い性質の補血剤が配合され，さらに黄耆の配合から見ても，十全大補湯や補中益気湯の関連処方であることがわかる．

　帰脾湯は補剤の代表だが，精神活動が強い場合，老化による健忘，思慮過度，鬱病，不眠などに使う．老人性の痴呆症にアリセプトと帰脾湯，あるいはアリセプトと加味帰脾湯，あるいはアリセプトを使ってみたのだが，一番良かったのが加味温胆湯だった．温胆湯に柴胡・山梔子を加えた加味温胆湯というのが，老人性の痴呆症に一番効いた．

　加味温胆湯はエキスにはない．温胆湯であるのが竹筎温胆湯なので竹筎温胆湯でやったが，竹筎温胆湯はどうも違うようだ．むしろアリセプトに帰脾湯もしくは加味帰脾湯の方がいいのかもしれない．男性はやはりアリセプトプラス釣藤散の方がよく効くようである．

　その他，四君子湯関係の処方として，啓脾湯や参苓白朮散がある．

❖ 8-16　防已黄耆湯

　防已黄耆湯は「黄耆が入っているから参耆剤じゃないか」などと言う人がいるが，防已黄耆湯の方は参耆剤ではない．『金匱要略』に，「風湿，脈浮，身重く，汗出で悪風する者は，防已黄耆湯これをつかさどる」とあり，湿や水を取る方である．

　また，「外台解題防已黄耆湯，風水，脈浮なるは表に在ありとなす．その人，あるいは頭に汗が出て，表ほかに病なく，病者はなはだ下に重し．腰より以上は和をなし，腰より下はまさに腫れて陰におよび，屈伸し難きを治す」とある．こ

図 8-15

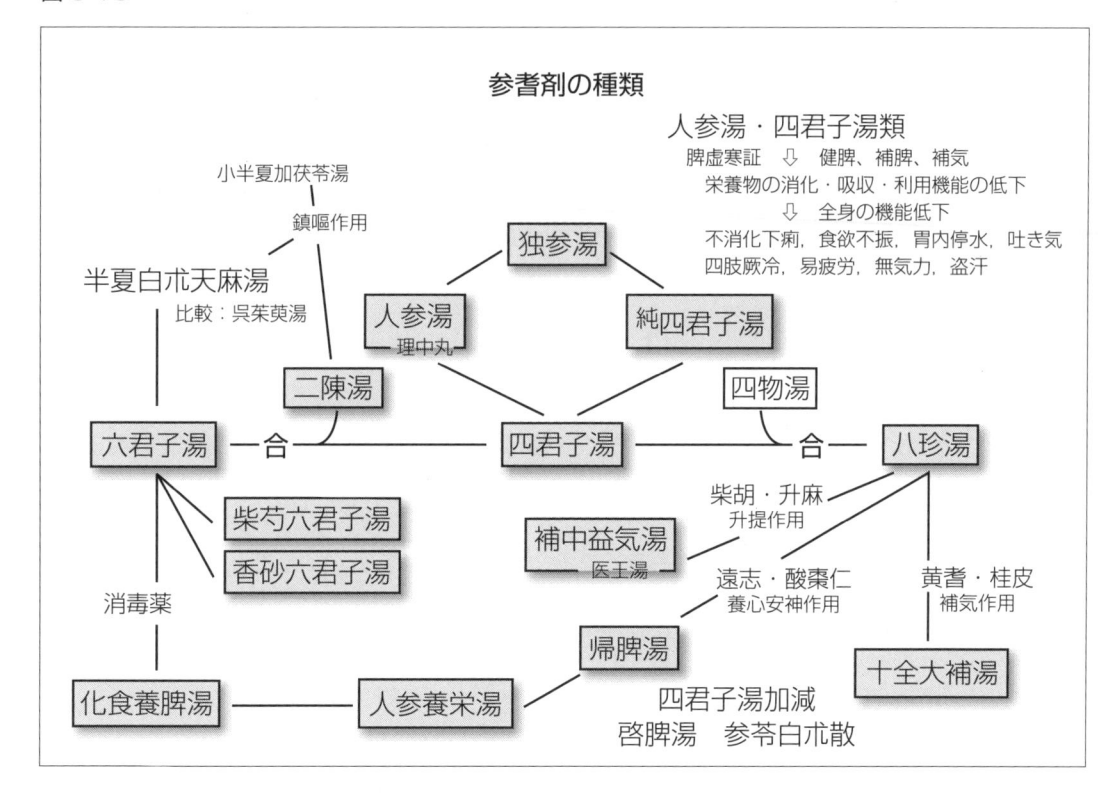

参耆剤の種類

人参湯・四君子湯類
脾虚寒証 ⇩ 健脾, 補脾, 補気
栄養物の消化・吸収・利用機能の低下
⇩ 全身の機能低下
不消化下痢, 食欲不振, 胃内停水, 吐き気
四肢厥冷, 易疲労, 無気力, 盗汗

小半夏加茯苓湯
鎮嘔作用

半夏白朮天麻湯
比較：呉茱萸湯

独参湯
人参湯 ― 理中丸
純四君子湯
二陳湯
四物湯
六君子湯 ―合― 四君子湯 ―合― 八珍湯
柴芍六君子湯
香砂六君子湯
柴胡・升麻 升提作用
補中益気湯 医王湯
遠志・酸棗仁 養心安神作用
黄耆・桂皮 補気作用
消毒薬
化食養脾湯 ― 人参養栄湯 ― 帰脾湯
十全大補湯
四君子湯加減
啓脾湯　参苓白朮散

れが膝関節痛を治すということである．

　浅田宗伯は『勿誤薬室方函口訣』に,「此方ハ, 風湿, 表虚ノ者ヲ治ス. 故ニ, 自汗久シク止マズ, 皮表（皮膚ノ表面）常ニ, 湿気アル者ニ用イテ効アリ. 蓋シ, 此方ト麻黄杏仁薏苡甘草湯ハ虚実ノ分アリ」という．麻黄杏仁薏苡甘草湯というのは, 麻杏薏甘湯, 78 番である．これ虚実の効あるという．続けて,「彼湯（麻杏薏甘湯）ハ, 脈浮汗出デズ, 悪風ノ者ニ用イテ汗ヲ発ス. 此方（防已黄耆湯）ハ, 脈浮ニシテ汗出デテ, 悪風ノ者ニ用イテ, 解肌シテ癒ユ. 即チ傷寒中風ニ麻黄・桂枝ノ分アルガ如シ. 身重ハ湿邪也, 脈浮, 汗出テハ表虚スル故也」ということが書いてある．

　つまり防已黄耆湯は, 虚証の水滞（水）を取る. 婦人の水太りの人で, 脈が浮いて頭に汗が多く, 膝に水がたまって曲がりづらいというときは, 防已黄耆湯だが, 実証に使うときには麻杏薏甘湯になる．

　実証のとき, もちろん薏苡仁湯というのもあるが, 実は麻杏薏甘湯というのが一番の実証の薬だという．防已黄耆というのは, 水を取る薬だというが, 黄耆単

独になると枝膚の薬になる．むしろ，防已が入ることによって，水湿を取る効果が強い．水を取る方で，虚実の薬，越婢加朮湯が皮膚の浅いところの水を取る薬であり，防已黄耆湯は真皮の方の深いところの水を取る薬という違いもある．

水を取るという点で，浅いところ深いところの違いでは越婢加朮湯と防已黄耆湯．体の虚実，汗が出るか出ないかということに関しては，汗が出ない場合には麻杏薏甘湯，汗が出る場合には防已黄耆湯というのが虚実になる．ただしこれは，参耆剤ではない．参耆剤は胃腸の薬になるから，胃腸の薬の方で鑑別することになる．

[質疑応答]

Q 男性不妊症．乏精子症である．補中益気湯を処方することが多いと思うが，基本的な治療指針について教えてほしい．

A 最近，日本人男性の平均精子数がどんどん落ちてきているという．日本の男子の平均精子数は，自衛官で調べるのだそうだ．10年ぐらい前は，正常値で5億以上あった．それが1億になり，それ以下になり，今1億を正常値としたらほとんどの人が乏精子症になってしまうということで，最近では正常値を5,000万単位まで落としているらしい．

平均精子数をどうやって増やすか．よくいわれるのが補中益気湯．41番．先ほどの8個の病症というのを思い出していただければいい．胃腸が弱い人，なんとなく力がない人．微熱を訴えるような人，男性不妊の場合には，胃腸が弱いというポイントだけで使っていただいていい．

泌尿器科学会の先生が，かなり大量にいろいろな人に与えて，エビデンスを調べてみた．精子の数が増えるかどうかと調べたら，エビデンスに引っかかってこなかった．ところが，補中益気湯を飲ませていると，確かに子供がよくできる．調べたら，先端反応が強くなるからいいのだそうだ．精子が卵膜を破るときの酵素を強く出すということで，補中益気湯は先端反応を強くするので，精子の数は増えなくても受精しやすくなるというのが，結論らしい．だから，胃腸が弱い場合には補中益気湯が一番基本になる．数そのものはあまり増えてこないが，十分受精に至ることが多いということだ．

八味地黄丸を使う先生も多い．八味地黄丸は高齢者という感じがあるが，臍の

下が抜ける，甲状腺副腎機能が弱くなっているというのが基本になる．

八味地黄丸の中に入っている沢瀉（たくしゃ）という薬は，漢方の中で一番亜鉛の含有量が多い．「八味地黄丸は，精力増強剤でしょう」などと間違えられやすい原因である．確かに八味地黄丸は亜鉛が非常に豊富に含まれているので，微量元素において精子造成機能を強くすることができるといわれている．これは本来，臍の下が抜けるような方というのが原則だが，地黄で下痢をしなければ，広く使っても平気である．

亜鉛の効果で，精力増強剤，乏精子症の精子を増やす働きを強くすることができるが，私は，ほとんどの場合，カリクレインあるいはビタミン剤やザルティアを加味して使っている．漢方単独よりも，血流改善薬を一緒に使うことによって効果が出てくるという．カリクレイン，血流改善薬を使うことによって，胃腸にさわるというのを防げるし，この人は胃腸にさわりそうだなという人は，補中益気湯を食後に与えたりして工夫している．

心因的要因が強い場合には，桂枝加竜骨牡蠣湯，26番になる．桂枝加竜骨牡蠣湯は，桂枝湯の証で不安が強い場合に使う．桂枝湯の証というのは，本来はウイルス感染の初期に発熱のセットポイントを上げて，ぞくぞく悪寒しながら発汗しているというのが原則である．胃腸や自律神経が弱くて，汗をかいたり，動悸をしやすい人の動悸が強いときに，この桂枝加竜骨牡蠣湯が効く．

インポテンツが強くなっている方が原則である．桂枝加竜骨牡蠣湯の目標は，ペニスの先が冷えるというのが原則である．陰頭冷感という言葉があるが，これがかなり大事なポイントになる．どうもペニスが冷えて困る，インポテンツが強いというとき．

若年男性の髪の毛が抜ける症状にも効く．少し前の方から髪の毛が抜けてきたような人に，桂枝加竜骨牡蠣湯という形で使う．

心的要因が強い場合，ハネムーンインポテンツなどには桂枝加竜骨牡蠣湯が効く．

それから，清心蓮子飲．これは「心を制する」という言葉があるように，過活動性膀胱か心因性膀胱などのときに使うことが多い．これは，乾燥傾向があって，夜間頻尿が強いような人に使う．

割合見逃しやすいのが，射精痛の強い人である．射精痛が強い人には，芍薬甘草湯が一番効果的である．これは抗アンドロジェン作用があるので，芍薬甘草湯で射精痛を取ってあげると，射精できやすくなるケースがある．

今報告されているのはこんなものだが，大体においてカリクレイン，ビタミン剤を併用しながら，補中益気湯・カリクレイン，八味地黄丸・カリクレイン，あるいは桂枝加竜骨牡蠣湯・メチコバール，清心蓮子飲・メチコバールなどを使うことが多い．もちろん，これにバイアグラをラプラスするというケースもある．

バイアグラは，硝酸を使っている人には使えないが，その代わりに，レピドラというものがある．バイアグラは満腹時に使うとあまり効果がないが，これは満腹時にも使える．今度ウイークエンドバイアグラというものができる．シアリスという名前の薬である．土曜日に飲むと，土日ずっと効いている，そういうものもあるそうだ．

男性更年期障害の漢方治療には，基本的処方として，気虚のタイプ，気鬱のタイプ，気逆のタイプと，いろいろある．それをどういうふうに処方するか．

男性更年期障害の場合には，トータルテストステロン分のフリーテストステロンを調べてほしい．そうすると，男性更年期障害では，テストステロンがどのぐらい落ちているかだいたいわかる．中にはもう，明らかな心身症の人もいる．気虚のタイプはやはりテストステロンが落ちているケースだが，気鬱・気逆のタイプには心身症が多い．

気虚が症状の中心の人で，虚証から中間証には八味地黄丸・補中益気湯を処方し，気鬱症状の人には香蘇散・大柴胡湯を処方し，気逆が症状の中心の人には桂枝加竜骨牡蠣湯を処方し，実証には柴胡加龍骨牡蠣湯を処方している．だが，なかなか効果が難しく，特に気鬱の場合，大柴胡湯の効果がはっきりしない．

気鬱というのは純粋な男性更年期障害ではなく，心身症の方に傾いていることが多いから，心身症の治療をしないと，なかなか効果が出ない．香蘇散は，抗鬱効果があるから，結構効くが，大柴胡湯は柴胡・芍薬があるが，自律神経調整機能の方に働いてしまうので，鬱に対してちょっと弱くなる．だから，気鬱のタイプとは，鬱の方の自律神経調整機能に対して使う方がいいと思う．

例えば気虚は，八味地黄丸と補中益気湯を，証に合わせて使い分ける．八味丸は臍の下が抜けるような，臍下不仁，小腹不仁に使う．補中益気湯は胃腸が弱くて差し込む，8個の症状，目に力がない，どんよりとしている場合に使う．気鬱には香蘇散・大柴胡湯を使う．だが，気虚・気鬱は，基本的には抗鬱剤を使わないといけない．大黄・柴胡・香附子のグループがよく効くが，私は，女神散をよく使う．ザルティアがよく奏効する．

これは女性の更年期障害の実母散と同じだが，香附子の実証型，香蘇散の実証

型である．大柴胡湯は大黄が入るから，舌に黄色い苔がついているというのが目標になる．それが大柴胡湯になるのだが，なかなか使いづらい，効果が悪い．その場合には香蘇散，もしくは虚証に香蘇散，実証に女神散を使う．

どうしても刻みが使えないという場合は，四逆散でもいい．虚証に香蘇散，実証に四逆散にすれば，気鬱でもだいぶ効く．鬱傾向のあるような人に効く．

この男性更年期障害は，基本的には男性ホルモンの補充をしないといけない．男性ホルモンは，当然亜鉛が多く含まれないといけない．亜鉛の含まれる漢方は沢瀉・麦門冬・柴胡だから，気虚の純粋な男性更年期障害のグループは，こういう沢瀉の入っている地黄丸や，麦門冬の入っているグループ，柴胡の入っているグループで亜鉛の補充をして更年期障害を取る．男性ホルモンを補充する．

気逆の場合には，桂枝加竜骨牡蠣湯，柴胡加竜骨牡蠣湯，虚証・実証でとてもいいと思う．もっと虚証の場合には，柴胡桂枝乾姜湯を使う場合もある．乾燥傾向が出てきている場合には，柴胡桂枝乾姜湯，桂枝加竜骨牡蠣湯，柴胡加竜骨牡蠣湯．竜骨牡蠣湯の目標は，フケが多いということである．

テストステロンは，注射液だけでなく内服薬も出てきたので，使いやすくなった．明らかにフリーテストステロンが落ちているような場合には，テストステロンの内服薬を出してあげるといい．

逆に，男性ホルモンを抑える薬もできた．プロペシアという薬である．男性型，若年性脱毛にプロペシアを使うと発毛がいいと宣伝されている．たしかにいい感じはするが，宣伝ほどではない．男性機能が落ちる可能性があるといわれているが，1〜2％ぐらいなので，心配ないと思う．プロペシアを飲むときには，血流促進剤も一緒に使うといい．

血流促進剤には，ツムラから「モウガ」という薬が出ている．プロペシアと一緒に使うと，さらに効果がいいという．ただモウガは高い．5,000円もする．今度小さいビンが発売されるそうなので，小さいビンでプロペシアと一緒に使っていただければいいと思う．桂枝加竜骨牡蠣湯プラスモウガプラスプロペシアという格好になる．

掌蹠膿疱症（しょうせきのうほうしょう）は，皮膚科である．基本的には，じくじく，湿潤傾向には消風散がいい．消風散を使う目標は，地肌がなんとなく汚くて，舌に白あるいは黄色味がかった汚い苔がつくということである．地肌がなんとなく汚くて，貨幣状湿疹がある場合には特効する．貨幣状湿疹は舌に苔がなくても，消風散を使うとぴたっと止まる．これは非常によく効くので，ぜひ試してほしい．

また，かさかさの場合には，原則的に温経湯を使う．温経湯は女性の薬だが，手足が乾燥する，足が冷えて手が乾燥する，口が渇くというのがポイントである．温経湯は手の乾燥という点で，かさかさの場合に使っていただけると割合いい．

それから発赤が強い場合に，私は，薏苡仁湯を加えることが多い．消風散プラス薏苡仁湯，温経湯プラス薏苡仁湯という使い方が多い．薏苡仁湯は，麻杏薏甘湯の類似した方剤である．もともとは痛みのNSAIDsだが，ハトムギが手足の湿疹をよく取ってくれる．

ビオチン散を使うと，中間証の掌蹠膿疱症がよく取れる．ビオチン散は，TH1を抑制する効果を持っている．ビタミンHといわれるが，皮膚（Haut）のHである．ビオチン散を一緒に加えると，掌蹠膿疱症に非常によく効く．ビタミンB_1・B_6，ビタミンCを加えたりすることも多い．消風散プラスビオチン，シナールとか，消風散プラスビオチンにピリドキサールなどのビタミン剤と一緒に加えると，掌蹠膿疱症はいい反応をするので，試してみてほしい．

アトピー性皮膚炎は難しい．20歳～30歳ぐらいで，ストレスがかかると所見が悪化するアトピー性皮膚炎．診察のみの注意・処方は，41番の補中益気湯が有効で，時々加味逍遥散が有効である．特にストレスがかかると所見が悪化するようなケースにいい．アトピー性皮膚炎は，一筋縄ではいかないものだから，皮膚の処方に対してどういうふうにもっていくか，整理されないといけない．

アトピー性皮膚炎には，TH1タイプとTH2タイプがある．TH2タイプは，好酸球IgEと皮膚炎の悪化の度合いが平行状態で悪くなっていくようなケースである．これはTH2型と考えて間違いない．一方，IgEは500～600，あるいは好酸球はもう10も切っているのに，なにか皮膚の状態が悪いという場合は，TH1型が多い．これは，ストレス型が非常に多い．だから，ストレスがどうも悪化しているというときは，IgE好酸球と皮膚炎の状態を合わせて診ていただけると判断しやすい．

TH2タイプは，TH2を落とさないといけないから，女性には当帰芍薬散を使う．皮膚の状態が非常に悪くなって，希薄化しているような場合，皮膚表面のトールライクリセプター4（皮膚免疫）を強くしてあげないといけないようなときに，補中益気湯，十全大補湯が効果的である．

子供だったら，食物アレルギーと一緒になっているときは補中益気湯を使うし，皮膚がぺらぺらになって，赤くて，掻くと血が出るようなときには，十全大

補湯を使うことも多い．

　男性は，柴胡の薬，小柴胡湯，大柴胡湯が多い．黄連解毒湯を少し，分1とか，カプセルだったら3カプセル，2カプセルくらいを加えると，炎症を取る効果が強くなる．黄連解毒湯はTH2を非常に強く抑制してくれるから，ここらで皮膚の下支えをしておいて，黄連解毒湯で炎症を取ってやる．

　今まで通りの外用剤を使いながら，当帰芍薬散に黄連解毒湯を分1で使うとか，補中益気湯に黄連解毒湯を分1で使うとかすると，TH2タイプはいい反応をする．だがTH1は難しい．

　TH1を落とす基本は，柴苓湯である．ただ，柴胡剤に利水剤を加えると，TH1抑制の方向に働く．例えば，柴胡清肝湯だと五苓散を加えてもTH1を落とすことができる．柴苓湯は，女性には顔の表面に強い訴えを起こすことがあるので，治頭瘡一方が反応することが多い．

　治頭瘡一方を成人に使うときには，脇の下，陰部のかゆみというのが原則である．顔に強く出ている場合や，目の周りが赤くなっていつもこすっているような人に治頭瘡一方を使うと，いい反応をすることがある．もちろん抗不安剤を一緒に使ってもいい．

　男性は柴胡清肝湯，荊芥連翹湯，竜胆瀉肝湯である．顔の炎症が荊芥連翹湯，上半身が柴胡清肝湯，下半身が竜胆瀉肝湯ということで，全部一貫堂の漢方である．この3つの具合で治療できることがあるが，これだけで駄目な場合，ステロイドを併用することも多い．ストレス型はステロイドで非常にいい反応をするのだが，ステロイドだけだと副作用が強く出てしまうことがある．

　TH1をTH2に変えるために，細菌性ワクチンを使ったりもしているが，まだ結果は出ていない．TH2の場合には今まで通りの処方でも構わないが，TH1の場合には，原則は柴苓湯である．女性は治頭瘡一方がかなり反応する．男性は一貫堂の処方で，顔が荊芥連翹湯，上半身が柴胡清肝湯，下半身が竜胆瀉肝湯という形で使い分けていただけるといいのではないかと思う．

第9章　滋陰剤の運用（老年疾患と呼吸器疾患）

❖ 9-1　滋陰剤とは

滋陰剤には，地黄丸という地黄のグループと，麦門冬のグループなどがある．

陰液を潤すグループは，循環血漿量を維持できるグループである．抗ムスカリン作用を持っているのは，麦門冬や天門冬で，活性型コルチゾールを不活性型コルチゾールに分解する，11β-HDS2を抑制する効果も持っている．

麦門冬・天門冬は，活性型コルチゾールの内因性コルチゾール濃度を維持するので，循環血漿量を維持するのに役に立つ．ムスカリン様作用を持つ麦門冬・天門冬を使うのは，体が乾燥していることが第一の原則である．同様に，内因性コルチゾール濃度を維持できるのは，コルチコステロイド様効果を持つ地黄・山薬・人参・柴胡などで，これらも滋陰剤のグループに入るのだが，代表的なものは，麦門冬のグループと地黄のグループである．

❖ 9-2　補腎剤について

補腎剤について．これ以外の部分では，桂枝湯のグループも麻黄湯のグループもたくさんあるが，補腎剤のグループは少ない．補腎剤というのは，どちらかと

図9-1

滋 陰 剤

- ❖ 循環血漿量を維持するグループ
- ❖ 抗ムスカリン作用：麦門冬・天門冬
- ❖ 11βHDS抑制効果（活性型コルチゾール）：麦門冬
- ❖ コルチコステロイド様効果：地黄・山薬・柴胡

いうと中国で使うケースが多く，日本ではあまり重要視されてこなかったからである．日本の場合には桂枝湯グループや柴胡剤のグループ，炎症などに対する漢方の使い方が強かったのだが，中国での漢方は基本的には不老長寿である．

日本には「葛根湯医者」という，何にでも葛根湯を出す医者がいる．「先生，風邪をひきました」「おう．葛根湯を飲みなされ」．「先生，おなかが具合悪くて」「おう．葛根湯を飲みなされ」．「おまえはなんじゃ？」「私は付き添いで」「おう．葛根湯を飲みなされ」という落語がある．一方，中国には「六味丸医者」という，何にでも六味丸を出す医者がいる．「先生，腰が痛くて」「おう．六味丸を飲みなされ」．「先生，下痢をして」「おう．六味丸を飲みなされ」と．日本と全く同じだが，中国へ行くと，六味丸という薬が補腎剤の一番重要な地位を占める．

中国では，この滋陰剤のグループ，特に，地黄丸グループというのは重要視されているが，日本では重要視されていない．

漢方についていうと，中国では国民がみんな漢方を飲んでいると思うだろうが，中国では漢方は一部の富裕層のもので，一般人は漢方も飲めないというのが現状である．

❖ 9-3 漢方における腎の働き

腎には，蔵精機能，水液をつかさどる機能，骨をつかさどり髄を生じる機能，骨の代謝である髄・脳脊髄に対する反応，納気をつかさどる機能，耳に開く機能（耳の疾患への応用）があり，腎と耳が関係するといわれる．

蔵精機能とは，精を蔵する機能，精を蓄える機能で，発育・成長・生殖が全部腎の精を蔵する機能の中に由来するという中国の漢方の考え方である．例えば，脳下垂体や甲状腺副腎機能，補腎剤に含まれる微量元素の働きによる生殖機能などが，蔵精機能に非常に強く働く．微量元素が漢方の働きの中で重要な役割を占めているというのが，現在の漢方界の考え方の一つである．

それから，水液をつかさどる機能，腎臓での水分濾過・再吸収の働きと，抗活性酸素機能，一酸化窒素（NO）を増やす働きを強く持っている．一酸化窒素を増やすことによって活性酸素を除去する．活性酸素と一酸化窒素というのがだいたい拮抗的に働く．

最近の知見だが，一酸化窒素（NO）によって腎の糸球体の輸入動脈の可動性（軟らかさ）を強くするというのが，腎臓・補腎剤の働きの一つである．腎が硬くなるか硬くならないか．腎の輸入動脈から出てくるレニンアンギオテンシンと

いう高血圧のホルモンは，輸入動脈の可動性に比例するというのが，現在一酸化窒素の考え方である．腎の糸球体の輸入動脈を軟らかくするのが，一酸化窒素機能（NO）だという．そこが補腎剤の働きだという．そうすると，補腎剤の薬が，一酸化窒素機能を強くすることによって，腎の糸球体の輸入動脈の可動性を強くして，老化による腎の良性硬化症などを改善する働きがあるのではないかと言われている．

それから，骨をつかさどり髄を生じる機能．これは，発育・成長・知能・知覚・運動系の発達と維持という．骨代謝に影響するとは，何が骨代謝の方に反応するのか，議論が分かれるところである．髄というのが，脳神経，脊髄への作用も腎にあるのではないか．これは，アルツハイマー病とか脳血管障害などのときに，この補腎剤をうまく使えという働きである．

納気をつかさどる機能とは，肺に入った空気を腎まで納めるという働きである．喘息などにも，腎に対する薬を使うことによって，空気をうまく納めるステロイド様作用があるが，これが腎の納気作用である．私の感覚では理解しにくいが，喘息は呼気ではなく吸気が障害されるという．その吸気が障害されるとき，補腎剤を使うことによって吸気がしやすくなる．肺のサブスタンスＰなどに対して反応している．治りづらい喘息のときは，肺の治療ではなく腎の治療をしろ，というのが中国の考え方である．

コントロールできない喘息などのときに，腎系統の六味丸，八味丸などを中心に使うと，納気をつかさどることによって喘息の気管支のスパスムが取れていくという．そういう論文が，中国でたくさん出ている．日本にもそういう医師がいて，肺の喘息に対して漢方を使っても治らないとき，空気がどこに入るのか，腎のサイドから治療しなさいとか，あるいは，肺に熱がこもってどうしても取れないときには，熱を抑えるために，肝のサイドから少し熱を取ろうなど，五行の関係で治療することがある．そういうものが中国の五行説に出ている場合がある．

耳の疾患，特に耳鳴りについて．老人性の感音性難聴などの耳鳴りのとき，補腎剤を使うと効果があるという．有効性40％ぐらいだが．補腎作用と腎の八味地黄丸を熱心に研究していた代田文彦先生も，だいたい50％ぐらいの有効性だと言っていた．厚生省はなかなか認めなかったが，代田先生が亡くなる前に気が付いたのは，耳鳴りのある人で，六味丸や八味丸を使っている人は，長期投与しても聞こえが悪くならないという．耳鳴りそのものは小さくならなくても，六味丸や八味丸を使っていると聞こえが維持できる，そこにエビデンスがあるとい

図 9-2

```
漢方における腎の働き

❖ 臓精機能        ➡  発育・生長・生殖をつかさどる
                      甲状腺・副腎機能　微量元素の働き

❖ 水液を司る      ➡  腎臓での水分濾過と再吸収
                      抗活性酸素機能

❖ 骨をつかさどり髄を生ず ➡ 成長・発育・知能・知覚・運動系の
                             発達と維持
                             骨代謝への影響　脳神経への作用

❖ 納気をつかさどる ➡  ステロイド様作用
❖ 耳に開く        ➡  耳疾患への応用
```

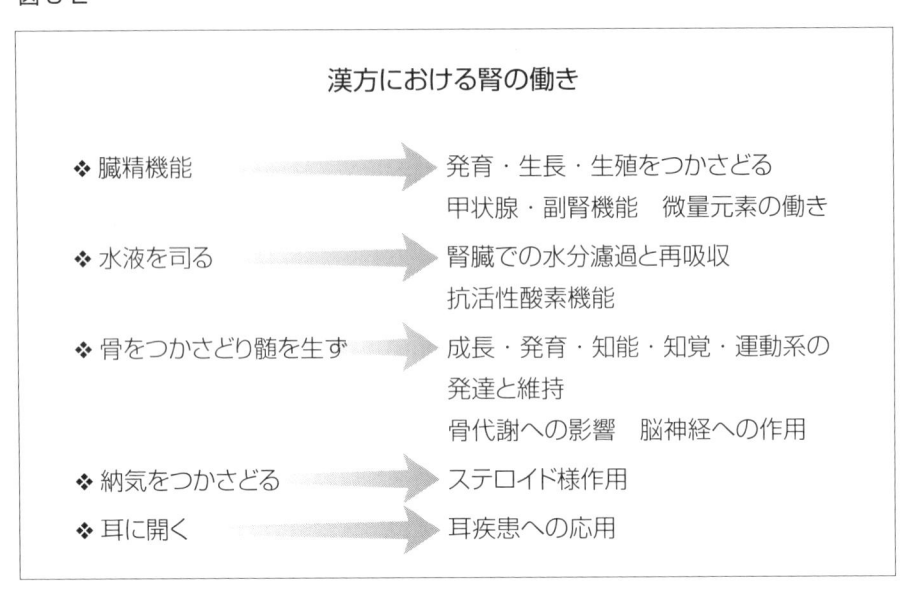

う．

❖ 9-4　腎虚

　私は，講義の中では「腎虚」といっているが，これは甲状腺副腎虚のことである．

　中国では，先ほどの諸作用を全部まとめて，「腎虚」といっている．腎虚は，日本の考え方では「小腹不仁，臍下不仁（臍の下がぽっと抜けてしまう）」，あるいは「臍の下に，まっすぐ真ん中に正中芯が出る」などという．いろいろな先生と議論し，腹のレントゲンを撮ったりする中でわかったことだが，甲状腺副腎機能，副腎機能が落ちてきた場合や，特にT4の低下があると，必ず横隔膜の可動域の低下が起こる．すると，横隔膜から下の内臓結合組織が機能低下を起こすので，内臓機能，小腸・大腸系が下垂する．臍の下に下垂するので，下腹部筋が伸展状態になる．あおむけに寝かせて足を伸ばすと，下腹部の筋力低下が起こる．それが「小腹不仁，臍下不仁」という状態である．あおむけに寝かせて臍の下に手を入れると，すっと力が抜けて指が入ってしまうような状態，これは甲状腺副腎機能の低下から起こる，老化現象の一つだと言われている．だが，最近では手術しているケースも多いから，手術の後は，なかなかそう言えないケースもある．副腎虚の場合，副腎皮質系の低下と副腎髄質系の低下があるが，副腎皮質

系の低下は，コルチゾールが低下してくるため水分保持能力が低下するので，体が全体に乾燥して，舌や皮膚が乾燥し，ほてってくる．そういう場合には，コルチゾールを持ち上げないといけないので，地黄・山薬の含まれた六味丸を使ってほしい．

　それを中国では，陰液が足りないという意味で「腎陰虚」という．日本では，冷えて体力が弱いということを「陰虚証」というが，中国の場合には陰液の不足という意味で「陰虚証」という．だから，日本の陰虚証は冷え性だが，中国の陰虚証はほてり性である．それが大きな違いで，その使い分けを間違えないようにしなければならない．

　腎陰虚は，コルチゾールの低下から水分の保持能力が落ちているので，六味丸を使う．それに対し，カテコールアミン系が低下すると心機能が落ちるから，むくみと冷えが出てくる．これは「腎陽虚」（陽の成分，体を温める部分が足りなくなっている状態）である．腎陰虚に対応する言葉である．これには心機能を持ち上げる植物性アルカロイドの附子を入れなければいけないので，六味丸に附子を入れた八味地黄丸を使うのが原則である．

　北海道薬科大学の狩野先生によると，「腎の腎虚に対しては，中国の言葉を借りないとうまく説明できない．だから，このときには，腎陰虚は老化と乾燥状態で，腎陽虚は老化とむくみ状態で，六味丸・八味丸は，それぞれ使い分ける」という．六味丸は乾燥傾向が出てきたタイプに，八味丸は冷えが出てきたタイプに効くという．

図 9-3

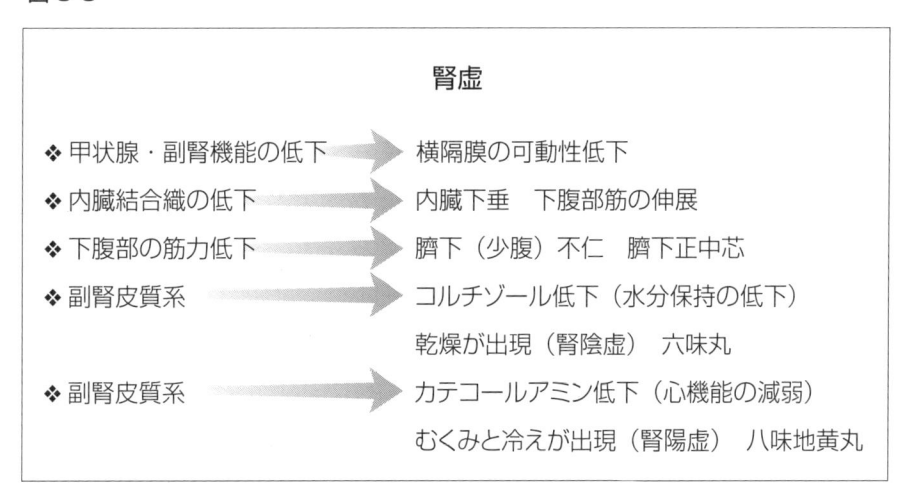

```
                          腎虚
❖ 甲状腺・副腎機能の低下  ⟶  横隔膜の可動性低下
❖ 内臓結合織の低下        ⟶  内臓下垂　下腹部筋の伸展
❖ 下腹部の筋力低下        ⟶  臍下（少腹）不仁　臍下正中芯
❖ 副腎皮質系              ⟶  コルチゾール低下（水分保持の低下）
                              乾燥が出現（腎陰虚）　六味丸
❖ 副腎皮質系              ⟶  カテコールアミン低下（心機能の減弱）
                              むくみと冷えが出現（腎陽虚）　八味地黄丸
```

薬としては八味地黄丸の方が古い．八味地黄丸の方がベースになり，これから附子と桂皮を抜いたものが六味丸である．中国では六味丸が一番基礎で，そこからいろいろな薬が派生したという．日本では八味地黄丸の方を重要視するが，中国では六味丸の方を重要視する．それが大きな違いである．

❖ 9-5　八味地黄丸(はちみじおうがん)

狩野先生の（解説による）『金匱要略』にも詳しく書いているが，八味丸の構成は，地黄・山茱萸(さんしゅゆ)・山薬・沢瀉(たくしゃ)・茯苓(ぶくりょう)・牡丹皮(ぼたんぴ)・桂枝・附子である．桂枝を使うことも多いが，八味丸は温めすぎると困るから，桂枝にすることが多い．実際には成分的に桂枝も桂皮もほとんど変わらないので，あまり厳密にしなくても大丈夫である．

『金匱要略』に「脚気，上に入るを治(ち)す．小腹不仁（下腹の力が抜けて，脚気が出ているような場合）に使つて治す」，「虚労腰痛（＝虚証で疲れた腰痛），小腹拘急(ふくこうきゅう)，小便不利の者（小便がうまくできない場合や近い場合），そういうときに八味地黄丸を使う」，「夫短気，有微飲，当従小便，去之（その人短気（＝息切れ）をして，少し微飲（＝ちょっと飲む）のだが，まさに小便をすれば，それが去る」とある．息切れがあって，少しむくみ，水がこもっている．小便をしたらすーっと良くなる場合には八味地黄丸を使う．また，「男子消渇(しょうかつ)，小便反多，以飲一斗（消渇（＝口が渇いて困る病気，今では糖尿病のことをいう），小便反つて多く，もつて一斗飲むがごとし）」とある．男性の糖尿病，小便が多くなって，一斗飲んでしまうようなケースに，八味地黄丸を使うということである．

それから，「問うていわく，婦人病，飲食がゆえのごとし．煩熱不得臥（もやもやして，熱があって，横になれない）．反つて反碍息者，これは何なり（これはなんだろう）というと，師いわく，この名を転胞（＝尿閉）という．溺を得ずなり（得ることができない）と．胞系をただし，もし戻せば，この病は小便利し，即ち癒ゆ，腎気丸(じんきがん)これをつかさどる」という．要するに女性で，煩熱があって，寝られなくて，いすに寄りかかってゼーゼー息をしているようなときには，尿閉が原因である．尿がうまく出ないから，転胞をもとに戻すために，腎気丸を使う．それで小便が出れば治るという．

また，喘息発作のときなどにも，小便を出すために八味地黄丸を使うという．

『寿世保元』に，「一治腎臓虚弱，面色黒，足冷足腫．耳鳴耳聾，肢体羸痩(るいそう)．足膝軟弱，小便不利，或多或少．腰背疼痛．用八味丸，加鹿茸五味子．名十補湯」

とある．腎臓が弱いと，顔色がなんとなくどす黒い．透析をしている人は，顔がどす黒い．足が冷えてむくんでくる．耳鳴り．これが腎臓の耳に影響するところである．耳が聞こえづらい．体が痩せてくる．足腰がふらふらする．足腰が弱くなって，つまずきやすくなる．小便が出づらい．あるいは小便が多すぎる．出にくい．腰や背がだるい．痛い．こういう人には，八味丸を使う．効かないときは，鹿茸（＝鹿の角），五味子を加えた十補湯という薬を使う．これが足腰のだるい人によく効くという．

　専門医試験を受けるときには，『傷寒論』と『勿誤薬室方函口訣』を必ず読むこと．

　『勿誤薬室方函口訣』には，「此方ハ，専ラ下焦ヲ治ス．故ニ『金匱』デハ，小腹不仁，或ハ小便自利，或ハ転胞ニ運用ス．又虚腫，或ハ虚労腰痛等ニ用イテ効アリ．其内消渇ヲ治スルハ，此方ニ限ル也．仲景ガ漢武帝ノ消渇ヲ治スト小説ニアルモ，虚ナラズ．此方，牡丹，桂枝，附子ト合スル所ガ妙也．『済生法』ニ牛膝，車前子ヲ加エルハ，一着輸タル手段也．『医通』ニ沈香ヲ加エタルハ，一等進ミタル策也」とある．要するに，『金匱要略』では，此方＝八味地黄丸は，下焦＝腎臓機能を治す．小腹不仁（腹の下が抜けて力がない）を目標にし，小便が出づらい場合，出すぎる場合に運用しなさい．虚証の人で足が腫れている場合や足がむくんでいる場合，あるいは虚証の疲労腰痛などに効果的である．消渇＝糖尿病などには，八味地黄丸に限る．牡丹皮・桂枝・附子と合わせるのが面白い．牛膝・車前子を加えた牛車腎気丸が有効である．医通に沈香を加えたものはさらに進んだ方法であるという．

　要するに，八味地黄丸は，腎の輸入動脈の可動性を維持し，甲状腺・副腎機能の活性化を図るために，先天の気を補う．骨粗鬆症，つまり骨代謝に対する影響，足腰の衰え，性能力の低下，難聴，白内障の予防などに非常に効果がある．

　また，八味地黄丸は，生体の免疫力を補う．これは，ある年齢に達すると，それまで柴胡剤の方が免疫複合体が増えていたのが，突然，地黄丸の方が免疫複合体を増やす方になる．年齢が，地黄丸を使うか柴胡剤を使うかの違いなのだという．若い人は柴胡剤で免疫を持ち上げることができるが，歳を取った人には地黄丸剤の方が免疫をよく持ち上げるという．だから，ある年齢になると，柴胡剤より地黄丸剤の方がTH1，免疫を上げる働きをよく持っている．

　年齢には個人差がある．歳を取っても若々しい人もいるし，かなり若い年齢から八味地黄丸の方が合う場合もあって，それはその人によって違う．使い分けの

目安は，地黄丸を使って下痢をするかどうかである．地黄丸を使うと下痢をする人はまだ若い．柴胡剤に変えなさい，という．腎炎，ネフローゼ，自己免疫疾患，アトピー性皮膚炎に，八味丸を使うこともある．小さい子供で，免疫がTH2の方に優位に働いていて，アトピー性皮膚炎と喘息と両方を持っているような場合には，地黄丸の方がいい．

腎・糸球体の再吸収，水チャンネルの活性化，小便の異常，皮膚の乾燥，老人の呼吸器疾患などは，肺のサブスタンスPを刺激してくれる働きである．それから，高血圧・糖尿病・皮膚掻痒症・腰痛・坐骨神経痛・白内障などが八味地黄丸の適応になる．目標は，腹の下が抜けること．「小腹不仁」が一番のポイントである．ただし，地黄は下剤として働くので，胃もたれや下痢をする場合には，八味地黄丸はまだ早い．

北海道大学の本間先生なども，漢方を使い始めるきっかけは，八味地黄丸が多いという．老人で，服用する薬が増えすぎて困るとき，八味地黄丸を1味使うと，全身症状が非常に良くなって薬を減らすことができるという．老人性のいろいろな病名がたくさん並んでしまう場合に，よく使うのは，八味丸が一番多いようだ．漢方がこんなによく効くのかということで，漢方を使い始める人が多いという．

図9-4

八味地黄丸

❖ 先天の気を補う
　（腎輸入動脈の可動性維持・甲状腺・副腎機能の活性化）
　骨粗鬆症　足腰の衰え　性機能の低下　難聴　白内障

❖ 生体の免疫力を補う
　（ある年齢になると柴胡剤より地黄丸の方が免疫をあげる）
　腎炎　ネフローゼ　自己免疫疾患　アトピー性皮膚炎

❖ 腎糸球体再吸収　水チャンネルの活性化　小便の異常
　皮膚の乾燥　老人の呼吸器疾患

❖ 高血圧　糖尿病　皮膚掻痒症　座骨神経痛　白内障

9-6 牛車腎気丸(ごしゃじんきがん)

『厳氏済生方』には，「牛車腎気丸，腎虚を治す．腰が重く，足が腫れ，小便不利」としか記述がないが，牛車腎気丸に関しては，浅田宗伯の『勿誤薬室方函口訣』に詳しく書いてある．

牛膝（イノコズチ）は，先がかぎになっていて洋服にくっつくヌスビトハギという植物，車前子はオオバコである．牛膝は，昔は堕胎薬だったもので，大量に飲むと堕胎に効く．だが，大量に使うことはないので，牛車腎気丸を妊婦に使ったケースもあるが，全然問題はなかった．

『勿誤薬室方函口訣』に，「此方ハ八味丸ノ症ニシテ，腰重脚腫，或ハ，痿弱スルヲ治ス．一男子年三十余，年々脚気ヲ患イ，腰重脚軟，歩スル能ワズ．冬月ハ，梢差ユルニ似タレドモ，春夏ノ際ニ至レバ，復発スルコト故ノ如シ．余強イテ，秋冬ヨリ春末ニ至ルマデ此方ヲ服セシメテ全癒ス」とある．八味丸と同じということは，臍の下が抜けるのである．それで，腰が重くて，足が腫れて，アトロフィーになってしまう．委縮して弱くなってくるものを治すのが牛車腎気丸である．ある男性は30年以来，足腰がだるくて歩くことができないという．冬になるとそんなに悪くないのだが，春，夏になれば，また非常に悪くなる．そこで，冬から春までずっとこれを飲ませていたら良くなったという報告がある．

9-7 地黄丸の応用

八味地黄丸には，牛膝と車前子が入っている．むくみ，しびれ，夜間頻尿，特に κ-オピオイド受容体を刺激する効果が強い．附子に働く作用が強く，八味丸より強力である．鎮痛効果も強く持っているので，糖尿病性神経症のしびれに対して使うことがよくある．最近では，トポテシン製剤のしびれなどにもよく使われる．ケモテラピーをしている場合などで，ゼローダ®などのしびれなどにも効くし，トポテシン製剤などのしびれにも，牛車腎気丸が，よく効く．十全大補湯はどうかというと，私は，十全大補湯と牛車腎気丸を分1に，十全大補湯を分3にして飲ませるような場合が多いが，そうすると，しびれがよくコントロールできる．

また，牛車腎気丸には，インシュリン抵抗性の改善効果がある．防風通聖散(ぼうふうつうしょうさん)にも，人参湯のグループにも，インシュリン抵抗性改善効果がある．それから，牛車腎気丸にはNO（一酸化窒素）の産生を増加する働きがあり，血管拡張作用を強く持っている．特に糸球体，輸入動脈の血管拡張．弾力をよくする働きで，

図9-5

```
牛車腎気丸
 ❖ 八味地黄丸+牛膝・車前子
 ❖ むくみ・しびれ・夜間頻尿
 ❖ κ-オピオイド受容体の刺激（附子）鎮痛効果
 ❖ インスリン抵抗性改善効果
 ❖ NO産生増加　血管拡張作用（PGE1と同等効果）
 ❖ 血小板凝集抑制作用（山薬・沢瀉）ブラジキニンB2受容体
```

図9-6

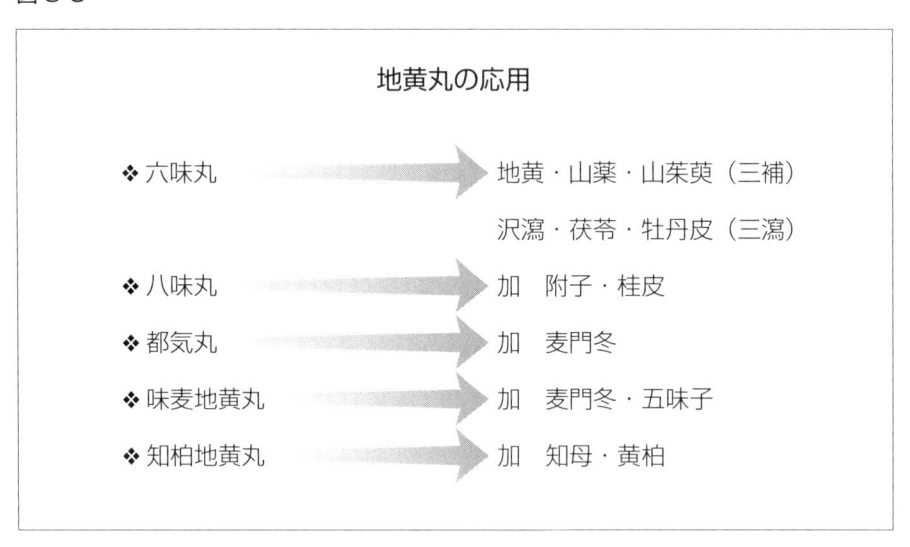

```
地黄丸の応用
 ❖ 六味丸        → 地黄・山薬・山茱萸（三補）
                   沢瀉・茯苓・牡丹皮（三瀉）
 ❖ 八味丸        → 加　附子・桂皮
 ❖ 都気丸        → 加　麦門冬
 ❖ 味麦地黄丸    → 加　麦門冬・五味子
 ❖ 知柏地黄丸    → 加　知母・黄柏
```

　面白いことに，プロスタグランジンE1と同等の効果を持っているといわれている．しびれに関しては，キネダックとほとんど同じぐらい，もしくは牛車腎気丸の方が強く，しびれに対して効果を持っているという．

　また，血小板凝集抑制効果を持っている．山薬・沢瀉（ブラジキニンのB2受容体）・山薬・沢瀉の作用で，血小板凝集抑制，血管拡張，κ-オピオイド受容体ということで，しびれ，痛み，糖尿病性の変化，腎の良性腎硬化症などにも効果が出るという．牛車腎気丸は，最近研究が進んでいるので，いろいろ検討してほしい．

図9-7

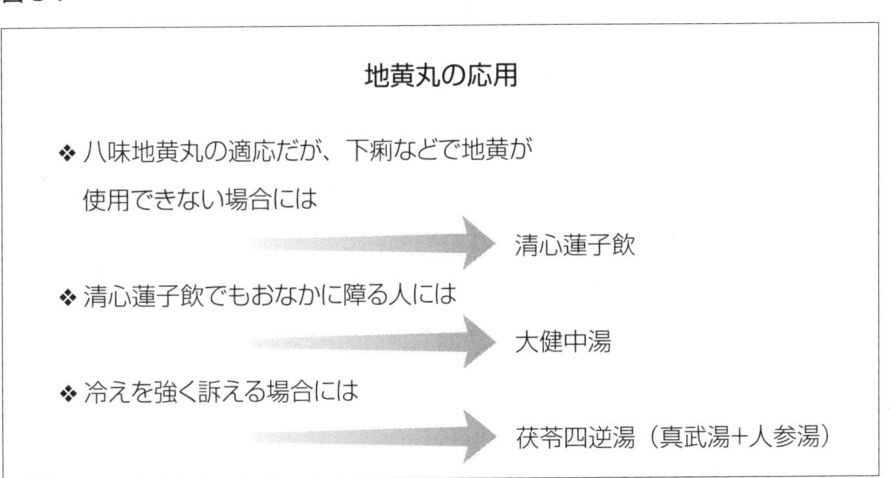

```
地黄丸の応用

❖ 八味地黄丸の適応だが、下痢などで地黄が
　使用できない場合には
　　　　　　　　　　　　　　　→　清心蓮子飲

❖ 清心蓮子飲でもおなかに障る人には
　　　　　　　　　　　　　　　→　大健中湯

❖ 冷えを強く訴える場合には
　　　　　　　　　　　　　　　→　茯苓四逆湯（真武湯＋人参湯）
```

❖ 9-8　六味丸

六味丸．『小児薬証直訣』に，「腎怯失音を治す．頓開不合，神不足，目中白睛多，面色光白等方を治す」とある．腎がおびえて音が出ない．腎が弱くて，もともと先天の気というが，発育・成長が非常に弱くて，声が出づらい．開合（＝開いたり閉じたり）がうまくできない．精神的に弱い．目に白いところが多い．顔色が白っぽい．こういうときに六味丸を使うという．この六味丸は，基本的には子供の薬といわれている．『小児薬証直訣』の方に出てくることが多い．

『医療衆方規矩』に，「腎経ノ虚損ニシテ体痩憔悴シ，盗汗アリテ発熱シ，或ハ腎虚シテ渇ヲナシ，小便淋秘シ，気塞シテ痰多ク，頭目眩運シ，目ニ花チリ，耳ナリ，耳キコヘズ，舌痛ミ，歯痛ミ，腰腿痿エ，或ハ小便ニ下音ヲ失ヒ，水泛シテ痰トナルヲ治シ，血虚ノ発熱ヲ去リテ用ユ」とある．要するに，腎が弱くて，体が痩せて，寝汗をかく，微熱が出る．喉の渇きはないが，小便の症状は強い．喘息発作がある．痰が多くて目まいが多い．目の前がちかちかしたり，耳が聞こえなかったり，舌や歯が痛かったり，足腰がだるい．水泛して痰となる＝あふれて水が多くなってしまうようなときに六味丸を使え，ということである．

六味丸は，子供の虚弱体質によく使われる薬だと考えられているが，実際には，中国では地黄丸剤の基本になる薬である．だから，地黄丸剤で，発育不足のときには六味丸を使うのが原則になっている．特に，今一番たくさん使っているのが，インシュリン依存性の小児の糖尿病などのときに，膵臓や腎臓を保護するために六味丸を一緒に使うようなケースが多い．また，虚証の甲状腺機能亢進な

どに用いる．

❖ 9-9　知柏六味丸

　六味丸の基本に，知柏地黄丸というものがある．これはエキスにはないが，エキスでもし知柏を加えるならば，滋陰降火湯（93番）を一緒に加える．六味丸に知母と黄柏を加える．ここからが，中国の本領発揮である．六味丸をベースにして，たくさん薬が出てくる．六味丸が，すべての腎虚の基本剤だという．そこにいろいろ加えるのだが，知母と黄柏というのは，虚熱を取る薬である．ウイルス感染などで微熱が出ているときにこれを使うという．

　知柏地黄丸は，ほてりに使う．中国の先生はこれを，インポテンツの反対の，持続勃起症に使っていた．この知柏地黄丸を飲ませ，知柏地黄丸の煎じ液で陰茎を洗うと良くなったという．患者は，染みる，といっていたが，早漏などにも使っていた．

　『景岳全書』に，「陰虚火盛を治す．下焦湿熱の証，この方を変丸湯となして，すなわち名を滋陰八味煎という」とある．陰虚，これは冷えの虚証ではなく，陰液が足りない陰虚，つまり，ほてりである．ほてりが強すぎる陰虚火盛になると，舌に黄色い苔がつく．下焦湿熱，つまり下焦に熱がこもって，非常に強くほてりを訴えてきた場合には，知柏地黄丸を湯液にして，滋陰八味煎として飲ませると，ほてりがよく取れるという．目標は六味丸と同じで，臍の下の抜けである．臍の下が抜けるときに，知母，黄柏を加えて，六味丸プラス滋陰降下湯（93番）を一緒につけるという．

　『勿誤薬室方函口訣』に，「六味地黄丸ノ方中ニ，知母・黄柏ヲ科シ，景岳名ヲ滋陰八味丸トナス」とあるのが本来の言葉で，六味地黄丸のところに知母，黄柏を加えて，滋陰八味丸という名前をつけているのだが，浅田宗伯は『勿誤薬室方函口訣』で，「此方ハ滋陰ノ剤ニテ，虚熱ニ用ユ．先哲ノ説ニ，腎虚ヲ治スルニ二ツノ心得アリ．所謂，腎ニハ水火ノ二ツ有リテ，其中ノ人ノ性ニヨリ，水朽チテ火ノ盛ンナル者アリ．軽キトキハ此方，重キトキハ滋陰降火ノ類ヲ用ユ．又，火衰エテ，水氾濫スル証アリ．是ヲ八味丸トス．此両途ヲ弁ジテ，此方ノ真水ガ乏シクシテ，命門ノ火ノ亢ブル症ト心得ベシ」といっている．八味地黄丸を使ったり，滋陰降火湯を使ったり，滋陰知柏六味丸を使うなど，熱の具合によって分けなさいということである．

　六味丸プラス滋陰降火湯で同じ効果が出るので，知柏地黄丸イコール六味丸プ

ラス滋陰降火湯で，知柏地黄丸の効と考えればいいと思う．

地黄丸についてまとめてみよう．

中国では六味丸が，日本では八味地黄丸が基本である．できたのは八味地黄丸の方が早い．中国では六味丸が基本であり，地黄・山薬・山茱萸を「三補の薬」という．腎・肝・脾の3つの臓腑を補うという意味である．また，沢瀉・茯苓・牡丹皮を，「三瀉の薬」という．腎を瀉す，肝を瀉す，脾を瀉すという3つの働きすぎを抑えるところからこういう．つまり六味丸は，三補三瀉の方という．

補の方が強いから，2対1で成分を加えろという．2対1，腎，脾，肝の，3つの臓腑に対して補って，その働きすぎを抑える，三補三瀉が六味丸．これが，腎虚の基本方剤といわれるゆえんである．2対1で，つまり三補を2，三瀉を1にして加えろ，というのが原則である．八味丸は，そこに附子，桂枝，もしくは桂皮を加えている．桂枝と桂皮のどちらを加えてもいい．

この六味丸に麦門冬を加えると，呼吸器の方に対する喘息発作の薬として，都気丸（ときがん）というのが出てくる．さらに五味子を加えると，味麦地黄丸（みばくじおうがん）というのが出てくる．味麦地黄丸に知母・黄柏を加えたのが，知柏地黄丸．これは，虚熱が強い場合．味麦地黄丸は，喘息が非常に強い場合の子供．六味丸に麦門冬湯を加えるような形になる．杞菊地黄丸（こぎくじおうがん）というのは，枸杞子（くこし），菊花（きっか）を六味丸に加えたもので，白内障の予防に効果があるといわれている．さらに，六味丸と八味丸の効果を強くしたものに，右帰丸，左帰丸．あるいは，右帰飲，左帰飲というのがある．

中国の漢方というのは，基本的には不老長寿が目的なので，六味丸が中心になる．原則は，臍の下の抜けというのを目標にすればいい．

六味丸の場合は，臍の下が抜けて腹直筋の周りが硬くなっているようなケースである．八味丸は，周りの全体の力が抜けて，真ん中がすっと抜けるようなケース，といわれるが，どちらでもいい．ほてりがあれば六味丸．冷えがあれば八味丸である．

子供には六味丸がよく使われる．六味丸は，効果が出るのに時間がかかるので，長期投与になるが，八味丸はかなり即効性があるので，老人などによい．

地黄丸は，八味地黄丸の適応だが，下痢などで地黄が使用できない場合，特に泌尿器の症状が強いときには，清心蓮子飲（せいしんれんしいん）を使う．八味地黄丸を使うと下痢をして，腹に障って駄目だという人で，特に小便の症状が強いときには，清心蓮子飲を使う．清心蓮子飲を使ってもまだ腹に障るという人は，大建中湯まで落とす．

大建中湯を飲ませたが，冷えが取れないと，非常に冷えを強く訴えるときには，茯苓四逆湯をよく使う．茯苓四逆湯は，真武湯と人参湯の合方である．四逆湯，一番の血沈．つまり，冷えが強くなって，プレショックになっているような状態に使う薬である．冷えだけを強く訴えるケースには，真武湯合人参湯を使う．

❖ 9-10　清心蓮子飲

先ほども述べたが，清心蓮子飲はどんな場合に使うか．

『和剤局方』に，「心中に積を蓄え，時に常に煩燥し，思慮労力憂愁抑鬱によって，小便白濁をいたし，あるいは沙漠あり，夜は夢に走泄し，遺瀝渋痛して，便赤く血の如く，あるいは酒色過度によって上盛下虚し，心火上炎して，肺金が剋を受けて，口舌乾燥し，しばらく消渇となり，睡臥安からず．四肢倦怠，男子五淋，婦人赤白，および病後気が収斂せず，陽が外に浮かびて，五心煩熱するを治す．薬性は温平冷やさず熱せず，常に服すれば心を清し，神を養い，精を秘し，虚を補い，脾腎を滋潤し，血気を調潤す」とある．

要するに，心中に精神的な疲労が強くて，口が渇き，非常に思慮労力で抑鬱になってしまった．それで，小便が近くなったり，あるいは白濁したり出なくなったり，あるいは，夜は夢で漏れたり，遺精をしたり，ぽたぽたっと出たり，痛みが出たり，便が赤くなったり，あるいは酒を飲み過ぎて，火がめらめら燃えて，背筋が強くなり，背筋が影響を受けてしまったために，口が乾燥して，喉が渇く．夜眠れない．四肢が倦怠．男性は泌尿器症状．婦人は赤いおりものや白いおりものがある．気が収斂しないために，煩熱を起こす．このような場合に清心蓮子飲を使え，という．清心というのは心を清くすること．つまり，精神的要因をよく抑えてくれる．

清心蓮子飲（111番）．『勿誤薬室方函口訣』に，「此方ハ虚火亢リテ，下元之ガ為ニ守ヲ失シ，気淋白濁等ノ症ヲナス者ヲ治ス．又，遺精ノ症，桂枝加竜蠣ノ類ヲ用イテ効ナキ者ハ，上盛下虚ニ属ス．此方ニ宜シ」とある．虚証の火が非常に強くなって，下元の方にそれが影響し，下元が守れなくなって，小便の白濁，あるいは尿路症状が起きる．神経因性膀胱などが起きた場合にこれを使うとある．遺精があって，桂枝加竜骨牡蠣湯を使ったが効かないというときには清心蓮子飲がいいという．続けて，「若シ心火盛ンニシテ妄夢失精スル者ハ，竜胆瀉肝湯ニ宜シ．一体此方ハ脾胃ヲ調和スルヲ主トス．故ニ淋疾下疳ニ因ル者ニ非

図 9-8

```
牛車腎気丸
❖ 八味地黄丸+牛膝・車前子
❖ むくみ・しびれ・夜間頻尿
❖ κ-オピオイド受容体の刺激（附子）鎮痛効果
❖ インスリン抵抗性改善効果
❖ NO 産生増加　血管拡張作用（PGE1 と同等効果）
❖ 血小板凝集抑制作用（山薬・沢瀉）ブラジキニン B2 受容体
```

ズ，又後世ノ五淋湯，八正散ノ之ク処ニ比スレバ，虚候ノ者ニ用ユ．加藤謙斎ハ小便余瀝ヲ覚ユル者ニ用ユ」とある．要するに，過活動性膀胱，あるいは神経因性膀胱などで，特に上盛下虚に属する者，八味丸が使えないような者には，清心蓮子飲を使う．それ以外に使うものでは，桂枝加竜骨牡蠣湯，竜胆瀉肝湯がある．

❖ 9-11　肺の滋陰剤

　肺の滋陰剤，肺の方である．これは，麦門冬の働きが一番のポイントであるが，活性型コルチゾールの分解酵素を抑制し，内因性の陰液，循環血漿量を維持する働きと，カプサイシン，サブスタンス P などの炎症性ケミカルメディエータを抑制する働きである．これは，特に NEP（ニュートラルエンドペプチダーゼ）活性の昂進が一番強いそうだが，この 2 つによってサブスタンス P 濃度を低下させることによって，咳を止めるという．C ファイバーの過度の興奮性を抑制するために，咳止めに有効に働くのだそうだ．これが麦門冬の働きである．ただし，麦門冬は抗ムスカリン作用があるので，必ず乾燥している人に使わないといけない．これがポイントである．

❖ 9-12　麦門冬湯

　『金匱要略』に，「大逆上気，咽喉不利，止逆下気者，麦門冬湯これをつかさどる」とある．上の方に逆気が上がって，喉が不利（いがらっぽくなる）とか，咳が出る，逆に下に下りるのを止められない，というときには麦門冬湯を使う．浅

田宗伯は，『勿誤薬室方函口訣』に，「此方ハ『肘後』ニ云ウ通リ，肺痿咳唾涎沫不止，咽燥而渇スル者ニ用ユルガ的治也．『金匱』ニ大逆上気ト許アリテハ，漫然ナレドモ，蓋シ肺痿ニテモ頓嗽(とんそう)ニテモ労漱(ろうそう)ニテモ，妊娠ノ咳逆ニテモ，大逆上気ノ意味アル処ヘ用ユレバ，大イニ効アル故，此四字ノ簡古ニテ深旨アリト見ユ」とある．咳が止まらない，よだれが止まらない．喉が乾燥して渇く者に用いろ，という．つまり大逆上気というのは，肺から来る咳にも効くし，頓嗽（喘息）にも効くし，労漱（疲労の咳）にも効くし，妊娠咳にも効く．肺痿（肺の病気），頓嗽，労漱，妊娠咳，すべて大逆上気の意味があるから麦門冬湯を使え，という意味合いである．

❖ 9-13 清肺湯

　清肺湯は，同じく麦門冬のグループである．『万病回春』に，「痰嗽は嗽動すればすなわち痰声あり，痰出ずれば嗽止む，これなり．肺脹漱は嗽するときすなわち喘満気急す．久嗽やまざるは，労怯となる．もしくは久しく嗽して声唖する．あるいは喉に瘡を生ずる者は，これ火，肺をやぶるなり．清肺湯一切の咳嗽，上焦，痰盛んなるを治す．痰火咳嗽，面赤く身熱し紅痰を喀出するは，芍薬，生地黄，紫苑(しおん)，阿膠(あきょう)，竹瀝(ちくれき)を加え，五味子，杏仁(きょうにん)，貝母，桔梗を去す．咳嗽，身熱するには，柴胡を加える」とある．これが清肺湯の一番の古典である．要するに，痰漱で，漱が動いていれば，ゼロゼロ音がするから，痰が出ればゼロゼロの音は止まる．だから，痰の多い人に清肺湯を使う．肺脹で，咳をするとゼロゼロするから，長くその咳が止まらないと，だんだん慢性になる．もしくは，声が出なくなる．あるいは，喉に膿をつけてしまう．これは，この火が肺を影響したためなので，清肺湯は，そういう熱を取るときにもよく効くから，痰が多いとき，熱が強いときには清肺湯を使う，ということである．

　浅田宗伯の『勿誤薬室方函口訣』に，「此方ハ，痰火咳嗽ノ薬ナレドモ，虚火ノ方ニ属ス．若シ虚火純実ニシテ，脈滑数ナル者ニハ，龔氏ハ瓜楼枳実湯(かろきじっとう)ヲ用ユル也．肺熱アリテ，トカク咳ノ長引キタル者ニ宜シ．故ニ小青竜湯加石膏(しょうせいりゅうとうかせっこう)ナドヲ用イテ効ナク，労嗽ヲナス者ニ用ユ．方後ノ案ニ久シク嗽止マズ，労怯ト成ル者トアリ，着眼スベシ」とあるが，この清肺湯と瓜楼枳実湯の違いが大きなポイントである．同じ虚証の熱においても，熱が強いときには瓜楼枳実湯を使い，そうでないときには清肺湯を使うのである．

　清肺湯は，熱があって痰が多い人に使うが，瓜楼枳実湯は肺性心になっている

ときに使う．この瓜楼枳実湯が強心剤に働くので，肺から心臓の方にきているようなケースに瓜呂枳実湯を使う．特に，瓜楼枳実湯，瓜楼薤白湯（かろがいはくとう）というのは，タバコの吸いすぎの場合によく使うのである．

❖ 9-14　滋陰降火湯

『万病回春』に，「虚労の者は陰虚して相火動ずるなり．陰虚火動は治し難し．虚労，補を受けざる者は治し難し．滋陰降火湯，陰虚火動，発熱，咳嗽し，痰を吐して喘急し，盗汗して口渇くを治す」とある．この陰虚は，陰液が足りない，乾燥の陰虚である．相火とは，中医学では心の火と心包の火というのを分け，心の火は火，心包の火は，相をつけて相火などという．だから，虚証でほてり症の人は，心包の火が動いているのだという．心包は，我々は血管系だと考えているが，血管系だけではないようだ．陰虚火動は治りにくい．虚労，補を受けない者は治りにくい．滋陰降火湯は，乾燥して，火が動いて，発熱し，咳をして，痰が出て，ゼロゼロして，寝汗をかいて，口が渇くような人に使う．大塚敬節先生は，痰の出ない乾燥した強い咳嗽に，滋陰降火湯が効くという．冬になると咳が出て夜間眠れないという老人に良い，特に炬燵に入って体が温まると咳が悪化する者に良いといっている．

❖ 9-15　滋陰至宝湯

滋陰至宝湯．『万病回春』に，「婦人諸虚百損，五労七傷，脾胃を穏やかにし，心肺を養い，潮熱を退け，骨蒸を除き，咳嗽を止め，痰涎を化し，盗汗を収む」とある．滋陰至宝湯には，柴胡が入っている．特に婦人病で，精神的な原因や労働などのいろいろな原因によって脾胃が痛んでいるのを，脾胃を穏やかにし，心肺が痛んでいるのを養い，微熱が続いているのを収め，ほてりを取り，咳を止め，痰やよだれや寝汗を収める．このように滋陰降火湯を使うということである．原則的にはこの滋陰至宝湯は，ストレス性のものが原因して，寝汗をかいて，微熱が出て，咳・痰が出るような場合によく使う．特に咳喘息などに使う．滋陰降火湯と同じで，これも乾燥があるというのが原則である．

❖ 9-16　竹筎温胆湯

竹筎温胆湯．『万病回春』に，「傷寒，日数過多にして，その熱引かず．夢寝やすからず．心驚，恍惚，煩燥シ，痰多くして眠らざるを治す」とある．傷寒（風

邪）をひいてかなり日数がたったのに，微熱が続いている．ドキドキし，恍惚状態になり，咳が出て，痰が多くて，眠れない．こういう者には竹茹温胆湯を使うという．風邪の後に咳が多くて眠れない者など．浅井貞庵は，「麦門冬ヲ加エルガ好ヒ．是ハ名高キ方ニテ，夜中眠ラレヌ胸ヘ気ノ滞ルト云ウガ目的也．麦門ヲ入レル．此ノ麦（麦門）ガ心気ヲ補ヒ，肺ヲ潤シ，痰ヲ取ル．人参デ元気ヲ補フ．柴胡デ肝ノ熱．黄連デ心ノ熱．枳実デ胸ヲ開ク．桔梗デ気ト痰ト．香附子モ気ヲ開ク．故ニ香附子，枳実，桔梗ノ三味ハ，専ラ気分ヘ就ク．柴胡，黄連ハ心肝ノ熱．半夏，竹茹，茯苓，陳皮ハ痰ガ主ナリ．故ニ兎角夜分寝テモ夢ヲ見ルノヲ恐怖シテ，気ノ落チ着カント云ウニ宜シキ」としている．夜にびくびくして，どうしても恐怖心が強くなって，夜驚症とか，咳をしてわーっと起きるような人に竹茹温胆湯を使うということである．黄連が入っているから，ほとんどが舌に黄色い苔がつく．

❖ 9-17 慢性呼吸器疾患

慢性呼吸器疾患のときにどのように漢方薬を使うか．

まず，1. エアートラッピング（気流閉塞）には，気管支拡張剤を使う．また，2. 気道の慢性炎症には，ステロイド吸入もしくは漢方薬で対処する．3. 咳嗽・喀痰には，抗菌剤・喀痰調整薬・漢方薬を，4. 全身状態の低下には，栄養療法もしくは漢方薬を，5. 急性憎悪には，抗菌剤や喀痰調整薬もしくは漢方薬で対処する．ということで，この2から5に対して，漢方が非常に強く働く．

慢性呼吸器疾患に対して，どのように使い分けるか．

日本呼吸器学会から『漢方の使い方』という本が出ている．その本に，比較的体力ある人の咳・痰，体力が低下して痰が切れにくい人，全身状態の低下している人というふうに使い分けること，と書いてある．比較的体力のある人の咳・痰で，乾咳（＝からせき）の場合には，麦門冬湯，喀痰を伴う咳のときには清肺湯，痰が絡んで切れないときには，半夏厚朴湯を使う．

乾咳には，麦門冬湯．麦門冬湯は抗ムスカリン作用だから，これは舌の乾燥である．痰が切れにくいというのがポイントになる．清肺湯は，痰が多いという人に使う．抗菌剤の作用，マクロライドと同じような効果を持っているから，舌は白から黄色っぽい舌になる．半夏厚朴湯は，あくまでも白い苔である．こういうのが体力のある人の咳である．体力が低下して痰が切れにくい人，乾燥していて夜中に咳を伴う人は，滋陰降火湯．不眠，あるいは鬱傾向を伴うときは，竹茹温

図 9-9

```
                        慢性呼吸器疾患

  ❖ 気流閉塞：Air trapping    ⟹    気管支拡張剤
  ❖ 気道の慢性炎症            ⟹    ステロイド吸入・漢方薬
  ❖ 咳嗽・喀痰                ⟹    抗菌剤・喀痰調節薬・漢方薬
  ❖ 全身状態の低下            ⟹    栄養療法・漢方薬
  ❖ 急性憎悪                  ⟹    抗菌剤・喀痰調節薬・漢方薬
```

胆湯．体力が低下している人には，滋陰至宝湯．全身状態が低下している人は，補剤を中心に使う．食欲不振には，補中益気湯．夜間尿，冷えを訴える場合には，八味地黄丸．もとに戻るので，地黄丸剤になる．これは，年齢で柴胡剤になる場合もある．気力が低下して，非常に強い冷えを訴えるときには，茯苓を四逆湯まで持っていかないといけない場合もある．これは，真武湯と人参湯を合方すればいい．補中益気湯が合わない，胃腸の調子が悪いと訴えている人は，六君子湯まで落とさないといけないようなケースもある．

　図 9-11，12 は日本呼吸器学会で使っているテキストから持ってきたタイプである．これが，慢性の呼吸器疾患に対する漢方薬の使い分けということになるが，それぞれ，条文を思い出して，ポイントをおさえてほしい．

❖ 9-18　風邪症候群に対する漢方

　日本呼吸器学会の作成した『漢方処方の仕方』という本に，「風邪症候群に対する漢方」という記述がある．風邪症候群の初期で赤ら顔の場合，熱感，発熱前の寒けが出るようなケースである．風邪の初期，リンパ優位のときは，汗が出る場合と出ない場合で分ける．汗が出る場合が虚証で，汗が出ない場合は実証である．赤ら顔だから，これは全体に実証系が強い場合をいっている．熱感で，赤ら顔で，風邪の初期の場合に，かなりだるさを訴えていれば，大青竜湯を使う．これは小青竜湯加桔梗石膏（小青竜湯に石膏を加えたもの）である．そのとき，体の節々が痛いと訴えがあれば，麻黄湯を使う．汗が出て困る，なんとなくしっとりとぬれている，口渇を訴えているときには，桂枝二越婢一湯(けいしにえっぴいちとう)を風邪薬として使

図 9-10

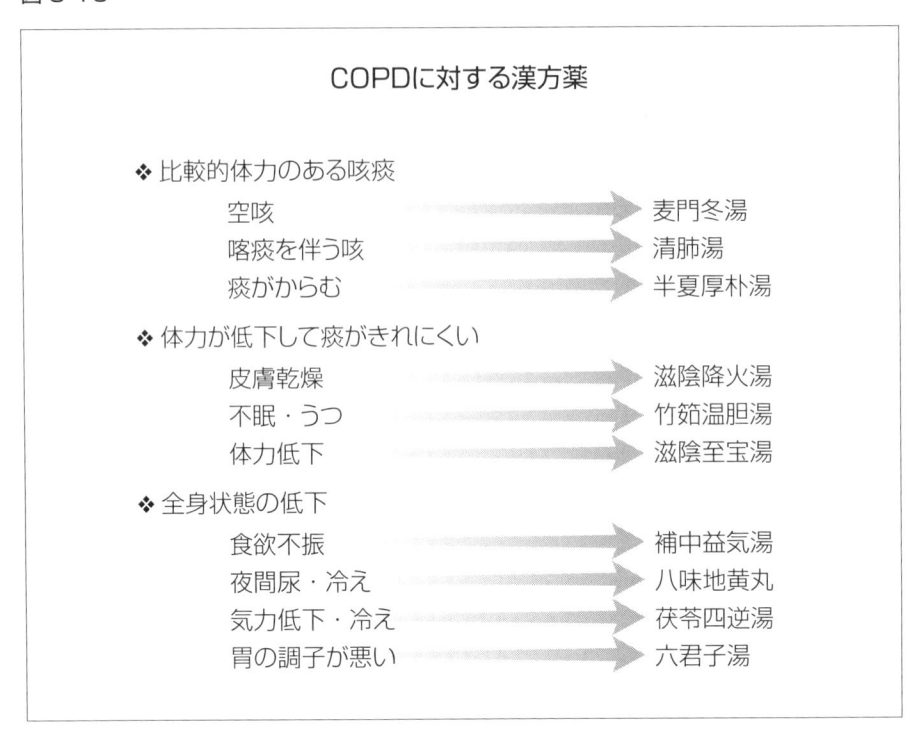

```
COPDに対する漢方薬

❖ 比較的体力のある咳痰
    空咳              → 麦門冬湯
    喀痰を伴う咳      → 清肺湯
    痰がからむ        → 半夏厚朴湯
❖ 体力が低下して痰がきれにくい
    皮膚乾燥          → 滋陰降火湯
    不眠・うつ        → 竹茹温胆湯
    体力低下          → 滋陰至宝湯
❖ 全身状態の低下
    食欲不振          → 補中益気湯
    夜間尿・冷え      → 八味地黄丸
    気力低下・冷え    → 茯苓四逆湯
    胃の調子が悪い    → 六君子湯
```

う．これは，桂枝湯 5.0 と越婢加朮湯 2.5 を混ぜて分 3 で使うもので，桂枝湯 2 包と越婢加朮湯 1 包を混ぜて，3 包にして使う．これは，リウマチのときによく使う薬だが，風邪にも十分使える．

咽頭痛を訴える場合には，桂麻各半湯を使う．桂枝湯と麻黄湯を半分ずつつけるものである．面倒なら，東洋薬行から桂麻各半湯というものも出ており，1 包でそのまま使える．桂麻各半湯は，リウマチや蕁麻疹のときによく使うが，これも風邪にも使える．このあたりをうまく使い分けると，診療範囲が広がってくる．また，日本呼吸器学会が出してきたということは，ここまで使い分けないといけないということである．

また，風邪症候群の初期で，冷えの方が強い場合，寒気・冷え，顔色が悪いという場合．これは虚証の方になるが，寒気・冷え，顔色が悪いという場合には，次のような使い分けになる．

原則的には，首のこわばりを強く訴えているケースでは，葛根湯を使う．ただし，体力≠消化器の強弱で処方が変わってくる．寒気・冷えが中心で，顔色が悪くて，胃腸の強い人は，首のこわばりを訴えれば葛根湯，鼻水を訴えれば小青竜

図 9-11

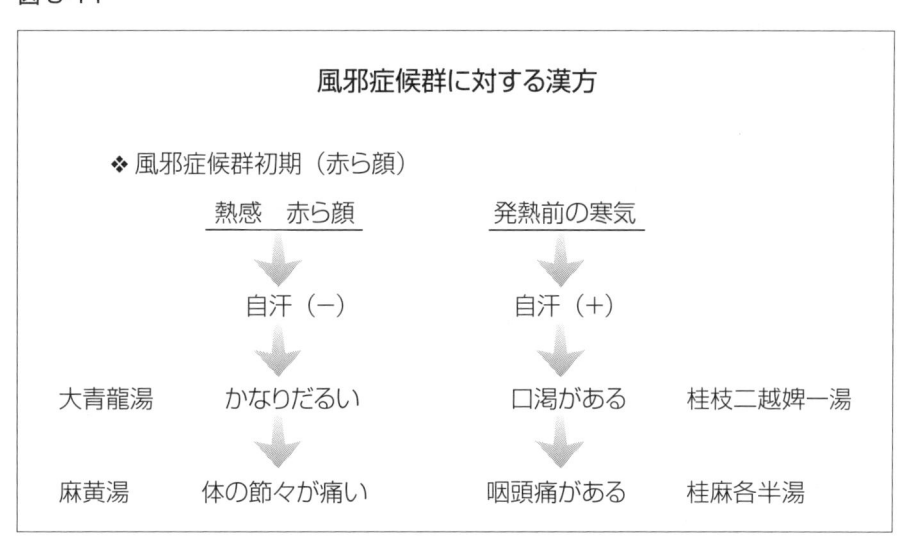

```
風邪症候群に対する漢方

❖ 風邪症候群初期（赤ら顔）
           熱感　赤ら顔              発熱前の寒気
              ↓                        ↓
            自汗（−）                 自汗（＋）
              ↓                        ↓
  大青龍湯   かなりだるい          口渇がある    桂枝二越婢一湯
              ↓                        ↓
  麻黄湯     体の節々が痛い        咽頭痛がある   桂麻各半湯
```

図 9-12

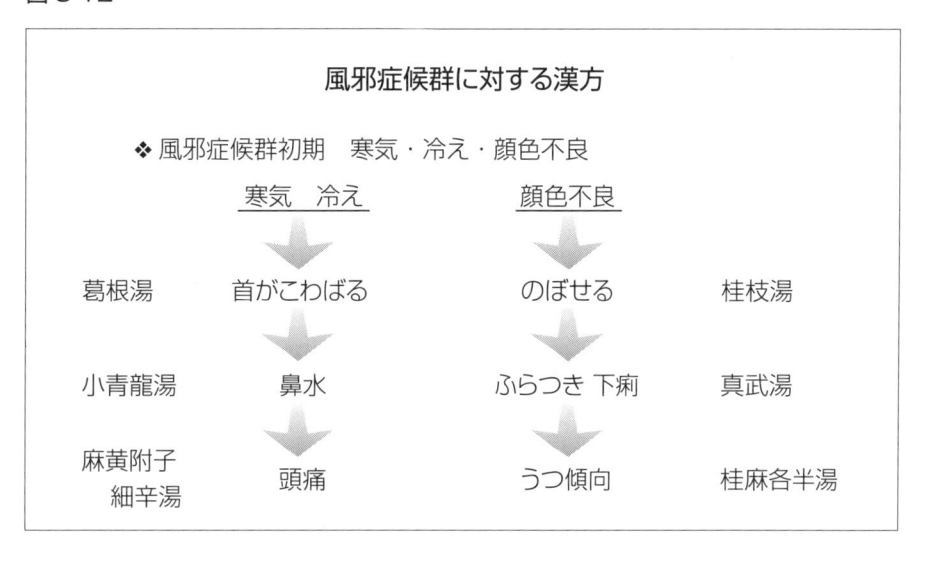

```
風邪症候群に対する漢方

❖ 風邪症候群初期　寒気・冷え・顔色不良
           寒気　冷え              顔色不良
              ↓                        ↓
  葛根湯     首がこわばる          のぼせる       桂枝湯
              ↓                        ↓
  小青龍湯   鼻水                  ふらつき 下痢  真武湯
              ↓                        ↓
  麻黄附子
  細辛湯     頭痛                  うつ傾向       桂麻各半湯
```

湯，頭痛・冷えを訴えれば麻黄附子細辛湯という感じになる．寒気や冷えを訴えて，顔色が悪くて，胃腸の強い人で，首のこわばりがあれば葛根湯を使い，鼻水があれば小青竜湯を使う．頭痛・冷えは，麻黄附子細辛湯，寒気・冷え，顔色が悪くて，胃腸の弱い人で，のぼせを訴えれば桂枝湯，ふらつき・下痢を訴えれば真武湯，鬱傾向を訴えていれば香蘇散，という使い分けになる．

❖ 9-19 遷延性咳嗽

　こじらせた風邪の場合，遷延性咳嗽，軽度の咳嗽が残る．咳はないけれども，軽度の微熱や倦怠感が残る場合には，証に合わせて柴胡剤を使うこと．例えば，微熱が残っている場合には，小柴胡湯を，便秘を訴えて舌に黄色い苔がついている場合には，大柴胡湯を，腹痛を訴えている場合には，柴胡桂枝湯を，鬱傾向が強くて乾燥があれば，柴胡桂枝乾姜湯を，咳を訴えていれば，柴朴湯を，胸痛を訴えていれば，柴陥湯を使う．

　咳嗽の程度がかなりひどい場合には，麻杏甘石湯の方にする（55番）．咳と一緒にげーっと吐いてしまう場合には，越婢加半夏湯（越婢加朮湯＋半夏厚朴湯）を使う．咳と一緒に吐いてしまうのは，特に子供に多い．乾燥が強ければ，麦門冬湯を使う．気管支喘息が基礎疾患にあるときには，柴朴湯，麦門冬湯，竹筎温胆湯．柴朴湯は，舌に白い苔がつく場合．麦門冬湯は乾燥の場合．竹筎温胆湯は黄色い苔の場合．こういう違いである．慢性呼吸器疾患が基礎疾患にあるときには，清肺湯，滋陰降火湯，滋陰至宝湯を使う．清肺湯は，マクロライド，エリスロシン＋ムコソルバンの働きである．痰が多く，微熱が出て，舌に黄色い苔がつくようなケースに．滋陰降火湯は，夜，布団に入ると咳き込むような人に．エリスロシン＋スペリア，もしくはムコナールの働き．滋陰至宝湯は，精神的要因で，非常に咳が長引いているようなとき．エリスロシン＋リーゼなどというような働きを滋陰至宝湯は持っている．遷延性の場合にこれを使い分ける．

　滋陰降火湯のグループ，滋陰剤，麦門冬のグループと，地黄丸のグループの違いについて．

　繰り返しになるが，地黄丸は，中国では六味丸が，日本では八味地黄丸が中心になる．中国の六味丸は，三補三瀉という言葉を覚えればいい．特に，日本では子供に使うことが多い．

　六味丸と八味丸の違いは，ほてりか冷えかという違いになる．地黄丸は，腎における働きということで，腎に対する働きの中のいろいろな作用に働くが，特に，八味地黄丸，牛車腎気丸は使いやすい．下痢をした場合には，清心蓮子飲，大建中湯に切り替えるのが一番である．麦門冬湯の場合には，サブスタンスＰの抑制と，抗ムスカリン作用．それから，血清浸透圧を持ち上げてくれる，体の体内循環血漿量を維持してくれる働きということで，抗ムスカリン作用も一緒にというのが一番のポイントになる．

図9-13

```
            COPDに対する漢方薬

❖ 軽度の咳嗽が残る    咳嗽はないが倦怠感／微熱
    ──────────▶ 証にあわせて柴胡剤を投与
       小柴胡湯（微熱）  大柴胡湯（便秘）  柴胡桂枝湯（腹痛）
       柴胡桂枝乾姜湯（うつ）  柴朴湯（咳）  柴陥湯（胸痛）
❖ 咳嗽の程度がひどい
    ──────────▶ 麻杏甘石湯  越婢加半夏湯  麦門冬湯
❖ 気管支喘息が基礎疾患
    ──────────▶ 柴朴湯  麦門冬湯  竹筎温胆湯
❖ COPDが基礎疾患
    ──────────▶ 清肺湯  滋陰降火湯  滋陰至宝湯
```

[質疑応答]

Q 亜鉛についてお聞きしたい．沢瀉，麦門冬，柴胡は亜鉛が入っているという．亜鉛の入っていない苓桂朮甘湯や人参養栄湯は，含有量としては多い方になっているが，何に処方があるのか．

A 「漢方生薬の微量元素の含有量」という論文があり，そこに詳しく書いてある．これ以外では，例えば白朮は亜鉛の方の成分に入る．そして朮というのがマンガンも含むので，亜鉛，マンガンが入ってくるということだ．白朮，蒼朮というあたりが問題ではないかと思う．また，漢方生薬に「微量元素の含有量」という一覧表がある．白朮，麦門冬，車前子，当帰，黄耆，半夏も入っている．苓桂朮甘湯，人参養栄湯は，白朮か蒼朮か当帰だろうと思うが，亜鉛の含有量を含んでいるのではないか．ただ，一番は沢瀉である．亜鉛は，沢瀉がずばぬけて多い．

Q 白朮と蒼朮の違いについてお聞きしたい．

A 蒼朮の方が利水効果が強く，白朮の方は利水効果が弱いとよくいわれるが，

微量元素の違いらしい．ただ，朮そのものはマンガンも含むので，白朮と蒼朮は亜鉛・マンガンの含有量の違いのようである．微量元素とは，細胞のナトリウムカリウムポンプではなく，アクアポリン，水チャンネルをふさぐものだから，水の動きを速くしてくれるのである．だから，電解質バランスを乱さないで利尿効果が出てくる．それが漢方の利尿剤・利水剤である．だから微量元素が入っているグループというのは，利水効果がよくいわれている．麦門冬は，麦門冬以外のムスカリン作用様作用で，逆に利水以外の部分でも働いてくれるから大丈夫なのである．子宮収縮抑制には白朮の方が良い．こういうグループが亜鉛のグループで入っていたと思う．

Q 亜鉛欠乏症についてお聞きしたい．亜鉛欠乏症の人は，高齢で食欲不振などの虚証の人に多いという．プロマックは亜鉛をかなり含んでいるので，内服しても血清亜鉛値が正常値にならないが，数値を上げるためのエキスには何かあるか．十全大補湯，人参養栄湯，補中益気湯でも，著効といいがたい症例が出ているという．血清亜鉛値が確かに正常値にならないということで，プロマックしか今ないのだが，それに対して何を使えばいいか．

A 補剤を使うのが一番いいと思う．血清亜鉛，プロマックは胃薬だが，漢方でも，亜鉛を吸収する胃薬を使うのが一番いいようだ．だから，漢方の消化吸収剤を使って，プロマックと一緒に胃腸の働きを強くする．高齢で亜鉛欠乏症の人は，強い萎縮性胃炎があるはずである．その萎縮性胃炎に対して亜鉛の吸収が悪くなっているのではないか，と考えるといい．ペプシノーゲンを取るとはっきりわかる．そういう場合に，漢方でも最初に考えるのはプロマック＋補剤だが，著効といいがたい場合には，胃腸の薬に切り替える．

　プロマック＋漢方の胃腸製剤を使ってほしい．例えば，人参湯のグループとか六君子湯のグループなどを使うといい．亜鉛欠乏の症状は，心身症が合併していることが多いから，慢性胃炎がどの程度か，心身症はないのかというのを検討して，補剤もしくはこういう人参湯のグループを使っても亜鉛が上がらないときは，抗鬱剤の漢方薬を使う方がいい．

　抗鬱剤の漢方の代表は，香蘇散である．香蘇散よりもう少し強いのが加味逍遥散で，加味逍遥散のさらに弱いのが，柴胡桂枝乾姜湯である．香蘇散は，鬱で胃腸の弱い人に，加味逍遥散は，便秘傾向があってほてりを訴えるような人に使う．柴胡桂枝乾姜湯は，鬱傾向があって乾燥が強い人に，というような使い分け

になる．抗鬱剤の漢方薬を使うといい反応をするケースが，私の場合は多かった．ただ，微量元素の研究をしている先生は，どのぐらい亜鉛が増えるか調べるといいが，亜鉛以外の部分でもかなり変わってきているはずである．

Q （32番）の人参湯の効能に「萎縮腎」とあるが，これはどの条文か．ツムラの手帳を見ると，胃腸障害の最後に「萎縮腎」とある．これは，一体誰がここに入れて，どんな症例があるのか．

A ツムラの手帳の病名は，誰が決めているのかが問題になるが，現代医学とかけ離れた病名になっていることが多い．例えば，柴胡桂枝乾姜湯は，適応病名には「血の道症」と書いてある．今はそんな病名では通用しない．人参湯を見ると，確かに「萎縮腎」と書いてあるが，誰が入れたかわからない．

調べてみてもなかなか腎は出てこない．最後に，湯本求真の『皇漢医学』が，「本包中には朮，乾姜，甘草を含み，防已苓姜朮甘湯に類似する．もって小便不利，あるいは自利の証あり，かつ本方の証は老人に多い」という．どうも，これが腎の方に影響していたようだ．「人参湯は苓姜朮甘湯と同じような働きを持っている．小便が近いとか，あるいは出ないとか，特に老人の小便が出ないケース，そういうときに人参湯を使う」という条文があった．これがどうも一番のポイントのようだ．人参湯，あるいは苓姜朮甘湯は，こういう漢方薬は，一酸化窒素を増やして，腎の輸入動脈の弾力性，つまり，動脈硬化を予防してくれる効果があるので，萎縮腎となってきたのではないか．

特に，ツムラの漢方の病名をつけたときの基本が，この湯本求真の『皇漢医学』で，それから大塚敬節，浅田宗伯あたりが中心になっているので，その条文から拾ってきた可能性が高いという．

実際に萎縮腎に対してどのぐらい効果があったかという論文は，あまり出ていない．だから，この違いをいろいろ組み合わせていただければいいと思うが，苓姜朮甘湯は，臍の下に拍動を触れるケースだった．人参湯というのは，ここの真ん中に，虚証だが，心下のところに圧痛があるケースだった．

中国の中医テキストから，人参湯を何に使ったか書いてあるのを見たところ，下痢，痢疾，慢性の下痢，慢性の泄瀉，腹張（腹が張っているケース），全部人参湯である．それから，術後の胆汁分泌過多．これは，中国の教科書にも書いてある．最後に，副腎系のホルモンの分泌促進効果がある，と書いてある．人参湯は，今だともう少し強くなって，動脈硬化の予防，腎糸球体の輸入動脈の可動性

の亢進によって，腎機能の維持というのが入ってくるのではないか．このあたりがどうも，腎臓病と関係しているらしい．ぜひ人参湯を腎臓の働きにも使ってほしい．

鑑別について．漢方医学のテキストには，鑑別は，次のようなものである．

人参湯，甘草乾姜湯は，肺の中が冷えてよだれが多い．人参湯，よだれとあり，人参湯は消化器の冷えである．肺の冷えによるものには，甘草乾姜湯．五苓散は，熱症状で尿が出ない，水逆の証．喉は渇くが，べーっと吐いてしまうというケースである．小建中湯は，腹痛．腹直筋の緊張と腹痛．それから，下痢，便秘など，下腹下部の消化器症状が強いときには，小建中湯．腹痛，腹直筋の緊張，下痢，便秘は，小建中湯．真武湯も下痢である．下の方の症状が強いときには，冷え，下痢は真武湯．胃の症状は人参湯になる．冷えと胃腸症状，胃の方の症状は人参湯．四君子湯は，気血両虚．人参湯は裏虚というふうになっているが，特にここが一番ポイントだが，胃の方の症状が強いときに人参湯．下痢症状が強くて，冷えが強いときには真武湯．

真武湯の一番大きな適応に，良性腎硬化症というのがある．真武湯は，萎縮腎である．良性腎硬化症のタイプで，下部消化器症状が強くて冷えのときには真武湯で，上部消化器症状が強くて冷えのときには人参湯，という使い分けである．それが，どうも萎縮腎という名前になった由来のようである．だから，良性腎硬化症あるいは腎臓萎縮のときに，下の方の症状は真武湯，上の方の症状は人参湯という使い分けになる．萎縮腎に対して，真武湯と人参湯を使い分ければ，面白い効果が出てくるのではないかと思う．

人参湯の萎縮腎というのは，湯本求真からきている部分で，特に真武湯，人参湯の鑑別の中で出てきた条文であるということで使い分ければいいと思う．

Q 牛車腎気丸を，抗コリン作用を期待して頻尿の場合に使うケースが多いが，胃弱の方の場合，八味丸（111番）を使うということだが，牛車腎気丸でも，そういった場合は（111番）を使うのか．効果が期待できないときに，抗平滑筋あるいは抗コリン作用のある薬を併用すると効果が上がるのか．

A 牛車腎気丸は，八味丸の派生方なので，腹に障る人がいる．ただ，抗コリン作用を期待して尿の方に使うときには，牛車腎気丸でないといけないケース，しびれを訴えて，抗コリン＋kオピオイドの方の作用を期待しないといけないというときに，どうしても牛車腎気丸を使いたいというケースがある．その場合に

は，分3ではなく，分1とか，分2で，減らして使うケースがある．それでも腹に障るという場合，(111) の清心蓮子飲が一番いい．その場合，抗コリン剤あるいはほかの泌尿器の薬を一緒に使うことで，かなり効果が良くなる．八味地黄丸＋バップフォーとか，牛車腎気丸＋ポラキスなどと，一緒に使うと効果的ではないかと思う．

　牛車腎気丸でも駄目，八味地黄丸でも清心蓮子飲にしても駄目，香蘇散にしても駄目というケースがある．仕方なく，「漢方生薬と同じですが」といいながら，セルニルトンにしたところ，「これはおなかに障らないで飲めます」といわれた．あるいは「地元で買ってきました」と，ノコギリヤシを試されるケースもある．中には，どの補腎剤を出しても腹に障るケースもある．思い切って柴胡剤まで戻してしまえばいいのかと思うと，胸脇苦満がない．その場合には丸剤で，普通の薬でやるケースも多い．でも，漢方薬と抗コリン剤を一緒に使うと効果が高い．

Q　胃に弱いということで，漢方を食前に飲むことはいいが，例えば，牛車腎気丸とか八味丸を食後に出すというのは，良くないのだろうか．

A　食後でも十分効くので，大丈夫である．血中濃度の上がり方は，食後投与でも80％ぐらいの効能を持っている．障りそうな人には，最初から食後投与で出すこともある．特に，地黄丸剤は，最初から食後投与にすることが多い．老人は，食前投与だと飲んでくれないケースが多いからである．私の場合は，地黄丸の薬は，最初から「食後」と書くことが多い．そうすると，確実に内服できる．しかも，下痢の頻度，胃腸障害の頻度が落ちる．効かないときは，本来，八味地黄丸，牛車腎気丸は酒で飲む薬だから，「粒でなく，漢方だけでやってほしい」というような人には，「養命酒で1包一緒に飲むように」といって飲ませて，夜中の頻尿を抑制することもある．むしろ，コリナージックな薬を使った方が効果があるので，抗コリン剤＋漢方というのはいい使い方である．

　老人は，薬を飲み忘れることが多い．地黄丸剤はよく効くが，使っているうちにだんだん出なくなる．ほとんどみんな，飲んでくれなくなって，どんどん余っていく．だから食後で処方してみること．牛車腎気丸だけ食後で，分1で，寝る前だけに使うとか，それでもいい．

Q　地黄剤だが，水分貯留ということを考えると，グルココルチコイド作用よりもミネラルコルチコイド作用かなと思っていた．なぜ甘草が出てこないのか．

A 甘草の方がよくわかっているので，それを書いたが，ミネラルコルチコイドの作用もかなり強く持っているのではないか．ただ，漢方薬の作用は，必ずOH基がついている．全部，ステロイド様作用というふうに書いてあるので，副作用をあまり心配せずに使える．ただし地黄・山薬の地黄丸剤は，副作用が出ることがある．使ったらむくんでしまったと多々聞くので，気を付けて使わないといけない．

Q 高齢者で皮膚が枯燥したような状態の場合，まず地黄丸を処方する．中医学的に考えると，皮膚の枯燥は肺陰虚だが，麦門冬があまり使われるケースはないようだ．どうしてなのか．

A 皮膚の方に注目するなら，当帰飲子を使うのが原則になるが，全体的なホルモン動態を変えるときに地黄丸となる．中国でも，地黄のもたれ感とか胃腸に対する副作用をかなり重要視する．だから，地黄で腹に障らないかどうかを考えてから使うのが原則である．当帰飲子の中に地黄を加えた薬もあり，中国ではそのへんはかなり臨機応変に使っている．当帰飲子に地黄・山薬を加えるとか，「補腎治湿湯」とか「掻痒なんとか湯」とか，自分で名前をつけてしまう．痒みだから，とにかく蒺藜子の入った当帰飲子をベースに使う．これは，ホルモンの動態が落ちているから，そこに地黄をつけるなどと，かなり弾力的に使っているようである．

中国では腹を全然触らないから，臍の下の抜けというのは診ない．脈を診て，寸関尺の尺が弱いかどうか，それだけである．でも我々は腹を触って，腹の抜けが確認できれば，地黄丸剤から始める．痒みが強いならば，皮膚表面に効くような当帰飲子等の薬を使ってもいい．中国では，地黄丸剤というよりは，地黄丸剤も含めた当帰飲子あるいは麦門冬の薬を使うのが現状であり，うまく組み合わせているグループが多い．地黄も使っているというケースが多い．

老人性の皮膚掻痒症で苦労することがある．私のところに，デルモベートクラスで，1カ月で300g使わないと皮膚の痒みが取れない人が来たことがある．内出血で真っ黒で，地黄丸剤を使ってなんとか痒みを取ることに成功して，薬もマイザークラスまで落とせたが，その時点で腎機能がかなり悪くなってきた．腎臓の保護剤を出したが，その患者が，マイザーを勝手に「300gくれ」と持っていってしまう．そうしたら，保険で査定された．かといって，デルモベートを使うのも危険である．結局，十全大補湯，地黄丸剤，補中益気湯と，いろいろ

やって，最終的には八味地黄丸が一番効果があった．

八味地黄丸プラス皮膚を持ち上げるための十全大補湯を，寝る前に1包出したが，それでデルモベートクラスから3段階まで落として，マイザークラスまで落とした．そこで止めて，腎機能の障害が強くなって，今現在，BUNが40から50ぐらいで，クレアチニンが2.7〜2.8まで上がってきて，活性炭素などで落としている状態だが，このままいくとまずいなというケースもある．

当帰飲子を試してみたが，既にほかの医院で試していた．肺の方で，滋陰降火湯も試したが，駄目だったという．最終的に，八味地黄丸が痒みに一番よく効いたというケースである．それでも駄目なら，当帰飲子と地黄とつけて出そうと思っていたが，案外，地黄丸でうまくいった．ただ，完全にステロイドを切るところまではいかなかった．そんなケースがあるので，証から決めれば大丈夫である．

第10章　気剤（心身症の漢方）

❖ 10-1　心身症とは

　心身症と神経症，精神病・神経症，心身症・身体病の区別について説明する．

　精神病・神経症は精神科，神経症・心身症は心療内科，心身症・身体病は内科と分かれる．心身症とは，身体疾患の中で，その発症や経過に心理社会的因子が密接に関与し，器質的ないし機能的障害が認められる病態をいう．ただし，神経症やうつ病など他の精神障害に伴う身体症状は除外する．

　心身症は漢方薬の一番いい適用になるが，神経症の部分でも漢方を使うことが割合多い．神経症の場合には，通常の安定剤プラス漢方薬というケースが多い．一番大きな鑑別法は，情動の認知が非常に乏しく，失感情症という自己認識が少なく，社会適応が過剰反応するような状態で不安が少ない状態は，心身症に多い．これに対し，非常に情動の認知が豊かで，訴えが多く，不適応で，不安が多いというのが，神経症というタイプである．飲み会の席で例えると，一緒に飲みに行って気分よく飲める人は，大体心身症の人である．なにもしゃべらないで，グラスがあいたら「どうぞ，どうぞ」と注いでくれるような人が心神のバランスを乱すと，心身症になることが多い．一方，たくさん話しかけてきて，「この人うるさいな」と感じるようなタイプの人は神経症の分類に多いという，そういう

図 10-1

心身症を疑う病態
❖ 睡眠薬の効かない不眠症　　　❖ 消化器薬が効かない消化器症状 ❖ 抗炎症剤の効かない微熱　　　❖ いつも風邪気味で治りにくい人 ❖ 鎮痛剤の効かない痛み　　　　❖ 休養が有効でない慢性疲労

図 10-2

心身症と神経症

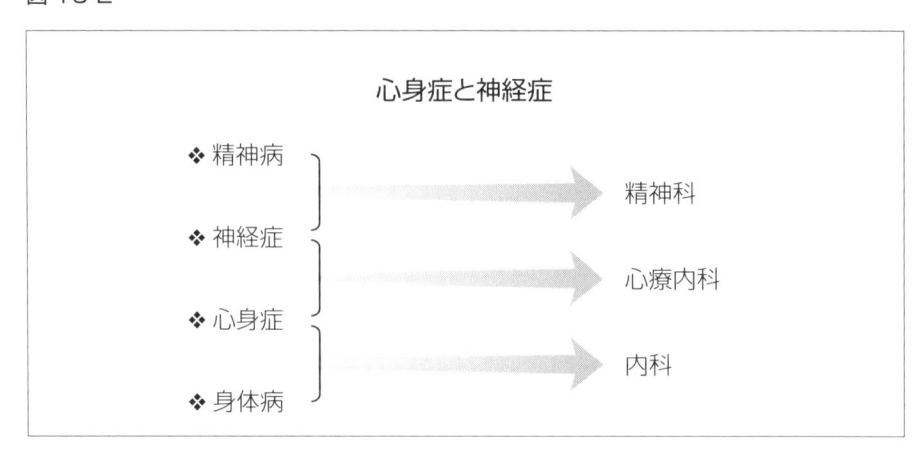

- 精神病 ┐
          ├─→ 精神科
- 神経症 ┘
- 神経症 ┐
          ├─→ 心療内科
- 心身症 ┘
- 心身症 ┐
          ├─→ 内科
- 身体病 ┘

図 10-3

心身症と神経症の違い

	心身症	神経症
症状の種類	身体症状	精神症状
障害の程度	器質的	機能的
情動の認知	乏しい 失感情症	豊か 訴えが多い
社会適応	過剰反応	不適応
不安の表出	少ない	多い

違いである．

❖ 10-2　心身症の種類

　心身症の種類は，DMS-IVの分類では，自律神経失調症，不安障害，気分障害などに分けられる．慢性疼痛(とうつう)，更年期，線維筋痛症(せんいきんつうしょう)などもここに入る．

❖ 10-3　自律神経失調症

　自律神経失調症の患者は，自分が心身症だということを認めないのが特徴である．「あなたは心身症です．心身症で慢性疼痛です」とか「更年期で，心身症

図 10-4

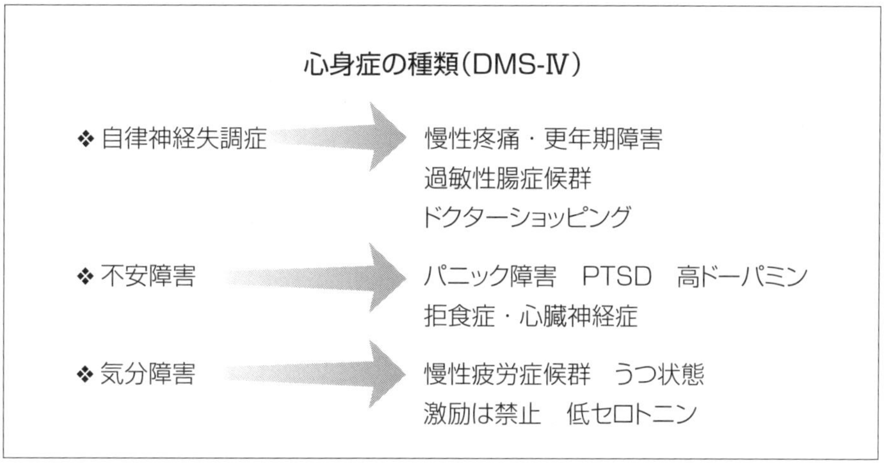

```
心身症の種類（DMS-Ⅳ）

❖ 自律神経失調症    ➡   慢性疼痛・更年期障害
                         過敏性腸症候群
                         ドクターショッピング

❖ 不安障害          ➡   パニック障害　PTSD　高ドーパミン
                         拒食症・心臓神経症

❖ 気分障害          ➡   慢性疲労症候群　うつ状態
                         激励は禁止　低セロトニン
```

がからんでいますよ」と言っても「そんなことはない！」と反発する．こういう人は，納得できる説明をしてくれる医者のところへ次々と転院するので，「ドクターショッピング」と呼ばれる．こういう人の場合，こういう経過で来院したということがわかるので，心身症という言葉は使わず，機能的疾患として扱いながら「こういう理由で痛みが出るのです．こういう理由で更年期になっています」と，詳しく説明をする．更年期は，E2 エストラジオールが 30 以下などという新しい診断基準もできてきたので，それを見せて「更年期ですよ」と伝える．過敏性腸症候群の場合にも，腸の動きを確認させながら診断している．最近エコーでもかなり内臓の腸疾患がよく見えるようになったので，診断しやすくなった．ただ，一生懸命診断・治療をしても，薬がよく効いているにもかかわらず，他の病院に行ってしまう人が多い．他の病院で「心身症ですよ」と言われて，憤然として戻って来て「心身症だと言われたんだけど」と文句を言う．「そうですね，心身的な部分から言えばそういう範疇に入るかもしれません」「あんた，そう言わなかったじゃないか．カルテを見せろ．コピーしろ」などと言われて困ってしまうケースが多い．この辺りが苦労している部分だが，こういう人は，うまく漢方が効いてくれば，スーッとおとなしくなる．

❖ 10-4　不安障害と気分障害

不安障害には，パニック障害，PTSD，拒食症，心臓神経症などいろいろなものがある．これには，よい抗不安剤がたくさん出ている．

気分障害には，慢性疲労，うつ状態などがある．

脳内ホルモンで考えると，不安障害はドーパミンが高いケースで，気分障害はセロトニンが落ちているケースというのが非常に多い．これを簡単に説明する．気分障害なども非常にうつが多く，大阪大学の免疫研究所が，慢性疲労の診断と診断基準の作成を行っている．昔はQ熱リケッチャーの感染で慢性疲労を起こすと言われていたが，最近では，ヒトヘルペスウイルスというほうが多いのではないかと言われている．慢性疲労はHHV6ヒトヘルペスウイルスが再活性化によって慢性疲労を起こすほうが多いのではないかという．これは心身症の場合だけなので，勘違いしないようにしてほしい．ヒトヘルペスウイルスの再活性化はまだ調べられないので，一番近いエブシュタインバー（EB）ウイルスなどを調べたりしているが，EBウイルスは大体調べるとみんなプラスになっている．「EBウイルス，ヘルペスが入っていて，気分障害，慢性疲労になっていますよ」と言うと，納得してくれる人が多い．

❖ 10-5 セロトニンとは

セロトニンは，いわゆる「幸せホルモン」で，目の網膜から光の信号が5分以上伝わるとセロトニンが分泌されると言われている．セロトニンが少ない人には，なるべく太陽を浴びるようにと助言する．「いや，私は外には出られないよ」などという人には「蛍光灯の明かりでもいい」と話す．蛍光灯の明かりをずっと当てておく治療をするが，その際ビタミンB_{12}があるとセロトニンの分泌が促進されるので，ビタミンB_{12}を追加しながらセロトニンの分泌を促進する場合がある．

セロトニンそのものは，ドーパミンを抑制する働きを持っている．その前駆物質がいわゆるトリプトファンである．トリプトファンにより，体によってセロトニンが合成されるが，このトリプトファンを非常に多く含むものが，市販のセントジョーンズワートという薬である．これは普通に手に入る．ツムラやクラシエの薬にはないが，セイヨウオトギリソウという名前で売られていて，飲んでいる人は結構多い．セントジョーンズワートを飲んでいる人は，抗うつ剤とぶつかることがある．またセントジョーンズワートというのは，好酸球増多症が割合多い．飲んでいる人は，好酸球の割合が上がっている人が多いので，気をつけてほしい．漢方薬の中にもトリプトファンが含まれているものが結構あるが，セントジョーンズワートほど好酸球増多はきたさない．私の場合，好酸球増多がトリプトファンの影響かというのは1例だけ経験したが，非常に少ないので，心配ない

図 10-5

セロトニンとは

- 幸せホルモン
  目の網膜から光の信号が 5 分以上伝わるとセロトニンが分泌される
- イライラのドーパミンを抑制する
- トリプトファンによって体に生合成される
- トリプトファンの多いもの：肉類，穀類，果実類　特にステーキ，カニ，エビ
- セレトニンの多いもの：バナナ，乳製品

と思う．セントジョーンズワートの場合には，大体 10 〜 15％ぐらい好酸球増多症をきたすと言われている．

　トリプトファンの多い食物は，肉・穀類・果実・ステーキ・カニ・エビと，うまいものばかりである．うまいものを食べて太っている人は，セロトニンが多く，穏やかな顔をしている．中国では「太っている人は位の高い人である」とか「痩せている人は位が高くなれない」などと言う．毛沢東の生きていた時代は，運動をすることは一番いけないことだった．運動して痩せるなどとんでもない話で，中国では，太っていないと偉い人になれないのである．特に肉類やカニ・エビ・穀類など，うまいものをいっぱい食べて穏やかな顔をして施政をとらないといけないなどと言われていた．今，アメリカでは全く逆になっている．

　セロトニンの多い食物は，バナナ・乳製品など．寝る前に牛乳などを飲むとよく寝れるというのは，そういうところからきている．寝る前にバナナと牛乳を一緒に飲んでセロトニンを増やしていくというようなことで，よく使っている．（これは一般向けで，医師には不評だが）このトリプトファンのセントジョーンズワートというのは結構飲んでいる人がいるから，チェックしてみてほしい．

❖ 10-6　心身症レベル

　心身症には，精神病レベル，人格障害レベル，心身症・神経症レベル，うつ状態・不安反応レベルなど，いろいろなものがある．このうちのうつ状態・不安反応の二つが，漢方治療の適用になってくる．その他の方は，専門家に任せないと

図 10-6

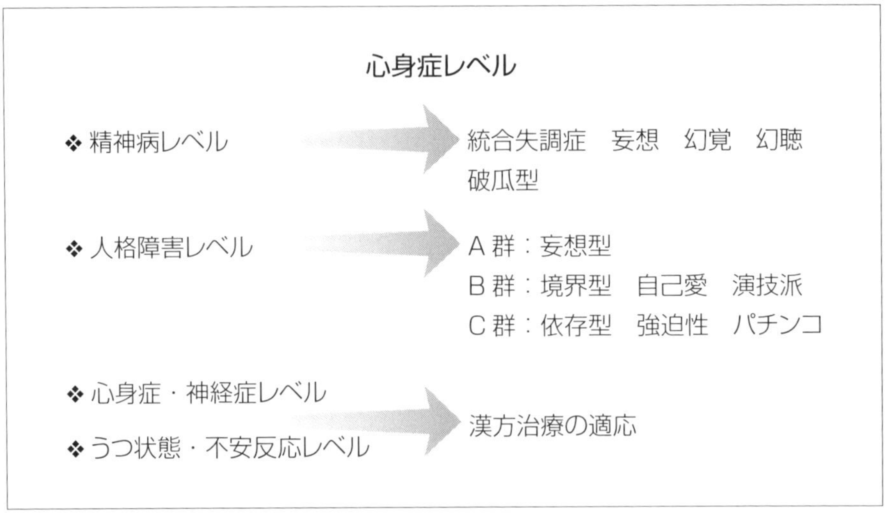

```
                          心身症レベル

  ❖ 精神病レベル          ──▶  統合失調症  妄想  幻覚  幻聴
                              破瓜型

  ❖ 人格障害レベル        ──▶  A群：妄想型
                              B群：境界型  自己愛  演技派
                              C群：依存型  強迫性  パチンコ

  ❖ 心身症・神経症レベル
                          ──▶  漢方治療の適応
  ❖ うつ状態・不安反応レベル
```

いけない部分である．

　精神病レベルには，統合失調型，破瓜型がある．破瓜型などは幻覚・幻聴が出てくるのでわかるが，なかにはどこが統合失調症だろうというような人もいるので，それまでの病歴をよく聞かないといけない．

　人格障害レベルというのは非常にやっかいである．理路整然と自分の症状を話すのだが，なにかおかしい．この人格障害レベルには，A群：妄想型・B群：境界型・C群：依存型の3つの型があり，大変難しい部分が多い．診断をしっかりするのが一番のポイントである．B郡の特徴は，自己愛が強く，演技派で，ひとつ良いとなったら全てが良い．ひとつが悪いとなったら全てが悪い．極端なのだ．真ん中がない．こういう人は演技派で，治療者間の仲たがいをさせるのが大好きである．治療者間を上手に仲たがいさせるのがB群の特徴で，部長と研修医の間を引き裂くようなことや，看護婦と医者が仲悪くなるようなことを平気で言う．そういう人が非常に多くて，入院していてもやっかいである．

　私のところに1人，ずっと在宅で診ている患者がいる．「私，明日死にますから，あとよろしくお願いします」と言ってから20年経つが，まだ元気である．私がちょっと行かないでいると，具合が悪くなったなどと言いだして，大騒ぎして，私が行くとケロッとしてなおってしまう．そういう演技派である．また，ケアマネージャーとけんかして1人もケアマネージャーがつかないという，困った人がいる．「ケアマネージャーがちっとも私のところに来ない」というので，「今

度，厚生省のほうで1人，35人しかケア・プランを立てちゃいけないと決まったもので，忙しいんですよ」というと，「ああ，そうですよ．でも最初は30人だったのを，私が厚生省にかけあって35人にしたんです」などと平気で嘘を言うような人である．それでもずっと診ていないといけない．

❖ 10-7 　依存はなぜ起こるのか

　C群は，パチンコ依存症が非常に強い．依存はなぜ起こるのかというと，C群のドーパミン（やる気ホルモン）が分泌されると，その行為の快感にはまってしまうのである．このドーパミンは非常に耐性ができやすく，パチンコに1回行って，ジャーッと玉が出てくると，ドーパミンがワッと出る．すごくわくわくして楽しい．だがすぐ耐性ができ，同じぐらい玉が出てももう楽しくなくなる．で，次の快感を求めてどんどん金をつぎ込まないといけなくなり，依存症になってしまうというわけである．パチンコ店が最初だけわざとよく出るようにしているのではないかと思うぐらい，最初はよく出る．だが次からはそれと同じぐらい出てもつまらなくなるというのが，このドーパミン依存症のでき方である．

　依存症では日常的に不安・孤独感がつきまとい，そのときノルアドレナリンが分泌される．するとドーパミンが大量に分泌されるが，セロトニンが強く出てくると，ドーパミンにブレーキをかけるので，依存は起こらない．しかしドーパミンばかりどんどん出ると，依存が起こってしまう．ドーパミンが出すぎて枯渇すると，パーキンソン病になる．パーキンソン病ではドーパミンの不足が原因となる．肝臓が元気だとドーパミンは増える．ドーパミン不足の人は，ほとんどが肝

図 10-7

依存はなぜ起こるのか

- ❖ ドーパミン（やる気ホルモン）が分泌されると
  その行為の快感にはまるしかし，このドーパミンは耐性ができやすい

- ❖ 依存症では日常に不安や孤独感がつきまとうこのとき，
  ノルアルドレナリンが分泌される．するとドーパミンが大量に分泌される

- ❖ セロトニンはドーパミンにブレーキをかける

図 10-8

ドーパミン

- パーキンソン病はこのホルモンの不足
- 肝臓が元気だとドーパミンがふえる
- ドーパミンの材料はチロシンかつお節，ヨーグルト，卵，味噌イワシ，のり等に多く含まれる

臓の代謝能が落ちている．普通の肝機能トランスアミナーゼではほとんど異常は出ないが，代謝能そのものが少し落ちている原因が多い．

　ドーパミンの材料はチロシンである．かつお節・ヨーグルト・卵・味噌・イワシ・のりなどが，チロシンをたくさん含むグループである．パーキンソン病の治療でも医師たちが苦労しているケースが多く，Lドーパが一番有効に働く．ただ，Lドーパを飲んでも脳内のドーパミンがあまり増えないケースが多い．そういうとき漢方薬を一緒に使うと，投与されているドーパミンが有効に効く．私は，漢方薬の中に，投与した血中濃度のドーパミンの脳脊髄関門をよく通してくれる働きがあるのではないかと思う．少量のドーパミンでかなり有用に働いてくれるケースがある．

　最近はいいドーパ作動薬がたくさん出ているが，症状が進行してくると，ドーパミン作動薬では効かない．最近の論文に，私の尊敬する元順天堂大学病院の水野先生（脳神経内科）が，アーテンを長期投与すると脳内の老人斑が増えたことを発表されたという例や，カバサールのグループで首下がりが起こったケースの報告など，そんな例がある．

❖ 10-8　仮面うつ病

　仮面うつ病では，意欲・食欲・性欲・睡眠欲・集団帰属欲という5つの欲が，すべて減退している．仮面うつ病は，平日も土・日もずっとやる気が出ないという特徴がある．これに対し，平日はやる気がしない，つまり月曜から金曜までは，だるくて会社に行きたくない，眠れない，食べたくない，意欲もない．だが，土曜・日曜は，元気はつらつと遊んでいる，というのは，ただのさぼりであ

図 10-9

精神的由来の不定愁訴

- 身体表現化障害の漢方薬　寸脈右>左
- 半夏厚朴湯　咽頭不快
- 加味逍遥散　更年期
- 抑肝散　　　イライラ
- 柴胡加竜骨牡蛎湯　不安　実証
- 柴胡桂枝乾姜湯　　不定　乾燥
- 加味帰脾湯　不安　虚証
- 甘麦大棗湯　パニック
  （柴胡剤が多い）

図 10-10

漢方の抗うつ剤

- うつ傾向の漢方薬　寸脈右<左
- 半夏厚朴湯　咽頭不快
- 香蘇散　　　高齢者
- 柴朴散　　　喘息
- 女神散　　　頭痛　実証
- 半夏白朮天麻湯　めまい
- 茯苓飲合半夏厚朴湯　胃部症状
  （半夏・香附子が多い）

る．しかし，最近は土・日は元気でも平日がうつという非定型うつ病もある．これはPTSDの一種だといわれている．Nassaというセロトニン・アドレナリンを同時に刺激する薬を用いる．

仮面うつ病の場合には，デパスという薬が非常に有効に働く．

❖ 10-9　自律神経を調整する漢方

　自律神経を調整する薬（自律神経調整剤）は，セディールというセロトニン製剤と，グランダキシンという，抗うつ効果のある二つの薬である．この二つが自律神経調整剤として知られているが，漢方薬の中にも，自律神経を調整する薬がたくさんある．

❖ 10-10　桂枝人参湯（けいしにんじんとう）

　自律神経調整剤の一つに，桂枝湯がある．桂枝湯（けいしとう）は，本来は風邪の初期でリンパ優位のときにぞくぞくしながら汗をかいているような場合に，動悸がする，汗が出るという部分をつかまえて自律神経失調症に使ったらよく効いたということから，その桂枝湯の混合群（桂枝湯群）を自律神経失調症に使ったのが，日本漢方の特徴である．中国漢方では，そういう使い方はしない．急性病の漢方は急性病の漢方，慢性病の漢方は慢性病の漢方である．ただ，日本漢方の優れている点は，その急性病の漢方薬をいろいろな他の慢性病に応用して成果を上げていることである．

　そこを詳しく書いているのが，浅田宗伯の『勿誤薬室方函口訣』である．東洋医学会では『傷寒論』や『金匱要略』だけでなく『勿誤薬室方函口訣』も必ず読むように通達を出している．それは，日本漢方独特の漢方の応用が書いてあるからということである．それが一番大きな違いと認識していただければいい．

　桂枝湯のグループの中で自律神経調整に一番働くのが，桂枝・甘草（かんぞう）である．ここに芍薬（しゃくやく）も入るが，桂枝・甘草のペアで，例えば人参湯（にんじんとう）という薬は，胃腸が冷えて胃腸の具合が悪くなったときやヘルペスによく効くとか，唾液が多いとき，外

図 10-11

自律神経調整漢方

❖ 桂枝──甘草　交感と副交感の調整
　人参湯──桂枝人参湯の相違

❖ 柴胡──芍薬　神経細胞内のフェニトイン効果
　小柴胡湯──四逆散・抑肝散の相違

分泌が多いときに役に立つ．その人参湯に桂枝を一味加えると，桂枝人参湯になる．すると人参湯は，胃腸，胃アトニーとか胃腸障害しか適応症がないのに，桂枝人参湯になると適応症が動悸とか頭痛になる．これは，桂枝が入ることにより，もともと入っていた甘草と一緒になり，桂枝・甘草で，桂枝湯の証が入ったのである．つまり桂枝湯の自律神経調整機能が入るために，腹が冷えて胃腸が弱くて動悸しやすい人，頭痛の起こりやすい人に，自律神経調整が働いたのである．これが，人参湯と桂枝人参湯の違いである．

❖ 10-11　四逆散

同様に，小柴胡湯は，黄芩が入る．柴胡・黄芩というのは，抗炎症剤である．炎症を取っていわゆるIL-6を取ると同時に，TNFαやINFγなど炎症サイトカインを抑える働きが非常に強い．柴胡の次に芍薬が入ってくると，神経細胞体の内の自律神経調整機能が入ってくる．四逆散は柴胡芍薬，抑肝散も柴胡芍薬，柴胡桂枝湯も柴胡芍薬が入ってくる．同じ柴胡剤の中で，芍薬が入っているグループというのは，自律神経調整の働きが出てくるから，小柴胡湯は炎症性の適用しかない．横隔膜下臓器の炎症性疾患などあるが，四逆散，抑肝散は自律神経失調症というのが入ってくる．「疳の虫，チック，四逆散はヒステリー」などと書いてある．昔は，ヒステリーとか疳の虫というのを鑑別していなかったので，全部まとめて書いてある．

この四逆散・抑肝散は，自律神経調整に働く．桂枝人参湯は，『傷寒論』に「太陽病，外証未だ除かず，而るに数之を下し，遂に協熱して利し（協＝肋骨のあばらの横のこと），利下止まず，心下痞硬し，表裏解せざる者，桂枝人参湯之を主る」とある．太陽病，ウイルス感染症で，ウイルス感染が取れなくて，どんどんそれを下していたら，脇の下，胸の横隔膜下に熱がこもって下痢が止まらなくなった．腹をさわったら心下に圧痛がある．これは表裏ともに取れなくなっているので，桂枝人参湯を使いなさい，という．これには特に自律神経失調症の特徴がない．『傷寒論』にはあくまでも，急性病の風邪のとき，風邪で下痢がとまらなくなったときに使うと書いてある．『勿誤薬室方函』が本当はここに入る．

❖ 10-12　『勿誤薬室方函口訣』と『勿誤薬室方函』

漢方がなかなか理解されなかったころ，中国の『勿誤薬室方函』という本を，浅田宗伯が弟子に対して教えたのが，『勿誤薬室方函口訣』である．我々は，こ

の口訣を読破しながら，それが『傷寒論』の桂枝人参湯とどう違うのかを見ていかないといけない．

『勿誤薬室方函口訣』では桂枝人参湯について「此方ハ協熱利（協熱＝横隔膜からの熱，利＝下痢）ヲ治ス．下利ヲ治スルハ理中丸（＝人参湯）ニ拠ルニ似タレドモ（かなり人参湯と似ているが），心下痞（＝あばらの下の圧痛）アリテ表証（＝ウイルス感染の表証）ヲ帯ブル故，『金匱』ノ人参湯ニ桂枝ヲ加フ（表証があるから桂枝を加えると，桂枝人参湯になった）．方名苟モセズ，痢疾最初ニ一種此方ヲ用ユル場合アリ（この方名，桂枝人参湯にかかわらないで下痢＝泄瀉・痢疾という２つの言葉があるが，下痢のことである）．其症腹痛便血モナク，悪寒烈シク脈緊ナル者，此方ヲ与フルトキハスット弛ム者也（悪寒が非常に強くて脈が強い者，桂枝人参湯を与えるとすっと良くなる）．発汗ノ所宣ト混ズベカラズ．丹水子ハ此方ニ枳実・茯苓ヲ加エテ逆挽湯ト名ズク．是ハ『医門法律』ニ拠テ，舟ヲ逆流ニ挽モドス意ニテ，此方ト同ジク下痢ヲ止ル手段也」と書いてある．『勿誤薬室方函口訣』でも，悪寒が激しくて脈が強い者，便血がない腹痛が強い者に桂枝人参湯を使えと書いてあるが，水に逆らってダーッと流れるのを戻すような働き，この下痢を止める手段があるということが書いてある．

そうすると，現代漢方においては，頭痛・動悸というのがあるが，桂枝を加えたものがそこに加わっているということで，特に呉茱萸湯を加えないといけないケースや頭痛を加えないといけないケース，腹が非常に冷えているときは桂枝人参湯，特に下痢が強く心下痞があるというのを目標に使うと，頭痛にも効く．

四逆散は，『傷寒論』に「少陰病四逆し，其の人或は咳し，或は悸し，或は小便利せず，或は腹中痛み，或は泄利下重する者は四逆散之を主る」とある．少陰病，うっ血性心不全のような，非常に冷えて，四逆（手足が逆に４つの方向から冷えること）の人は，咳をしたり動悸になったり，尿が出ない，腹がしくしく痛い，あるいは，下痢が非常に下の方に重いという場合に四逆散を使うというのが，もともとの四逆散の使い方である．

『勿誤薬室方函口訣』には「此方ハ太柴胡湯ノ変方ニシテ，少陰ノ熱厥ヲ治スルノミナラズ，傷寒ニ痢ヲ兼ルコト甚シク，譫語煩操シ，噦逆ヲ発スル等ノ証ニ特験アリ．其ノ腹形専ラ心下及ビ両脇下ニ強ク聚リ，其疑リ胸中ニモ及ブ位ニテ，拘急ハツヨケレドモ，熱実ハ少キ故大黄・黄芩ヲ用ヒズ，唯心下両肋ヲ緩メ和グルコトヲ主トスル也」とある．ここに初めて譫語煩操とか噦逆（＝なにか気持ち悪いものがウェッと出てくる）という，そういう心身症の部分が出てきた．

『勿誤薬室方函』に，少陰の熱厥だけではなく，疳の虫，癇，うわごとのようになにか変なことを言ったり，胸がもやもやして気持ちが悪いとか，吐き気がするというときにこれを使うと書いてある．ただ拘急が非常に強いという，つまり四逆散の二本柱というが，腹直筋が上から下にグッと突っ張っているときに四逆散を使うというのが，ここから出ている．

❖ 10-13　抑肝散（よくかんさん）

抑肝散．『保嬰繊要』に「肝経の虚熱，搐を発し，或は発熱咬牙，或は驚悸寒熱，或は木土に乗じて嘔吐痰涎，腹脹食少なく，睡臥不安なるものを治す」とある．肝経の虚熱とは，けいれんが出て発熱して口をぐっと噛みしめるような，あるいは，おどおどびくびくして，熱が出たり引っ込んだりすること．木土とは肝と胃腸のことだが，それに嘔吐（おう），よだれが出る，腹が張って食べられない，夜眠れないというときに抑肝散を使うという．だが，わかりにくいので，この方は四逆散の変方としてとらえている．

『勿誤薬室方函口訣』に「此方ハ四逆散ノ変方ニテ，凡テ肝部ニ属シ，筋脈強急スル者ヲ治ス．四逆散ハ，腹中任脈（＝真ん中を通るつぼのこと）通リ拘急シテ，胸脇（＝胸からあばらの下のほうにどんどん押し上げるようについてくようなもの）ノ下ニ衝ク者ヲ主トス．此方ハ左腹拘急ヨリシテ，四肢筋脈ニ攣急スル者ヲ主トス（ここに左の腹が突っ張るというのが出てくる．四逆散は両方の腹直筋の緊張だったが，抑肝散を使う目標は，左の腹に腹直筋の緊張があるもの）．此方ハ大人半身不随ニ用ルハ東郭ノ経験也．半身不随並不寝ノ証ニ此方ヲ用ユルハ，心下ヨリ任脈通リ攣急動悸アリ，心下ニ気聚リテ痞スル気味アリ，医手ヲ以按ゼバ左ノミ見ヘ子ドモ，病人ニ問ヘバ必痞ト云（医者が手をもって押してみれば左のみにあるようだが，病人にいうと必ずそこにつまりがあるという．心下につまりがある）．又左脇下柔ナレドモ少筋急アル症ナラバ怒気ハナシヤト問ベシ．若怒気アラバ此方効ナシト云コトナシ．又逍遥散ト此方トハ，二味ヲ異ニシテソノ功用同ジカラズ．此処ニ着眼シテ用ユベシ」という．抑肝散は，左の腹直筋の緊張が非常に強く出るが，心下にもつまりが必ずある．押さえてみて何もなくても「ここ具合悪いですか」と聞くと，その人は「具合が悪い」と言うのが普通だと書いてある．これも心身症の，いわゆる疳の虫を押さえる薬と言われている．また，現代では認知症の周辺症状（おこりっぽい）を抑制するということで用いられることが多い．

❖ 10-14 釣藤散

釣藤散は，石膏が1つのポイントだが，『普済本事方』に「肝厥頭暈を治し，頭目を清める」とあり，『勿誤薬室方函口訣』には「此方ハ，俗ニ所謂癇症ノ人，気逆甚シク，頭痛眩暈シ，或ハ肩背強急，眼目赤ク，心気鬱塞者ヲ治ス．此症ニ亀井南溟ハ温胆湯加石羔ヲ用ユレドモ，此方ヲ優トス」とある．いわゆる疳の虫の方で，気逆（下から上にぐっと気持ちの悪いものが上がってくる）のとき，つまり頭が痛くなったり，めまいがしたり，肩が凝ったり，目が真っ赤になって心気が中にこもっているときに使う．同じく疳の虫のようだが，こちらのほうがより神経質な人と言われている．

❖ 10-15 自律神経失調症を克服するには

自律神経失調症を克服するには，漢方薬を使いながらイメージトレーニングを加えるというのが，一番いい方法である．気功とか，ヨガとか，ピラティスというものもあるが，ポイントは腹式呼吸である．腹式呼吸は呼気が重要で，しっかり息を吐くことで酸素が生まれ，肺の残気量をなるべく少なくして，横隔膜を動かして酸素をたくさん取り込もうということだという．これが自分の意思で自律神経を調整する方法の一つである．自律神経失調が強い場合に，こういうものを患者さんにトレーニングさせるようなこともある．

❖ 10-16 抗不安の漢方薬

抗不安の漢方薬について．抗不安薬の一つは竜骨・牡蠣だが，これはカルシウ

図 10-12

```
自律神経失調を克服

❖ 自律神経を自分の意思で変化させる
❖ 気功・ヨガ
    ・ポイントは腹式呼吸
      臍下丹田に意識を集中    肛門をしめる
    ・すべて呼気が重要
      しっかり空気を吐くことでたくさん酸素がうまれる
```

図 10-13

```
抗不安の漢方薬

❖ 竜骨・牡蛎      ⟹  カルシウムによる精神安定効果
❖ 人参           ⟹  脳内アセチルコリンの合成放出
❖ 延胡策・黄連    ⟹  抗ドーパミン作用
❖ 大黄           ⟹  RG－タンニン　その他柴胡など
❖ 大承気湯　加味逍遥散・三黄瀉心湯・黄連解毒湯・
  柴胡加竜骨牡蛎湯・桂枝加竜骨牡蛎湯
```

ムによる精神安定効果がある．人参は，脳内のアセチルコリンの合成放出であり，延胡策・黄連は，抗ドーパミン作用である．大黄は，九州大学の西岡教授が発見したRG-タンニンで，クロルプロマジン用作用があるが，錐体外路症状はない．柴胡にも柴胡サポニンが抗不安の効果があると言われている．大承気湯は，大黄である．加味逍遥散は柴胡，三黄瀉心湯は大黄，黄連解毒湯は黄連である．それから柴胡加竜骨牡蛎湯・桂枝加竜骨牡蛎湯は竜骨牡蛎である．これらは抗不安効果のある漢方薬である．

❖ 10-17　大承気湯

　大承気湯．『傷寒論』に「陽明病，脈遅汗出ずと雖も，悪寒やまざる者は，其の身必ず重く，短気腹満たして喘し，潮熱ある者は，此れ外解せんと欲す，裏を攻むべきなり．手足濈然として汗出る者は，此れ大便已に硬なり，大承気湯之を主る」とあり，便秘に使うと書いてある．同じく『傷寒論』に「汗出て譫語（＝うわごとのようにつぶやいているもの）する者は，燥糞胃中に在るに以る，此を実となすなり，須らく之を下すべし，大承気湯に宜し」とある．大承気湯は，精神的にも少し効くと書いてある．

　『勿誤薬室方函口訣』には，「此方ハ胃実ヲ治スルガ主剤ナレドモ，承気ハ即チ順気ノ意ニテ，気ノ凝結甚シキ者ニ活用スルコトアリ．当帰ヲ加エテ発狂ヲ治シ，乳香ヲ加エテ痔痛ヲ治シ，人参ヲ加エテ胃気ヲ鼓舞シ，又四逆湯ヲ合シテ温下スルガ如キ，妙用変化窮リナシトス」とある．大承気湯や四逆湯を加えること

はよくあるが，気の凝結，つまり不安が非常に強くなったときに大承気湯を使うことがある．ただし，便秘というのが非常に大きな目標になるという．

❖ 10-18　黄連解毒湯（おうれんげどくとう）

　黄連解毒湯．『肘後方』に「熱極，心下煩悶，狂言鬼を見，起走せんと欲す（起きて走り出す），煩嘔，眠るを得ざるを治す」とある．『外台秘要方』には「前軍督護劉車なる者，時疫を得て三日，已に汗して解す．因て酒を飲み，復劇しく，煩悶乾嘔口燥を苦しむ．呻吟錯語臥すことを得ず，黄連解毒湯一服を服し，目明らかに再服して粥を進む．此に於て暫く差ゆ（治った）．余以て凡そ大熱盛んに，煩嘔，呻吟，錯語，眠るを得ざるを療するに皆佳し．語り伝えて諸人之を用い亦効あり．此れ直ちに熱毒を解し，酷熱を除く，必ずしも酒を飲んで劇しきもの此の湯にて療するにあらず」とある．目が真っ赤になり熱が強くなって，鬼のように見える．服を脱いで走りだしてしまう，というようなときに黄連解毒湯を使う．

❖ 10-19　加味逍遙散（かみしょうようさん）

　加味逍遙散．『和剤局方』に「血虚労倦，五心煩熱，肢体疼痛，頭目昏重，心忪頬赤，口燥咽乾，発熱盗汗，減食嗜臥，及び血熱相搏ち，月水調わず，臍腹脹痛，寒熱瘧の如くなるを治す．又室女血弱，陰虚して栄衛和せず，痰嗽潮熱，肌体羸痩，漸を骨蒸と成るを治す」とある．血が足りなくて疲労が強く，手足がほてり，体が痛い，頭が重い，ふらふらする，頬がなんとなく赤い（ホットフラッシュである），口が渇く，寝汗が出る，発熱する，食べられない．すぐ横になってしまう．これは，血と熱が結びついて，闘っている．生理がどうもすっきりしない．臍から腹が張って痛い．寒熱が瘧（＝マラリアみたいな状態．熱がピューッと出たり，遅くなったりする）の如くなのを治す．また室女（＝部屋の中にいる女性）が，血が弱くて陰虚して（水が足りない），栄衛が調和しなくて，咳が出て，熱が出て，体がやせてくる．骨蒸（ほてる）．こういう症状を加味逍遙散が治すという．

　浅田宗伯は『勿誤薬室方函口訣』に「此方ハ清熱ヲ主トシテ，上部ノ血症ニ効アリ（清熱で顔面のほてり，心忪発赤）．故ニ逍遙散ノ症ニシテ，頭痛面熱肩背強バリ，鼻出血ナドアルモノニ佳也．又下部ノ湿熱ヲ解スルモノデ，婦人淋疾，竜胆瀉肝湯ナドヨリ一等虚候ノ者ニ用イテ効アリ（泌尿器疾患，竜胆瀉肝湯より

もっと弱い者に用いろ)．又，男子婦人遍身ニ疥癬ノ如キモノヲ発シ（湿疹のこと．ここでは疥癬となっているが，昔は疥癬といった．今は乾癬のような状態らしい），甚ダ痒ク，諸治効ナキモノ此方ニ四物湯ヲ合シテ験アリ」という．いろいろな漢方を出しても湿疹が治らない，老人性の皮膚掻痒症，全身性の乾癬などのときに，加味逍遥散合四物湯がよく効く．顔面の赤みと背中のこわばりをポイントにすること．顔面の赤みや背中のこわばりがあるような者で，当帰飲子や消風散，黄連解毒湯を使ってもだめなとき，加味逍遥散合四物湯が割合よく効く．老人で強い皮膚疾患で，乾癬以外に老人性の皮膚掻痒症で日常生活が制限される人，そういう人によく効く．

　華岡青州について．『勿誤薬室方函口訣』に「華岡氏ハ此方ニ地骨皮・荊芥ヲ加エテ鵞掌風（＝手の平が硬くなったような乾燥型の剥離型の湿疹．加味逍遥散＋地骨皮・荊芥）ニ用ユ．又老医ノ伝ニ，大便秘結シテ朝夕快ク通ゼヌト云フ者，何病ニ限ラズ此方ヲ用レバ，大便快通シテ諸病モ治スト云フ」という．これは，ある有名な漢方の先生が大好きなやり方だが，特に朝夕便が快通しない女性に加味逍遥散を使うと治る．ただ，目標は顔のほてりである．ホットフラッシュあるいは寝汗，背中のこわばりを目標にすること．

❖ 10-20　三黄瀉心湯（さんおうしゃしんとう）

　三黄瀉心湯．これも抗不安剤である．『金匱要略』に「心気不定，吐血衄血するは，瀉心湯之を主る」とある．この心気不定というのが問題だが，これは浅田宗伯が書いていない．『饗栄館療治雑話』の「晩餐の餐」に「此方ハ心下痞シテ大便秘シ，上気スルヲ目的トス．並ビニ一切ノ上焦胸部以上ニ蓄熱アリ，或ハ口舌瘡ヲ生ジ（舌の表面，特に舌先に口内炎ができて治らないとき），或ハ逆上シテ眼赤キ者（目が真っ赤になっているような人），皆大便秘ヲ目的トスベシ（便秘を目的にして使った場合に上部の熱，上半身の熱，口内炎，目の結膜下出血などに非常に効果がある）．亦痔疾，肛門腫痛シ（肛門がはれていたい），鮮血ヲ下ス者（真っ赤な血がぴゅっと出るような人）ニ必ズ効アリト局方ニ見エタリ（三黄瀉心湯が非常によく効くようだ）．鮮血ノ鮮ノ字ガ眼目也（赤い血がぴゅっと出るような便秘を目標にすること）．鮮血トハ，真赤ナル色ヨキ血ナリ．スベテ血症，色ノ暗淡ナルハ寒也（どす黒い色は，寒だからこれは使ってはいけない）．吐血ノ症ニ，世医此方ヲ用ユルト知レドモ，下血ノ症ニ此方ヲ用ユルコトヲ知ラズ．亦謙斎ノ訣ニ辛熱厚味ヲ過食シ，足腰痛ムニ効アリト，知ラズンバ有ルベカ

ラズ」という．特にいぼ痔あるいはいぼ痔が破れたときにパッと赤い血が出るような場合に，三黄瀉心湯が効果的である．

❖ 10-21　柴胡加竜骨牡蛎湯

　柴胡加竜骨牡蛎湯．『傷寒論』に「傷寒八九日，之を下し，胸満煩驚，小便不利，譫語し，一身尽く重くして，転倒すべからざるもの，柴胡加竜骨牡蛎蕩之を主る」とある．傷寒がある程度たって下したあと，胸がもやもやして尿が出ない．うわごとのように何かつぶやいて，体が非常に重い．横になれないような人（転倒すべからざるもの）は，柴胡加竜骨牡蛎湯を用いるという．『類聚方広義』に非常によくまとまっている．「狂病，胸腹動甚シク，驚懼人ヲ避ケ，兀座独語シ，昼夜眠ラズ，或ハ猜疑多ク，或ハ自ラ死セント欲シ，床ニ安ゼザル者ヲ治ス」という．これを使う場合，できたらSSRIを一緒に使ってほしい．基本的には「胸腹動甚シ」（動くのが甚だしい）ということで，胸脇苦満が強く臍のところに動悸を触れるときに，柴胡加竜骨牡蛎湯を使う．

❖ 10-22　桂枝加竜骨牡蛎湯

　桂枝加竜骨牡蛎湯．『金匱要略』に「それ失精家は，少腹弦急し，陰頭寒く，目眩し髪落つ，脈の極虚にして芤遅は，精穀亡血失精となる．脈の諸に芤遅微緊を得るは，男子失精し，女子夢交す．桂枝加竜骨牡蛎湯之を主る」という．少腹弦急（腹直筋の緊張がある人），たまにペニスの先が寒いと訴える人もいる．それからめまいがして，男性型の脱毛が強い，脈は非常に触れにくくなっているというときに，桂枝加竜骨牡蛎湯が非常によく効く．不安障害以外に，インポテンツや若年性男性型脱毛症などにも効果がある．腹直筋の緊張を目標に使っていい．プロペシアという薬もできているから，プロペシアプラス桂枝加竜骨牡蛎湯が非常に効果的である．プロペシアは結構高い．男性ホルモンを抑え，副作用は強くないようだが，思ったほど発毛は強くない．

❖ 10-23　柴胡桂枝乾姜湯

　柴胡桂枝乾姜湯は，牡蛎が入っている薬である．『傷寒論』に「傷寒五六日，已に発汗し，而も復之を下し，胸脇満微結（少しだけ胸脇苦満がある），小便不利し，渇して嘔せず（口は渇くが吐かない），但頭汗多く（「但頭汗多く」はかなりあちこちに出てくる文章である．柴胡桂枝乾姜湯にも，柴胡桂枝湯にも，防

已黄耆湯にも出てくる．ただ足のほうに汗が多いというのはあまり出てこない．「但頭汗多く」がどういう意味なのか検討してほしいが，一つの目標になる），往来寒熱（微熱が続く），心煩する者は，此れ未だ解せずと為すなり，柴胡桂枝乾姜之を主る」とある．

浅田宗伯は『勿誤薬室方函口訣』に「此方モ結胸ノ類症ニテ，水飲心下ニ微結シテ，小便不利，頭汗出ル者ヲ治ス．此ノ症骨蒸ノ初期，外感ヨリシテ此ノ症ヲ顕ス者多シ．此方ニ黄耆・別甲ヲ加エテ与フルトキハ効アリ．高階家ニテハ別甲・芍薬ヲ加エテ緩痃湯（かんげんとう）ト名ヅケテ，肋下或ハ臍傍ニ痃癖（かたまり）アリテ，骨蒸ノ状ヲナス者ニ用ユ．此方ハ微結ヲ目的ニシテ，津液胸脇ニ結聚シテ五内ニ滋サズ，乾咳出ル者ニ宜シ．又婦人ノ積聚水飲ヲ兼ネ時々衝逆，肩背強急スル者ニ験アリ」という．から咳が出る，瓜呂仁（かろにん）が入っているので，乾燥傾向が強い，というのが大きな特徴である．

柴胡桂枝乾姜湯は，非常に小さな胸脇苦満があって乾燥している人に用いる．考え方としては，加味逍遥散の乾燥型，虚証の乾燥型と考えればいい．加味逍遥散と同じような証で，顔のほてりや汗をいうが，乾燥があって，非常に小さな胸脇苦満があるとき，特に女性などではから咳，乾燥して背中がこわばって，衝逆（下から上にグァッと気持ち悪いものが上がってくる）というときにも使えるということで，全般的不安障害によく効く．

全般的不安障害が長くなっている人は，乾燥している人が多い．全般的不安障害で「薬を飲んでいるがどうもすっきりしない，漢方でいい薬がないか」と来院した人には，まずこれを思い出してもらいたい．腹をさわってみて，腹力が弱く軽い胸脇苦満があり舌が乾燥しているときは，非常に有効に働く薬である．

不安障害のときに私の使う方法は，柴胡桂枝乾姜湯と加味逍遥散である．柴胡桂枝乾姜湯でも腹にさわるというような人には香蘇散を使う．乾燥があれば柴胡桂枝乾姜湯，便秘があれば加味逍遥散，めまいを訴えれば女神散を使う．女神散，加味逍遥散，柴胡桂枝乾姜湯，香蘇散という形で使うと，漢方でも対応できることが割合多い．最近では，女神散とか実証の薬を使うケースも多い．

❖ 10-24　不安が強いときの食品は？

不安が強いときは，セロトニンを含んだ食品を食べることだ．セロトニンは脳内のノルアドレナリンの働きを抑え，バランスを整える作用があり，トリプトファンという物質から生合成される．トリプトファンはアミノ酸の一種であり，

図 10-14

```
            不安が強いとき

    ❖ セロトニンを食べよう（トリプトファン）

    ❖ 脳内メラトニンを増やそう
        ・日光の下で 10 分
        ・きれいなものを見て，好きな音楽を聴く

    ❖ 脳内モルヒネを増やそう
        ・お化粧が一番

    ❖ 良い抗不安剤も多い
```

肉や牛乳・大豆・ゴマ・プロセスチーズなどから摂取することができる．セロトニンは睡眠導入作用のあるメラトニンの分泌を促進する．脳内メラトニンを増やすため，日光の下で 10 分間，きれいなものを見て，好きな音楽を聴く．脳内モルヒネを増やす．また化粧をするのがいい．老人ホームなどでは，化粧というのは老人性のうつ病にも効果がある．不安が強いとき，うつが強くなったときに，化粧をしてあげるというのは大変効果的である．メラトニンを調整する睡眠薬も発売されている．

❖ 10-25　うつに対する漢方薬

うつに対する漢方薬は，トリプトファンを多く含むものである．最近ではここに GABA が多く含まれるということもわかってきた．トリプトファンプラス GABA だが，半夏・山薬・大棗・半夏厚朴湯，これは非常に有名である．香附子・柴胡もトリプトファンを含んでいる．抑肝散と抑肝散加陳皮半夏の違いである．抑肝散（疳の虫を抑える漢方）に加えて，抑肝散加陳皮半夏，これは二陳湯だが，半夏を加えることによって抗うつの効果が入ってくる．柴胡加竜骨牡蛎湯，桂枝加竜骨牡蛎湯，半夏厚朴湯，抑肝散加陳皮半夏，加味帰脾湯は，慶応大学のオープンスタディにて抗抑うつ効果が確認されている．ただ即効性は少ないので，できれば SSRI プラス漢方，あるいは，SNRI・トレドミンプラス漢方で使うといい．SSRI も最近だいぶ使いやすくなったが，やはり，投与 1 週間ぐらいは，「むかむかしてだめだ」と，胃腸障害を訴える人がかなり多い．その場合，

図10-15

```
うつに対する漢方薬

❖ トリプトファンを多く含むもの
  半夏・山薬・大棗半夏厚朴湯（16）は有名
  香附子・柴胡にも
❖ 抑肝散――抑肝散加陳皮半夏　の違い
❖ 柴胡加竜骨牡蛎湯　柴胡桂枝乾姜湯
  半夏厚朴湯，抑肝散加陳皮半夏，加味帰脾湯はオープンスタディにて
  抗抑うつ効果が確認されているただし、即効性はない
```

六君子湯（りっくんしとう）を一緒に使うと，胃腸障害を訴えないで使えることが多い．半夏厚朴湯を使うというのも多い．SSRIプラス半夏厚朴湯だとうつに対する相乗効果が出てくるので，むかむかがなく使えるということで，お勧めしている．

❖ 10-26　半夏厚朴湯（はんげこうぼくとう）

　半夏厚朴湯．『金匱要略』に「婦人咽中に炙臠あるが如く（燻った肉が喉に詰まっているようなとき），半夏厚朴湯之を主る」という．これは浅田宗伯の『勿誤薬室方函口訣』に詳しく書いてある．「此方，『局方』四七湯ト名ク．気剤ノ権与也（気剤の一番中心になるものである）．故ニ梅核気（＝喉に肉が詰まっている状態）ノミナラズ諸気病ニ活用シテヨシ．『金匱』『千金』ニ据テ婦人ニノミ用ユルハ非也．蓋婦人ハ気鬱多キ者故，血気モ気ヨリ生ズル者多シ．一婦人，産後気叙帳セズ，少シ頭痛モアリ，前医血症トシテ芎帰ノ剤ヲ投ズレドモ不治，之ヲ診ルニ，脈沈也，因気滞生痰ノ症トシテ此方ヲ与ズレバ，不日ニ癒．血病ニ気ヲ理スル，亦一手段也．東郭ハ水気心胸ニ直蓄帯シテ利シガタク，呉茱萸湯ナドヲ用テ倍通利セザル者，及小瘡頭瘡内攻ノ水腫，腹脹ツヨクシテ小便甚少者，此方ニ犀角ヲ加テ奇効ヲ取ト云．又浮石ヲ加テ膈噎ノ軽症ニ効アリ．雨森氏ノ治験ニ，睾丸腫大ニシテ斗ノ如クナル人，其腹ヲ診スレバ必滞水阻隔ニシテ心腹ノ気弁降セズ．因テ此方ニ上品ノ犀角末ヲ服セシメルコト百日余，心下関キ漸々囊裏ノ畜水モ消化シテ痊．又身体巨瘤ヲ発スル者ニモ効アリ．此ノ二症ニ限ラズ，凡ソ腹形アシク水血二毒ノ痼滞スル者ニハ皆此方ニテ奇効アリト云．試ムベシ」と

いう.

　半夏厚朴湯というのは，要するに気剤で，喉に何か詰まっているというのがポイントである．水滞，気滞と生痰，水毒がいっしょになっているときに一番いい．喉の詰まりというのは，気体と水がそこにこもったものだという．気体プラス水の生痰（水の詰まり）があるときには半夏厚朴湯を使うという形になっている．

❖ 10-27　香蘇散（こうそさん）

　香蘇散．『太平恵民和剤局方』に「四時瘟疫を治す，傷寒」とある．浅田宗伯は『勿誤薬室方函口訣』に「此方ハ，気剤ノ中ニテモ揮発ノ効アリ．故ニ男女共，気滞ニテ胸中心下痞塞シ，黙々トシテ飲食ヲ欲セズ，動作ニ懶ク，脇下苦満スル故大小柴胡ナド用ユレドモ反テ激スル者，或ハ鳩尾ニテキビシク痛ミ，昼夜悶乱シテ，建中，瀉心ノ類ヲ用ユレドモ，寸効ナキ者ニ与テ，意外ノ効ヲ奏ス．昔西京ニ一婦人アリ．心腹痛ヲ患，諸医手ヲ尽シテ癒スコト能ハズ．一老医此方ヲ用，三貼ニテ霍然タリ．其昔征韓ノ役，清正ノ医師ノ此方ニテ兵卒ヲ療セシモ，気鬱ヲ揮発セシガ故也．但局方ノ主治ニハ泥ムベカラズ．又蘇葉ハ能ク食積ヲ解ス．故ニ食毒，魚毒ヨリ来ル腹痛，又ハ喘息ニ紫蘇ヲ多量ニ用レバ即効アリ」と言っている．また『方読弁解』には「此方，後世種々ノ用ヒ方多シト雖モ，方ノ主治ニ随ヒ，内外両感ノ症ニ可也」という．

　要するに建中湯，瀉心湯などを用いても効かないときに，揮発の効の香蘇散は，紫蘇の葉でぱっと気を良くするので，抗不安剤として使うことができる．抗うつ効果もある．征韓の役，加藤清正に，「これを持っていって非常によく効いた」と書いてある．「魚の毒には蘇葉，香蘇散が一番いい」と書いてある．特に高齢な老人のうつ病には香蘇散がよく効く場合がある．

❖ 10-28　奔豚湯（ほんとんとう）

　奔豚湯（ほんとんとう）．これはエキスにはないが，気剤として有名なので，紹介しておく．
　『金匱要略』に「甘草・川芎（せんきゅう）・当帰・半夏・黄芩・葛根・芍薬・生姜・李根皮」とあり，「奔豚は気上衝し，胸腹痛，往来寒熱，奔豚湯之を主る」という．気が上昇して腹から胸にぐっと突き上げるような，いわゆる心因反応，ヒステリー発作のような状態である．

　浅田宗伯の『勿誤薬室方函口訣』には「此方ハ奔豚気ノ熱症ヲ治ス．奔豚ノミナラズ，婦人時気ニ感ジ熱アリ，血気少腹ヨリ衝逆スル者，即効アリ．濁嘯庵，

奔豚気必シモ奔豚湯ヲ用ズト謂レタレド，余門ニテハ，奔豚湯必シモ奔豚ヲ治スルノミナラズトシテ活用スル也」と，奔豚湯以外でもいいと書いてあるが，奔豚湯は，この李根皮（＝スモモの根）というのが特徴である．だが，非常に強い気逆（いわゆる精神安定効果）を持っている．これはキザミでしか使用できないので，一応こんな薬があると覚えておいていただければいい．中国に行ったとき，この奔豚湯がかなり出てきた．中国の先生に「奔豚湯はどんなときに使うのですか」と漢字で書いて聞いたら，その人は「奔豚湯は，なんていうのかな」と英語で返してきて，「ランニング・ピッグ・シンドローム」と言っていた．

❖ 10-29　肘後方

肘後方．これも奔豚湯と同じで，『肘後備急方』に「桂枝・半夏・人参・呉茱萸・生姜・甘草」とある．『勿誤薬室方函口訣』には「此方ハ前湯ノ熱候ナキ処ヘ用ユ．且虚候アリ．方中ノ呉茱萸，一切気急アル者ヲ治ス．腹症奇覧翼ニハ積衆ノ套剤トス．故ニ一切ノ積気ニ因テ下ヨリ心下ニ升リ痛ミ，或ハ嘔シ呼吸短気死セント欲スルヲ治ス」とあり，この奔豚湯と肘後方の二つがペアで心因反応・ヒステリー発作を治す漢方と言われている．

❖ 10-30　疲れたときは

疲れたとき，がんばりすぎでうつになったときの対策は，よく休むことである．自律神経を大きく動かして，汗をかくような運動をしてみよう．汗をかくと交感神経が少し緊張するが，大きく動かすことによって，副交感神経のほうに振り子の針が戻ってくる．副交感神経が良くなると疲労が取れる．セロトニンを増やしてみよう．「うつは心の風邪，必ず治る，大丈夫だから病院で相談してごらん」．

❖ 10-31　睡眠効果のある漢方

睡眠効果のある漢方，これもトリプトファン＋GABAである．柴胡．酸棗仁湯が，漢方の代表的な睡眠剤で，乾燥傾向というのがポイントである．乾燥傾向のある人の不眠に，酸棗仁湯．また，竹茹温胆湯は，風邪の後の不眠に効く．これは黄連が入るので，舌に黄色い苔がつくのがポイントである．加味帰脾湯は，消化器の弱い人の不眠に効く．食後眠くなるけれども夜になると眠れないというタイプの人によく効く．甘麦大棗湯は癇の強い子どもの不眠に効く．だがこれだけでは睡眠効果が弱いから，眠剤と併用するのがいい．

図 10-16

```
疲れたとき

❖ がんばりすぎ　　　　　　　　　→　よく休むこと
❖ 自律神経を大きく動かす
　　　汗をかくような運動をしてみよう
❖ セロトニンを増やそう
　　　人生すこし立ちどまってみるのもいいもんだ
❖ かなりつらかったら　　　　　　　→　病院で良い薬がある
　　　うつは心の風邪，必ず治る
```

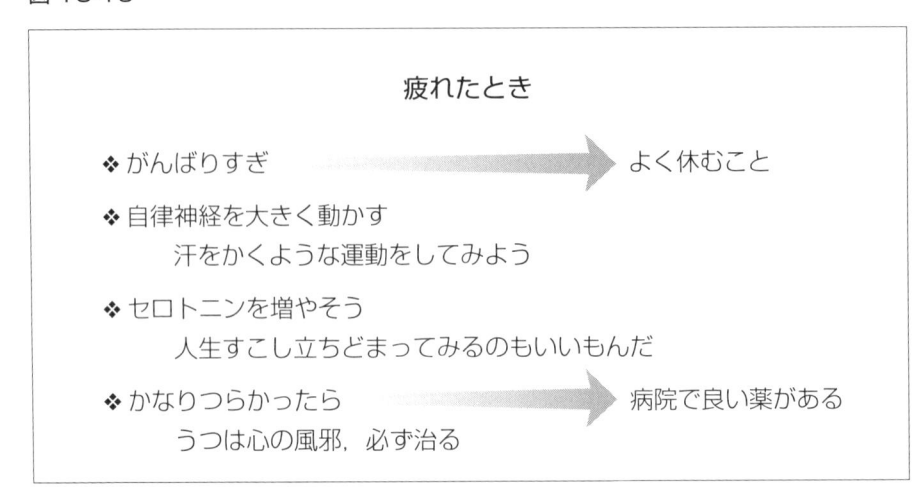

図 10-17

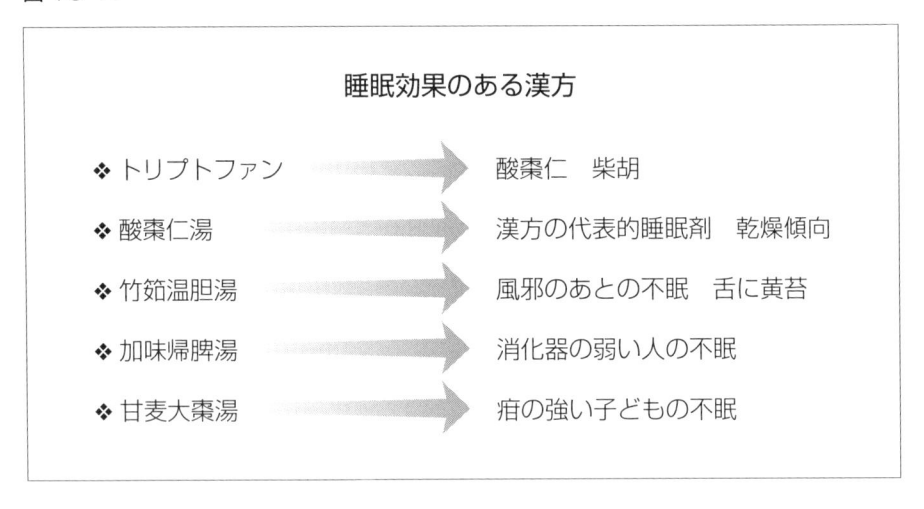

```
睡眠効果のある漢方

❖ トリプトファン　　　　→　酸棗仁　柴胡
❖ 酸棗仁湯　　　　　　　→　漢方の代表的睡眠剤　乾燥傾向
❖ 竹筎温胆湯　　　　　　→　風邪のあとの不眠　舌に黄苔
❖ 加味帰脾湯　　　　　　→　消化器の弱い人の不眠
❖ 甘麦大棗湯　　　　　　→　疳の強い子どもの不眠
```

❖ 10-32　酸棗仁湯（さんそうにんとう）

　酸棗仁湯．『金匱要略』に「虚労，虚煩眠るを得ざるは，酸棗仁湯之を主る」とある．浅田宗伯は『勿誤薬室方函口訣』に「此方ハ心気ヲ和順シテ，安眠セシムルノ策也．同ジ眠ヲ得ザルニ三策アリ．若シ心下肝胆ノ部分ニ当リテ停飲アリ（水がたまる），之レガタメニ動悸シテ眠リヲ得ザルハ温胆湯ノ症也（心下のところに水がたまっているのは温胆湯）．若シ胃中虚シ（胃が弱くなって），客気膈ヲ動カシテ眠ルヲ得ザル者ハ，甘草瀉心湯ノ症也（瀉心湯を使え）．若シ血気血燥心火亢ブリテ眠ヲ得ザル者ハ，此方ノ主也（血気と乾燥で心火がたかぶっている

場合は，酸棗仁湯を使え）．『済生』ノ帰脾湯ハ此方ニ胚胎スル也．又『千金』酸棗仁湯ニ石膏ヲ伍スル者ハ，此方ノ症ニシテ余熱アル者ニ用ユベシ」とある．

　大体これで全部まとまっているが，心下肝胆の部分に水があれば温胆湯を，胃腸の方の症状があれば瀉心湯を，もし血燥（血が足りなくて乾燥が強い）なら酸棗仁湯を使えという．酸棗仁湯は，嗜眠（眠りすぎる）にも効果がある．これは血を戻してくれる働きということで，そちらのほうに使うことが多い．

❖ 10-33　甘麦大棗湯
（かんばくだいそうとう）

　甘麦大棗湯．『金匱要略』に「婦人臓躁，喜悲を傷め哭かんと欲し，神霊所作象の如く，数々欠伸する者，甘麦大棗湯之を主る」とある．婦人のヒステリー，生あくびをたくさんする者に，甘麦大棗湯を使う．臓操というのはヒステリーだが，ポイントは生あくびである．生あくびはここにしか出てこない．『勿誤薬室方函口訣』に「此方ハ婦人ノ臓躁ヲ主トスル薬ナレドモ，凡ソ右ノ腋下臍傍ノ辺ニ拘攣ヤ結塊ノアル處ヘ用ルト効アルモノ也．又小児啼泣シテ止マザル者ニ用テ即効アリ（子どもの夜啼症，夜中に泣いて困るときにも，甘麦大棗湯がいい）．又大人ノ癇ニ用ルコト有．病急者，食甘緩之ノ意ヲ旨トスベシ．先哲ハ夜啼客忤（非常に動悸がして），左ニ拘攣スル者ヲ柴胡トシ，右ニ拘攣スル者ヲ此方トスレドモ泥ムベカラズ．客忤ハ大抵此方ニテ治スル也」とある．夜中に泣いて驚いて飛び起きるとか精神的に落ち着かないような者には，甘麦大棗湯を使う．ポイントは生あくびである．子どもの夜泣きや大人の生あくびには，甘麦大棗湯を使う．腹を触ったとき，左の脇の下から臍の横に拘攣や結塊がある者には柴胡を使い，右の脇の下から臍の横に拘攣や結塊がある者には，甘麦大棗湯がよく効く．

❖ 10-34　加味帰脾湯
（かみきひとう）

　加味帰脾湯．『済世全書』に「脾経の失血，少し寝て発熱盗汗し，或は思慮して脾を破り，血を摂すること能はずして以て妄行を到し，或は健忘怔忡，驚悸して寝ねず，或は心脾傷痛嗜臥少食，或は憂思して脾を傷り，血虚発熱し，或は肢体痛をなし，大便調わず，或は婦人経候不準，哺熱内熱，或は瘰癧流注して消散潰斂すること能はざるを治す」とある．

　『勿誤薬室方函口訣』には「此方ハ遠志・当帰ヲ加エテ，健忘（物忘れ）ノ外，思慮過度ニシテ心脾二臓ヲ傷リ，血ヲ摂スルコトナラズ，或ハ吐血，衄血，或ハ下血等ノ症ヲ治スル也（吐血したり，鼻血を出したり，下血したりするときにこ

れを使う).此方ニ柴胡・山梔子ヲ加エタルハ(柴胡・山梔子を加えると加味帰脾湯になる),前症ニ虚熱ヲ挟ミ,或ハ肝火ヲ帯ブル者ニ用ユ,大凡ソ補剤ヲ用ユル時ハ小便通利少キ者多シ.此方モ補剤ニシテ利水ノ品ヲ伍セザレドモ,方中ノ木香気ヲ下シ,胸ヲ開ク,故ニヨク小便ヲシテ通利セシム」とある.この方を使うときには小便も注意して見ろという.

加味帰脾湯は,胃腸が弱いタイプの人で,動悸,驚いて寝られない,吐血,衄血,下血が多い,健忘などのときに使うという.遠志はもともと吐き気をもよおす薬(催吐剤)である.たまに敏感な人でこれを飲むと胃に障るという人がいる.加味帰脾湯は,そこだけ注意すれば使いやすい薬である.

❖ 10-35　竹筎温胆湯

竹筎温胆湯.『三因方』に「心胆虚怯事に触て驚き易く,或は夢寝不祥,或は異象に惑ひ,遂に心驚胆懾し,気欝して涎を生じ,涎と気と搏ち,変じて諸症を生じ,或は復た自汗,四肢浮腫,飲食味なく,心虚煩悶,坐臥安からざるを治す」とある.

『勿誤薬室方函口訣』には「此方ハ駆痰ノ剤也.古人淡飲ノコトヲ胆寒ト云フ,温胆ハ淡飲ヲ温散スル也(淡飲の淡と胆囊の胆を間違えたのだが,胆囊の胆は,もともと胸水の方の痰のことだという.ただ温胆とつけたら胆のおどおどびくびくがよく取れたので,温胆は淡飲を温散するということで,温胆湯になった).此方ハ『霊枢』ニ根柢シテ,其ノ力一層優トス.後世ノ竹節温胆,清心温胆等ノ祖方也」とある.また「此方ハ竹葉石膏湯ヨリハ梢実ニテ,胸膈ニ欝熱アリ,咳嗽不眠ノ者ニ用ユ.雑病ニテモ婦人胸中欝熱アリテ,咳嗽甚シキ者ニ効アリ.不眠ノミニ拘ハルベカラズ」とある.風邪を引いて咳が止まらないときや不眠の場合,舌に黄色みがつくような,水がこもっているときに使う.

❖ 10-36　不眠には

一般的には,不眠にはぬるい風呂がよく効く.よく眠るためには,牛乳や青汁を飲むとよい.足の裏マッサージも有効である.漢方としては酸棗仁湯などを用いる.

❖ 10-37　チック

まばたき・げっぷ・咳・痙性斜頸のうち,この痙性斜頸と出てくるケースが,今非常に多い.チュレット症候群は器質的障害で,クロルプロマジンを使うのが

図 10-18

不眠には

- ぬるいお風呂は最適
- よく眠るには青汁がよい
- 足の裏マッサージも有効
- 漢方薬：酸棗仁湯

図 10-19

チック

- まばたき・げっぷ・咳・痙性斜頸
- チュレット症候群は器質的障害
- リラックスできるように自律訓練法
- 漢方薬：抑肝散・甘麦大棗湯

原則だが，最近ではリスパダールなどで十分効果はあると言われている．リラックスできるように自律訓練法をして，漢方薬では抑肝散・甘麦大棗湯を使う．疳の虫・うつがからんできたら抑肝散加陳皮半夏を，夜驚症や生あくびが出てきたら甘麦大棗湯を，というような使い分けになっている．

子どもには，チュレット症候群の例が結構ある．最近では，アスペルガー症候群など．多動性のADHDなどの訴えで来院する子も多い．多動児のADHDは，見ていればすぐわかる．診察しているとべたべたくっついてくる子である．診察の初日から，ダーッと来て，「先生っ！」と私の膝の上に座って，母親が「まあ，この子は！」と言う．そんな子が結構いる．そういう場合は「じゃ，専門の先生にかかりましょうね」と，小児科に行かせることが多い．漢方では抑肝散や四道散を用いる．

❖10-38　過換気症候群

過換気症候群，パニックである．高力価のベンゾチアゼピン系抗不安薬を使う

図 10-20

過換気症候群

- パニック障害に合併することが多い
- 高力価ベンゾチアゼピン系抗不安薬・セロトニン製剤
- 漢方薬：女神散・柴胡加竜骨牡蛎湯・甘麦大棗湯
- SSRIの胃腸障害には，六君子湯

が，セロトニン製剤も過換気症候群にはいいと言われている．漢方薬では女神散（にょしんさん），柴胡加竜骨牡蠣湯，甘麦大棗湯を使う．実証でめまいが強ければ，女神散である．柴胡加竜骨牡蠣湯のポイントはフケだが，胸脇苦満が強く臍の横に動悸が触れるようなケース，神経質でおどおどする場合には，柴胡加竜牡蛎湯を使う．生あくびが絶えないような場合には，甘麦大棗湯を使う．SSRIを使うときは六君子湯だが，最近では社会不安障害などにパキシルを30ミリ使うという適用ができている．パキシルをうまく使っていただければと思う．だが，これは高校生以下には禁忌なので，大人にしか使えない．

❖ **10-39　過敏性腸症候群**

過敏性腸症候群．これも非常に多い．器質的な異常がないのに，腹痛と便通異常を繰り返す．腸管の運動異常，腸管の疼痛閾値(いきち)の低下，心理的問題が関係する．3環系の抗うつ剤を用いる．これはSSRIが胃腸障害が出るので使えないためである．抗コリン作用で3環系の抗うつ剤を使うことが多い．セレナールが一番よいと言われているが，最近ではセレナールプラス桂枝加芍薬湯，セレナールプラス桂枝加芍薬大黄湯，セレナールプラスコロネルを使うケースも多い．

❖ **10-40　機能性胃腸障害**

機能性胃腸障害は，器質的異常がなく過去12カ月間に12週以上にわたって上腹部不快感を認めるもので，1：潰瘍型，2：運動不全型，3：特定不能型の3つのタイプがある．対策としては，セロトニンがファーストチョイスになる．漢方では，柴胡桂枝湯・安中散(あんちゅうさん)・四逆散・茯苓飲合半夏厚朴湯(ぶくりょういんごうはんげこうぼくとう)・大建中湯がある．

図 10-21

```
過敏性腸症候群

❖ 器質的な異常がないにもかかわらず，腹痛と便通異
  常をくりかえす疾患
❖ 1：腸管の運動異常　　2：腸管の疼痛閾値の低下
  3：心理的問題
❖ 3 環系抗うつ剤（抗コリン作用）
❖ 漢方薬：桂枝加芍薬湯・桂枝加芍薬大黄湯・香蘇散
❖ セレナール＋コロネル
```

図 10-22

```
機能性胃腸障害

❖ 器質的異常がなく過去 12 カ月間に 12 週以上にわたり上腹部
  不快感を認めるもの
❖ 1：潰瘍型　　2：運動不全型　　3：特定不能型
❖ セロトニンがファーストチョイス
❖ 漢方薬：柴胡桂枝湯・安中散・四逆散・茯苓飲合半夏厚朴湯
  大建中湯は甲状腺機能 UP
```

　柴胡桂枝湯は潰瘍型に，茯苓飲合半夏厚朴湯は運動不全型に，四逆散・安中散は特定不能型に使う．柴胡桂枝湯は，心下支結（しんかしきゅう）といい，右の肋骨の中点と臍を結んだ上 3 分の 1 に圧痛がある，というのを目標に使ってみること．右のあばらの中点と臍を結んだラインの上 3 分の 1，ちょうど十二指腸の真上，肝門部のところに圧痛がある人に劇的に効く．

　これが心下支結といわれるグループで，昔の書籍には，「心下支結は心下だから剣状突起の下に軽い圧痛があるのをいう」としているが，大阪医科大学の故兵頭先生は，「心下支結は肝門部の圧痛をいう」と言っていた．確かによく効く．柴

胡桂枝湯を使おうかなというケースには，よくその反応が出るので，胸脇苦満＋十二指腸の上の圧痛ということで話している．安中散は，証にかかわらず広く使える．安中散に芍薬甘草湯を加えると，大正漢方胃腸薬と同じになる．安中散＋芍薬甘草湯というのも使える．延胡索が入っているから胃痛を非常によく取ってくれる．四逆散は腹の二本柱，腹直筋の緊張というのがポイントである．四逆つまり，手足が4本逆に冷えてくる．寒冷に非常に敏感で，ちょっと寒い風が来るだけで鼻水がグジュグジュするような人，腹直筋の緊張が強いタイプの人によく効く．

　茯苓飲合半夏厚朴湯は，半夏厚朴湯が入っているので，喉の詰まり感，閉塞感，逆流性食道炎など，どうも気持ちが悪いというようなケースにいい．機能性胃腸障害や拒食症にもよく使うが，大建中湯というのが割合トラブルがなく使いやすい薬である．これも最初に使ったら「先生，あれ飲めないわ」と言う人が結構いる．特に機能性の摂食障害のときに，大建中湯を最初に使うと，腹が暖かくなって食事がよくとれるようになる．甲状腺機能が上がってくるのである．東洋医学会ではまだ1人の例しか報告されていないが，大建中湯で腹の蠕動運動を強くすることによって，なぜか甲状腺機能が上がってくる．神経因性の摂食障害の場合には，甲状腺ホルモンは絶対使ってはいけないというのが原則だが，甲状腺機能は落ちている．そこで大建中湯を使うと，甲状腺機能が上がってくることが多い．覚えておくと非常に使いやすい薬である．

❖ 10-41　気管支喘息

　気管支喘息．大体50パーセントは抑うつだが，厚生省は「吸入型ステロイドプラス抗ロイトコリエン剤が一番よい，フルタイドプラスロイトコリエン剤を使え」と言っている．それでもだめな場合にはテオドールも入れる．漢方薬を使う場合，精神的発作が強ければ柴朴湯を，子どもには神秘湯を，感冒が引きがねで何度も気管支喘息を繰り返すときには柴陥湯を，運動後の咳には麻杏甘石湯を，早朝になるとコンコン咳をしている人には五虎湯を，感冒を引いたらすぐに喘息の発作を起こす人には桂枝加厚朴杏仁湯（東洋薬行）を，冷たい風で発作を起こすようなケースには苓桂朮甘湯を，と使い分けると割合いい反応が出てくる．吸入型ステロイド，抗ロイコトリエン剤プラスで使うことも多いが，吸入型ステロイドプラス漢方だけでいけるケースもあるし，発作がなくなれば漢方だけでいけるケースも割合多い．

図 10-23

```
気管支喘息

❖ 約 50 パーセントが抑うつになっている
❖ SSRI・SNRI が副作用なく使いやすい
❖ 吸入型ステロイド＋抗ロイコトリエン剤
❖ 漢方薬　　柴朴湯（精神的発作）・神秘湯（小児）
　　　　　　柴陥湯（感冒がひきがね）
　　　　　　麻杏甘石湯（運動後の咳）・五虎湯（早朝咳）
　　　　　　桂枝加厚朴杏仁湯（感冒後すぐに喘鳴）
　　　　　　苓桂朮甘湯（冷たい風で発作）
```

❖ 10-42　五月病

　五月病は，転勤や配置転換，昇進などにより自律神経の失調をきたすような場合をいう．３Ａ（アルコール・アブセンス（欠勤，遅刻）・アクシデント（作業ミスなど）），が目立つのが五月病である．対策としては，自律神経調整剤を使うことが多い．研修医にも割合に多く，燃え尽き症候群なども非常に多くなっている．漢方では甘麦大棗湯を用いる．

❖ 10-43　月経随伴症状

　月経随伴症状には，月経前症候群（PMS）と月経困難症とがある．症状としては，イライラする，起こりっぽくなる，憂鬱になるなど．対策としては，排卵抑制，GnRH アゴニスト，セロトニンなどを使う．漢方薬では，当帰四逆湯，桂枝茯苓丸，当帰芍薬散，女神散などを使う．

❖ 10-44　更年期障害

　更年期障害は，顔のほてり，発汗，うつが主な症状で，尿失禁，外陰部痛を訴えることも多い．性交障害を訴える人もいる．対策としては，抗うつ剤が非常によく効くが，ホルモン補充療法もよく効く．使い分けは，女性ホルモンの値を調べて，その度合いによって決める．漢方薬では，加味逍遥散，桂枝茯苓丸，女神散などを使う．最近は女性専門外来が非常に増えているが，これらの療法をうまく使い分けると，よく対応できる．

最近は実証型の女性が多く，実証型の女性には，女神散や通導散を使うケースが多い．女神散は，実証型でめまいを訴える人で，生理前緊張が強い場合に効く．通導散は，下腹部の緊張を強く訴える人に使うが，このタイプの人は，舌を診ると非常に黒い色をしているので，その鑑別で使える．下腹部に腹直筋の緊張が2本ぱっと走っている人には，通導散を使う．ホルモン補充療法も非常によく効く．性交障害などは，ホルモン補充療法でないといけない．外陰部痛があるときは，芍薬甘草湯を使い，加味逍遙散プラス芍薬甘草湯となることが多い．

❖ 10-45　男性更年期障害

男性更年期障害は，肥満・ストレス・タバコが，3大原因である．手足のほてり，精力減退，イライラ，疲れやすさなどを訴える．私のところにも，男性更年期障害で来院する人が多い．大体8割はうつで，純粋な男性更年期障害はそれほど多くない．純粋な男性更年期障害は，トータルテストステロン分のフリーテストステロンを調べて，どのぐらいフリーが減っているかをみればわかるという．対策としては，男性ホルモンの補充，亜鉛やゲルマニウム・セレンの多い食物を摂る，ニンニク・牡蠣・玄米・鰯・アワビ・ワラビ・ニラなどを食べるなどだが，近く内服のテストステロンが出るので，使いやすくなるだろう．漢方では桂枝加竜骨牡蛎湯，八味地黄丸を用いる．

❖ 10-46　摂食障害

摂食障害は，神経性食欲不振症（AN）と神経性過食症（BN）をいうが，人格障害とうつが重なり合っている場合が多い．対策としては，セロトニンを使うことが多いが，集団の自律神経トレーニング，つまり患者会を作ってディスカッションしながら行動療法をする方法が一番よいという．漢方薬は，基本的には茯苓飲合半夏厚朴湯だが，大建中湯をファーストチョイスで使うと割合いい結果が出るようである．大建中湯は甲状腺機能を賦活する効果がある．

❖ 10-47　舌痛症

舌痛症は，中年以降の女性に多く，うつがからんでいる．約60％はうつだという．対策としては，セロトニンを使う．漢方薬は，半夏厚朴湯，女神散など．柴胡・麦門湯は亜鉛を含むので，亜鉛欠乏の舌痛症には柴胡剤・麦門冬湯を使うことが多い．うつの場合は，半夏厚朴湯がファーストチョイスになるが，それで

も効かない場合，清熱補気湯，清熱補血湯などの特別な薬に切り替える．立効散でもよく取れ，半夏厚朴湯でも十分取れる．半夏瀉心湯にするのは，舌に黄色い苔が見られるケースである．これも腹症で判断しながら決める．半夏厚朴湯で，抑肝散が大変効く場合もある．腹直筋の緊張が左だけ強いときは，抑肝散にしたほうがいい．このへんは腹症で決めるといいと思う．

❖ 10-48　繊維筋痛症

繊維筋痛症は，原発性結合筋痛症候群（PFS）といい，長時間持続する筋肉や関節などの結合織の疼痛をいう．心因性のリウマチで，約70％にうつがある．漢方薬は，桂枝加朮附湯，防已黄耆湯，十全大補湯を使うが，十全大補湯はCOX2阻害効果が非常に強い．そのあたりは専門医に診ていただければいいと思う．最近では1：筋緊張型2：筋付着部痛型3：メランコリー型と分類するがすべてガバペン®がファーストチョイスであるが，漢方薬を併用するとよい．

❖ 10-49　慢性疲労症候群

慢性疲労症候群労（CFS）は，大体73.3％がうつと言われている．昔はQ熱リケッチャーと言われていたが，今はヒトヘルペスウイルスが慢性疲労の一番の原因とされている．これは，10年ほど前のアメリカのテキサス症候群がその原因で，ヒトヘルペスウイルスがその由来になったのが一番のもとのようだ．原因不明の非常なだるさが出てきて，調べたらテキサス症候群だったという．EBなら簡単に調べられるので，EBを調べながら診ていただければいいと思う．対策としては，セロトニンを使う．漢方薬は，補中益気湯，柴胡剤，半夏厚朴湯など．大阪大学の免疫研究所が非常に熱心に取り組んでいる．

❖ 10-50　夜尿症

夜尿症は「あせらず，起こさず，怒らず」が3大原則である．漢方治療まで来るような夜尿症の場合は，大体二分脊椎のある子どもが多い．二分脊椎は治療に非常に時間がかかる．立たせて後ろから見ると，尻にえくぼが出てくるのですぐわかる．最近，移行椎とか二分脊椎の子どもが増えているようだ．対策としては，抗うつ剤・抗利尿ホルモン剤など．漢方薬は，小建中湯が基本になる．小建中湯は，腹直筋の緊張があるとか鼻血を出しやすいことなどをポイントに診ること．冷え症には，苓姜朮甘湯を使う場合も，八味地黄丸になる場合もある．夜尿

症のときに使う八味地黄丸は，運動が苦手というのが目標である．運動が苦手な子には，八味地黄丸が効く場合が多い．

❖ 10-51　癇癪持ち

　癇癪持ちだが，最近すぐにキレる子が増えている．これは，脳内のアドレナリンが多すぎるためである．甘やかされて感情のブレーキが効かないのである．こういう子にはGABA（ギャバ）を使う．GABAはブレーキ役で，発芽玄米に多いが，こういう子は癇癪アドレナリンが多すぎるから，地面からのエネルギーであるセロトニンを増やすことができない．どうしても足の裏からそれが取れない．だからすぐ地べたに座ってしまう子が多いのである．アメリカの精神医学のテキストには，「そういう場合には犬を飼え」と書いてある．犬を飼うと，小さいときは友だちになってくれて，大きくなるころには犬が死んでしまうから，命の尊さを覚えるという．

❖ 10-52　半夏厚朴湯・香蘇散

　半夏厚朴湯と香蘇散．四君子湯・六君子湯でも飲めない人には，香蘇散がいい．香蘇散と半夏厚朴湯の違いは何かというと，香蘇散は，アレキシサイミア（失感情）の人，どこか悲哀感や萎えた感じがする人で，文字が非常に小さくて何を書いているか全然わからないような，元気がない人に使い，半夏厚朴湯は，非常に几帳面な文字で，理路整然と「どこそこの病院へ行ってこうこうで，それからどこそこの病院へ行ってこうで」などと，きちんとした文章を書く人で，筆圧も強く，心理的葛藤を体で表現している人に使う，ということである．どちらを使うかと悩んだときには，問診票を見ればわかる．胃腸が弱くてうつ傾向がある人には香蘇散，半夏厚朴湯は喉のつっかかりというのを目標にすること．

　『勿誤薬室方函口訣』には，半夏厚朴湯について「此方ハ『局方』ニ四七湯ト名ク．気剤ノ権輿也．故ニ梅核気ヲ治スルノミナラズ，諸気病ニ活用シテヨシ」，また「『金匱』『千金』ニ据エテ婦人ノミニ用ユルハ非也．婦人ハ気鬱多キモノ故血症モ気ヨリ生ズル者多シ」と書いてある．また，同じ『勿誤薬室方函口訣』に，香蘇散について「此方ハ気剤ノ中ニテモ揮発ノ功アリ．故ニ男女共気滞ニテ胸中心下痞塞シ黙々トシテ飲食ヲ欲セズ，動作ニ懶ク脇下苦満スル故，大小柴胡ナド用ユレド反テ激スル者，或ハ鳩尾ニテキビシク痛ミ，昼夜悶乱シテ建中，瀉心ノ類用ユレドモ寸効ナキ者ニ与エテ意外ノ効ヲ奏ス」とある．

❖ 10-53 症状から見た心身症

私がよく行っている症状から見た心身症の見分け方についてお話しする．1つの参考にしてほしい．

まず，いろいろ症状を並べ立てる人，言うことがころころ変わる人．「コロンボ症候群」は，診察が終わってからまた診察室に首を出す女性のこと．「あのね，先生，言い忘れてたけど」と話し出す．「それから症候群」という人．この手の女性は，男性トイレに平気で入って来る．私が大阪へ行ったときのこと．腹の具合が悪くなり，男性トイレに入っていたら，女性が堂々と入ってきた．「こっち，すいているから．みんな，こっちに入っておいで」などと言いながら入ってきて，私の入っているトイレのドアをドンドンとたたく．私は，思わず「すみませんでした」と出ていくしかなかった．そういう女性である．

こういう人には，抗不安剤を使わないといけない．原則は加味逍遥散だが，加味逍遥散のグループは，実証ならば女神散，加味逍遥散は，ほてりと便秘が目標になる．体質的には防已黄耆湯なのだが，防已はアンフェタミン環を持ち元気になってしまうので，この場合には加味逍遥散である．それから，加味逍遥散の乾燥型が柴胡桂枝乾姜湯．それでも胃腸が弱い人は，香蘇散と，グループで使い分ける．女神散，加味逍遥散，柴胡桂枝乾姜湯，香蘇散，そのように使い分ける．

同じことにずっとこだわっている人は，うつの可能性が高い．抗うつ効果のある薬，女神散などを使う．うつかどうかわからないときに取りあえず使うものとして最も使いやすいのが，アモキサンという薬である．診断的投与といって，ア

図 10-24

```
症状からみた心身症

❖ いろいろ症状を並べ立てる　言うことがころころ変わる
                          抗不安剤　：加味逍遥散
❖ 同じことにずっとこだわる　抗うつ　：女神散
❖ 小さなことにこだわる              ：抑肝散
❖ 先生は私のもの                    ：竜骨牡蠣剤
❖ 「思い込み症候群」                ：半夏剤
```

モキサンを取りあえず2週間使うと，うつの人にはピタッと効く．ただ，長期投与では錐体外路症状を起こすことがあるので，診断がついたら，専門医に紹介してもらわないといけない．質問紙法でもいいが，こういう人は質問紙をやってくれないことがあるから，うつの可能性があるなと思ったら，女神散もしくは香蘇散を使うことが多い．実証には女神散，虚証には香蘇散である．

　小さなことにこだわってメモをつけてくる女性には，抑肝散を使う．疳の虫である．うつがからんできたら，抑肝散加陳皮半夏を使う．

　椅子ごと医師の方へずるずると近づいてくる人もいる．どうやって止めようかと思うが，ちょっと待ってというのも失礼なので，先方が近づくたびに，こちらが椅子ごと後ろにそっていき，それで一定の距離を保つように気をつけている．こういう人には，竜骨牡蠣湯を使わないといけない．実証なら柴胡加竜骨牡蠣湯，虚証なら桂枝加竜骨牡蠣湯，乾燥が出てきたら柴胡桂枝乾姜湯というようなグループを使う．

　「思い込み症候群」はやはりうつである．半夏厚朴湯のグループが非常によく効く．半夏厚朴湯が入っている薬に，当帰湯があり，これは適応症に「冷えと胸部痛」と書いてあるが，半夏厚朴湯と同じように使う．だから半夏厚朴湯で冷えを強く訴えているケースには，当帰湯が同じような効果が出てくることがある．これは半夏厚朴湯と同じグループとして覚えておくと役に立つ．

　それから，私が最近感じたのは，まわりくどい人である．「今日はどうされましたか？」と聞くと，「おら，昭和20年に満洲から帰って……」などと延々と話が始まり，よく聞いたら，1週間前から風邪を引いているというだけのことだったりする．こういう非常にまわりくどい人は，頭のCTをとると脳動脈硬化症が出ていることが多い．釣藤散がよく効く．東北大学では，アルツハイマーや脳血管性痴呆などに対して，釣藤散ではなく加味温胆湯を使うと非常によいという報告書が出ているが，加味温胆湯はエキスにはない．だから釣藤散のほうがいいのではないかと思う．

　もう1つ，ベッドの位置がわからない人がいること．患者の話を聞いてから，「こちらでおやすみください」と言うと，ベッドの枕のところにお尻をでんと置いて，そのまま足を伸ばして頭からひっくり返りそうになる人．ベッドの位置がよく理解・把握できず，ベッドの端に座ってひっくり返りそうになる女性である．これは女神散が有効である．

❖ 10-54　カウンセリングの基本

　医療の現場でもそうだが，カウンセリングは，まず，良好な関係（ラポール）を作りながらよく聞くことが大切である．患者の言うことを傾聴しながら，うなずくこと．そして，患者のことを否定しないこと．それから，サポートしながらインシュアランス（保証）してあげること．「これは絶対他人には話しません」と保証することが大切である．そして，患者を問い詰めないこと．それから，患者の言葉を適切に繰り返すこと．そして，これはカウンセリングの基本だが，ほどよく目を見て話すということが原則である．

図 10-25

```
          カウンセリングの基本

    ❖ 良好な関係（ラポール）づくり
    ❖ 傾聴　うなずく
    ❖ 支持　患者のことを否定しない
    ❖ 保証　話しやすい問いかけ
    ❖ なぜと問い詰めない
    ❖ 患者の言葉を適切に繰り返す
    ❖ ほどよく目を見て話す
```

図 10-26

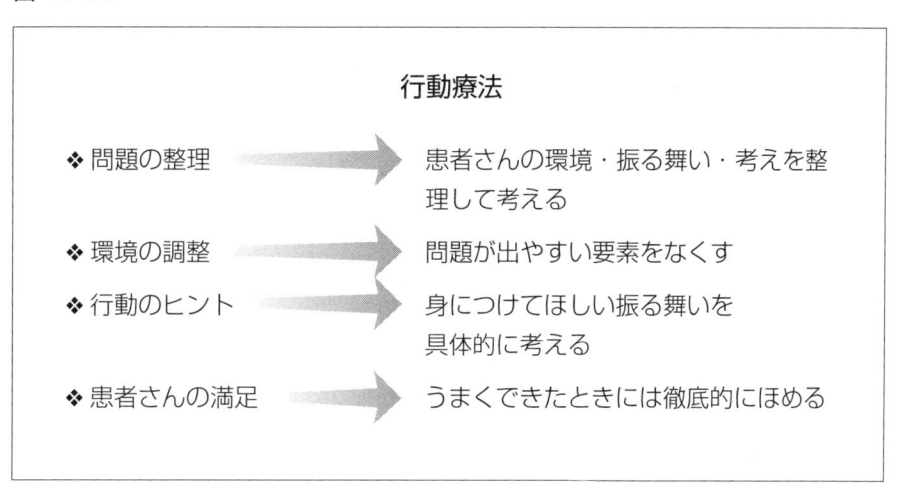

```
                  行動療法

  ❖ 問題の整理    ⟹  患者さんの環境・振る舞い・考えを整
                    理して考える

  ❖ 環境の調整    ⟹  問題が出やすい要素をなくす

  ❖ 行動のヒント  ⟹  身につけてほしい振る舞いを
                    具体的に考える

  ❖ 患者さんの満足 ⟹  うまくできたときには徹底的にほめる
```

❖ 10-55　行動療法

　まず，問題を整理すること，つまり患者の環境，振る舞い，考えを整理して考えることである．次に，環境を調整すること，患者の環境から問題が出やすい要素をなくすこと，その次に，行動のヒントとして，身につけてほしい振る舞いを具体的に考えること，さらに患者の満足を考えること，うまくできたときには，徹底的にほめることである．

❖ 10-56　笑顔が一番

　心身症には，笑顔が一番ということである．とにかく，毎日笑顔を作ってほしい．朝起きたら，まず口に横向きにボールペンを挟む．割り箸でもいい．そのまま割り箸をすっと抜くと，口元がすっと上に上がっている．これが一番いい笑顔である．

　なお，気剤だが，不安障害，心因反応のレベル，軽い神経症などは漢方で十分対応できることもあるが，ほとんどのケースは，抗不安剤・抗うつ剤を使わなくてはならないことが多い．だから，診断がつけば，専門医に相談しながらやっていただければいいかと思う．診療の中でどうしても治療成績がうまく上がらないケースに，うつや不安障害が重なっている場合がある．特に癌の患者には非常に多い．それから女性外来を担当している医師にも大変多い．そのときこういうものを使うことで症状が軽快することが多い．何を使おうか迷うとき，例えば「生あくびが出てきたら甘麦大棗湯」というふうに覚えておくと，大変使いやすいので，ぜひ覚えておいてほしい．

図10-27

笑顔が一番

- ❖ 朝起きたら　→　口に割り箸を挟んでみよう
　　　　　　　　　口元が笑っているはず
- ❖ この笑顔で一日を過ごしてみよう
- ❖ リンパ球人間になろう

第 11 章　婦人科不定愁訴群の漢方治療

❖ **11-1　不定愁訴**
　不定愁訴には，いろいろな見方がある．不定愁訴の薬の使い方のヒントということで，特に口訣と言われるグループを中心に説明する．

　不定愁訴は，心身症に近い存在だが，性格的な訴えも非常に多い．特に女性には多い．漢方薬には不定愁訴に有用なものも数多くある．

　まずは加味逍遥散．加味逍遥散を使うときには口訣というグループだが，胸脇の熱証（＝胸から脇の熱証による精神症状），多愁訴，情緒不安定，貧血，月経異常，冷え，のぼせ，が有名である．虚証，少陽病，胸，脇の熱証ということで少陽病である．脈は弦だが弱い．乾燥と湿気の中間で胸脇もあり，振水音はある場合とない場合がある．更年期前後の慢性湿疹にも効果がある．

　訴えがくるくる変わる人，来るたびに違うことを言う人，あるいはメモをつけてくるような人，あるいは診察が終わってからまた顔を出すような人には，加味逍遥散がよく効く．また月経血にコーヒー様の血塊が混じるようなケース．陰性の怒りでまわりくどい言い方の人というのが，加味逍遥散が使われるケースである．これがいわゆる口訣のグループである．

図 11-1

不定愁訴

❖ 不定愁訴とは心身症に近い存在であるが性格的な訴えも多い

❖ 特に女性には多く認められる

❖ 漢方薬には不定愁訴に有用なものが数多くある

❖ 11-2　加味逍遙散（かみしょうようさん）

　加味逍遙散を使う目標はどんなものか．『和剤局方』に，「血虚，労倦し，五心煩熱し，肢体疼痛，頭目昏重，心忪，頬赤く，口燥咽乾し，発熱盗汗し，食を減じ臥を好む，及び血熱相いうち，月水調わず，臍腹脹痛し，寒熱瘧の如くなるを治す．また，室女の血弱く，陰虚にして栄衛和せず，痰嗽潮熱し，肌体羸痩し，漸くして骨蒸と成るを治す」などと書いてある．貧血気味で疲れやすくて，ほてりがある．体が痛い，頭がふらふらする，頬が赤くなったり，心臓がドキドキしたり，口が渇く．寝汗が出る．食欲が落ちる．あるいは腹が痛い，寒熱が瘧のように出たり引っ込んだりする．室女の血弱く，陰虚で栄衛が和せない．栄（＝皮膚表面の防御のこと）がうまくいかない．そういうようなことをいっている．骨蒸というのはほてりである．要するに胸と肋，胸肋の痛み，胸脇苦満，ほてり，IL-6が高いこと，便秘などが目標になる．加味逍遙散の目標は，胸脇苦満，ほてり，便秘で，こういうものを目標に使うと，先ほどのいろいろな不定愁訴を取ってくれる．

　浅田宗伯の『勿誤薬室方函口訣』に「此方ハ清熱ヲ主トシテ，上部ノ血症ニ効アリ．故ニ逍遙散ノ症ニシテ，頭痛面熱，肩背強バリ，鼻出血ナドアルモノニ佳アリ．又下部ノ湿熱ヲ解スルモノデ，婦人淋疾，竜胆瀉肝湯ナドヨリ一等虚候ノ者ニ用イテ効アリ．又，男子婦人遍身ニ疥癬ノ如キモノヲ発シ，甚ダ痒ク，諸治

図11-2

加味逍遙散

- ❖ 口訣より
- ❖ 胸脇の熱証による精神症状　多訴　情緒不安定
- ❖ 貧血　月経異常　冷え　のぼせ　虚証　少陽病
- ❖ 脈弦弱　乾湿中間　胸脇苦満　振水音（±）
- ❖ 更年期前後の慢性湿疹にも効果がある
- ❖ 訴えがくるくる変わる
- ❖ 来るたびに違うことをいう
- ❖ メモをつけてくる
- ❖ 月経にコーヒー様の血塊がまじる
- ❖ 陰性の怒りで回りくどい

図11-3

加味逍遥散

- のぼせ・精神不安などを伴う不定愁訴症候群，更年期障害，月経困難症，皮膚掻痒症
- 更年期障害ではクッパーマン指数が治療4週目で24.1%投与8週では50.5%の改善率
- 卵巣摘出ラットに電気ショックを与え，不安症状として恐怖条件付けすくみ行動，不眠，いらいらをペントバルビタール麻酔による睡眠持続時間を検討すると，当帰芍薬散・加味逍遥散・桂枝茯苓丸のうち，加味逍遥散が精神神経症状の抑制効果が高かった
- ヒト臨床研究では，更年期の気分障害に加味逍遥散の3月投与が，血中IL-6を有意に低下させ不定愁訴症状の改善を見た

効ナキモノニ，此方ニ四物湯ヲ合シテ験アリ．華岡氏ハ此方ニ地骨皮，荊芥ヲ加エテ鵞掌風（手掌角皮症）ニ用ユ．又，老医ノ伝ニ，大便秘結シテ朝夕快ク通ゼヌトイウ者，何病ニ限ラズ此方ヲ用レバ，大便快通シテ諸病ヲ治スルト云フ．」とある．

要するに湿熱，清熱，血症を取るということで，皮膚になかなか治らない湿疹ができているようなケースや，便秘が強いケースに使う．

中国ではあまり便秘のことは言わないが，加味逍遥散を使うと快便する．特に潤腸湯を使ってもまだ腹が痛いというようなケースには，加味逍遥散を使うといい．あまり強い便秘のタイプには効かないが，ちょっと便秘気味の人，それから胸脇苦満があるタイプ，ほてりがあるタイプというのが目標になってくる．湿疹に対しても有効に働く．特に，手掌角皮症のような湿疹が強くなったタイプによく効く．あるいは老人性掻痒症などにも有効である．四物湯を合わせるのが1つのコツと言われているが，私のところに紹介されて来るような人は，大体いろいろな治療をしても治らない人が多いから，普通の湿疹の薬ではなく加味逍遥散プラス四物湯というケースが増えている．

淋疾，泌尿器の疾患などにも，加味逍遥散が有効に働く．加味逍遥散を不定愁訴に使う場合は，のぼせ，精神不安などを伴う不定愁訴症候群，更年期障害，月

経困難症，皮膚掻痒症など．クッパーマン指数が治療4週目で24.1％，8週では50.5％の改善率が認められた．卵巣摘出ラットに電気ショックを与えて，不安症状として恐怖条件付けすくみ行動，不眠，イライラ，ペントバルビタール麻酔による睡眠持続時間を検討すると，当帰芍薬散，加味逍遥散，桂枝茯苓丸，これが婦人科の三大処方と言われるが，加味逍遥散が精神神経症状の抑制効果が大変高かった．さらに更年期の気分障害に加味逍遥散を3カ月投与したらIL-6を有意に低下させたというデータが出ている．

　加味逍遥散がない場合，黒梔逍遥散とか，逍遥散に対していろいろなタイプがある．普通の逍遥散に牡丹皮・山梔子を加えると加味逍遥散になるが，エキスは加味逍遥散しかないので，加味逍遥散で説明する．

❖ 11-3　抑肝散

　抑肝散の口訣は，気の異常，瘀血，水毒．釣藤鉤というのは鎮静，鎮痙効果である．柴胡というのが胸から脇，胸脇の熱証で，当帰，川芎は駆瘀血．白朮・茯苓は水毒に効く．要するに鎮静プラス熱証プラス瘀血，水毒，怒りやすい，怒りっぽい，不眠症，性急，いらいらしている，そういう肝気が亢進しているような興奮，四肢の痙攣．虚証で腹力低下，臍の上の動悸が強ければ半夏・陳皮・抑肝散か陳皮半夏を加えようと言われている．

図11-4

抑肝散

- ❖ 気の異常と瘀血・水毒　釣藤は鎮静鎮痙柴胡は胸脇の熱証
  　当帰・川芎は瘀血　白朮・茯苓は水毒に
- ❖ 多怒　不眠　性急の肝気亢進　興奮　四肢痙攣
- ❖ 虚証で腹力低下、臍上悸が強ければ半夏・陳皮を加える
- ❖ 脈は弦　舌は乾湿中間
- ❖ 季肋部の腹直筋緊張や臍部で腹部大動脈拍動亢進
  　左右の腹直筋がつっぱっている　肩こり
- ❖ 皮下脂肪は少ない

脈は弦で，舌は乾燥と湿潤の中間である．季肋部の腹直筋が緊張し，臍のところで腹部大動脈拍動が亢進していることが多い．特に左右の腹直筋，特に左の腹直筋がつっぱっているケースが非常に多いと言われている．肩こりを訴えるケース．皮下脂肪は少ない人に多い．抑肝散というのは怒りっぽくて，イライラして，肝気亢進．要するに腹直筋の緊張で，特に左右共に腹直筋は緊張しているが，特に左の腹直金の緊張に触れるとか，腹部の大動脈の亢進が強いケースと言われている．これが抑肝散の口訣というグループになる．

　口訣を最初から全部覚えようというのは難しい．口訣を全部覚えて漢方を使いこなすというのは日本漢方のやり方だが，時間がかかり，誰か師匠に付かないとできない，抵抗のあるやり方である．しかし，口訣には，非常に強い正当性を帯びている部分があり，その中から薬を選ぶとよく効いてくれるケースが多い．

　『保嬰撮要』に「肝経の虚熱，搐を発し，或は発熱咬牙，或は驚悸寒熱，或は土木に乗じて嘔吐痰涎，腹脹食少なく，睡臥不安なるものを治す」，「肝経の虚熱（肝経＝肝臓の経絡，肝臓に合わせる経絡のこと）」で，虚熱という．腹の，特に左側の腹直筋の緊張が強いが，痙攣を発して，あるいは発熱をする場合もあるし，驚いて熱が出たり，土木というのはこれは消化器のことだが，それで嘔吐が出たり，腹が張ったりするといってる．

　重要なのが，『勿誤薬室方函口訣』で「此方ハ四逆散ノ変方ニテ，凡ソ肝部ニ属シ（肝のところに属し），筋脈強急スルヲ治ス（筋脈が非常に突っ張っているのを治す）．四逆散ハ腹中任脈（腹の真ん中のつぼ）ヲ通リ，拘急シテ（非常に突っ張って），胸脇，（胸から脇）ノ下ヲ衝ク者ヲ主トス（胸脇の下をぐっと衝いてくる）．此方ハ左腹拘急ヨリシテ，四肢筋脈ニ攣急スル者ヲ主トス」という．

　四逆散は両方がぐっと突っ張ってくるのだが，抑肝散も両方突っ張ることがある．特に左の方の痙攣が強いのが特徴といわれている．左の腹直筋がぐっと強いようなときには抑肝散か呉茱萸湯を考えようというのが原則だが，両方の腹直筋の緊張が強く拍動が振れているようなときは抑肝散を念頭に置く．

　続いて，「此方ヲ大人ノ半身不随ニ用ユルハ，東郭ノ経験也（東郭がこれを半身不随に用いた）．半身不随並ニ不寝ノ証ニ此方ヲ用ユルハ，心下ヨリ任脈通リ攣急動悸アリ，心下ニ気聚リテ痞スル気味アリ（眠れないというのは，心下より任脈，腹の真ん中に動悸があって突っ張ってくる．心下にグーッと突っ張って何か痞するような，塊があるような場合である）．医手ヲ以テ按セバ（手を持って押さえてみたら）サノミ見エネドモ，病人ニ問ヘバ必ズ痞エル（詰まってい

る）ト云フ．又左脇下柔ナレドモ，少シク筋急アル症ナラバ怒気ハナシヤト問フベシ（左の下に柔らかくても少しだけ筋肉の痙攣があれば，怒りっぽくなったりしてないか，いらいらしていないか，聞いてみてほしい）．若シ怒気アラバ此方効ナシト云フコトナシ（この方を使うとよく効く）．又逍遥散ト此方トハ二味ヲ異ニシテ，其ノ効用同ジカラズ，此処ニ着眼シテ用ユベシ（逍遥散とも同じように使えるが，抑肝散の場合には四逆散の変方，特に不眠症やいらいら，怒りっぽいというような場合に使う）」とある．

❖ 11-4 柴胡加竜骨牡蛎湯

柴胡加竜骨牡蛎湯，これは，口訣である．気および胸脇の熱証による精神不安，煩驚，心悸，多夢，のぼせ，梅核気，心下痞硬または心下膨満，口苦，肩こり，水毒，身重く，尿不利．柴胡加竜骨牡蛎湯は当然柴胡剤だから，胸脇の熱証による不安，驚き，動悸，夢が多い，のぼせる，のどが詰まる，ちょうど中心部分が詰まっている，口が苦い，肩こりなどと書いてある．裏の実証で便秘，胸脇苦満，心下痞硬，胸脇苦満から心下痞硬が全部つながっているようなタイプである．臍の上に動悸あり，本証のより虚証の人には柴胡加竜骨牡蛎湯ではなく竜骨湯という薬を使う．

竜骨湯も使いやすい薬である．ただ刻みでないと使えない．『傷寒論』に，「傷寒八一九日，之を下し，胸満煩驚，小便不利，譫語し，一身尽く重くして，転側すべからざるもの，柴胡加竜骨牡蠣蛎湯之を主る」とある．傷寒（＝急性のウイルス性疾患，発熱疾患）が8〜9日して下してしまった．そうすると非常に胸が張って，もやもやして，尿が出ない．うわごとのようにぶつぶつ何かをいっている．非常に体が重く，横になることができない．そのようなときに，柴胡加竜骨牡蠣蛎湯を使うという．

尾台榕堂の『類聚方広義』に「狂病，胸腹動甚シク，驚懼人ヲ避ケ，兀座独語シ，昼夜眠ラズ，或ハ猜疑多ク，或ハ自ラ死セント欲シ，床ニ安ゼザル者ヲ治ス」という．精神疾患において腹，胸が動くことが甚だしく，何かおどろおどろしくて人を避け，座ったまま独りで何かぶつぶついっている．昼夜眠らず，あるいは疑い深くなって，自ら死のうとし，床にぐっすりと眠れないような者である．

柴胡加竜骨牡蛎湯は『餐英館療治雑話』に「此方ヲ癇証並ニ癲狂ニ用イテ益々効ヲ得タリ（癇の病，癲の病．痙攣やいろいろな精神疾患に用いている）．当今ノ病人，気鬱ト肝鬱トノ病人十ニ八也（江戸時代にも気鬱（＝ストレス性の疾

図 11-5

柴胡加竜骨牡蛎湯

❖ 気及び胸脇の熱証による精神不安，煩驚，心悸，多夢，のぼせ，梅核気，心下痞硬または心下膨満，口苦，肩こり，水毒，身重く，尿不利

❖ 裏の実証で便秘　胸脇苦満　心下痞硬　臍上悸　本証のより虚証は竜骨湯

患），肝鬱（＝ストレスの疾患）は十人のうち八人だという）．肝鬱ガ募ルト癪症トナル．婦人別シテ肝鬱，癪症多シ（女性は特に肝鬱，癪症が多い）．此ノ湯ヲ知リ理会スレバ，当今ノ難病ヲ療スルニ難カラズ（これをよく知って使いこなせれば，心身症をよく治すことができる）．傷寒論ニ胸満煩驚，小便不利ノ者ニ用ユ．此ノ数症ノ中，胸満ガ主症ニシテ煩驚，小便不利ガ客症也（傷寒論にはいろいろな病症が書いてあるが，胸満が一番主である．びくびくしたり，驚いたり，尿が出づらいというのは客症である）．畢竟胸満スル故ニ，自然ト胸中煩スル．故ニ心神安カラズ，事ニ触レテ驚ク也．気胸膈ニ上行シ，結ブル故ニ鬱シテ行ラズ，此レヲ以テ小便不利ス．故ニ此方ヲ用ユル標準ハ胸満也．固ヨリ大小便秘シ煩驚アラバ正面ノ証也」とある．

❖ 11-5　柴胡桂枝乾姜湯

　柴胡桂枝乾姜湯．胸脇の熱証，これは口訣である．胸脇の熱証は全部そうだが，柴胡桂枝乾姜湯は瓜呂仁が入っているから，乾燥がポイントである．乾燥，口が苦い，口が渇く，息切れ，皮膚が乾燥して頬が赤い．血色が悪い．頭や手の異常発汗．活気がない．何を言いたいのか，はっきりしない．心下に軽く圧痛がある（微結）．心下部—季肋部に陥凹を触れる．へそのところに動悸を振れる．胃は冷えている．これは後世方の加味逍遥散と言われる．

　後世方をやっている医師は，加味逍遥散の代わりに柴胡桂枝乾姜湯を使う．特に耳鼻科の医師は柴胡桂枝乾姜湯を使う人が多い．耳鼻科の症例としては柴胡桂枝乾姜湯で心身症の慢性咽頭炎，心身症の副鼻腔炎，心身症のアレルギー鼻炎に

使っている医師が多い．

　古方では加味逍遥散を使うことが多い．使い分けは，柴胡桂枝乾姜湯は気の上衝，虚証，水毒，肺の水毒だが，加味逍遥散は，胸脇苦満とほてりと便秘である．柴胡桂枝乾姜湯もほてりがあるが，柴胡桂枝乾姜湯の胸脇苦満は親指大ぐらいの小さなものである．むしろ，腹に陥凹を触れたり，動悸を触れたりするようなケースが多く，一番のポイントは口が渇くということ．口乾がある，乾燥，これが柴胡桂枝乾姜湯の方を使うポイントになる．

　使う症例はほとんど同じで，全般的不安障害，更年期障害，どちらにも使える．虚証型，実証型，中間症だが，虚証型，実証型で使い分けてもいい．虚証の乾燥の強いタイプに柴胡桂枝乾姜湯，中間症には加味逍遥散，実証には，柴胡加竜骨牡蠣湯というような使い分けになる．

　『傷寒論』に，「傷寒，五六日，已に汗を発し，而も復之を下し，胸脇満微結，小便不利し，渇して嘔せず，但頭汗多く，往来寒熱，心煩する者は，此れ未だ解せずと為すなり．柴胡桂枝乾姜湯之を主る」とある．この胸脇満微結は親指大の圧痛があるというが，よく見ないとわからない．ここの部分に胸脇苦満があると言われて触ってみたらわかる程度である．だが，古方の医師はこれをかなり重要視する．渇（のどが渇く），乾燥があるというのが重要なポイントである．頭にだけ汗をかくというのも，柴胡桂枝乾姜湯がよく効く反応である．

　『金匱要略』に「柴胡桂姜湯は，瘧，寒多くして，微に熱あり．但寒して熱せざるを治す」とある．慢性病で柴胡桂枝乾姜湯を使うときは，瘧（熱が出たり

図 11-6

柴胡桂枝乾姜湯

- 胸脇の熱証　燥証に　口苦　口乾　息切れ　皮膚乾燥　紅頬　血色が悪い　頭や掌の異常発汗　活気がない　はっきりしない性格

- 心下微結　心下部――季肋部の陥凹　臍部の動悸　胃寒　後世方の加味逍遥散

- 気の上衝　虚証　水毒　肺の水毒

引っ込んだり），寒（冷え）が多くて，わずかに熱があるとある．口は渇き乾燥しているが腹は冷えているというようなケースである．

浅田宗伯の『勿誤薬室方函口訣』に，「此方モ結胸ノ類症ニシテ，水飲心下ニ微結シテ（わずかに結んで），小便不利，頭汗出ル者ヲ治ス．此症ハ骨蒸ノ初期，外感ヨリシテ此ノ症ヲ顕ス者多シ．此方ニ黄耆，別甲（鼈甲）ヲ加エテ与フルトキハ効アリ．高階家ニテハ別甲・芍薬ヲ加テ緩痃湯ト名ズケテ，肋下或ハ臍傍（へその横）ニ痃癖（塊）アリテ，骨蒸ヲナス者ニ用フ．此方ハ微結ヲ目的ニシテ，津液胸脇ニ結聚シテ五内（体の中）ニ滋サズ，乾咳（乾燥した咳）出ル者ニ宜シ．又此方ノ症ニシテ左脇下ヨリサシコミ，緩ミ難キ者，或ハ癖飲ノ症（水がこもってしまった病理的な衰退）ニ呉茱萸，茯苓ヲ加エテ用ユ．婦人ノ積聚（いろいろな痛み）水飲ヲ兼ネ時々衝逆肩背（肩から背中に）強急スル者ニ験アリ」とある．緩痃湯は，鼈甲が今使えないので，土鼈甲を使う．この黄耆と鼈甲を使うときには土鼈甲などという形で使う．土鼈甲，鼈甲は体の循環血漿量を増やす働きが強いということで加えたという．

要するに柴胡桂枝乾姜湯というのは，親指大の小さな胸脇苦満があるが，口が渇き，首から上に非常に汗をかくような全般的不安障害のときによく使う．循環血漿量を増やす働きが少し弱いので，実際には黄耆・別甲・芍薬などを加えるともっと効果がある．

❖ 11-6　桂枝加竜骨牡蛎湯

桂枝加竜骨牡蛎湯．気血両虚で，虚陽がふわふわ浮いている，気の上衝によ

図 11-7

```
桂枝加竜骨牡蛎湯

❖気血両虚　虚陽浮越　気の上衝による心悸亢進　動悸　抑うつ気分
　性欲異常　夢交　虚証で無気力　疲れる　便秘なし　表の寒証　虚
　証　腹満　胸脇苦満者

❖竜骨・牡蛎は微寒にて少陰病には不可　時に夜尿症　陰部の冷える
　者や脱毛にもよい　上熱下冷でフケの多い者
```

る心悸亢進，動悸，抑鬱気分，性欲異常，夢交，虚証で無気力，疲れる，便秘なし，表の寒証で虚証，腹満，胸脇苦満するような者．竜骨，牡蛎は少し微寒で，少陰病には不可である．特に夜尿症，陰部の冷える者や脱毛にもいい．上熱下冷でフケの多い者にいいというのが，日本漢方の口訣である．

❖ 11-7　当帰四逆加呉茱萸生姜湯と桂枝加竜骨牡蠣湯

女性の場合に性交痛に使うのが当帰四逆加呉茱萸生姜湯である．男性の場合の性欲異常，特に陰部が冷えてインポテンツになる場合は桂枝加竜骨牡蠣湯がいいと言われている．

『金匱要略』には，「夫れ失精家は，少腹弦急し，陰頭寒く，目眩し，髪落ち，脈極虚なり，芤遅なるは清穀亡血と為す．失精の脈は諸を芤動微緊に得．男子は失精，女子は夢交，桂枝加竜骨牡蛎湯之を主る」とある．下腹を「少腹」という．臍から上を「大腹」という．少腹弦急して，ペニスの先，陰頭が寒い，めまいがする，髪の毛が抜けるという場合に非常に脈は弱くて，芤というのはネギを押さえるような脈というふうに表現している．つまり極端な急性の脱水を起こしてしまうと，循環血漿量が減ってしまって，血管を押さえると血管がふっとつぶれるような脈，これを「芤脈」といっている．

中国ではニラを押さえて，「こんな脈だ」などと教わった．ニラを持ってきて，「押さえろ，ほら，つぶれるだろう，ほらこれが芤脈だ」などというのである．要するに急性の脱水のときの脈なのだそうだ．

『勿誤薬室方函口訣』には，「此方ハ虚労失精ノ主方ナレドモ活用シテ小児ノ遺尿ニ効アリ（疲れて失精するような泌尿器の方によく使うが，子供の夜尿症にも効果がある）．故尾州殿ノ老女，年60余，小便頻数，1時間5，6度厠ニ上ル．小腹弦急シテ他ニ苦シム所ナシ，此方ヲ長服シテ癒ユ（尾州（愛知県）の老女は60歳で頻尿，過活動性膀胱で，下腹が突っ張っている．桂枝加竜骨牡蛎湯を使ったら良くなった）」とある．

❖ 11-8　分心気飲

分心気飲という薬がある．これはエキス剤にないが，覚えておくと役に立つ薬である．桂枝・芍薬・木通（アケビのつる）・半夏（カラスビシャク）・甘草・大棗（ナツメ）・燈心・生姜・乾姜・桑白皮・青皮・陳皮（ミカンの皮）・大腹皮・茯苓・蘇葉（シソの葉）などを「分心気飲」と呼んでいる．

図 11-8

分心気飲

❖ 桂枝　芍薬　木通　半夏　甘草　大棗　燈心　生姜　乾姜
　桑白皮　青皮　陳皮　大腹皮　茯苓　蘇葉

❖ 心胸間の鬱気を分け開く．気鬱のため食事もできなく胃虚で心下痞硬，心下に停水があり，また　めまいや咳，手足倦怠など訴えが多いもの．気鬱の者，未亡人，僧，おちぶれた者，過労者，嫁姑の争いがある者，夫婦仲の悪い者，頭脳労働者で取り桂越し苦労が多い者に用いる

　心胸間の鬱気を分け開くということで「分心気飲」という．気鬱のために食事もできない．胃が弱くて，心下に停水があり，めまい，咳，手足の倦怠など訴えの多い者．気鬱の者，未亡人，僧，おちぶれた者，過労の者，嫁姑の争いがある者，夫婦仲の悪い者，頭脳労働者で取り越し苦労が多い者に用いるが，いろんなエキス剤を使っても効果がない場合に使う．ただ臨床では分心気飲を使う場合にはトランキライザーを使うことが多い．

　うつ傾向のある人に多いので，抗うつ剤を使った方がいいのではないかと，私は思っている．

❖ 11-9　清暑益気湯（せいしょえっきとう）

　清暑益気湯．脾胃の虚証，気津両虚である．気虚と水が足りない．熱証，湿証が時にある．食欲不振，下痢傾向，疲労感があり，熱証としての心煩，口渇，身熱，湿証が時にあり，尿不利をみるという人に使う．慢性の下痢，膀胱炎，口内炎で炎症の遷延化しているような人．いわゆる夏バテ，夏負け，熱中症のときに使うような薬である．慢性下痢，慢性膀胱炎，慢性口内炎，ヘルパンギーナでずっと治らないような子供だとか，潰瘍性大腸炎で冷えて下痢が続くようなタイプ，ペンタサやアサコールを用いても効かないようなときに，清暑益気湯がいい反応をする．

図 11-9

清暑益気湯

- 脾胃の虚証　気津両虚　熱証　湿証が時にある　食欲不振下痢傾向　疲労感　熱証としての心煩　口渇　身熱　湿証が時にあり尿不利をみる

- 慢性下痢　膀胱炎　口内炎で炎症の遷延化の者

❖ 11-10　補中益気湯その他

　補中益気湯，虚証の柴胡剤，中気下陥，胃下垂，内臓胃下垂，虚証，疲労倦怠，顔色が悪い，臍の横に動悸が触れて，汗をかく，脾胃の虚による食欲不振，口の中に白い沫（白沫）がある．時に下痢，熱証として微熱，口渇，血虚，貧血もみる．下半身の出血，過多月経，脈は弱くて無力という人に，補中益気湯も虚証の柴胡剤としては使いやすい薬である．

　その他，実証のうつ症状，これは全部口訣である．実証のうつ症状には，柴胡加竜骨牡蠣湯合香蘇散がよく効く．

　体の中，皮膚の下に虫がいるというものには，桂枝加黄耆湯（東洋薬行）．「東洋薬行　桂枝加黄耆湯エキス6.0」，あるいは「3包」と書くと出てくる．使いやすい薬で，特に皮膚異常感覚，異常知覚，視床の出血，あるいは梗塞などの痛みなどにも使える．

　冷え性で軽い腹痛，むくみ，動悸，生理痛がある人には当帰芍薬散．当帰芍薬散は利水剤だから，むくみというのがポイントである．特に女性で靴下の跡がつくとか，夕方になるとむくむような人．それから虚弱者で全身倦怠，食欲不振，寝汗，動悸，不安があり，消化機能低下と気虚，血虚の人には十全大補湯．陽虚の者（冷え性）で貧血，出血傾向，物忘れ，不安，不眠，心悸亢進の人に帰脾湯を使う．この陽虚というのは，中国の言い方の陽虚と日本の言い方の陽虚で違うので，注意すること．

　日本の場合には陽性の者で虚証の者という言い方をする．中国の場合には陽虚というのは陰陽の陽が足りないから陰が強くなって，ほてりが強くなるという言い方で，使い分けが全く異なる．

図 11-10

```
補中益気湯

❖ 虚証の柴胡剤　中気下陥　虚証　疲労倦怠　顔色不良　臍傍動悸
　自汗

❖ 脾胃の虚による食欲不振　口中白沫　時に下痢　熱証として微熱
　口渇　血虚　貧血　下半身の出血　過多月経　脈軟弱　無力
```

図 11-11

```
その他

❖ 実証のうつ症状：柴胡加竜骨牡蛎湯合香蘇散

❖ 体の中・皮膚の下に虫がいるというもの：桂枝加黄耆湯

❖ 冷え性で軽い腹痛，むくみ，動悸，生理痛などともなうもの：当帰芍
　薬散

❖ 虚弱者で全身倦怠，食欲不振，寝汗，動悸，不安があり
　消化機能低下と気虚・血虚：十全大補湯

❖ 陽虚者で貧血，出血傾向，健忘，不安，不眠，心悸亢進など：帰脾湯
```

　帰脾湯の場合には，陽性で虚証の者，つまりほてり症で虚証の者にはこれがいい．不安，健忘，物忘れが強い場合には帰脾湯，という使い分けになる．これは日本の陽虚である．陰虚，陽虚と書いてあるときだけ，どちらの言い方か気をつけること．

　なお，婦人科．漢方薬でホルモン動態を変えようというときは，最低2カ月飲むというのが原則である．ただし最初の2週間，1カ月で，まったく何も変化がないというのは，合わないケースなので，そこだけ気をつけること．

図 11-12

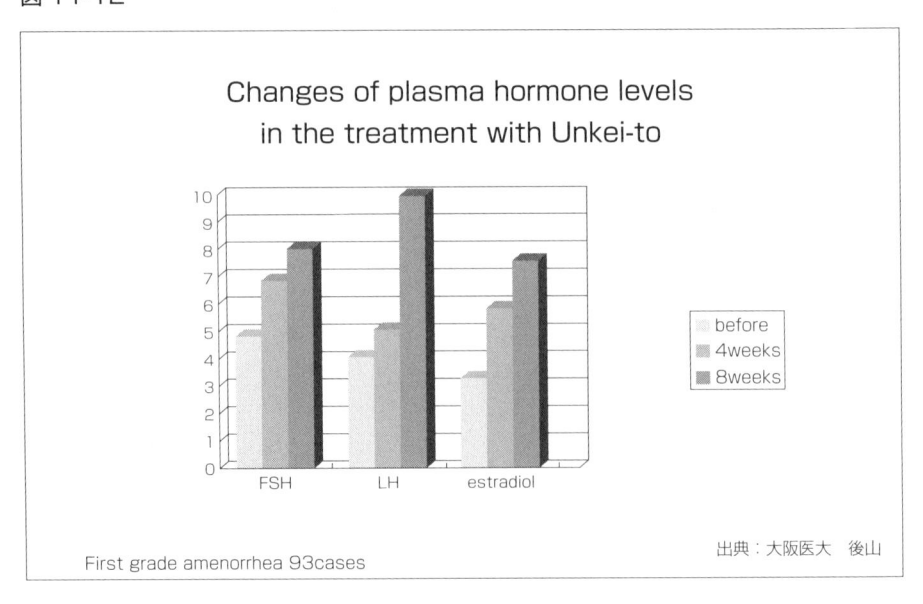

Changes of plasma hormone levels in the treatment with Unkei-to

First grade amenorrhea 93cases

出典:大阪医大　後山

図 11-13

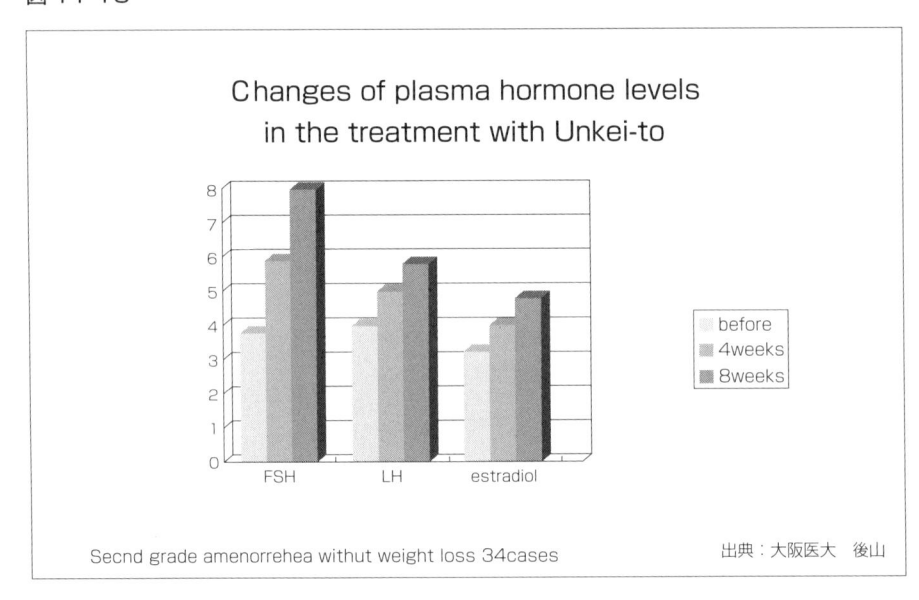

Changes of plasma hormone levels in the treatment with Unkei-to

Secnd grade amenorrehea withut weight loss 34cases

出典:大阪医大　後山

❖ 11-11　桃核承気湯(とうかくじょうきとう)

　婦人科の中で特に問題になるのが,桃核承気湯(とうかくじょうきとう)という薬である.『傷寒論』に,「太陽病不解,熱が膀胱に結び,其人狂の如し.血自下,下る者は癒ゆ」とある.「血証を治する,少腹急結,上衝する者」.「大黄の証(舌が黄色くなって),下腹

部の拘急疼痛，特に左腸骨窩に非常に強い圧痛があって，左の腸骨窩を押さえると足を跳ね上げるぐらい痛い．精神不安，狂のごとし」とあり，女性の精神自律神経発作のときに使う．

そこまで強く圧痛を訴える人は少ないが，押さえ方にコツがある．『勿誤薬室方函口訣』に，「此方ノ傷寒蓄血（急性疾患の血液がたまってしまっているような形），少腹急結ヲ治スルハ勿論ニシテ（下腹が非常に突っ張っているのを治すのはもちろん），諸血症ニ運用スベシ．例バ吐血，衄血（＝鼻血），止マザルガ如キ，此方ヲ用ザレバ効ナシ．又走馬疳（頬部の壊疽），断疳，出血止マザル者，此方ニ非ザレバ治スルコト能ハズ．癧疽及ビ痘瘡，紫黒色ニシテ内陥セント欲スル者，此方ニテ快下スレバ験アリ．其他荊芥ヲ加エテ瘈病（痙攣），及ビ発狂ヲ治シ，附子ヲ加エテ血瀝腰痛，及ビ月信痛（生理痛）ヲ治スルガ如キ，其効挙ゲテ数エ難シ」とある．

漢方治療の実際のところに，「月経不順，月経過少，月経閉止などがあって，体格が良く，肉のしまりがよく，便秘のくせがある婦人の頭痛に用いることがある．この際もっとも大切な目標は特異な腹症である．すなわち左腸骨窩に表在性の索状物を触れ，これを指頭をもって迅速に擦過するように圧すと伸ばしていた足をかがめてアッと顔をしかめるように痛む．この腹症を調べるときには，必ず両足を伸ばしておく．膝をかがめて診察する．医師は，示指・中指・薬指の三指を揃えて，左腸骨窩におき，腸骨結節にむかってすばやくこするように三指を移動せしめる．この際患者がとびあがるような痛みを訴える．この腹症を古人は少腹急結と呼び，瘀血の徴候とした」と書いてある．

普通に押さえても大丈夫なようだ．三指をもってこすると，「痛い」という．それが桃核承気湯の押さえ方，少腹急結の押さえ方と言われている．

❖ 11-12　清心蓮子飲

清心蓮子飲．『和剤局方』に，「心中に積を蓄え，時に常に煩燥し，思慮労力憂愁抑鬱によって，小便白濁をきたし，夜は夢に走泄し，遺瀝渋痛し，便赤く血の如し，男子五淋，婦人の帯下」，などを清心蓮子飲で治すとある．神経陰性膀胱，残尿感，頻尿，排尿後の不快感，小便の混濁．上盛下虚といい，のぼせて顔が赤く，安眠できず足は冷えるようなタイプである．

『勿誤方函口訣』に，「此方ハ上焦ノ虚火（ほてり）亢リテ，下元（尿やおりもの）之ガ為ニ守ヲ失シ，気淋白濁等ノ症ヲナス者ヲ治ス．又遺精ノ症，桂枝加竜

図 11-14

清心蓮子飲（111）

- 和剤局方　心中に積を蓄え，時に常に煩燥し，思慮労力憂愁抑鬱によって，小便白濁をきたし，夜は夢に走泄し，遺瀝渋痛し，便赤く血の如し，男子五淋，婦人の帯下
- 体質虚弱者の慢性泌尿生殖器疾患
- 残尿感・頻尿・排尿後不快感・小便の混濁・帯下
- 神経因性膀胱
- 大塚　上盛下虚　のぼせて顔が赤く安眠できず足は冷える

骨牡蛎ノ類ヲ用イテ効ナキ者ハ上盛下虚ニ属ス．此方ニ宜シ．若シ心火燭ニシテ妄夢失精スル者ハ竜胆瀉肝湯ニ宜シ．一体此方ハ脾胃ヲ調和スルコトヲ主トス．故ニ淋疾下疳ニ因ル者ニ非ズ．又後世ノ五淋湯，八正散ノ之ク所ニ比スレバ虚候ノ者ニ用ユ．『名医方考』ニハ労淋ノ治効ヲ載ス（ということで，上半身の方の虚火，下半身の冷えというのがポイントである）．加藤謙斎．小便余瀝ヲ覚ユル者ニ用ユ．余数年歴験スルニ労働力作シテ淋ヲ発スル者，疝家（＝下腹部，もしくは睾丸の痛みなど）小便ハ佳ナリ通ズレドモ跡ニ残ル心持アリテ了然タラザル者ニ効アリ．又咽乾ク意アリテ小便余瀝ノ心ヲ覚ユルハ猶更此方ノ的当トス」とある．上半身の方の上焦の虚火，下半身の方の冷えに清心蓮子飲がいいということである．

11-13　桂枝茯苓丸

瘀血というグループ．瘀血とは，末梢循環不全で血流の滞った状態，皮膚の新生物，出血，精神不穏，夜間痛，頭痛，肩こり，生理痛，骨盤腔内の静脈の鬱滞をいう．昔は「塊と出血」などといっていた．最近では皮膚の新生物，いぼとか湿疹など，精神不穏と夜間痛などを「瘀血の三大症状」などといっている．

11-14　活血化瘀薬

活血化瘀薬．血液の流体力学異常の改善（血管拡張）に働くのが我朮，桃仁，

図 11-15

桂枝茯苓丸と子宮内膜細胞

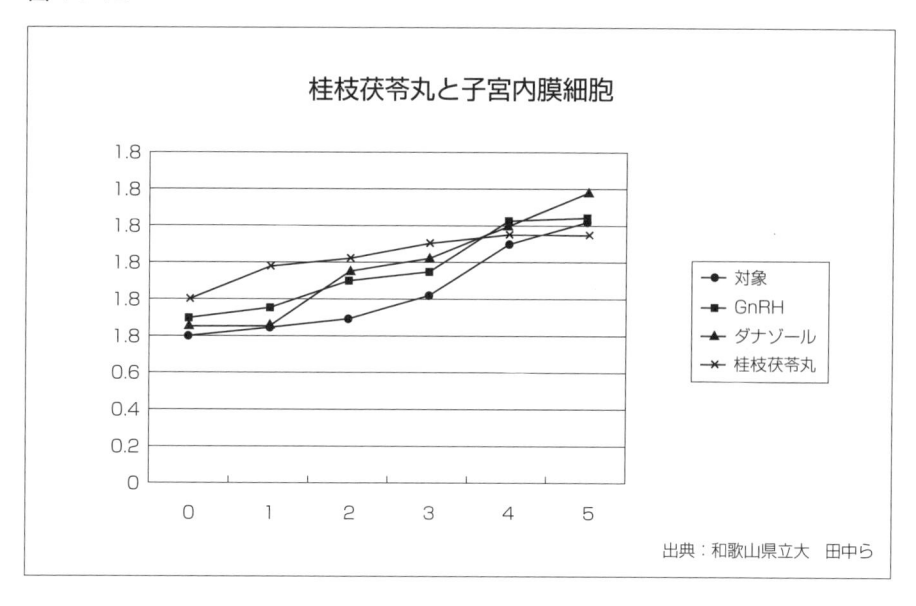

(グラフ：対象, GnRH, ダナゾール, 桂枝茯苓丸)

出典：和歌山県立大　田中ら

図 11-16

瘀血の概念

- ❖ 末梢循環不全にて血流の滞った状態　皮膚の新生物　出血　精神不穏　夜間痛　頭痛　肩こり　生理痛　骨盤腔内の静脈の鬱滞（テーラー症候群）
- ❖ 腹診が重要：臍周囲痛　下腹部痛　紫舌
- ❖ 生薬：桃仁　牡丹皮　川芎　大黄　紅花
- ❖ 処方：桂枝茯苓丸　桃核承気湯　通導散

それから腫瘍の分解吸収，血管拡張，抗凝血作用に働くのがこの我朮・桃仁で，川芎・紅花・当帰は冠状動脈の拡張効果があるといわれている．血液レオロジーの改善，これはプラスミン活性の亢進と cAMP 濃度を改善するのが，当帰，川芎，紅花，丹参．それから抗血栓作用，フィブリン溶解作用は芍薬の中の赤芍，それから当帰，我朮，川芎，延胡策，益母草というのが，効果がある．

図11-17

活血化瘀薬

- 血液の流体力学異常の改善（血管拡張）　我朮・桃仁：腫瘍の分解吸収・血管拡張・抗凝血
  川芎・紅花・当帰：冠状動脈の拡張
- 血液レオロジーの改善（プラスミン活性の亢進とcAMP濃度の改善）　当帰・川芎・紅花・丹参
- 抗血栓作用（フィブリン溶解）　赤芍薬・当帰・我朮・川芎・延胡索・益母草

図11-18

桂枝茯苓丸（25）

- 駆瘀血剤の代表
- 桂枝・茯苓・牡丹皮・桃仁・芍薬（桃牡芍）
- うっ血を改善し血腫を分解吸収，血液循環を改善する．牡丹皮は子宮粘膜を充血させ芍薬は子宮筋の収縮調整に働く．
- 月経異常　冷えのぼせ　自律神経失調　慢性の疼痛　子宮内膜炎　子宮筋腫
- 冷えのぼせと腹部圧痛が目標

　「赤芍なんて困る」と言われるが，赤芍を使うときには刻み（湯液）になるが，「芍薬（皮付き）」と書いておくと，赤芍と同等の薬効が得られるという．実際には白い芍薬と赤い芍薬は種類が違うが，中の成分が皮の方にたくさん含まれているので，普通の芍薬と書くと白芍薬と同じ効果が出てくる．「芍薬（皮付き）」と書くと，赤芍と同じ効果が出る．だから「芍薬」と書くと循環血漿量を増やす方の働きである．「芍薬（皮付き）」と書くとフィブリン溶解の方の駆瘀血剤，そういう使い分けで使い分けることができるので，刻みで使うときのコツになる．
　桂枝茯苓丸は駆瘀血剤の代表である．「桂枝茯苓」と書いてあるが，実はこれ

図11-19

```
桂枝茯苓丸

❖ダナゾール：内膜上皮細胞の増殖生存の直接抑制するが間質細胞に
 は抑制効果が低い．つまり卵巣チョコレートのう胞や子宮腺筋症に
 効果

❖桂枝茯苓丸：子宮内膜症患者の血清中の子宮内膜間質細胞生存促進
 活性を下げる
```

が主ではなく，桂枝茯苓の後にある牡丹皮，桃仁，芍薬，この3つが駆瘀血剤である．だから「桂枝茯苓丸は桃牡芍」という覚え方をする．正確にはこの芍薬を赤芍にしないといけない．そうすると，非常に活血化瘀薬の働きが強くなってくる．鬱血を改善し血腫を分解吸収，血液循環を改善する働きがある．牡丹皮は子宮粘膜を充血させ，芍薬は子宮筋の収縮調整に働く．冷えのぼせ，子宮筋腫，子宮内膜炎などが適応である．

❖11-15　活血グループ

　活血グループ．血液循環不全，夜間痛，精神症状，舌に黒っぽい斑点がついたりする．元富山医科薬科大学の寺沢捷年先生の瘀血スコアを目標にするといい．桂枝茯苓丸，桃核承気湯，通導散，疎経活血湯，治打撲一方，乙字湯，当帰芍薬散は，虚証の駆瘀血剤である．芎帰膠艾湯，桂枝茯苓丸加薏苡仁．桂枝茯苓丸は子宮筋腫の代表，子宮内膜症，腹部の圧痛がポイントになる．桃核承気湯は，左の鼠経部，回盲部に3本の指をすーっと擦過して押さえていくと，伸ばしていた足をぐっと曲げるような人に使う．血自ら下るというところで，機能性続発性無月経の発来のときに使ったりもする．

　通導散はさらに精神症状が強いケース．それから芎帰膠艾湯は出血である．艾というのはよもぎである．芎帰調血飲（タイコ堂）は，不正出血が止まらないようなケース，臍の右側に非常に圧痛が強いようなケースに使う．治打撲一方はカウザルギー．乙字湯は痔疾患に用いる．

❖ 11-16　活血グループ（駆瘀血剤）のまとめ

　桂枝茯苓丸．『金匱要略』に，「婦人宿と癥あり．経断ちて未だ三月に及ばず，而も漏下を得て止まず，胎動きて臍上に在るものは癥，痼妊娠を害すると為す．六月にして動くものは前三月経水利するときの胎なり．血下るものは断ちて後三月の胚なり．血止まざる所以のものはその癥去らざるが故なり」．

　要するに婦人は妊娠とがんや子宮筋腫などの塊の二つのケースがあるという．どちらにも桂枝茯苓丸は使えるが，桂枝茯苓丸のポイントは瘀血症状，口渇，尿が多い，さめ肌，便が真っ黒，青筋が立つ，出血傾向，月経不順，不妊．この不妊は少し卵管通過障害があるような不妊である．80％から85％は卵管通過障害といわれているが，その場合には桂枝茯苓丸がいい．流産の場合，特に最近では抗リン脂質抗体症候群が非常に多いから，そこをしっかり見る．下腹部痛．桂枝茯苓丸は，婦人科疾患，打撲，痔核，蕁麻疹，整形外科ではギプスを巻いた後のコンパートメント症候群の予防に使われるケースが多い．

　桂枝茯苓丸．浅田宗伯の『勿誤薬室方函口訣』に，「此方ハ瘀血ヨリ来ル癥瘕ヲ去ルガ主意ニテ，凡テ瘀血ヨリ生ズル諸症ニ活用スベシ．原南陽ハ甘草・大黄ヲ加エテ腸癰（腸の中のカルブンケルのようなもの）ヲ治スト云フ．余ガ門ニテ

図11-20

活血G(駆瘀血剤)のまとめ

- ❖ 桂枝茯苓丸(25)：子宮筋腫・子宮内膜症・腹部の圧痛が重要　左臍・S状結腸部の圧痛
- ❖ 桃核承気湯（61）：左卵経部に強い圧痛・回盲部の圧痛・大黄剤にて便秘が重要・機能性無月経の発来
- ❖ 通導散（105）：（61）より精神症状が強い・ヒステリー・下腹部の腹直筋緊張・大黄剤
- ❖ 芎帰膠艾湯(77)：ひろく出血に・四物湯＋艾葉・阿膠
- ❖ 芎帰調血飲（タイコ堂）：不正出血がとまらない・臍右の圧痛が特徴・中間症
- ❖ 治打撲一方(89)：打撲・CRPS TypeⅡ（カウザルギー）
- ❖ 乙字湯（3）：内痔核・桂枝茯苓丸加薏苡仁（125）は甲字湯という・きれ痔や色素沈着

図 11-21

```
桂枝茯苓丸（25）

❖ 金匱要略：婦人宿と癥あり．経断ちて未だ三月に及ばず，而
  も漏下を得て止まず，胎動きて臍上に在るものは癥痼妊娠を
  害すると為す．六月にして動くものは前三月経水利するとき
  の胎なり．血下るものは断ちて後三月の胚なり．血止まざる
  所以のものはその癥 去らざるが故なり．

❖ ①瘀血症状：口渇・尿利が多い・さめ肌・大便黒・青筋・出
  血傾向・月経不順・不妊・流産
  ②下腹部痛

❖ 婦人科疾患・打撲・痔核・蕁麻疹
  整形外科ではギプス後のコンパートメント症候群予防に
```

図 11-22

```
子宮に関する漢方薬

❖ 子宮収縮促進　枳実　益母草（芎帰調血飲）薏苡仁（薏苡仁
  湯）　五味子　紅花　大黄　附子（大量で）桃仁（桃核承気
  湯）　牡丹皮

❖ 子宮収縮抑制　当帰　川芎（当帰芍薬散・温経湯）黄芩　香
  附子　杜仲　白朮　木香

❖ 内膜充血促進　丹参　大黄　甘草
  リュープリンには芎帰膠艾湯
```

ハ大横・附子ヲ加エテ血分腫及ビ産後ノ水気ヲ治スル也．又此方ト桃核承気湯ト
ノ別ハ，桃承（桃核承気湯）ニ狂少腹急結アリ．又温経湯ノ如ク上熱下寒ノ候ナ
シ」とある．

　要するに桂枝茯苓丸は瘀血からくる塊，内膜型の子宮筋腫などを使うのにいい
が，甘草，大黄を加えるとカルブンケル，膿んでいるようなケースにも使える
し，大黄，附子を加えて血分腫，同じような塊があるようなケースにも使う．特
に子宮筋腫などにも桂枝茯苓丸プラス大黄，桂枝茯苓丸プラス附子なども使うこ
とが多い．

図11-23

漢方薬の女性ホルモン様作用

- 漢方薬（当帰・川芎）は女性ホルモン賦活に働くが生体恒常性維持の作用があり、ホルモン治療に相乗作用はあるが相殺はしない
- ホルモン依存性腫瘍には当帰・川芎のペアは避ける
- 子宮収縮作用の漢方：芎帰調血飲・大黄・芎帰膠艾湯・桃核承気湯などは妊娠初期には使用を避ける

　ツムラの附子が修治附子から附子末に変わり，鎮痛効果が強くなった．今まで鎮痛効果を強くするために使っていた烏頭の代わりに附子だけでもじゅうぶん効くようになったので，附子をまた期待して使えばいいかと思う．附子末という，修治は付けなくてもいい．桃核承気湯との鑑別は，桃核承気湯は，左の下腹部に圧痛があり，温経湯は足が冷えて上半身がほてるという違いである．

　通導散，これは一貫堂の瘀血証の代表方剤である．森道伯先生の薬になる．比較的体力があり，心下部が苦しく，便秘，頭痛，のぼせ，不眠，不安，下腹部の圧痛（小腹急結）と腹直筋の緊張，月経不順，月経痛．特に下腹部に腹直筋がつっぱっているケースにいい．一貫堂は現代でも使えるケースが多い．女性も実証の方がずいぶん増えてきた．実証の方で強い訴えがあるようなときに，この通導散が劇的に効く場合がある．

　最近では，お産の後の臍ヘルニアで「薬をくれ」といって来た人が，触診したら下腹部が張っている．便秘はないかと訊いたら，「便秘がつらくて，便を出すたびに臍が出る」という．通導散を勧めたら，びっくりするくらいよく効いたというケースがあった．

　もともとは百叩きの刑の後の打撲，広範囲の皮下出血で，興奮で心下部が苦しくて，上腹部が緊張して苦しく便秘をして，頭痛，のぼせ，不眠，不安のあるものに使っていた．百回も叩かれれば，すごい皮下出血で，興奮もする．おまけに牢に入れられるわけだから，不安，不眠，頭痛，痛みが起こる．そういうときに通導散を用いたのである．

11-17 当帰剤

　当帰剤．当帰芍薬散は最初に話したが，TH1を上げる働きが割合強くなっている．当帰芍薬散の成分は当帰・川芎・芍薬・茯苓・沢瀉・白朮である．当帰芍薬散の代表方剤は，当帰・芍薬・茯苓・沢瀉で，「当帰芍薬散は，当薬茯瀉」と覚える．当帰・芍薬は補血作用，血管拡張，白朮・茯苓・沢瀉が利水，消化吸収の促進で，特にしびれ，けいれん，むくみに効く．

図11-24

```
             通導散（105）

❖ 一貫堂　瘀血証

❖ ①比較的体力がある，②心下部が苦しい，③便秘，④頭痛・
  のぼせ・不眠・不安，⑤下腹部の圧痛（小腹急結）と腹直筋
  緊張，⑥月経不順・月経痛

❖ 昔百叩きの刑のあとの打撲で広範囲に皮下出血が生じ，興奮
  で心下部が苦しく，上腹部が緊張して苦しく便秘をして頭
  痛・のぼせ・不眠・不安のあるものに用いた
```

図11-25

```
                  当帰剤

❖ 当帰剤　N＝４４　33.3±13.8才
❖ 当帰芍薬散３６例　当帰飲子8例
❖ 白血球　6427±970
❖ 顆粒球　58.1±12.1　　51.5±9.8　P＜0.001
❖ リンパ球　30.9±10.6　　36.4±10.3　P＜0.001
❖ T細胞への作用　N＝4
❖ TH1　19.7±5.8　　20.9±4.7
❖ TH2　3.5±0.3　　2.7±0.4　　P＜0.01
```

図 11-26

```
当帰芍薬散（23）

❖ 当帰・川芎・芍薬・茯苓・沢瀉・白朮（当薬茯瀉）

❖ 当帰・芍薬は補血　血管拡張　白朮・茯苓・沢瀉は利水
　消化吸収の促進

❖ 手足のしびれ　筋のけいれん　むくみ　浮腫　習慣性流産
　妊婦の腹痛　月経不順

❖ 子宮局所では排卵誘発　子宮筋収縮抑制
```

図 11-27

```
当帰芍薬散の排卵作用

　　　LH サージ
　卵巣局所での IL-1β　TNFαの増加
　卵巣局所での CINC の増加　　　　　　←←←　当帰芍薬散
　卵胞周囲への好中球の集族
　collagenase　PGs などの産生　　　　　　　　TJ-23
　　　　　排卵

当帰芍薬散の排卵には交感神経系が作用

出典：徳島大学　手束より
```

　それから TH2 が高すぎるタイプの習慣性流産，妊婦の腹痛，生理不順に当帰芍薬散が効く．TH1 が高すぎるタイプの習慣性流産というのは，柴苓湯でないと効かない．また，これは，ほとんどが抗リン脂質抗体症候群が多い．子宮局所では排卵誘発，子宮筋の収縮抑制に働く．

　排卵作用とは，LH サージを起こしてから卵巣局所でインターロイキン1β さらに TNFα が増加し，それから顆粒球の増殖因子がどんどん働く．実はツムラの当帰芍薬散，ここに抑制効果が働くのだが，刺激作用が働くが，卵胞周囲に好

図 11-28

卵巣細胞の性ホルモン産生

	漢方薬濃度	17βエストラジオール	プロゲステロン
温経湯	0	58.7±3.05	2.90±0.12
	10	70.1±2.43	3.38±0.23
	100	94.8±4.69**	5.03±0.69*
当帰芍薬散	0	56.3±12.4	3.23±0.09
	10	65.0±2.52	3.30±0.15
	100	84.3±10.0*	4.10±0.19**
	μg/ml	pg/ml	ng/ml

*$p<0.01$ **$p<0.05$

出典：徳島大　尾形ら

図 11-29

当帰芍薬散の TH1/TH2 バランス

末梢血	対照	当帰芍薬散	柴苓湯	
IFN-γ	2000	6080	4960	pg/ml
IL-4	46	44	47	pg/ml

脱落膜	対照	当帰芍薬散	柴苓湯	
IFN-γ	840	1100	1080	pg/ml
IL-4	31	30	30	pg/ml

当帰芍薬散は局所と全身で作用が異なる

出典：東京大　金井ら

中球，この顆粒球の刺激因子が好中球を集族させると，プロスタグランジンを産生して排卵するという．つまり卵巣局所では交感神経系がずっと働いて，それを当帰芍薬散は刺激して排卵を強くするということがわかっている．交感神経を刺激するだけだと生体的には TH2 があまり TH1 を上げる働きにならない．TH1 の方は副交感の方に働かないといけないが，なぜかこの当帰芍薬散は局所の卵巣での働きと全身的な働きが変わるという薬である．最近では大阪医科大学の後山

先生が漢方生薬200種類を調べマクロファージの刺激作用の強い4生薬を発見された．つまり排卵作用の強い生薬であるが紅花・車前子・南瓜子・金銀花であったそうである．これをマクロファージを刺激する生薬という意味でMACHと呼んでいる．

　これは温経湯と当帰芍薬散，エストラジオール，プロゲステロン，同等程度に上げることができる．ただし2カ月以上かかる．奇恒の腑，子宮，卵巣は「奇恒の腑」であるという論文がある．その奇恒の「恒」というのがホメオスターシスという意味，「奇」というのはパラドックスである．パラドックスホメオスターシスオーガンという意味で卵巣，子宮を捉えていたというのが，ヒントかもしれない．つまり卵巣，子宮に関しては全身的なホメオスターシスと逆説的に動くケースがある．

　特に排卵効果はそういうことで当帰芍薬散に働くということである．だから当帰芍薬散は，卵巣局所で排卵が強く，いわゆる交感神経系を刺激しても全身的には副交感もちゃんと上げて，TH1を上げるから，心配なく使うことができる．

❖ 11-18　当帰芍薬散（とうきしゃくやくさん）

　当帰芍薬散．『金匱要略』に，「婦人懐妊，腹中絞痛するは，当帰芍薬散之を主る」とある．四肢の冷え，むくみ，はれ，頭に帽子をかぶったような，めまい，虚証の瘀血症状，貧血，皮膚はもち肌，婦人科疾患，不妊，産後の腰痛，冷え，アレルギー．この不妊は黄体機能不全の不妊だが，黄体機能不全，冷え，アレルギー．虚証の駆瘀血剤，特にリトドリンの副作用防止にも当帰芍薬散は非常に効果がある．

　腹が絞られるように痛い，妊娠してきゅっと絞られるように痛い，というのは危ない．切迫流産に近い．そういうときには当帰芍薬散を使う．むくみ，足の冷え，冷え，虚証，それから皮膚がもち肌，貧血．桂枝茯苓丸とかなり違う．桂枝茯苓丸はさめ肌，当帰芍薬散はもち肌，桂枝茯苓丸は青筋，便秘，当帰芍薬散は冷え性でむくみ，貧血である．

　色白で，むくみやすく，貧血気味で，弱々しい感じの女性のタイプが当帰芍薬散で，腹を触って上腹部に拍動を触れるような人は，間違いなく当帰芍薬散である．下腹部に圧痛が触れるのは桂枝茯苓丸．色黒で，腹を触ると「あ，痛い」などという．痛みがあったり，便秘があったりという元気な女性には，桂枝茯苓丸を使う．

　『勿誤薬室方函口訣』に，「此方ハ吉益南涯得意ニテ，諸病ニ活用ス．其治

験『続建珠録』ニ悉シ（非常にたくさん書いてある）．全体ハ婦人ノ腹中絞痛（きゅっと絞られるように痛い）ヲ治スルガ本ナレドモ和血ニ利水ヲ兼ネタル方故，建中湯ノ症ニ水気ヲ兼ル（水がからんでいる）者カ逍遥散ノ症ニ痛ヲ帯ル者カ何レモ広ク用ユベシ．華岡青州ハ呉茱萸ヲ加エ多ク用イラレタリ．又胎動腹痛ニ此方ハ絞痛トアリ．芎帰膠艾湯ニハ只腹痛トアリテ，軽キニ似タレドモ爾ラズ．此方ハ痛甚シクシテ大腹（上の方）ニアル也．芎帰膠艾湯ハ小腹（下腹部）ニアッテ腰ニカカル．故ニ早ク治セザレバ将ニ堕胎ノ兆トナル也．二湯ノ分ヲ能ク弁別シテ用ユベシ」とある．これが，当帰芍薬散と芎帰膠艾湯の使い分けになる．もちろん芎帰調血飲なども同じようなタイプになる．

❖ 11-19　温経湯（うんけいとう）

　温経湯．『金匱要略』に，「婦人年五十ばかり，下痢を病みて十数日止まらず，暮れには発熱し，小腹裏急し，腹満し，手掌煩熱（手足がほてって）し，唇口乾燥する」とある．掌には熱感がある，口が渇く，下腹部に異常感がある，生理不順・冷えというのが桂枝湯の証である．つまり自律神経が弱く，動悸をしやすくて，汗をかきやすく，その桂枝湯の証に足の冷えと上半身のほてり，特に口の渇きなどがあれば温経湯を使う．鑑別は，当帰芍薬散は体力がない，貧血気味．桂枝茯苓丸は腹に圧痛がある．桃核承気湯は左の腸骨窩に小腹急結がある．当帰建中湯はさらに体力がなくて，腹痛が強く，腹直筋が2本，きゅっとつながって

図 11-30

温経湯（106）

- ❖ 金匱要略　婦人年五十ばかり，下痢を病みて十数日止まらず，暮れには発熱し，少腹裏急し，腹満し，手掌煩熱し，唇口乾燥する．

- ❖ ①手掌に熱感，②口が渇き，③下腹部に異常感，④生理不順や冷え，⑤桂枝湯の証に冷えほてり

- ❖ 鑑別　当帰芍薬散：体力がない　貧血　冷え
  　　　　桂枝茯苓丸：臍左下に瘀血の腹症
  　　　　桃核承気湯：体力があり便秘　左腸骨窩に圧痛（小腹急結）
  　　　　当帰建中湯：体力がなく腹痛が強い

図 11-31

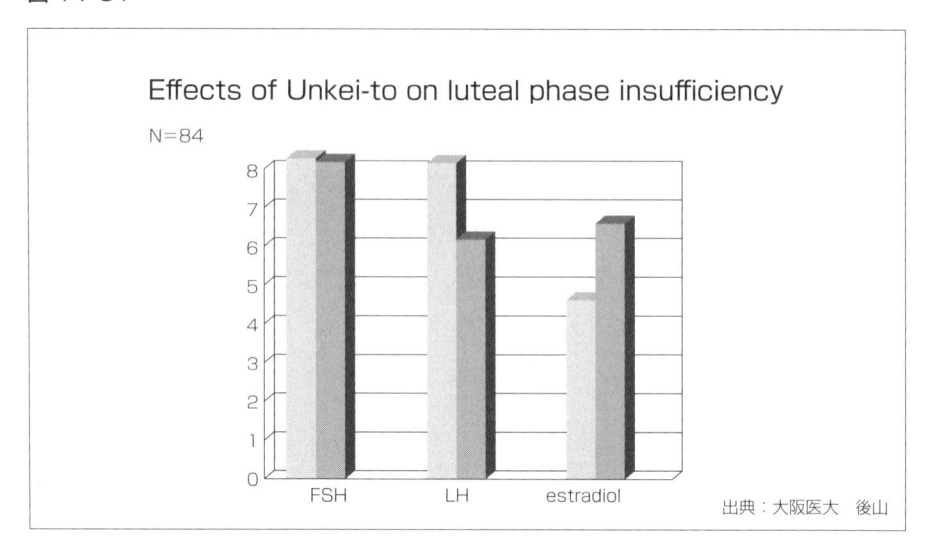

Effects of Unkei-to on luteal phase insufficiency
N=84

（FSH，LH，estradiol のグラフ）

出典：大阪医大　後山

いるというタイプである．

　『勿誤薬室方函口訣』に，「此方ハ胞門（子宮）虚寒ト云フガ目的ニテ，凡ソ婦人ノ血室虚弱ニシテ，月水不調，腰冷（腰冷えて），腹痛，頭疼（頭が痛い），下血，種々ノ虚寒ノ候ニ用ユ．年五十云々ニ拘ルベカラズ，反テ方後ノ主治ニ拠ルベシ．又下血ノ証，口唇乾燥（唇が乾燥したり），手掌煩熱（手足がほてったり），上熱下寒（足は冷えるが上半身はほてる），腹塊ナキ者ヲ適証トシテ用ユ．若シ腫塊アリ，快ク血下ラザル者ハ桂枝茯苓丸ニ宜シ．其ノ又一等重キ者ヲ桃核承気湯トスル也」とある．温経湯は足の冷えと上半身のほてり，唇の乾き，腹に塊がない．桂枝湯の証だから塊があれば当然，桂枝茯苓丸となる．

❖ 11-20　婦人科漢方投与のコツ

　婦人科の漢方投与でまとめると，排卵誘発に効くのは卵巣局所で交感神経を刺激するグループ，特に当帰芍薬散，黄体機能不全，冷え性，むくみである．黄体機能不全，冷え性，むくみ．腹が非常に弱い，冷えている．温経湯．LH が低いケース，高いケース，冷え，ほてり．これは桂枝湯の証だから，腹に拍動を触れる，足が冷えるけど口が渇く．芍薬甘草湯そのものは抗アンドロゲン作用がある．内膜増殖抑制は桂枝茯苓丸で，これは腹に圧痛がある．プロスタグランジン産生抑制は抗プロラクチン作用が芍薬甘草湯，要するにカバサールと同じように使う．芎帰調血飲（タイコ堂）．実証には女神散，貧血気味には四物湯．TH1，

図 11-32

```
              婦人科治療ポイント

       ❖ 女性ホルモン由来の不定愁訴に
           子宮筋腫   桂枝茯苓丸
           黄体機能不全  温経湯
           生理前緊張   抑肝散
```

図 11-33

```
              婦人科漢方投与のコツ

   ❖ 排卵誘発  当帰芍薬散（23）黄体機能不全冷え
     温経湯（106）高LH  冷えほてり  口乾
     芍薬甘草湯（68）   抗アンドロゲン作用
   ❖ 内膜増殖抑制  桂枝茯苓丸（25）子宮内膜症
   ❖ PG産生抑制  芍薬甘草湯（68）抗プロラクチン  芎帰調血
     飲（タイコ堂）不正出血  女神散（67）  のぼせ  めまい
     四物湯（71）  貧血
   ❖ TH1/TH2バランス  当帰芍薬散TH2  柴苓湯TH1
   ❖ 虚証  芍薬甘草湯（低）──当帰芍薬散（高）冷え・温経湯
     （106）手足のほてり  桂枝茯苓丸  子宮内膜症
     実証  芍薬甘草湯──女神散  ストレス
```

TH2バランスでいうと，TH2を落としてくれるのは当帰芍薬散，TH1を落とすのは柴苓湯である．

　例えば黄体機能不全で冷え性で，むくみがあるときには，当帰芍薬散をベースにしておいて，生理のときに芍薬甘草湯を少し加える．桂枝湯の証で自律神経が弱く，腹に拍動が触れ，足が冷えて口が渇くときには，温経湯をベースに使っておいて，生理のときに芍薬甘草湯を使う．内膜症もしくは卵管の通過障害，あるいは子宮筋腫が少しあるというときには，桂枝茯苓丸をベースにしておいて，生理のときに芍薬甘草湯を使う．ストレスが強く，めまいを訴える，ほてりがある

図 11-34

```
                    婦人科漢方薬のコツ

  ❖ 虚証   貧血・黄体機能不全・むくみ      ：当帰芍薬散
          冷えほてり・高LH血症・口渇      ：温経湯
          子宮内膜症・腹痛・子宮筋腫      ：桂枝茯苓丸

  ❖ 実証   めまい・生理前緊張          ：女神散
          乳房痛・自律神経失調        ：加味逍遥散
          便秘・続発性無月経          ：桃核承気湯
          瘀血・精神的緊張            ：通導散
```

というときは，女神散をベースにしておいて，芍薬甘草湯を生理のときに加える．あるいは生理前緊張が強くて，胸が張って困る，ほてりがあるというときは，加味逍遥散をベースにして，芍薬甘草湯を加える．そんなような格好で婦人科の漢方が使えるようになる．

　虚証，貧血，黄体機能不全，むくみには「当帰芍薬散」．冷えほてり，LHが高い，低い，口渇には「温経湯」．子宮内膜症，腹痛，子宮筋腫には「桂枝茯苓丸」．めまい，生理前緊張には「女神散」．乳房痛，自律神経失調症には「加味逍遥散」．便秘，続発性無月経には「桃核承気湯」．瘀血，精神的緊張には通導散というように使い分けることができる．

❖ 11-21　女神散

　女神散は浅田家の処方である．「此方ハ元安栄湯ト名ヅケ，軍中七気ヲ治スル．余家婦人血症ニ用イテ特験アルヲモッテ今ノ名トス．実母散，婦王湯，清心湯，皆此ノ類也」という．のぼせ，めまい，頭痛，不安感，便秘などや，緊張感が強くて，実力が発揮できないケースに，女神散を使う．加味逍遥散は訴えが次々変わる人に．ほてりと胸脇苦満と便秘．桃核承気湯は実証のもので，非常に強い精神症状があって，左の腸骨窩に圧痛がある．釣藤散はより神経質な人で，少し腹が弱くなってきているような人に使う．

　女神散．『勿誤薬室方函口訣』に，「血症，上衝，眩暈スルヲ治ス．及ビ産前産後通治ノ剤也」とある．対照群に対してCox2のレセプターがどのぐらいあるか

図 11-35

> **女神散（63）**
>
> ❖ 浅田家　此方ハ元安栄湯ト名ヅケ，軍中七気ヲ治スル．余家 婦人血症ニ用イテ特験アルヲモツテ今ノ名トス．実母散，婦王湯，清心湯，皆此ノ類也．
>
> ❖ ①のぼせ・めまい・頭痛，②不安感，③便秘
>
> ❖ 緊張感が強く実力が発揮できない場合
>
> ❖ 鑑別　加味逍遥散　訴えが次々と変わるもの
> 　　　　桃核承気湯　実証　腹症に特徴
> 　　　　釣藤散　より神経質

図 11-36

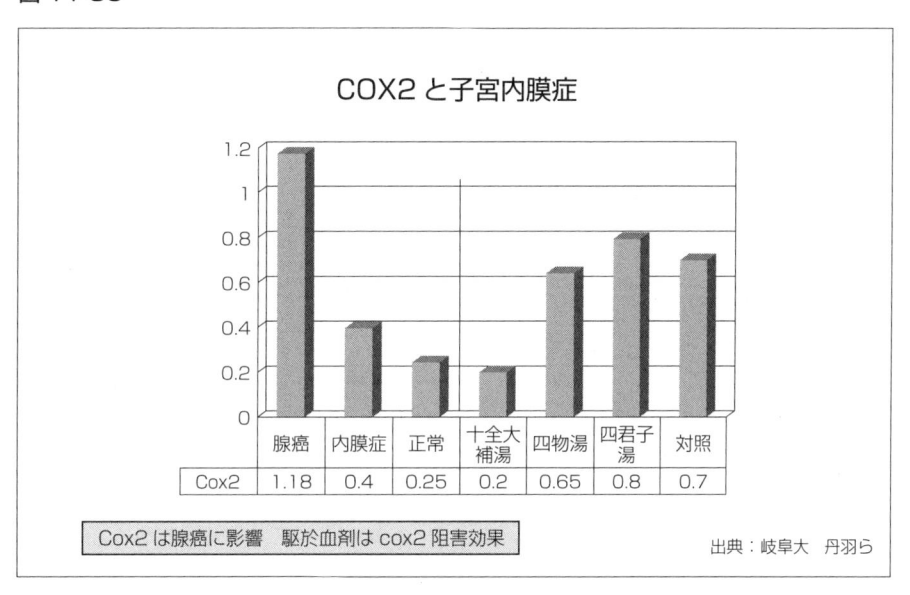

COX2と子宮内膜症

	腺癌	内膜症	正常	十全大補湯	四物湯	四君子湯	対照
Cox2	1.18	0.4	0.25	0.2	0.65	0.8	0.7

Cox2は腺癌に影響　駆於血剤はcox2阻害効果

出典：岐阜大　丹羽ら

というデータがある．正常に対しては子宮内膜症はやはりかなりレセプターが増える．特にアデノカルチノーマはCox2のレセプターが非常に増えることが知られている．それに対して漢方薬は，この研究では十全大補湯と四物湯，四君子湯しか用いらなかったが，十全大補湯は非常によくCox2を抑制することが知られている．四物湯，四君子湯に分けると四物湯の方は抑制するが，四君子湯は全然

抑制しない．つまり駆瘀血剤というのは非常に Cox2 の抑制効果があるが，両方合わせると非常に強い抑制効果があるということで，特に気血両補の十全大補湯は漢方のセレクティブな Cox2 の阻害剤ということになる．

セレキシコブは大腸ポリープのストークの部分，茎の部分でどうも血流を止めてしまうらしい．そのため大腸ポリープがぽろりと落ちるというのがセレコックスの働きとしてある．逆に血栓ができやすい人，いろいろな薬を飲んでいたり，脳梗塞や心筋梗塞で血栓ができやすい人は，セレコックスで血栓の誘発をすることがあるので要注意ということが，赤字で書いてある．逆に腺がんなどに対しても，セレコックスは効果があるのではないかと注目されている．

❖ 11-22　香蘇散（こうそさん）

『和剤局方』に，「四肢の瘟疫傷寒を治す」とある．虚弱者の感冒，柴胡，麻黄，桂枝が胃に障る人は香蘇散．頭痛・めまいを訴える抑鬱，アレキシサイミア（失感情症）の鬱状態，失感情症で訴えがないが，全体的に非常に鬱状態が強くなっているような人．脈は非常に沈，腹は弱いという．もともとは魚のアレルギーに使ったのだが，香蘇散そのものは抗鬱剤，蘇葉（そよう）など強い抗鬱効果のある薬物が今分離されている．いろいろな薬を使って腹に障るようなケースには香蘇散といわれている．

香蘇散でも腹に障るという人の場合には，ドグマチール・アビリットなどでぴたっと治る．ただドグマチール・アビリットは生理を止めてしまうので，生理がある女性に使いづらい．その場合にはしかたがないということで使っている．

ツムラの香蘇散は，虚弱者の風邪症状という適用しか入っていないので，香蘇散を抗鬱剤に使うとき困る．小太郎の香蘇散には不安神経症と心身症という適用が入っているから，「小太郎の香蘇散」と書くと不安神経症で通るが，ツムラの香蘇散で鬱症状に使うときには，「呼吸器症状プラス（心身症）」と付けてもらわないといけない．感冒にしか適用がないものだから，「呼吸器症状，慢性気管支炎（心身症あり）」，「慢性咽喉頭炎（心身症）」などといった病名をつけること．そうすれば適用になる．だから呼吸器の症状プラス（心身症）で香蘇散の方は通るので，そこだけが香蘇散の要注意になる．

これも有名な言葉だが，浅田宗伯の『勿誤薬室方函口訣』に，「此方ハ気剤ノ中ニテモ揮発ノ効アリ．故ニ男女共ニ気滞ニテ胸中心下痞塞シ，黙々トシテ飲食ヲ欲セズ，動作ニ懶ク，脇下苦満スル故，大小柴胡ナド用ユレドモ，反テ激スル

図 11-37

香蘇散（70）

- 和剤局方　四肢の瘟疫傷寒を治す

- ①虚弱者の感冒　柴胡・麻黄・桂枝が胃にさわる人
  ②頭痛・めまいを訴える抑鬱状態　失感情症のうつ状態
  ③脈は沈腹は弱で胃内停水

- 蕁麻疹には魚のアレルギーによい

者，或ハ鳩尾（＝剣状突起の一番下）ニキビシク痛ミ，昼夜悶乱シテ建中，瀉心ノ類ヲ用ユレドモ寸効ナキ者ニ与エテ意外ノ効ヲ奏ス（建中湯，瀉心湯を使ったけれども効かない，痛みが取れないというようなときに与えるとよい）．昔西京ニ一婦人アリ，心腹痛ヲ患イ，諸医手ヲ尽クシテ癒スコト能ワズ，一老医此方ヲ用イ，三貼ニシテ霍然タリ．其ノ昔，征韓ノ役ニ清正（加藤清正）ノ医師ノ此方ニテ兵卒ヲ療セシモ，気鬱ヲ揮発センガ故也．但シ『局方』ノ主治ニハ泥ム（こだわる）ベカラズ．又蘇葉ハ能ク食積ヲ解ス．故ニ食毒魚毒ヨリ来ル腹痛，又ハ喘息ニ蘇葉ヲ多量ニシテ用ユレバ即効アリ」とある．これが有名な浅田宗伯の香蘇散の条文である．気剤の中でも揮発の効がある．だから動作に物憂くて，ほかの薬を使ってもなかなか効いてくれないような鬱障害，胃腸障害，不安障害など，いろいろなものに対して使うことができる．

11-23　症状からみた心身症

第 10 章でも述べたが，私がいつもやっている「症状からみた心身症」ということである．いろいろ症状を並べ立てる，いうことがころころ変わる人は，診察が終わってからまた診察室をのぞいて何か言い出す人である．

加味逍遙散の目標は，胸脇苦満とほてりと便秘である．加味逍遙散の後世方の加味逍遙散が口渇（口の渇き）というのを目標に，柴胡桂枝乾姜湯を口の渇きプラス全般的不安障害に使うといい．加味逍遙散，柴胡桂枝乾姜湯を使っても駄目という人には，香蘇散を使う．のぼせには女神散，虚証には香蘇散などを使う．

小さなことにこだわってメモをつけてくる人は，一応抑肝散を使うケースでまとめたのだが，加味逍遙散のグループにも入る．実はこれは，ほとんど同じであ

る．抑肝散の人は腹直筋が両方緊張して，腹に拍動を触れるか，左の腹直筋が緊張しているような人．いらいら怒りっぽいというのが一番のポイントである．肝経の虚熱である．

さらに腹が虚証の場合には陳皮半夏を加えるとあったが，簡単にいうと，半夏というのが抗うつ剤である．だから抑肝散は小さなことにこだわってくるような自律神経失調症・不安神経症に抑肝散だが，この人は鬱がからんでるなと思ったら陳皮半夏を加えた方が効果的である．話がまわりくどい，話が曲がってやってきて，それで話が見えてくるような人はだいたい多発性脳梗塞の人が多い．実証の人は黄連解毒湯，虚証の人が釣藤散という．多発性脳梗塞がからんでいる．恰幅のいい，動脈硬化があるような男性に多い．

実証の方は柴胡加竜骨牡蛎湯．柴胡加竜骨牡蛎湯は特に胸脇苦満が右から左につながっているというが，正確には，胸脇苦満と心下痞硬が両方あり，つながっていて，なおかつ臍の辺りに拍動を触れるような人．虚証の場合には桂枝加竜骨牡蛎湯，さらに乾燥が出てきたら柴胡桂枝乾姜湯を用いる．

正確な小腹急結というのは，3本の指でさっと触って，「痛っ」と，伸ばしていた足を曲げるような人である．小腹硬満は，少し圧痛があるようなケース．腹

図11-38

症状からみた心身症

- いろいろ症状を並べ立てる　いう事がころころ変わる　コロンボ症候群
  それから症候群
  　　　抗不安剤　加味逍遥散（24）　柴胡桂枝乾姜湯（11）
- 同じ事にずっとこだわる症候群　抗うつ　女神散（67）のぼせ
  　　　　　　　　　　　　　　　　　　香蘇散（70）胃腸虚弱
- 小さな事にこだわる症候群　メモ症候群　抑肝散（54）
  　　　　　　　　　　　　　　　　　抑肝散加陳皮半夏（83）
- 話がまわりくどい症候群　黄連解毒湯（15）釣藤散（47）
- 先生は私のもの症候群　椅子移動症候群　柴胡加竜骨牡蛎湯（12）・桂枝加竜骨牡蛎湯（26）・柴胡桂枝乾姜湯（11）
- 思いこみ症候群　半夏厚朴湯（16）

直筋の下腹部だけ小腹に緊張している人には通導散という．

これが通導散の腹直筋の緊張である．上の方も緊張している人もいる．上下につながっている人もいる．

腹部の右下腹部に圧痛があれば大黄牡丹皮湯とか小承気湯というふうに言われるが，それはあくまでも一例であって，左に圧痛があっても症状から桂枝茯苓丸になることもある．当帰芍薬散だけは臍のすぐ横，臍の指1本分ぐらい，一横指ぐらいの辺りに，人差し指大の圧痛が出る．これが当帰芍薬散のポイントと言われている．大塚敬節先生がよくいっているので「大塚点」と名前がついていて，それが当帰芍薬散の目安といわれている．

❖ 11-24　インフルエンザ対策

インフルエンザに対するタミフルの異常行動が問題になっている．異常行動というのは，その後の責任問題が多くなるから，タミフルを使いづらい．そのときには，抗インフルエンザウイルスの効果としては麻黄湯（まおうとう）が一番効く．次が葛根湯のグループになる．麻黄湯が入っているグループはインフルエンザウイルスに対する抑制効果があるので使いやすいのだが，虚証で使う場合には桂枝湯までいくと麻黄が抜いてしまうので，インフルエンザに対する効果が弱くなる．だから虚証の場合にはやはり麻黄附子細辛湯で，麻黄をどうしても残さないといけないというのが原則になる．

麻黄はエフェドリンだから，交感神経刺激剤になる．だから胃腸障害，動悸，不妊などに気をつけて使わないといけない．子どもの場合にはほとんど影響しない．子どもは副交感優位だから，麻黄湯は使いやすい．だから小児の場合には麻黄湯を積極的に使っても平気だが，どうしても子どもは小児神経症などがある．腹痛を訴えて，普段，小建中湯などを使っている子どもの場合には，麻黄が強すぎて麻黄附子細辛湯まで落とさないといけないケースがある．

葛根湯の場合には首のこりとのどの乾きというのが基本になるので，解熱剤を一緒にうまく使いながら，そこら辺をよく見極めて使うと，麻黄湯はよく効く．子どもの場合，インフルエンザの脳症というのが問題になってくる．脳症ではっきりと意識障害が出てきた場合には，とにかくすぐ入院してプレドニンをやらないといけない．脳症の危険性がある場合には，脳圧亢進を抑制するのは五苓散，もしくは猪苓湯，いわゆる利水剤である．

1歳ぐらいで脳症の併発が懸念される子供の場合は，私は，麻黄湯と五苓散を

併用してよく使っていた．ほうっておくと脳症が起こりやすいというときに，脳圧亢進を抑制するということで五苓散を一緒に使うようなケースが多かった．もちろん熱の高いときには清熱剤，普通のアセトアミノフェンを使ったが．

大正12年に流行したインフルエンザは，太陽・陽明・少陽の合病だった．だから葛根湯プラス小柴胡湯加桔梗石膏が一番効いた．葛根湯と小柴胡湯加桔梗石膏が一番効いた．腹に来るインフルエンザなのか，高熱の方のインフルエンザなのかという判断が大切である．

インフルエンザに関しては，麻黄湯だけの単独治療が可能である．ただし重症患者を麻黄湯だけで治療しようとは思わないこと．高い熱が出ているときには，必ず清熱剤も必要になる．ただし清熱のときには熱性痙攣だとか，インフルエンザ脳症の発症に十分気をつけながら治療しないといけない．成人の場合には，インフルエンザ肺炎で亡くなる人がかなりいた．インフルエンザ肺炎を起こす場合には，全部アルブミンが低かった．アルブミン値が低値だったタイプはインフルエンザ肺炎を起こすケースがあるから，麻黄湯だけで治すと思わないでほしい．特に老人の場合では麻黄湯ではなく麻黄附子細辛湯の方になるケースが多い．麻黄附子細辛湯ではインフルエンザウイルスの逆転写酵素を抑制する効果は少し弱くなる．だから麻黄附子細辛湯だけで完全に治すのはちょっと困難である．そういう場合には少し麻黄附子細辛湯プラス何かが必要になる．熱が出なければリレンザを使うとか，あるいは点滴を併用しながら，あるいは通常の感冒薬を使いながら，というようなことも必要になる．軽症の場合には，麻黄附子細辛湯だけでいけるケースもある．重症，軽症を判断しながら，アルブミン値を見ながら判断してほしい．

子どもの服用コンプライアンスを維持向上させるためには，心身症的に飲まない子にはオブラートゼリーというのを薦めている．オブラートゼリーでポトポトとたらして，上から指でころころっと回すと，丸薬になる．オブラートゼリーは甘いので，通常の甘さで子どもは喜んで飲んでくれる．オブラートゼリーでも飲まない場合には，寒天に入れたりする．一番漢方の匂いを消すのはココアだそうだ．ココアに溶かして飲ませるのもいい．

子どもの服用量の設定に関しては，通常量は0.1 g〜0.2 g／kg／日でいいのだが，インフルエンザウイルスを抑制するには，もう少し容量を上げないといけない場合もある．例えば小建中湯とか黄耆建中湯という普通六方で使う場合は，倍量使わないといけないケースもあり，また麻黄湯などは相当大量に飲ませ

ても平気である．特に短時間で大量に飲ませるケースもある．どうしても麻黄湯しか使えない，ほかのアセトアミノフェンが使えないというようなときに麻黄湯を大量に飲ませるケースがある．一応1時間あけて麻黄湯を3連続3時間ぐらいで飲ませて，それで強く発汗させて，発熱をとるというケースもある．子どもでも例えば1時間ごとに3包飲ませて，その場合には5日分の次の薬を寝る前にもう1包飲ませて，1日4包飲ませるというようなケースもある．例えば分包して1包を4回に分けて，1時間ごとに飲ませて汗を出すという形で飲ませるようなケースもある．そうすると清熱剤を少なくできるし，清熱剤を使わなくても減らすこともできるので，それは1つのいい方法ではないかと思っている．

「この子の場合には，インフルエンザのウイルスをしっかり取らないと脳症になったりすることがありますから，どうしてもこのお薬が必要です．ちょっと量が増えますけど，1時間ごともしくは2時間ごとに3包飲ませてください」などと，上手にお母さんを説得してほしい．最低限でも1時間はあけること．1時間で3包飲ませるとか，2時間で3包飲ませるというような場合もある．1時間や2時間で3包飲ませた場合には，次の日の分を夜に持ってきて，寝る前にもう1回飲ませておく．

病名投与．これは，ツムラの適用の章に「インフルエンザ」というのがあるので，麻黄湯，葛根湯，インフルエンザで大丈夫である．麻黄附子細辛湯もインフルエンザで一応通っている．ある程度年齢の高い方で老人の場合には，実証になる．麻黄湯になるケースは少ない．老人の場合には葛根湯プラス桔梗石膏か，もしくは最初から麻黄附子細辛湯になる場合も多い．麻黄附子細辛湯で代用するが，インフルエンザウイルスを抑制する力は，麻黄附子細辛湯は弱いので，その対応が必要になる．

タミフルも症例を選べば大丈夫だと思うが，特に異常行動が起こるか起こらないか，どんなケースがいけないのかというのは，報告を参考にして，タミフル，リレンザをうまく使いながら麻黄湯を使うのがいいと思う．麻黄湯を使う場合は，それ以外の部分に要注意だというところに気をつけながら使えばいい．最近ではイナビルも発売された．

服用間隔だが，1時間あけながら連続で飲んでもらったことがある．ただし不妊症状や興奮症状が出る場合があるので，そこに気をつけること．容量は少し多めに．通常は0.10 gか0.2 gだが，少し多めに使った方がよく効く．

婦人科の不定愁訴は，口訣で使うと非常にうまくいく場合がある．ただ口訣だ

けで全部覚えようとすると丸暗記になってしまうので，わかりにくい．だから，あくまでもどのケースのどんな場合かというのを覚えながら，ポイントだけ押さえていただければいい．使って効果があったら，古典をもう一度読むとよくわかる．それから条文を読みながら鑑別というのを読むといいだろう．

❖ 11-25　更年期障害

　女性ホルモンの機能低下による諸症状を更年期障害という．その特徴は女性ホルモンの低下と下垂体ホルモンの亢進による顔面のほてり（いわゆるホットフラッシュ），発汗，うつ症状，性交障害などを主疎とすることが多い．しかし，うつ症状などの多くは自律神経失調症の症状も含まれるようである．もっとも有用に働くのはホルモン療法であるが，漢方治療が選択される場合も多い．先述の不定愁訴の漢方薬が適応となるのであるが，ホットフラッシュとは血清内の炎症性サイトカインである IL-6 の増加が認められるということを，大阪医大の後山先生が報告されている．また加味逍遥散がこの IL-6 を低下させるのに有用であった．すなわち，ホットフラッシュと便秘を目標に，加味逍遥散は更年期症状の良い適応である．加味逍遥散は柴胡剤であるため，腹診では右肋骨下に胸脇苦満を認めることが多い．また麻子仁丸や潤腸湯，酸化マグネシウムなどの下剤でも，腹痛を訴える方の便秘には有用である．冷え，ほてりを訴える方は桂枝茯苓丸が

図 11-39

```
                    更年期障害

    ❖ 顔のほてり（HF）　発汗　うつ　性交障害

    ❖ 尿失禁　外陰部痛など

    ❖ ホルモン補充療法　HRT

    ❖ 抗うつ剤

    ❖ 漢方薬　：　加味逍遙散（24）　HF
                  桂枝茯苓丸（25）冷えほてり
                  女神散（67）めまい
                  通導散（105）便秘　月経困難症
```

図 11-40

```
                    更年期障害

  ❖ 実   小腹急結    ──▶   桃核承気湯（61）

         小腹硬満    ──▶   桂枝茯苓丸（25）

         腹直筋緊張  ──▶   通導散（105）


  ❖ 虚   胸脇苦満    ──▶   加味逍遥散（24）

         臍上悸      ──▶   当帰芍薬散（23）

         小腹急結    ──▶   四物湯（71）

                                    出典：大阪医大　後山
```

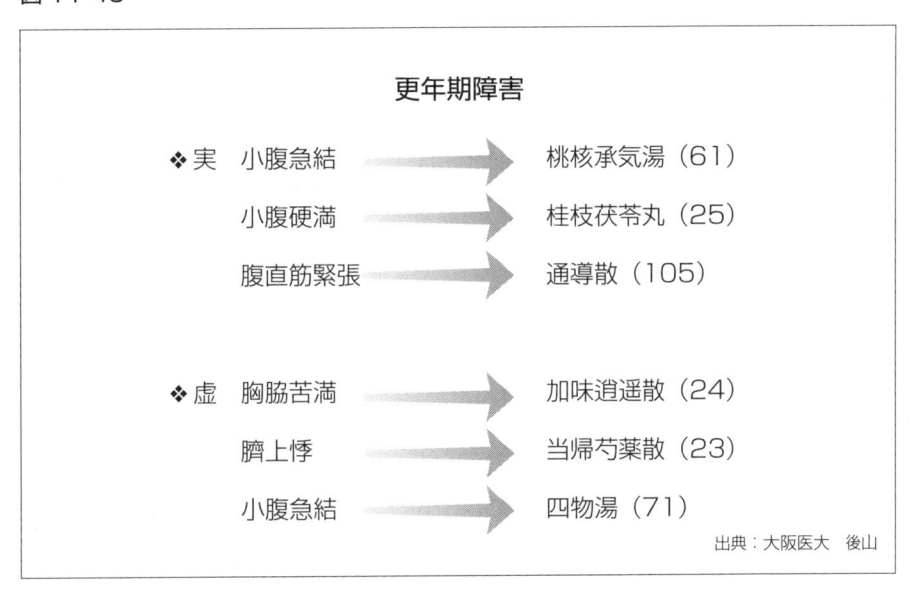

図 11-41

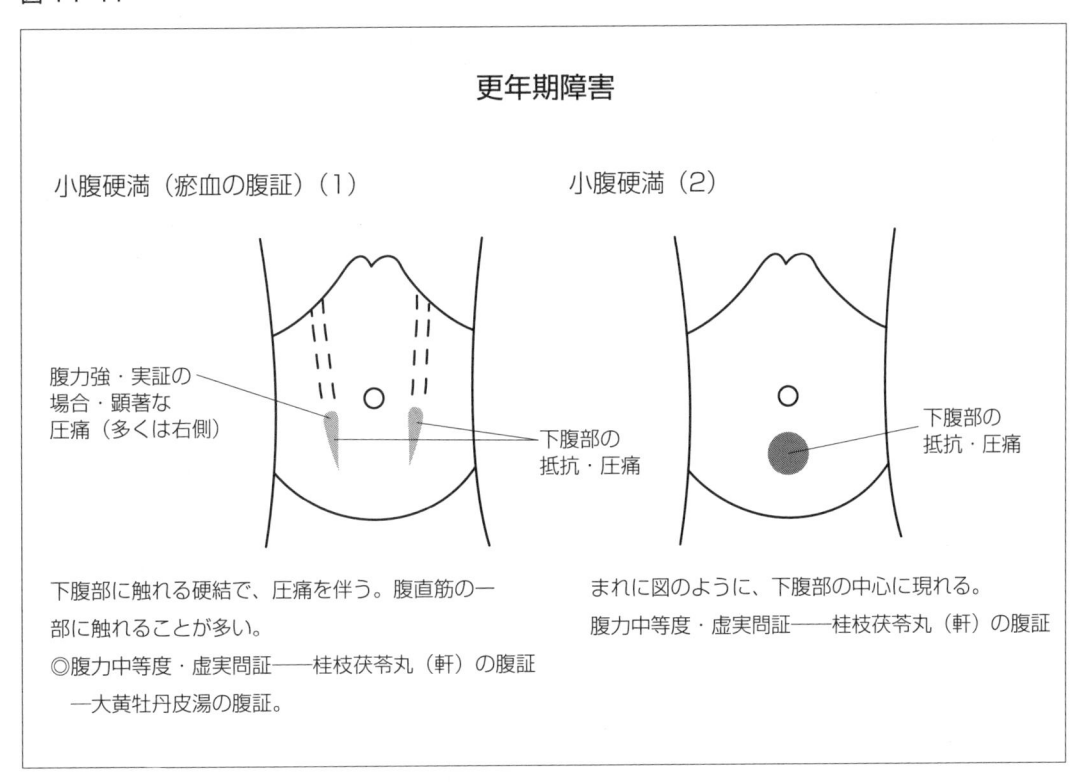

更年期障害

小腹硬満（瘀血の腹証）（1）

腹力強・実証の場合・顕著な圧痛（多くは右側）
下腹部の抵抗・圧痛

下腹部に触れる硬結で、圧痛を伴う。腹直筋の一部に触れることが多い。
◎腹力中等度・虚実問証──桂枝茯苓丸（軒）の腹証
　──大黄牡丹皮湯の腹証。

小腹硬満（2）

下腹部の抵抗・圧痛

まれに図のように、下腹部の中心に現れる。
腹力中等度・虚実問証──桂枝茯苓丸（軒）の腹証

第 11 章　婦人科不定愁訴群の漢方治療

図 11-42

月経随伴症状

- 月経前症候群（PMS）月経困難症
- いらいら，怒りっぽくなる，憂鬱
- 排卵抑制　GnRHアゴニスト
- SSRI・SNRI
- 漢方薬　芍薬甘草湯（68）――当帰四逆湯
　　　　桂枝茯苓丸（25）――女神散（67）

良い．これは腹診で左下腹部に圧痛を認めるのが特徴であるが，漢方的には瘀血証といい骨盤腔内つまり子宮とその周辺組織の静脈うっ滞の状態を示す．この血液循環を抗プラスミン活性のある桃仁・芍薬などで改善するのが桂枝茯苓丸である．ポイントは足の冷えと顔のほてりを訴える状態で腹部に圧痛を認める病態である．実証には女神散を用いる．これはかつて実母散といわれ，胃腸の強い実証の方でめまいやのぼせ・発汗を認める状態である．腹部も動悸を触れず充実している方である．ストレスが強く生理痛を強く訴える状態には通導散が良い．この場合には下腹部に腹直筋の緊張を認める．瘀血症状が強く生理痛や便秘・不眠を訴えるケースで用いる．以上のように，更年期障害では腹部の症状に特徴を持つことが多い．図11-40は大阪医大の後山先生がまとめられた腹部の所見と更年期障害の漢方薬の用い方である．特に通導散の下腹部の腹直筋緊張状態を小腹鞕満という．

　もちろん，生理前緊張の強い場合や精神症状の強い場合には，SSRIやSNRIを併用する場合もある．冷えが強くてレイノー現象を認める場合には，当帰四逆加呉茱萸生姜湯を用いる場合もある．これは婦人科手術のあとの冷えに伴う不定愁訴に有用で，女性の性交痛にもよいといわれる．生理痛や排卵痛を強く訴える場合にはその時期だけに芍薬甘草湯を用いる．これには抗アンドロジェン作用と抗プロラクチン作用があるからである．

第 12 章　皮膚疾患の漢方治療

❖ 12-1　漢方の良い適応

　アトピー性皮膚炎・皮膚疾患というのは，中国でも非常によく使われている漢方の適用である．中国では「喘」（喘息）と「癬」（湿疹）は漢方で治せと，よくいう．外用剤で皮膚の炎症を取るのに加えて，体の中から皮膚のターンオーバーを良くしたり，炎症を取るということも大事である．

　湿疹についての古典として，『温病学』はどうしても挙げなければならない．『傷寒論』に対する反省として中国の清代に，葉天士が『外感温熱篇』という書物を著した．次に，呉鞠通が『温病学』をまとめた．『傷寒論』は，「寒」という名前が付くように，冷えが中心になっている．その冷えにおけるいろいろな生体

図 12-1

漢方の良い適応

- ❖ 交感神経優位のRA・慢性疼痛
  漢方薬の鎮痛剤（麻黄剤・附子剤・抗炎症剤）はCOX1＜COX2阻害剤　漢方薬は附随症状を軽減する　冷え・血流阻害を伴う症例
- ❖ 交感神経優位のアトピー
- ❖ 疼痛を主訴とする自律神経失調症
- ❖ 冷えを伴う消化器疾患
- ❖ TH2が病態の主体となったアレルギー
- ❖ 免疫機能の低下を伴う疾患　TH1低値
- ❖ ウイルス感染症
- ❖ ステロイド治療の補助

の変化や疾患の変化，疾病の変化をまとめたものである．冷えというのは，バイラル（ウイルス）の方を言っているのではないだろうか．例えば，混合感染を起こしたような場合やバクテリア感染，細菌感染を起こした場合というのは，直接的に熱が出るケースもあるのではないのかということが考えられる．

少陰病まで喉の炎症が来るのは，バクテリア感染（ウイルス感染）が，時系列で見ていくときおかしいのではないかという反省があった．朝起きたら喉が痛い，あるいは朝起きたら喉が痛くて熱が出てきた，などというようなとき，どうも『傷寒論』だけではうまく説明できない部分がある．そこで，この温病をまとめようという動きが出てきた．

❖ 12-2　温病（湿疹の弁証）

温病というのは，中国の清代に出てきた学問である．だが，清代の中国にだけあったのではなく，江戸時代の医師は皆知っていた．中国で有名な江戸時代の日本の学者，香川修庵，原南洋，浅田宗伯などは，この温病の理論を熟知して使いこなしていた．香川修庵などが使っていた江戸時代の薬に，この温病の薬が出てくる．なぜこのようなものが出てくるのかというのが一番のポイントである．

温病に出てくる概念としては，衛分病（えぶんびょう），気分病（きぶんびょう），営分病（えいぶんびょう），血分病（けつぶんびょう）がある．

衛分病というのは，舌に非常に薄い白い苔が付くものである．主症としては，発熱，悪寒だが，『傷寒論』は悪寒の方が先にくる．温病は細菌感染（バクテリ

図 12-2

湿疹の弁証

	温病（葉天士：外感温熱篇）		
	舌	主証	方剤
衛分	薄白	発熱・悪寒	銀翹散
気分	黄苔	発熱・便秘	白虎湯
営分	紅絳	不眠・湿疹	清営湯
血分	絳紫	意識混濁	犀角地黄湯
三焦弁証			
風湿	膩苔	侵出性湿疹	消風散

ア感染）だから，発熱の方が優先されるのである．気分病というのは，『傷寒論』の陽明病と同じで，舌に黄色い苔が付き，発熱に便秘が加わるもの．営分病というのは，横隔膜の下の臓器まで熱（バクテリア感染）が入ってきたもので，肝炎や腎炎などもここに入る．舌が，赤い色から乾燥してどす黒い赤い色（絳色）になるという特徴がある．「口腔赤くて少し辺縁がどす赤くなっている」状態のときに湿疹が出てくる，と書いてある．血分病というのは，どす黒い赤い色が紫色っぽくなり，血液の中にまでばい菌が入っている，敗血症のような状態である．敗血症になってしまうと，意識混濁を起こしたり，あちこちに出血傾向があり，鼻血が出たりする．便潜血で，喀血，下血などいろいろな出血が出てしまう．そういうのが，血分病である．

そういう4つの段階を踏んで，細菌感染は移行していく．

肝炎や敗血症などのときに漢方で治そうということはないが，漢方薬を勉強すると，衛分病（細菌感染の初期の状態）には，銀翹散という薬を使いなさいと書いてある．銀翹散は，今，エキスにはない．温病の薬は，エキスにはないが，一番近いのが，「天津感冒片」という名前で売っている薬である．私は，葛根湯と桔梗石膏を混ぜた薬を，この銀翹散の代わりによく使う．桔梗石膏などをうまく使うのがコツである．

気分病は，白虎湯，白虎加人参湯，もしくは黄連解毒湯などを使う．

営分病あるいは血分病に入ると，清営湯を使う．血分病は，いい清熱効果が出るというので，昔は犀角地黄湯（＝犀の角）を使っていたが，今はワシントン条約で犀角は使えない．

日本では，犀角の代わりに水牛の角（水牛角）を使っていた．富山などでは，昔からこういう細菌性感染で敗血病に近いような状態は水牛の角を飲ませろという言い伝えがあり，富山の薬売りの薬の中には水牛の角がある．だが，今，水牛も非常に数が少なくなって，手に入らなくなってきた．

犀角を代わりに使っていたのが，原南陽である．浅田宗伯もそういう論文を書いていたそうだ．犀角というのは，血熱（血の中に入った熱），細菌を取る薬で，犀の角と同じように使えるのが，川芎という薬と大黄という下剤を合わせたもの．江戸時代の日本の医者がもう書いていたという．中国の先生が「これは素晴らしい論文だ」「犀の角がなければ，川芎と大黄をここに加えて使えばいい．その土地その土地に合うもので，それに近い内容をきちんと考えて使うのが一番大事なのだ」という．この中国の先生は懐が深いなと思って感心した．

それから，温病で非常に重要な概念に「三焦弁証」というものがある．上焦，中焦，下焦，の弁証．つまり，湿が体に入ったときの弁証で，ここにも湿疹というのが出てくる．例えば，風湿という外から入ってきた湿は，舌に汚い苔を付けるのが特徴だが，滲湿（＝滲性の汚い湿疹）が出るような場合に消風散を使いなさいという．日本は島国なので，湿の絡んだ病態が非常に多い．だから，三焦弁証というのは，今の日本の現代病に役に立つ．そんなことを頭に置きながら，湿疹の弁証と治療をどうしていくか考えてみよう．

❖ 12-3　温病の方剤

温病の邦題は「清営湯」である．営分に入った（＝横隔膜臓器に入った）熱，細菌をどうやって取るか．体が脱水状態になっているし，横隔膜の下に入ってきて胃腸に入った場合，肝臓に入った場合，いろいろな場合があるが，地黄，金銀花，玄参，麦門冬，丹参，連翹，黄連，犀角，竹葉などがある．深いところに入った熱を，犀角もしくは水牛角で取らないといけないというのだが，日本には犀がない．代わりに，犀角の入ったような薬，つまり大黄あるいは川芎で代用する．滋陰降火湯は，麦門冬，玄参などの脱水を取る効果と，知母，黄柏で犀角に一番近いような働きを示すが，地黄が足りないので，三物黄芩湯を使って，地黄，苦参を入れて清営湯の代わりにしている．

同じく清営湯に清宮湯というのもある．それから，犀角地黄湯というのは，犀

図 12-3

```
                    温病の方剤
    ❖ 清営湯
        生地黄10  金銀花10  玄参8  麦門冬8  丹参6  連翹
        6  黄連5  犀角3  竹葉3
      →滋陰降火湯＋三物黄芩湯
    ❖ 清宮湯
        玄参5  麦門冬5  連翹4  竹葉4  蓮肉4  犀角2
      →麦門冬湯＋治頭瘡一方
    ❖ 犀角地黄湯
        犀角2  生地黄15  芍薬8  牡丹皮8
      →治頭瘡一方＋滋陰降火湯
```

角地黄，芍薬，牡丹皮だが，この大黄と川芎が同時に入るのは，この治頭瘡一方という薬である．治頭瘡一方だけでは脱水を取りきれないので，麦門冬湯を加えたり，滋陰降火湯を加えて，同じような方剤にしている．温病の方剤をエキスで代用するときにこういう方法を使う．

イタリア帰りの女の子がブルセラ症にかかったときも，犀角地黄湯の代わりに滋陰降火湯と治頭瘡一方を使ってかなり効いた．要するに，犀角は川芎プラス大黄で代用できるという概念である．

❖ 12-4　皮膚病

皮膚病にはどんなものを使うかということについて．

湿熱，滲湿性，じゅくじゅくになった湿熱は，消風散．血熱，出血性，掻くと血が出るような場合，温清飲．血虚，乾燥性の皮膚炎は当帰飲子．熱属で丘疹になってくるようなものは十味敗毒湯と，このようなものが普通の皮膚用にたくさん書いてある．例えば，夏に悪くなるようなものは，消風散など．冬に悪くなるようなものは，十味敗毒湯．少し熱が絡んできて丘疹が強くなってくるなど，二次感染を起こしてきたら，十味敗毒湯．掌蹠膿疱症などは，十味敗毒湯でいけるというが，原因を分析して湿疹がどちらに傾いているかによって，TH1，TH2の調整剤（本治法）を一緒にやらないといけない．

皮膚の場合には，皮膚の薬と本治の薬が違うという．本治法には，桂枝湯グループ，白虎湯グループ，麻黄湯グループ，柴胡剤のグループも，皮膚用には使える．TH1，TH2のバランスを整えるということで，皮膚の疾患に使うことができる．

図 12-4

```
                     皮膚病

  ❖ 湿熱  →  滲出性皮膚炎  →  消風散
  ❖ 血熱  →  出血性皮膚炎  →  温清飲  他
  ❖ 血虚  →  乾燥性皮膚炎  →  当帰飲子
  ❖ 熱毒  →  丘疹性湿疹    →  十味敗毒湯
  ❖ 原因を分析してからTH1・TH2の調整剤を
  ❖ 桂枝湯G・白虎湯G・麻黄湯G・柴胡剤Gなども皮膚病の方剤
```

❖ **12-5 漢方診断学と皮膚疾患**

　診断学．舌と脈・腹で，どうやって判断していくか．根本的な部分である．皮膚の湿疹がここに入っていないが，舌診の湿疹のところに入れればいい．皮膚病というのは，見た目が八割である．私もだんだん，感染型では乾癬（かんせん）というのがよくわかるようになってきた．通常のアレルギーではないかといっている場合にも，乾癬であったというケースが結構ある．治りにくい湿疹は乾癬が割合多い．小さい子どもでちゃんと治療しているのに治らないようなアトピー性皮膚炎というのは，MRSA（耐性を得た黄色ブドウ球菌）が出ているケースが多い．

　だから，小さい子どもでなかなか治りにくい場合には，必ず皮膚の培養をすること．成人型でちゃんと治療しているのに治らないのは，いわゆるTH1由来の乾癬が隠れてないかどうか確認しないといけない．

図 12-5

漢方診断学

❖ 舌診　IL-6（炎症）にて黄苔　循環血漿量減少にて乾燥
　　急性疾患に適する

❖ 脈診　血液粘稠度（渋）や循環血漿量（滑）や血清浸透圧
　　（虚）にて虚実をみるのに適している

❖ 腹診　自律神経失調（胸脇苦満）や副腎内分泌（臍下不
　　仁・少腹不仁）血液循環不全（少腹急結）にて慢性疾患を
　　見るのに適する

❖ **12-6　漢方の基本（外的因子）**

　前章でも述べたが　漢方薬の4つのグループ別にみてみるとまず桂枝湯のグループ（東の方）は，主が桂枝で，副が芍薬．桂枝だけだと，交感神経刺激だけになってしまうので，芍薬を加えることによって体表面の水分の貯留を強くして，桂枝・芍薬になっている．体表面の自律神経が弱い表虚証，つまり，ウイルス感染の初期でぞくぞくしている状態，要するに，インターロイキンに1αが反応してTNFαを誘導したのだが，ウイルスをやっつけるためにプロスタグランジンにE2が出てきて，主要下部に働いてぞくぞくっとしながら皮膚表面の汗

腺を閉じることができずじとっと汗をかいているというのが，桂枝湯のグループである．

そういう状態で皮膚の薬，黄耆建中湯，温経湯がここに入る．黄耆建中湯は，子どもの黄耆そのものが皮膚表面のウイルス感染（ストロフルス）によく効く．

図12-6

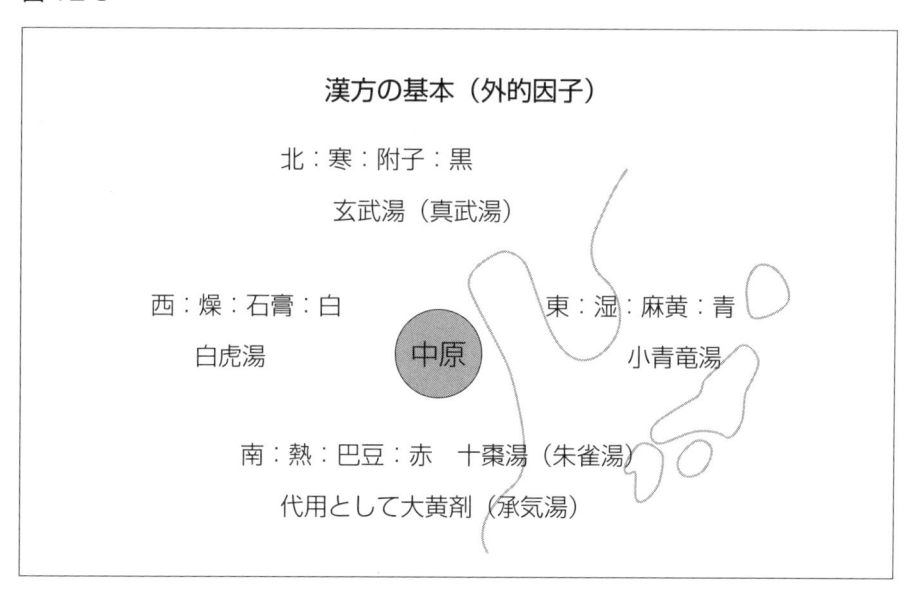

```
漢方の基本（外的因子）

        北：寒：附子：黒
        玄武湯（真武湯）

西：燥：石膏：白              東：湿：麻黄：青
  白虎湯        中原          小青竜湯

        南：熱：巴豆：赤  十棗湯（朱雀湯）
        代用として大黄剤（承気湯）
```

図12-7

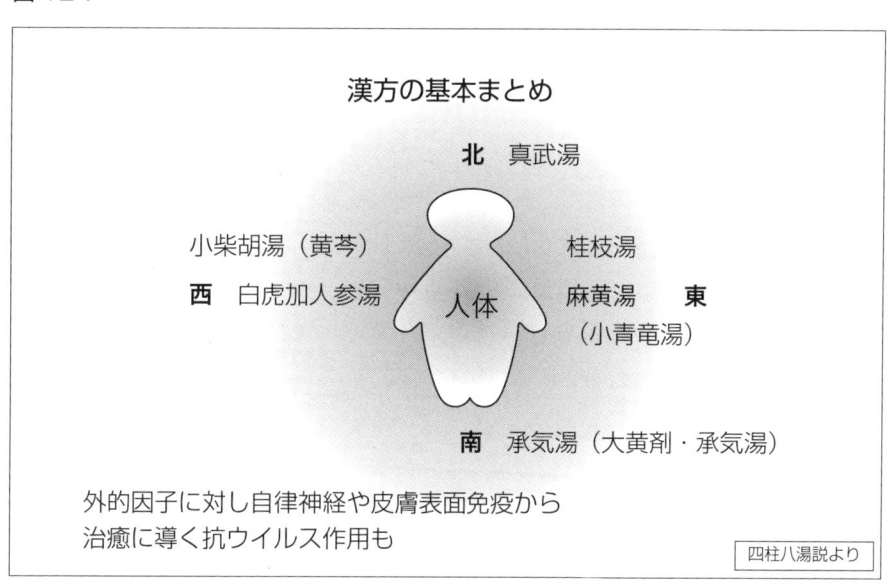

```
漢方の基本まとめ

              北  真武湯

小柴胡湯（黄芩）            桂枝湯
西  白虎加人参湯   人体   麻黄湯   東
                         （小青竜湯）

              南  承気湯（大黄剤・承気湯）

外的因子に対し自律神経や皮膚表面免疫から
治癒に導く抗ウイルス作用も

                          四柱八湯説より
```

第12章 皮膚疾患の漢方治療

黄耆建中湯そのものは，例えば，伝染性軟属腫（水いぼ）には有効に働くが，使用目種は桂枝湯のグループである．桂枝湯のグループの証プラス水いぼ，もしくは桂枝湯のグループプラスウイルス感染，桂枝湯のグループプラスストロフルス，というのがないと黄耆建中湯は使えない．

温経湯は，手の手掌角皮症，主婦湿疹など手の赤いタイプ，手がほてる，堅くなった，手の平が割れて痛い，というようなときによく効くが，やはり桂枝湯のグループである．

❖ 12-7 桂枝湯グループ

桂枝湯のグループを使う目標は，桂枝湯の証である．証というのはわかりにくく，いまだに東洋医学界で証とはなにかと議論しているぐらいである．要するに，体の中の自律神経，内分泌，免疫の反応でこのグループの薬を使うと一番有効に働いてくれるという総称を「証」といっている．

桂枝湯を使う目標の証は，自律神経が弱い，体格が弱い，動悸・自汗が多い，腹を触ったときに上腹部に動悸を触れるである．軽く手を当てるだけで，動悸を触れる，しっとりと汗をかいている，舌診では，つるりとした舌，こういうのが桂枝湯の証である．全部揃わなくてもいい，1つ，2つあるだけでいい．全部揃

図12-8

```
                    桂枝湯グループ

 ❖ 桂枝湯：桂枝・芍薬・大棗・生姜
 ❖ 君臣
     表虚証（体表面自律神経脆弱）：多汗　自汗　動悸　苔のない紅舌
 ❖ 桂枝湯グループとは
     桂枝加朮附湯・18        桂枝加竜骨牡蛎湯・26
     小建中湯・99           桂枝加芍薬湯・60
     桂枝加芍薬大黄湯・134    黄耆建中湯・98
     当帰四逆湯・38         温経湯・106
     炙甘草湯・64           苓桂朮甘湯・39
     当帰建中湯・123         など
```

図 12-9

桂枝湯の証とは

❖ 桂枝湯の証とは
　①自律神経の脆弱
　②体格が弱い　動悸　自汗が多い
　③腹診では上腹部に動悸を触れる　汗をかく

❖ 舌診ではきれいな苔のないツルッとした舌

❖ 自律神経調整機能は桂枝・甘草に負うところが大きい．これは慢性病に応用され自律神経失調症にも出てくる

図 12-10

桂枝湯2

❖ 桂枝湯投与の証
　1：自汗が重要　さらに（悪風・熱感）を覚える
　2：上衝感・動悸・筋肉の痙攣（腹部臍上部の動悸や汗）　自律神経の脆弱
　3：脈は浮・虚で力がない・舌は淡紅・白薄苔　つるっとしたきれいな舌　慣れてくれば舌だけで判別できる

❖ 投与病名には　不明熱を主訴とする自律神経失調　発汗異常を主訴とする自律神経失調　心筋炎・高血圧性心疾患の動悸・発作性頻拍　多形性紅斑・湿疹・蕁麻疹・皮膚掻痒症・冬季皮膚炎・魚鱗癬などの皮膚炎　鼻鳴を主訴とするアレルギー性鼻炎　妊娠悪阻

うほうが珍しい．だから，我々は腹証で治療することが多い．診察をしている中で，どうも軟膏だけではうまくいかない，漢方薬を使おうかと思ったとき，患者を寝かせて腹にぱっと手を当て，拍動が触れればその時点でこの人は桂枝湯のグループだとわかる．腹直筋の緊張があれば黄耆建中湯，ストロフルスがあれば黄耆建中湯，手の角皮症があれば温経湯と，決まる．

　桂枝湯は，自汗，上衝感，腹の動悸，自律神経の脆弱さといったものが基本に

なるが，桂枝湯の中に多形性紅斑，湿疹，蕁麻疹，皮膚掻痒症，冬季皮膚炎，魚鱗癬などが入ってくる．桂枝湯のグループにも，黄耆建中湯がよく効く．魚鱗癬は治療がなくて困る，非常にきれいになってしまうことがある．これだけの皮膚病に対して，桂枝湯グループもしくは桂枝湯というのがよく効く．ただ，先ほどの証を間違えないことが重要である．

❖ 12-8 麻黄湯グループ

麻黄湯は，麻黄と桂枝が主になっている．発汗作用が主になっているのだが，表実証で，無汗（汗が出ない），発熱，脈が強い，あるいは，浮いているというのが麻黄湯の証になる．越婢加朮湯，葛根湯，桂麻各半湯などが湿疹に使う麻黄湯のグループになる．麻黄湯は，自律神経が強い人，薬を飲んでもあまり胃に障らない人，PLを飲んでも平気な人，胃腸が強く，汗をかかない人に使う．そういう人はだいたい風邪を引くとすぐ鼻が詰まる．脈診では，強い脈，浮脈，さっきの寸関尺の寸，一番手前（医師の人差し指のところ）が浮いている．腹診では，腹力の強い人．そういうものを目標に，全部揃わなくてもいい，麻黄湯の証かなと思ったら，さっきの薬を使う．

越婢加朮湯．『金匱要略』「一身，悉く腫れるを治す．喘して渇．自ら汗が出，悪風する者」とある．これは麻黄と石膏の合法になっていて，発熱，悪風，汗は

図 12-11

```
            麻黄湯グループ

 ❖ 麻黄湯：麻黄・桂枝・杏仁・甘草

 ❖ 君臣
   表実証（体表面の自律神経の強い人）：無汗　発熱　鼻閉　脈浮緊
   これを麻黄湯の証という

 ❖ 麻黄湯グループとは
   麻黄附子細辛湯（127）     小青竜湯（19）
   麻杏甘石湯（55）          越婢加朮湯（28）
   葛根湯（1）               葛根加朮附湯（サンワ）
   五虎湯（95）              桂麻各半湯（東洋）
   神秘湯（85）
```

図12-12

麻黄湯の証とは

❖ 麻黄湯の証とは
　①自律神経が強い人
　②胃腸が強く汗をかかない人
　　感冒では鼻閉が強い人
　③脈診では浮脈　強い脈
　　腹診では腹力の強い人

❖ 慢性病では血管透過性の変化と抗好酸球効果を期待してアレルギーや皮膚疾患によく用いる

多い人もいれば少ない人もいる．口が渇いてむくみ，筋肉が重だるい．関節が腫れて痛い．尿が出にくい．指圧痕の付かないむくみ．皮膚表面の炎症．皮膚表面の搔くと水が出るような湿疹性の状況を伴うような皮膚病．これが，越婢加朮湯のグループになる．皮膚の表面のテカッとしたウイルス感染のヘルペスのときのようなむくみ，やけどのようなときのむくみは，越婢加朮湯の方になる．一方，指圧痕（ピッティングエデーマ）が付くような場合には，防已黄耆湯になる．それが大きな違いである．同じむくみでも二通りある．越婢加朮湯は，石膏と麻黄が同時に入ることによって，関節症，発熱をするリウマチにも効くが，皮膚の表皮に近い部位の炎症性皮膚炎．非常に皮膚の表皮で赤くて抑えると赤味がぱっと抜けるような炎症で，ところどころ搔いてちょっと水が出た跡があるというようなむくみのときに，越婢加朮湯が有効に働く．ただ，実証の皮膚病の漢方薬というのは，一時的に悪くなることがあるので，気を付けて使わないといけない．特に，麻黄の入っている薬と，人参の入っている薬は，投与して一時的に悪くなることがある．そのときは，しばらく麻黄を抜くことも必要になる．いったん虚証の薬に直してからという場合もあるので，麻黄の入っている薬を使うときは，「一時悪化することがある」といっておけばいい．皮膚科の医師は外用剤を一緒に使うと，悪化しないでそのまま治ることが多い．

　越婢加朮湯．『勿誤薬室方函口訣』に，「此方ハ裏水（りすい）トアレドモ（深いところの水）越婢湯方後ニ風水加朮四両トアレバ，風水ノ誤リト知ルベシ」とある．「これは，もともとの原典が間違えている．裏水ではなく風水，皮膚の表面の水，つ

図 12-13

越婢加朮湯（28）

- 治一身悉腫．喘而渇．自汗出．悪風者．金匱要略

- 麻黄と石膏の合方である

- ポイントは発熱・悪風・汗は多い人もいれば少ない人もいる．口渇．浮腫．筋肉が重だるい．関節腫痛．小便不利．指圧痕のつかない浮腫，皮膚表面の炎症，浸出液などを越婢加朮湯の証

- 関節腫脹・発熱を症状とする関節炎・リウマチ　むくみを主訴とする急性腎炎　皮膚の表皮にちかい部位の炎症性皮膚炎

まり真皮の浅いところの水だ」と浅田宗伯がわざわざ書いている．「朮ヲ加フルモノハ湿邪ニ麻黄加朮湯ヲ与フト同手段也（水がじゅくじゅくで，皮膚の湿疹性湿疹のときに麻黄加朮湯を与えるのとまったく同じである）．『千金』ニ附子ヲ加エテ脚弱ヲ治スベシ．風湿ノ邪ノ為ニ脚弱スル者ニテ，即チ今ノ脚気痿弱也」という．越婢加朮湯，つまりこれは裏水とあるのは間違いで，風水つまり皮膚表面の水，湿邪，要するに皮膚に水がこもって掻くと水が出るような，そういうタイプに使うこと．ただし，麻黄湯の証だから，自律神経が強いので，それを間違わないで使うように，ということである．

　防已黄耆湯は，押さえると手の指の跡が付くようなタイプだが，『金匱要略』に，「風湿，脈浮，身重く汗出でて悪風する者は，防已黄耆湯，之を主る」とある．風湿，なにかういるす感染みたいなものが入って，脈が浮いて体が重い．汗が出るがなんだかぞくぞくして気持ちが悪い，というときに使えと書いてある．『勿誤薬室方函口訣』に，「此方ハ，風湿表虚ノ者ヲ治ス．故ニ自汗久シク止マズ（汗が長い間止まらない）．皮表（皮膚の表面），常ニ湿気アル者ニ用イテ効アリ．蓋シ，此方ト麻黄杏仁薏苡甘草湯ト虚実ノ分アリ」．（実証の場合には麻杏意甘湯にしなさい）．「彼湯，脈浮ニシテ汗出デズ，悪風ノ者ニ用イテ汗ヲ発ス．此方（防已黄耆湯）ハ，脈浮ニシテ汗出デ悪風ノ者ニ用イテ，解肌シテ，（皮膚を治して）癒ユ．即チ，傷寒中風ニ，麻黄桂枝ノ分アルガ如シ．（麻黄湯と桂枝湯は虚実汗が出るか出ないかで違うのだ）．身重ハ湿邪也．脈浮汗出デハ表虚スル故也

（脈が浮いてるが，汗いってるのは表虚のためだから，防已黄耆湯を使え）．」と書いてある．防已黄耆湯は，黄耆なので皮膚病にも使える．押して指のあとが付くような，虚証の者に使っても大丈夫だという越婢加朮湯との鑑別で使っていい．麻杏薏甘湯は実証の方にも皮膚病にも使える．麻杏薏甘湯の適用に，いぼ，湿疹，乾癬などと書いてある．実証の場合，麻杏薏甘湯を使えることもあるが，防已黄耆湯と虚実の差をしっかり見ること．

❖ 12-9 附子グループ

精神衰弱，冷え，脈が沈んで心機能が衰退して冷え性，少陰病，つまり鬱血性心不全，少陰病を附子のグループという．特にこれで皮膚病に使うというのはないが，これを使って良くなるケースもある．附子の証は，末梢の冷えと心機能が弱くなったむくみ．腹診では腹力の弱さ，臍の下の抜け，脈診では，沈脈か動脈硬化の革脈という，これを「附子の証」などという．乳腺鬱血性心不全，心機能が落ちてきたようなケースである．

❖ 12-10 白虎湯グループ

白虎湯．西の方である．これは，主が石膏で副が知母．これも，燥熱といい，汗が多くて乾燥，脈が非常に強いというのが特徴である．乾燥とウイルス感染を証として，白虎加人参湯，越婢加朮附湯，これ全部皮膚病に使える．消風散は，ここに入ってくる．消風散が使いづらいときには，桔梗石膏だけでもいい．加味

図 12-14

```
                    附子グループ

    ❖ 附子：精神衰弱　四肢の冷え　脈沈
    ❖ 心機能衰退と冷え（少陰病）附子の証
    ❖ 附子グループとは
          真武湯・30              四逆湯
          麻黄附子細辛湯・127     大防風湯・97
          修治附子末・ツムラ      アコニンサン錠
          当帰芍薬散加附子・サンワ 葛根加朮附湯
          桂枝加朮附湯・18        芍薬甘草附子湯
```

図 12-15

附子 G の証

- 附子 G の証とは
  ① 末梢の冷えと心機能減弱によるむくみ
  ② 腹診では腹力の減弱と臍下不仁
  ③ 脈診では沈脈か革脈（動脈硬化の脈）
- 慢性病には冷えに伴う種々の疾患に応用する

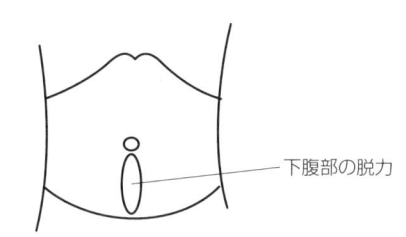

下腹部の脱力

下腹が上腹部より脱力し，時に知覚が鈍麻するもの．特に，臍の下で正中に沿った，紡錘状の部分の脱力が露骨である．
八味丸（八味）（八味地黄湯）の腹証．

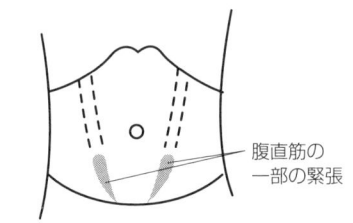

腹直筋の一部の緊張

下腹部で，腹直筋の一部が緊張している．
八味丸（八味地黄湯）の腹証．

方で病名を付けなくていいという薬だが，単独で使ってもよい．消風散がどうしても使えないときには，桔梗石膏だけを使うというのでもかまわない．全部白虎湯，実証のグループになるので，そこだけ気を付けて使うこと．

石膏の証とは，乾燥．IL-6 が高い微熱．脈診では脈圧が強い方．腹診では腹力が強く，触ったときにもうこの時点で皮膚が乾燥している．しっとりしている桂枝湯とまったく逆である．白虎湯は，触ったときに皮膚がさらりとして乾燥している．腹が非常に強い．白虎加人参湯は，乾燥と清熱．糖尿病の初期にも使うが，表皮の炎症性の乾燥型アトピー性皮膚炎に使うことが多い．これは実証の薬で，皮膚表面の循環血漿量を増やすために人参が入っているが，人参を入れるこ

図 12-16

```
白虎湯グループ

❖ 白虎湯：石膏・知母・粳米・甘草

❖ 君臣
  燥熱：多汗　舌乾燥　脈洪大
  乾燥とウイルス感染による微熱

❖ 乾燥と微熱を証とする
  白虎加人参湯（34）　　越婢加朮湯（28）
  消風散（22）　小柴胡湯加桔梗石膏（109）
  桔梗石膏（コタロー）324
```

図 12-17

```
白虎湯 G のまとめ

❖ 白虎加人参湯（34）石膏Gの代表　乾燥と清熱糖尿病の初期（口渇）　表皮炎症乾燥型アトピー

❖ 越婢加朮湯（28）麻黄と石膏　皮膚表面（皮水）の一切のむくみをとる　表皮滲出型アトピー

❖ 消風散（22）皮膚疾患の代表方剤　分泌が多くかゆみの強いアトピー　貨幣状湿疹

❖ 小柴胡湯加桔梗石膏（109）こじれた風邪で喉の炎症の強いもの　アレルギー鼻炎のTH2抑制

❖ 桔梗石膏（コタロー）加味方　熱型の諸症状
```

とによって炎症が強すぎる場合に悪化することがある．だから，白虎加人参湯は，炎症があまり強すぎるときには使えないというのを覚えておいてほしい．基本的には乾燥型の湿疹で，普通さっと抜けるような皮膚表面の乾燥型の湿疹に使う．越婢加朮湯は，皮膚表面の一切のむくみを取る．「皮水」と書いてあるが，『傷寒論』には，「風水」と書いてある．しかも，「裏水」と間違えて書いてあり，浅田宗伯が「間違えて書いてあるから気を付けろ」などと書いている．表皮の滲出型アトピーなのだが，麻黄グループだから，これは実証にしか使えない．実証

かどうか，腹の皮膚が強いかどうか，調べること．実証でなければ，防已黄耆湯まで落としてもいいし，黄耆の部分だけで，子どもだったら桂枝か黄耆湯まで落とすこともある．あるいは，黄耆建中湯になる場合もある．

❖ 12-11　消風散

消風散は，皮膚疾患の代表方剤である．かゆみの強いタイプ，特に，貨幣状湿疹によく効く．消風散は，白虎湯の証で，強い実証である．乾燥していて，体が重だるい．一番のポイントは，舌に汚い苔を付けること．むくみの傾向があると，『類聚方広義』に書いてある．「皮膚掻痒感」，膨疹，掻くと分泌物が出る．長引いて治らない．「熱感煩躁，口渇，浮腫傾向，小便不利」．よくいわれるのが，なんとなく地肌が汚いということ．掻きこわして，ケロイドに近い赤い線条痕が付いているようなときに，消風散がよく効く．

消風散の適用に蕁麻疹，急性湿疹，慢性湿疹，アレルギー性皮膚炎，神経性皮膚炎と書いてあるが，『外科正宗』に，「風湿，血脈に浸淫し，瘡疥を生ずることを致し，掻痒絶えざるを治す．及び大人，小児，風熱，痒疹身に雲片斑点，たちまち有り，たちまち無きを並びに効あり（風湿，急性病が血液の中に入り込んで湿疹を生じてしまった．非常にかゆい．体中あっちこっちにこの風熱，赤い湿疹ができたりとか，癰（カルブンケル），なにか膿んだような湿疹が出たり，赤い斑点がぱっと出てはぱっと消えるような場合には消風散がいい」とある．『勿誤

図 12-18

消風散（22）

- ❖ 白虎湯証で体が重だるい，舌苔膩（汚い苔）　浮腫傾向のあるもの　類聚方広義

- ❖ 皮膚掻痒，あるいは膨疹　これを掻くと分泌物がでて　長引いて治らない．熱感，煩燥，口渇，浮腫傾向　小便不利　なんとなく地肌が汚いもの

- ❖ 蕁麻疹・急性湿疹・慢性湿疹・アレルギー性皮膚炎・神経性皮膚炎・急性腎炎

- ❖ 貨幣状湿疹には特効

薬室方函口訣』には,「此方ハ風湿血脈ニ浸淫シテ瘡疥ヲ発スル者ヲ治ス.一婦人,年三十許リ,年々夏ニナレバ惣身悪瘡ヲ発シ,肌膚木皮ノ如ク(皮膚が木の皮のように魚鱗癬様みたいになってしまった)(消風散),搔痒,時稀水淋漓トシテ,忍ブベカラズ.医手ヲ束ネテ愈エズ.余,此方ヲ用ユルコト,一月ニシテ効アリ.三月ニシテ全ク愈ユ」とある.ポイントは白虎湯の証,実証である.皮膚がなんとなく汚く,舌に乾燥があるものには効かない.舌に汚い苔が付いて,白かったり黄色かったりする,蕁麻疹とか貨幣状湿疹などに使うと有効である.消風散に入っている蝉退(=蝉の抜け殻)が,ツムラに入っている唯一の動物生薬である.

12-12 承気湯（大黄）グループ

南の方の承気湯（大黄）グループ.本来は,朱雀湯を使うが,朱雀湯は今エキスにないので,一番近い大黄グループを使う.腹満,便秘,精神不安,便秘と舌の黄色い苔が大黄の証になる.この中で特に茵陳蒿湯とか,防風通聖散などが皮膚の方に効く.ただ,これは,大黄グループだから,便秘か舌の黄色い苔がないと使えない.

大黄の証とは,黄色い苔と心下痞.腹診では,下腹部の圧痛,便秘.大黄末は,将軍湯といい,錐体外路症状のクロルプロマジン様作用がある.九州大学の西岡教室がRGタニーというのを分泌している.大黄甘草湯は下剤の代表で,常

図 12-19

承気湯（大黄）グループ

❖ 大黄：腹満　便秘　精神不安　大黄舌
　　便秘と舌黄色苔が証

❖ 大黄グループとは
　　大承気湯（133）　　桃核承気湯（61）
　　茵陳蒿湯（135）　　防風通聖散（62）
　　腸癰湯（コタロー）320　大黄牡丹皮湯（33）
　　調胃承気湯（74）　　大黄甘草湯（84）

❖ その他　大柴胡湯　通導散　など

図 12-20

```
                    大黄の証
    ❖ 大黄の証とは
       ①黄色苔と心下痞
       ②腹診では下腹部の圧痛
       ③便秘
    ❖ 慢性病には大黄の抗コレステロール作用を期待して高脂
      血症や肥満　慢性便秘に応用する
```

用で効果が落ちるが，そのときはアロエとか調胃承気湯を使う．今，漢方のカマというグループが錠剤になっていて，マグミットとか酸化マグネシウムという名前で出ている．錠剤は使いやすい．腹痛を起こさないで使えるので，腹が痛いと言う人にいい．アローゼンでも，マグミット，酸化マグネシウムで代用してもかまわない．

　　大黄牡丹皮湯．防風通聖散，太鼓腹，高コレステロール作用．皮膚の炎症性皮脂などがここに出てくる．

❖ **12-13　茵陳蒿湯**

　　茵陳蒿湯は陽明病で，発熱で汗が出るが，何となく黄色い黄疸がある．だが，体には汗が出ず，首の回りだけにぐるぐる回ってくる．還頸，剤頸なのだそうだが，「不利小便，渇引水漿，心身発黄（小便不利，渇して水漿を引き，必ず身発黄す）」と，『傷寒論』に書いてある．汗が頭に出て，首の回りにだけ集中的に出るのだそうだ．尿が出づらくて，水をよく飲みたがるが，体はなんとなく黄色い．『方極』という本には，「一身発黄．心煩．大便難．小便不利を治す」とある．大黄の証で，黄疸が出て，尿が黄色くて少ない．「胸悶・煩燥・身熱有汗」，体に熱がある．この頭から首に汗をひどくかくというのがポイントだが，アレルギー性皮膚炎，乾癬のタイプで，頭からじわーっと汗をかいているようなときに，茵陳蒿湯をよく使う．蕁麻疹にもよく効く．ただ，これは下剤である．大黄が入る．便秘というのを目標に使って，便秘がなければ，茵陳五苓散の方にしないといけない．実はこの茵陳蒿湯は，肝臓の細胞の単純ポンプに効くから，漢方の分子標的治療薬だといわれている．

図 12-21

承気湯のまとめ

- 大黄末　0.6〜3.0　将軍湯　錐体外路症状のないCP様作用中性脂肪の減少　クレアチニンの減少作用も
- 大黄甘草湯（84）下剤の代表　常用にて効果減
  そのときにはアロエ末や調胃承気湯（74）
- 大黄牡丹皮湯（33）虫垂炎　腸管・泌尿器炎症
- 防風通聖散（62）たいこ腹　抗コレステロール作用　夜間無呼吸発作にも　皮膚炎症性湿疹
- 三黄瀉心湯（113）アカシジアの予防
- 茵陳蒿湯（135）非閉塞性黄疸　蕁麻疹

図 12-22

茵陳蒿湯（135）

- 陽明病　発熱出汗者．而発能黄．但出頭汗．無身発汗．可還剤頸．不利小便．渇引水漿．必身発黄．　傷寒論
- 治一身発黄．心煩．大便難．小便不利．方極
- 大黄証で黄疸．尿が黄色で少ない．胸悶・煩燥・身熱有汗．
- 急性肝炎・新生児溶血性疾患・ソラマメ中毒・急性胆道感染症・アレルギー性皮膚炎・乾癬
- 漢方の分子標的治療薬

❖ 12-14　防風通聖散

　防風通聖散は，一貫堂という森道伯がつくった流派である．実証で，瘀血が強いタイプ，毒が強いタイプなど，いろいろなタイプを分離し，現代人に合った漢方を作った．発熱，無汗，あるいは頭痛，頭がふらふらする．目が赤くて腫れる．疼痛あるいは皮膚のかゆみの湿疹，搔痒，腫毒を持っている．便秘，腹張，胸が詰まって痛い，舌に厚い苔を付けて乾燥．太鼓腹．いぼ，化膿性の感染症，

多発性化膿巣，肥満，高脂血症，高コレステロール血症，頭痛，肩こり，便秘，歯痛，目の充血．舌に汚い苔を付けていて，口が臭い．目を見ると，目が真っ赤になっているという場合，一貫堂を使う．

『宣明論』に「中風，一切の風熱，大便閉結し，小便赤渋，顔面に瘡を生じ，眼目赤痛し（目が真っ赤になって），或は熱は風を生じ，舌強ばり，口噤し（しゃべりづらい），或は鼻に紫，赤の風棘癮疹（酒査鼻．酒を飲みながら真っ赤になっている酒査鼻）を生じ，しかして肺風となり，或は癧風となり，或は腸風あって痔瘻となり，或は陽鬱して諸熱となり譫妄驚狂する等の証を治す」とある．これが，防風通聖散の本来の使い方である．本来は，酒査鼻だが，それ以外にいろいろな体の湿疹，あるいは陽鬱して熱が出るような湿疹，炎症性湿疹などによく効く．太鼓腹，便秘，目の赤み，というのを目標に使うとよい．

❖ 12-15　黄連（胃熱）グループ

黄連グループ（胃熱グループ）．「煩燥不安・心下痞・悪心・舌黄膩苔（舌が黄色いこと）」がポイントである．黄連解毒湯，荊芥連翹湯は湿疹によく使う薬である．黄連の証とは，舌が黄色い苔，それから心下痞である．上腹部に圧痛が出る．下痢，口内炎が多い．黄色い舌と心下痞が目標で，実証ならば黄連と考えてよい．

黄連解毒湯は炎症に使えるが，使いすぎると乾燥してしまうことが要注意である．飲みにくい場合には，カプセルがある．小太郎の黄連解毒湯カプセルとして

図 12-23

防風通聖散（62）

❖ 発熱・無汗・あるいは頭痛・頭昏・目赤腫痛・疼痛・あるいは皮痒疹・瘡瘍腫毒　一貫堂

❖ 便秘・腹脹・胸膈満悶　舌苔厚乾燥　太鼓腹

❖ 皮膚病・扁平疣・化膿性感染症・多発性化膿巣・肥満・高脂血症・高コレステロール血症・頭痛・肩こり・便秘・歯痛・目の充血

❖ 夜間無呼吸発作・インスリン抵抗性改善

出すと，出てくる．実証だが虚証も混ざっていて黄連解毒湯を使いづらいという人には，半分にして出すこともある．黄連解毒湯カプセル3カプセルといって，半分量で出すと，虚証の人でも腹に負担なく使うことができるようになる．炎症を取りたいが虚証だというようなときに使う．温病のさっきの気分があるというときである．

半夏瀉心湯(はんげしゃしんとう)は，小柴胡湯の柴胡，黄連に加えたものである．心下痞と舌の黄色い苔，口内炎，下痢．黄連湯はさらに半夏瀉心湯の黄金，桂皮に加えたものである．口臭，これは舌の奥の方の黄色い苔が特徴である．温清飲(うんせいいん)は，黄連解毒湯プラス四物湯(しもつとう)，日光皮膚炎，ベーチェット病には特に効果がある．朝倉の内科学に初めて出た漢方が，ベーチェット病に温清飲，特に，ベーチェット病は中途失明というのがよくいわれる．そういうときは，温清飲でコントロールするのがいい．もともとは日光皮膚炎の薬である．荊芥連翹湯は，温清飲の加減方で，日光

図 12-24

黄連（胃熱）グループ

❖ 煩燥不安・心下痞・悪心・舌黄膩苔

❖ 心下圧痛と黄色苔を目標
　黄連解毒湯（15）　　温清飲（57）
　荊芥連翹湯（50）　　黄連湯（120）
　三黄瀉心湯（113）　　半夏瀉心湯（14）

図 12-25

黄連の証

❖ 黄連の証
　①舌の黄色い苔と心下痞
　②下痢や口内炎にも

❖ 慢性病には黄連の抗炎症作用や抗TH2作用を期待して
　アレルギーや慢性炎症に用いる

皮膚炎にも使える．基本的には，慢性炎症でアデノイド（咽頭扁桃腺）が非常に大きく，常に喉の炎症を伴うようなケースといわれている．

　一貫堂の処方は全部実証だが，皮膚疾患に使うグループである．治頭瘡一方は，もともとは乳幼児の湿疹（くさ＝頭にかさぶたのようなものができるもの），特に首から上の湿疹にはよく効く．大黄が入るから，大黄に気を付けて使ってほしい．川芎と大黄が入るので，犀角の方位がここに入っている．温病学で，温病

図 12-26

```
黄連 G のまとめ

❖ 黄連解毒湯（15）すべからく炎症に　乾燥に注意
　 のみにくい時にはカプセルがある（コタロー）
❖ 半夏瀉心湯（14）小柴胡湯の柴胡を黄連にかえたもの
　 心下痞と舌黄苔　口内炎　下痢
❖ 黄連湯（120）黄芩を桂皮にかえたもの　口臭
❖ 温清飲（57）黄連解毒湯＋四物湯　日光皮膚炎
　　　　　　　ベーチェット病には特効
❖ 荊芥連翹湯（50）色黒実症　慢性炎症　にきび
　　　　　　　アデノイド体質
```

図 12-27

```
一貫堂の処方

❖ すべて実証に　炎症性疾患や皮膚疾患に
❖ 治頭瘡一方（59）乳幼児の湿疹　わきの下・陰部のかゆみ
❖ 荊芥連翹湯（50）顔面の湿疹　腺病質
❖ 柴胡清肝湯（80）上半身の湿疹　TH2の抑制
❖ 竜胆瀉肝湯（76）下半身の湿疹
❖ 防風通聖散（62）炎症性湿疹　太鼓腹　便秘
❖ 通導散（105）瘀血症状と精神症状　便秘
```

の下の方，営分とか血分など，温病の薬がほしいときには，この治頭瘡一方を，犀角をベースにして使う．成人の場合には，脇の下と陰部のかゆみ，湿疹が残った場合．荊芥連翹湯．顔面の湿疹が主だが，にきび，アデノイド（扁桃腺）が大きい人，慢性炎症があるような人，温清飲の加法になっているというのを覚えておく．日光皮膚炎，太陽に当たって悪くなるという．柴胡清肝湯は，上半身の湿疹が原則になる．竜胆瀉肝湯は，下半身の湿疹が原則になる．防風通聖散，便秘，太鼓腹の炎症性湿疹などが一貫堂の皮膚病に使う薬のグループである．

❖ 12-16　補剤

　補剤は，人参，黄耆，白朮，甘草の４つの生薬を含む方剤のことで，TH1系の免疫を上昇させる働きがある．補中益気湯は，食欲がない，皮膚免疫が弱い，トール・ライク・レセプターを持ち上げる．内臓下垂，補剤は，皮膚そのものの免疫を上昇させることによってよくなる．だから，例えば成人で，皮膚表面のトール・ライク・レセプターが弱い人，いわゆるグラム陰性桿菌などが常に感染を起こしているような人，人食いバクテリアなど，激症型の溶連菌やブドウ球菌などが付いた人，特に妊娠中の人に多いが，補中益気湯で皮膚免疫を上げるような場合もある．

　十全大補湯は，放射線合併症の予防以外に，セレクティブなCOX2の阻害剤として使える．十全大補湯も皮膚表面の免疫を上げる働きが強いので，皮膚のターンオーバーを強くする．皮膚の表面が希薄になって，皮膚に線条痕が付いてきて，ステロイドの副作用が出てきたようなときに，十全大補湯などがよく効く．人参養栄湯は，慢性消耗性疾患のやせが強くなってきた場合である．これは使い方が難しい．補中益気湯は，足は冷えて体は冷えているが，本人は自覚的な発熱感がある場合．本人は体の中が熱いというが，触ると冷えている．胃下垂などもこの補中益気湯のポイントになる．特徴的なのは，目に力がないこと．十全大補湯は，逆に火照り症の方である．両方とも火照りを訴えるが，触って冷えている方が補中益気湯で，実際に冷えていないのは十全大補湯になる．

　補中益気湯は，全身自覚的な発熱感，けん怠感，手足の冷え．十全大補湯は火照りの方になる．アトピー性皮膚炎で，皮膚が非常に弱くなってしまって，どうしようかというようなときに，十全大補湯を使う．軟膏でいうと，ヒルドイドなどが適用になってきたようなときに十全大補湯．

　柴胡清肝湯は，四物湯プラス黄連解毒湯プラス柴胡・連翹・桔梗・牛蒡子，栝楼根（瓜呂根）・薄荷である．黄連解毒湯・四物湯・温清飲に柴胡がくっついて

図 12-28

> **補剤**
> - 補剤とは，人参・黄耆・白朮・甘草の4生薬を含む方剤のことでTH1系免疫を上昇させる働きがある
> - 補中益気湯（41）食欲がない　消化器疾患術後　皮膚免疫の脆弱　内臓下垂
> - 十全大補湯（48）貧血　自己血輸血
>   放射線合併症の予防
>   selective COX2阻害剤
> - 人参養栄湯（108）慢性消耗性疾患のやせ　抗ウイルス作用
> - その他　大防風湯（97）帰脾湯（65）

いると考えればいい．神経質でカンが強い，皮膚が浅黒い，やせ型，好き嫌いが多い，手足が湿っている，性格が気まま，靴下が汚いというのが目標になる．要するに非常に暴れる子，よく遊ぶ子でくすぐったがりである．腹を触るとくすぐったがる子は，胸脇苦満（きょうきょうくまん）である．正中芯が強いようなケースやくすぐったがりは柴胡清肝湯を念頭に置いて使う．黄連解毒湯が入っているので，柴胡清肝湯はものすごくまずいのだが，カンが強くてくすぐったがりの子は，よく飲んでくれる．どうしても飲まない場合には，コーヒー牛乳かココアに混ぜる．

　一貫堂の解毒症体質だが，首から上には荊芥連翹湯，上半身には柴胡清肝湯，下半身には竜胆瀉肝湯という鑑別がある．要するに，神経質な子どもでTH1が高くなってきたようなタイプというようなことだが．柴胡清肝湯，『外科枢要』に，「鬢疽及び肝胆三焦，風熱怒火症，或は項胸，痛みを作し，或は瘡毒，発熱するを治す」とある．生え際のところ，ひげのあたり，あるいは髪の毛など，および肝胆三焦になにか怒りっぽくなり，風熱があって痛みを作りながら化膿性の湿疹を作るといっている．浅田宗伯の『勿誤薬室方函口訣』に，「此方ハ口舌唇ノ病ニ効アリ．柴胡，黄芩ハ肝胆ノネライトシ，升麻，黄連ハ陽明胃経ノ熱ヲサマシ，地黄，当帰，牡丹皮ハ牙齦ヨリ唇吻ノ間ノ血熱ヲ清解シ，瘀血ヲ清散ス．清熱和血ノ剤ニシテ，上部ニ尤モ効アルモノト知ルベシ」とある．もともとの柴胡清肝湯というのは，肝胆の熱，それから胃の熱を取って，唇からの口内炎とか

図 12-29

補中益気湯（41）

- 内外傷弁惑論
- 黄耆証（易感冒・自汗）＋柴胡証（寒熱往来・胸脇苦満）＋人参証（心下痞・胃腸虚弱）＋白朮証（浮腫・小便不利）
- ポイントは顔色が悪く，体型はやせで舌は淡紅嫩　自覚的な発熱感，全身の倦怠感，手足の冷え，自汗　内臓下垂，下痢，便秘，腹痛，浮腫
- 虚弱体質の発熱　筋弛緩性疾患，脱肛，分娩後尿閉，めまい・頭痛を主訴とする低血圧　乏精子症，乳糜尿，癌の治療，麻痺性斜視，乳頭水腫，視神経萎縮

図 12-30

十全大補湯（48）

- 黄耆証（易感冒・自汗・浮腫）＋四君子湯（胃腸虚弱・食欲不振）＋四物湯（貧血・皮膚枯燥）　和剤局方
- 男女共，諸虚不足，五労七傷，飲食不振，久病虚損，時発潮熱　気攻骨脊，拘急疼痛，夜夢遺精，面色萎黄，脚膝無力，一切病後，憂愁思慮，気血傷動，喘嗽中満，脾胃気弱，治五心煩悶
- 癌術後　放射線障害の抑制　貧血　自己血採血後　脱肛　腰痛　COX2阻害剤　皮膚脆弱のアトピー皮膚炎

熱，湿疹，歯槽膿漏などにもよく効く．瘀血があるときにもよく効き，皮膚用にもよく効く．これが，喉の炎症（アデノイド）を取ってくれるという．

升麻（しょうま）というのがここに出てくる．升麻葛根湯（しょうまかっこんとう）というのが，実はこの陽明胃経の熱を取るという．普通の日本の湿疹の中では，この升麻葛根湯，十味敗毒湯（じゅうみはいどくとう）というのが，皮膚病の代表的な方剤になる．升麻葛根湯は，湿疹の熱をよく出すという．湿疹を伴うような風邪の初期で，ちょっと熱っぽいときにはよく効く．湿疹

図 12-31

> **人参養栄湯（108）**
>
> - 黄耆証（易感冒・自汗・浮腫）＋四君子湯（胃腸虚弱・食欲不振）＋四物湯・遠志（不眠・動悸）＋二陳湯（咳・息切れ）和剤局方
> - 五味子・陳皮　肝機能改善・C型ウイルス抑制
> - やせ・るいそう・筋力低下を主訴とする慢性消耗性疾患
> - 肺系の免疫を上昇　癌術後肺転移抑制

図 12-32

> **柴胡清肝湯（80）**
>
> - 四物湯＋黄連解毒湯＋柴胡・連翹・桔梗・牛蒡子・瓜呂根・薄荷
> - ①神経質で癇が強い，②皮膚が浅黒い，③やせ④好き嫌いが多い，⑤手足が湿っている，⑥性格がきまま，⑦靴下がきたない，⑧くすぐったがり，いわゆる腺病質といわれ炎症をくりかえす
> - 一貫堂の解毒証体質　首から上の炎症には荊芥連翹湯　上半身には柴胡清肝湯　下半身には竜胆瀉肝湯
> - アトピー・アデノイド・不眠

を伴うようなウイルス性の感染で，少し体に熱も持っているときには，升麻葛根湯．胃経の熱を冷ますという．パルボウイルスのリンゴ病のタイプで，子どもは放っておいてもいいが，成人は非常に高い熱，40度もの熱が出る．私のところに症例はなかったが，たぶん成人型の麻疹にも良かったはずである．成人型の麻疹だとか，成人型の風疹とか，成人型のリンゴ病などに升麻葛根湯というのは割合有効に働く．

12-17 五苓散（水毒）グループ

五苓散（水毒）グループである．五苓散の証は，水逆の証といい，喉は乾くが，水を飲むと吐いてしまうという．ただし，あまり強くない．喉が乾いているがなんとなく飲みたくないという程度である．茵陳五苓散というのがここに出てくるので，一応ここに持ってきた．茵陳蒿湯で下痢がないとき，蕁麻疹が強くて便秘がないときに，茵陳五苓散の方が効く．

図 12-33

五苓散（水毒）グループ

- 五苓散　　猪苓・沢瀉・茯苓・白朮
  水気病：口渇　小便不利　腹拍水音
  喉は渇くが水を飲むとはいてしまう
- 五苓散（17）　　猪苓湯（40）
  猪苓湯合四物湯（112）　　柴苓湯（114）
  五積散（63）　　四苓湯（オースギ）
  五淋散（56）　　清心蓮子飲（111）
  柴苓湯（114）　　胃苓湯（115）
  茵陳五苓散（117）

図 12-34

五苓散 G のまとめ

- 五苓散（17）水逆の証　自家中毒
- 四苓湯（オースギ）五苓散去桂枝　加味方
- 猪苓湯（40）清熱作用　膀胱炎　沈査にてWBC
- 猪苓湯合四物湯（112）沈査にて赤血球
- 五淋散（56）沈査にて円柱のみ
- 清心連子飲（111）冷えをともなう神経因性膀胱
- 茵陳五苓散（117）蕁麻疹
- 柴苓湯（114）尿蛋白　TH1抑制効果
- 当帰芍薬散（23）貧血　切迫流産　妊娠中毒

図 12-35

五苓散（17）

- 治消渇．小便不利．或渇欲飲水，水入則吐者．太陽病．発汗後．大汗出．胃中乾．煩燥不得眠．欲得飲水者．傷寒論
- ①口渇，小便不利，②水逆様の嘔吐，③脈浮
- 三叉神経痛に口渇・嘔吐を目標に
- 口渇・嘔吐　小半夏加茯苓湯　妊娠悪阻　白虎加人参湯　尿不利がない　八味地黄丸　年齢がちがう
- めまい　真武湯　冷え　苓桂朮甘湯　のぼせ
- 頭痛　呉茱萸湯　発作性の激しい痛み　釣藤散　老人　朝の頭痛　三黄瀉心湯　イライラ

❖ 12-18　温経湯

温経湯の証は，足は冷えているが手は熱い，唇が乾くというのがポイントである．温経湯は桂枝湯の証，つまり，自律神経が弱くて動悸をしやすくて，汗をかきやすい．上腹部に拍動が触れるような人で，足が冷えているけど，手や口は乾燥する，熱を持つ．特に妊娠中の女性で，手だけ水洗いしすぎて割れるような人がいる．手掌角皮症のような中皮湿疹のようなタイプには，温経湯が良く効く．妊娠中の人，あるいは，産後，生まれてから少し手のひらが割れる人，これは温経湯が非常に良く効くケースである．使い方は，桂枝湯の証に，足は冷えてるけれど手は火照る，口が乾燥する，そういうタイプである．腹に触って，ドッドッと動悸を触れて，冷えや火照りがあれば，温経湯で間違いない．手が真っ赤になって割れているといったら温経湯で間違いない．なかなか手の割れている手掌角皮症に温経湯が出てこない．でも，これは結構よく効く．

浅田宗伯の『勿誤薬室方函口訣』に，「此方ハ，胞門虚寒ト云フガ目的ニテ，凡ソ婦人血室虚弱ニテ（虚証である）月水不調，腰冷，腹痛，頭疼，下血，種々虚寒ノ候アル者ニ用ユ（虚寒である）．年五十云々ニ拘ルベカラズ（年はいいのだよと）．反テ方後ノ主治ニ拠ルベシ（胞門虚寒，婦人の虚寒，虚証の冷えである）．又下血ノ証，唇口乾燥，手掌煩熱，上熱下寒（上半身は熱があるけど下半身は冷える），腹塊ナキ者ヲ適証トシテ用ユ（腹に塊がないもの）．若シ癥塊アリ，快ク血下ラザル者ハ桂枝茯苓丸ニ宜シ．其ノ又一等重キ者ヲ桃核承気湯トス

図 12-36

温経湯（106）

❖ 金匱要略　婦人年五十ばかり，下痢を病みて十数日止まらず，暮れには発熱し，少腹裏急し，腹満し，手掌煩熱し，唇口乾燥する．

❖ ①手掌に熱感，②口が渇き，③下腹部に異常感，④生理不順や冷え，⑤桂枝湯の証に冷えほてり

❖ 鑑別　当帰芍薬散　体力がない　貧血　冷え
　　　　桂枝茯苓丸　臍左下に瘀血の腹症
　　　　桃核承気湯　体力があり便秘　左腸骨窩
　　　　　　　　　　に圧痛（小腹急結）
　　　　当帰建中湯　体力がなく腹痛が強い

ル也」．こういうのももちろん湿疹に使って構わないが，桂枝茯苓丸も手の角皮症にいい．温経湯が一番よく効く．温経湯を主証，各種に使うとき結構よく効く．

温経湯と温清飲は間違えやすい．苓桂朮甘湯（りょうけいじゅつかんとう）と苓姜朮甘湯（りょうきょうじゅつかんとう）を間違えたこともあるから，気を付けて出すこと．

❖ **12-19　補剤の作用**

最近だいぶ下火になったが，皮膚のターンオーバーをよくするには亜鉛が有効だという論文が多数あった．亜鉛を含んでいる薬がプロマックという胃薬で，漢方では，沢瀉（たくしゃ）というのが，亜鉛が含まれている．また，八味地黄丸（はちみじおうがん）が精力増強にいいとよくいわれるが，沢瀉の亜鉛が多いせいである．皮膚のターンオーバーには確かに亜鉛はよく効く．亜鉛欠乏のときには，沢瀉を少し加えると，亜鉛の補

図 12-37

補剤の作用

❖ 慢性呼吸器疾患に補中益気湯をもちいて風邪が予防できる

❖ 皮膚の脆弱なアトピーに十全大補湯をもちいて炎症が取れる

❖ 皮膚のTurn Overをよくするには亜鉛が有効
　皮膚のアレルギー性炎症にはビタミンHも

図 12-38

TLR4 と補剤（Toll Like Receptor）

平均蛍光強度／漢方薬濃度ng/ml

補中益気湯／十全大補湯

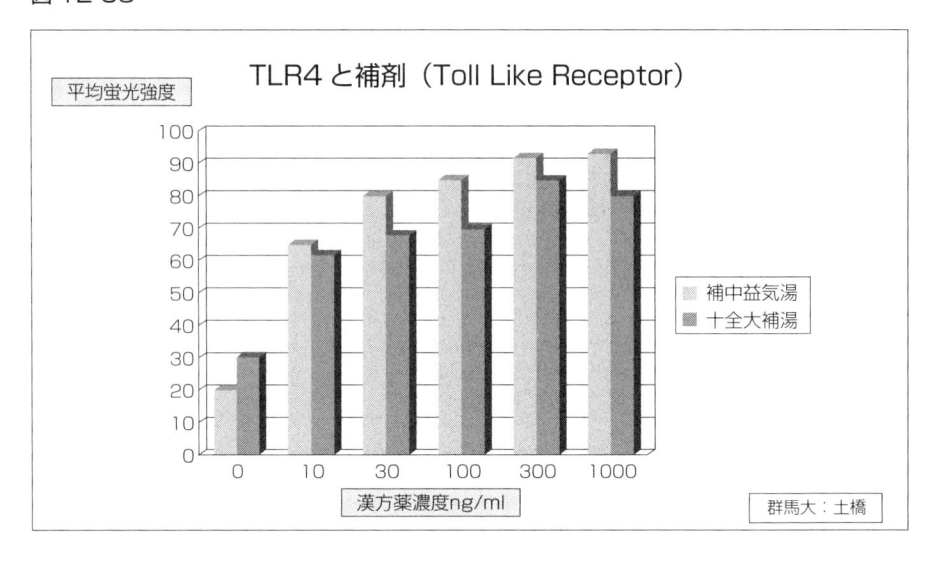

群馬大：土橋

図 12-39

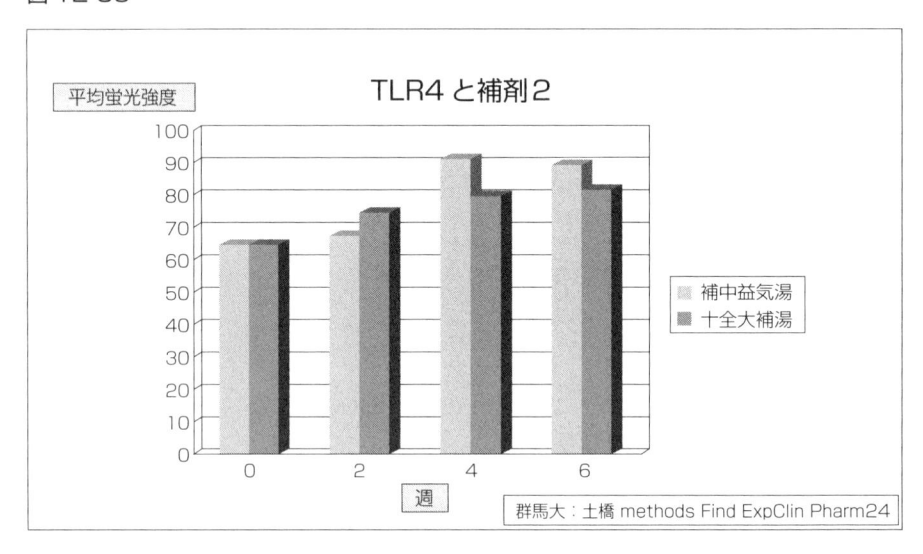

TLR4 と補剤 2

平均蛍光強度／週

補中益気湯／十全大補湯

群馬大：土橋 methods Find ExpClin Pharm24

給になる．

　アレルギー性の炎症には，ビタミン剤がよく効く．昔はビタミンB1をよく使ったが，最近ではビタミンHがいい．ビオチンというイワシから作ったビタミンHが，よく効く．子どもでアトピー性皮膚炎がなかなか治らないときに使うと，有効に働く．大人にもいい．乾癬という尋常性乾癬で骨の方に痛みが強く，骨棘が出て痛みを強くつくったケースがあった．「シナールにはビタミンCが多

いからカルシウムの吸収を悪くするのではないか」という患者が多い．インターネットに出ているので，患者はよく知っている．シナールはカルシウムの吸収を悪くするので，カルシウムを少し入れてあるから大丈夫，ということで，ビオチン，シナールでいい．子どもならビオチン単独でもいいから，少しだけ耐用量に合わせて 0.15 とか 0.3 とか使うと，アトピーがさーっときれいになる．まずやってみて，通常の治療で治りが悪いときに，ビオチン酸を加える．それでも治りが悪いなと思ったら，漢方薬を加える．

❖ 12-20 アトピー性皮膚炎

皮膚病・アレルギー性疾患．本来アトピー性皮膚炎というのは，TH2 が高い疾患だが，TH1 が高い，つまり自己免疫が関与しているアトピーは，正確にはアトピーではない．アトピーというのは TH2 が高いのが本来だが，アトピーの中に入っているグループの中に，TH1 が高いのもあり，その TH1 が高いグループが治りが悪い．特に成人型になってなかなか反応しないというのは，この TH1 が高いケースである．実際には，自己免疫性アトピーという病名（私が勝手に付けた病名だが）は，実際にはアトピーという範疇には入らない．「自己免疫性のアレルギー疾患」というような言い方になる．治りにくいタイプには，TH2 型ではなく TH1 型の反応しているケースがあるというのを念頭に置いて治療するとよい．TH1 が高いケースは，乾癬である．自己免疫性皮膚炎，貨幣状湿疹，円形脱毛，それから（実際にこういう名前はないが）自己免疫性のアトピー．アトピーとされているものに，そういうものが含まれている．

純粋なアトピー，アレルギー性疾患は，TH2 が高いケースである．この TH1 –TH2 バランスというのは，寄生虫がいた時代にはまったくなかった．子どもは腹の中にいるときは TH2 が優位であり，TH2 優位で生まれるが，生まれてから，寄生虫とか雑菌の感染を起こすと，TH2 が抑えられて，TH1 優位の体に変わる．だから寄生虫がいたり雑菌感染を繰り返すような子どもには，アトピー性皮膚炎などなかった．今は，TH2 が下がらなくなってしまった．それが，アトピー性皮膚炎が増えてきた原因である．TH2 が多い現代にしかアトピーはない．中国にはアトピーはないが，アメリカにはある．サウジアラビアにも，リヤドなどの大きな都市にはアトピーがあるが，砂漠の遊牧民には，アトピーはない．アトピー性皮膚炎というのは現代病である．

アトピー性皮膚炎の原因だが，抗原が皮膚表面のランゲルハンス細胞．IgE 抗

図 12-40

```
アレルギー疾患
❖ なぜ成書には急性期の漢方と慢性期の漢方が分けてあるのか
❖ アレルギー疾患の漢方薬投与のコツは，その作用機序を把握すること
❖ マストセルからケミカルメデーターの部分か，好酸球の部分か
❖ TH2まで病態がおよんでいるか
```

図 12-41

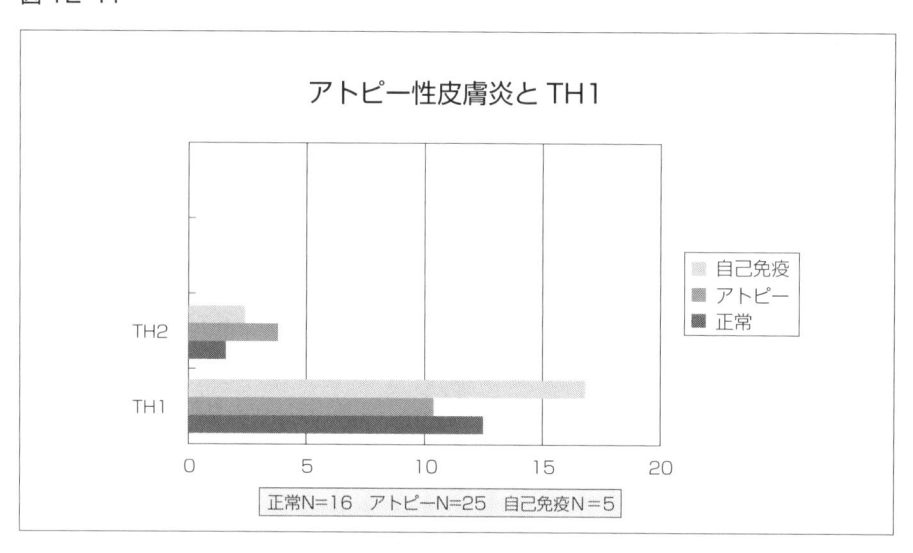

アトピー性皮膚炎と TH1

正常N=16　アトピーN=25　自己免疫N=5

体が反応して，ランゲルハンス細胞がTH1，TH2に反応する．igE抗体がマストセルに反応して，ケミカルメディエーターなどが反応すると血管透過性で，即時型反応になるが，このTH2が反応したのが好酸球浸潤遅延型反応で，TH1はマクロファージ浸潤遅延型反応を起こすことが多いと言われている．ステロイドの作用点，タクロリムスの作用点を書いたが，3通りともアトピーの中にはあるという．TH1タイプにのはあるが，どうやって鑑別するかというと，要するに，IgE，好酸球，好酸球IgE，これが，皮膚の正常とパラレルに動いている連中というのは，だいたい通常のアトピーでかまわない．IgEと好酸球が非常に低い，まあ正常値ではないが，低いのに皮膚の正常が大変悪いというのは，TH1タイ

図 12-42

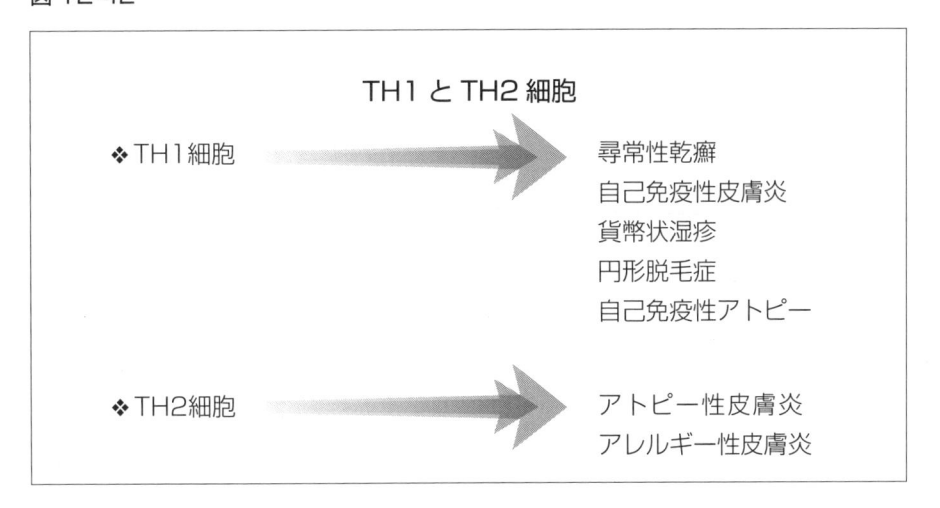

```
                    TH1 と TH2 細胞

  ❖ TH1細胞    ━━━━▶    尋常性乾癬
                        自己免疫性皮膚炎
                        貨幣状湿疹
                        円形脱毛症
                        自己免疫性アトピー

  ❖ TH2細胞    ━━━━▶    アトピー性皮膚炎
                        アレルギー性皮膚炎
```

図 12-43

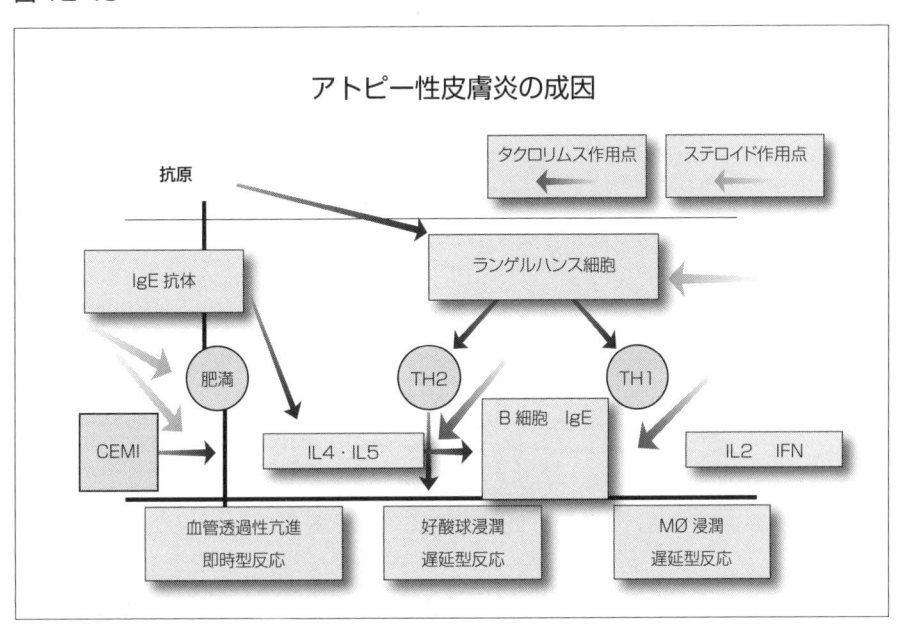

アトピー性皮膚炎の成因

（抗原／IgE抗体／肥満／CEMI／ランゲルハンス細胞／TH2／TH1／IL4・IL5／B細胞 IgE／IL2 IFN／血管透過性亢進 即時型反応／好酸球浸潤 遅延型反応／MØ浸潤 遅延型反応／タクロリムス作用点／ステロイド作用点）

プであると考えていい．IgE と好酸球が非常に低い．好酸球も 6，7 ぐらい．IgE も 500，600 なのに，皮膚が全身ですごく悪い人は TH1 タイプ，というのが多い．

❖ 12-21 アトピー性皮膚炎の漢方治療

まとめると，アトピーの子どもは，非常に陽だから，まず清熱をしっかりとす

る．治頭瘡一方というのが一番よく効く．首からの上のくさだが，もしこれで効かないときには，清瘟敗毒飲という薬，これは刻みになる．コトコトと煎じる薬だが，少量で非常によく効く．心身症になった場合，例えば，夜泣きするとか，夜にバリバリ搔いたり，寝言を言ったりするというケースでは，甘麦大棗湯と．

図12-44

アトピー性皮膚炎の漢方治療

❖ 小児は純陽体：清熱をしっかり
　　治頭瘡一方（59）　清蘊敗毒飲

❖ 小児の心身症は甘麦大棗湯（72）夜泣き
　　小建中湯（99）合桔梗石膏　胃腸虚弱

❖ 学童は胃腸の冷え：白虎加人参湯（34）
　　心身症：柴胡清肝湯（80）胸脇苦満

❖ 皮膚の性状にあわせ当帰飲子（86・カサカサ）
　　消風散（22・ジクジク）十味敗毒湯（6・膿痂疹）
　　桂麻各半湯（東洋・かゆみだけ）
　　皮膚科疾患は本治と標治がある

図12-45

アトピー性皮膚炎

❖ 成人は虚熱：三物黄芩湯（121）
　　　実熱：梔子柏皮湯（コタロー314）顔
　　　　　　黄連解毒湯（15）

❖ ステロイドには五苓散（17）

❖ 色素沈着には桂枝茯苓丸（25）

❖ TH2優位のアトピーには
　　　女性は生理を順調に：当帰剤
　　　男性はストレスを　　：柴胡剤

❖ TH1優位は難しい　柴苓湯　ステロイド

胃腸が弱いケースでは，小建中湯プラス桔梗石膏などがよく効く．学童時になると，腹が冷えて，表皮の乾燥型アトピーには，白虎加人参湯，心身症が絡んできて，手の届くところだけ掻いてるような，くすぐったがりの，靴下が汚いような子，かんの虫が強い子は，柴胡清肝湯が効く．ただし，皮膚の性状に合わせて，かさかさ肌には当帰飲子，じゅくじゅく肌には消風散，膿痂疹には十味敗毒湯，かゆみだけになった場合には桂麻各半湯などをうまく加えていくのがコツになる．だからまず，皮膚を治してからアトピーを治すケースもあるし，本治法を加えながら外用剤をうまく使って治していくというのも１つの方法である．本治法と表治法があるというのが，皮膚病のポイントである．

　成人は，虚証で熱を持っている虚熱は，三物黄芩湯，実証で熱を持っているのは，梔子柏皮湯（小太郎）である．目の周りがこすって真っ赤になっているような人．猿みたいな顔をしているような人．口の周りが真っ赤になっているケースにも，これは使える．それから，乳房が真っ赤になってるケースにもこの梔子柏皮湯がよく効く．妊娠中で乳房の先端が割れて困ったなどというときにも，梔子柏皮湯はよく効く．

　『傷寒論』では，麻黄連翹赤小豆湯が出てくる．これは松田先生がよく用いられる薬方である．赤小豆は保険が効かないので，薏苡仁（ハトムギ）に代えて，麻黄連翹薏苡仁湯にする．これは梔子柏皮湯と同じ効果があるといわれている．

　黄連解毒湯は少し強すぎるケースがあるので，小太郎のカプセルで，半分ぐらい出すとよく効く．

　五苓散は利水剤．例えば，ステロイドでむくみが出てきたようなときに使う．色素沈着はもちろん桂枝茯苓丸だが，TH2を落とすには，例えば，女性は当帰子剤，男性は柴胡剤を使う．だが，TH1優位のタイプは難しい．柴苓湯が代表で，柴胡剤プラス利水剤を加えると，TH1をよく落とす．ステロイドもTH1を落とす．ただ，ステロイドは，TH1，TH2，それ以外の免疫もすべて落とすので，気をつけて使うこと．

❖ 12-22　治頭瘡一方

　治頭瘡一方は，「くさ」といわれる小児の頭部湿疹，分泌物，かさぶたのあるものに使う．成人には，脇の下・陰部の湿疹に応用する．頭部・顔面の湿疹，分泌物，びらん，痂皮，かゆみ，化膿性，比較的体力がある人で，頸部・脇の下・陰部の湿疹，これは成人だが，成人だけ残ったようなケース，舌に黄色い苔を付

図12-46

治頭瘡一方（59）

- 「くさ」といわれる小児の頭部湿疹　分泌物，かさぶたのあるもの　成人にはわきの下陰部の湿疹に応用

- ①頭部・顔面の湿疹　分泌物・びらん・痂皮，かゆみ・化膿　②比較的体力のある，③頚部・わきの下・陰部の湿疹，④舌黄苔

けるのが特徴である．子どもは黄色い苔を付けない．成人は黄色い苔が付くケースが多い．髪の毛の生え際にずっと湿疹が付くようなケースである．

浅田宗伯の『勿誤薬室方函口訣』に，「此方ハ，頭瘡ノミナラズ凡ベテ上部頭面ノ発瘡ニ用ユ．清上防風湯ハ清熱ヲ主トシ，此方ハ解毒ヲ主トスル也」とある．清熱の場合には清上防風湯で，解毒は，治頭瘡一方の方になる．ただ，2歳以下の子どもの頭部の湿疹はMRSAが多いから，気を付けること．治りにくいなと思ったらだいたいMRSAが出ているから，必ず培養しながら治療する．「子どもにはMRSAが多い」と覚えておく．

❖ 12-23　当帰飲子

当帰飲子．『済生方』に，「心血凝滞し，内に風熱を薀み，皮膚に発現し，遍身に瘡疥あり．或いは腫れ，或いは痒く，或いは膿水浸揺し，或いは赤疹痘瘤を発するを治す」とある．虚弱な人や老人で，皮膚が全身に乾燥し，分泌物が少なく，カサカサするようなケース．かゆみが強くなったようなケース．基本的には，老人性の皮膚掻痒症に使うが，アトピー性皮膚炎など，あるいは湿疹などでも乾燥が強くなって，いわゆる粃糠疹がパラパラ出てくるようなタイプにはよく使う．

浅田宗伯の『勿誤薬室方函口訣』に，「此方ハ老人血燥ヨリシテ瘡疥ヲ生ズル者ニ用ユ．若シ血熱アレバ温清飲ニ宜シ．又此方ヲ服シテ効ナキモノ，四物湯ニ荊芥，浮萍ヲ加ヘ長服セシメテ効果アリ」と書いてある．年齢で鑑別してもよい．当帰飲子は乾燥が強い場合，熱がからんできたら温清飲．どちらもふけのようなパサパサの粉のようなものが落ちる．それでもだめなものは，四物湯にある，浮萍草（田に浮いている浮き草）を加えるとよいと言われている．私はこれをかなりたくさん使ったことがあったが，あまり効かなかった．これはあまり今

図 12-47

当帰飲子（86）

❖ 済生方　心血凝滞し，内に風熱を蘊み，皮膚に発見し，遍身に瘡疥あり．或いは腫れ，或いは痒く，或いは膿水浸遙し，或いは赤疹痘瘡を発するを治する

❖ ①虚弱な人や老人，②皮膚枯燥　分泌物少ない，③搔痒を主とする

使わない．

❖ 12-24　十味敗毒湯

　十味敗毒湯．華岡青洲である．十味敗毒散，華岡家の家方である．「癰疽及び瘡腫起こりて，増寒，壮熱，斤痛の者を治する」．小柴胡湯の適用する体質に，胸脇苦満がある．柴胡剤．化膿症，アレルギー性皮膚疾患．湿疹は発赤，腫脹，熱感，疼痛，かゆみなど炎症を伴うようなもので，特に丘疹や膿痂疹には十味敗毒湯がいいといわれている．それから，掌蹠膿疱症（しょうせきのうほうしょう）などもだいたい十味敗毒湯でいける．十味敗毒湯だけで効かないというときに，黄連解毒湯を少し加える．消風散は分泌物が多い，温清飲は乾燥型という違いがある．

図 12-48

十味敗毒湯（6）

❖ 華岡清洲　十味敗毒散　家方　癰疽及び瘡腫起こりて，増寒壮熱，斤痛の者を治する

❖ ①小柴胡湯の適応する体質で胸脇苦満し化膿症やアレルギー性皮膚疾患
　②湿疹は発赤腫脹，熱感，疼痛，かゆみなど炎症反応

❖ 丘疹や膿痂疹に

❖ 鑑別　消風散　分泌物が多い　口渇
　温清飲　乾燥して赤い　ひっかくと粉がこぼれる

『勿誤薬室方函口訣』に，「此方ハ青洲ノ荊防敗毒散ヨリ取捨シタル者ニテ，荊敗ヨリハ其力優也」とある．荊防敗毒散を組み合わせたのが十味敗毒湯で，すごく効くという．

❖ 12-25　アトピー性皮膚炎の漢方治療2

これは，京都・江部先生の経方理論だが，江部先生はアトピー性皮膚炎を全部自分で組んでしまうのである．その江部先生の経方理論は，体全体の気血水の流れをベクトルで考えようというものだが，末梢の皮膚に関しては，浅いところのベクトルと深いところのベクトルが方向が違うという．両方の流れで行って戻るのはこっちだけというが，浅いところのベクトルは中枢から末梢に流れていって，実は深いところも中枢から末梢に流れるベクトルがある．ところが，末梢から元の中枢に戻るのは，この真皮の深いところしかない．皮膚の汗腺とか穴は，煙突になっている．そのときの表皮の方を流すベクトルを，表皮のエネルギーを流すベクトルが麻黄，水が流すのが石膏，熱を流すのが連翹，真皮の戻ってくるベクトルを流すのが芍薬，水を流すのが薏仁湯，熱を流すのが生の地黄，という約束ごとがあり，表皮に熱があるか水があるか，真皮に熱があるか水があるかで，この組み合わせをいろいろ変えて皮膚病の薬を作ろうというのが江部先生の

図 12-49

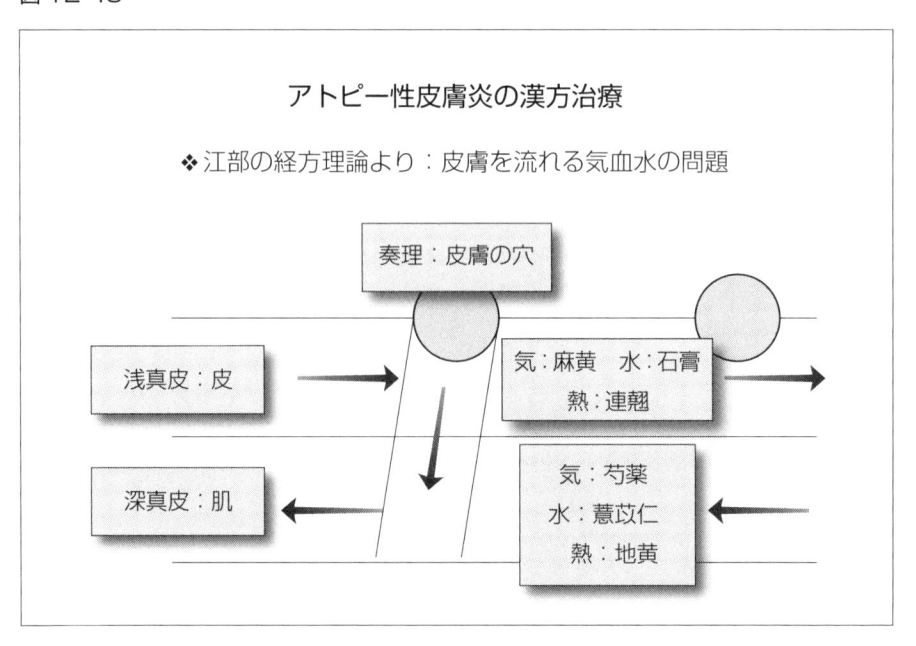

アトピー性皮膚炎の漢方治療

❖ 江部の経方理論より：皮膚を流れる気血水の問題

- 奏理：皮膚の穴
- 浅真皮：皮
- 深真皮：肌
- 気：麻黄　水：石膏　熱：連翹
- 気：芍薬　水：薏苡仁　熱：地黄

図 12-50

```
アトピー性皮膚炎漢方の組み方

成人女性基本：当帰・細辛・白朮・車前子
```

	急性病変	慢性病変	水滞
表皮	麻黄・石膏	玄参・貝母	杏仁・茯苓
真皮	地黄・芍薬	知母・黄柏	薏苡仁

冷え：附子　　　　　カサカサ：防風
ジクジク：沢瀉　　　胃腸虚弱：人参
色素沈着：牡丹皮　　苔癬：牡蛎　貝母

これらも保険でできる　カタカナで薬名とg数を

アトピーの作り方である．

　アトピー性皮膚炎には，本治法と表治法があるが，本治法でいうならば，成人女性の場合，TH2を抑制するために当帰剤，当帰，細辛，白朮，車前子というようなグループ，当帰四逆湯などを中心に使っている．当帰，細辛，白朮，車前子などの当帰剤をベースにして，表皮の急性病変のとき，熱を持っているときには，麻黄で表皮のエネルギーを治しながら石膏で熱を取る．表皮の慢性病変とは，表皮にぼつぼつの丘疹みたいな苔癬が出てきたときである．玄参，貝母，癧癧丸で，苔癬を，こういうごつごつを取ってくれる薬を使おうと．表皮に水があって掻くとじゅわっと水が出るようなときには，表皮の水を取る杏仁，茯苓を使う．真皮の方に熱があって，急性病変で，ガラス圧子で押しても赤みが取れない，どす赤い色をしているというときには，生地黄に芍薬，できたら赤芍というのが一番いい．ただ，「赤芍薬」と書くと保険が効かないから，「芍薬（皮付き）」と書くといい．「芍薬（皮付き）」と書くと，赤い芍薬と同じ成分が出てくるのである．ツムラの生薬に入っている．真皮の慢性病変では，象皮症や魚鱗癬のようになってしまっているときには，知母，黄柏を使う．真皮に水がこもって指圧痕が付くときには，薏苡仁湯を使う．冷えがあれば，附子，カサカサがあれば防風，じゅくじゅくの水があれば沢瀉を加える．胃腸が弱ければ人参を加える．色素沈着が強ければ牡丹皮を加え，苔癬が強くなったら貝母，牡蠣を加える．

図 12-51

```
漢方治療の組み方 2

成人男性：柴胡剤が基本：柴胡・黄今
```

	急性病変	慢性病変	水滞
表皮	麻黄・石膏	玄参	茯苓・半夏
真皮	地黄・瓜呂	烏梅・黄柏	薏苡仁

```
冷え：人参        カサカサ：麦門冬
じゅくじゅく：滑石  色素沈着：赤芍　阿膠
苔癬：牡蛎        ストレス：竜骨
かゆみ：蝉退      唯一の動物生薬
```

　成人女性で，皮膚表面が真っ赤になって，掻くと水が出て，冷え性があって胃腸が弱いならば，「当帰 3g，細辛 4g，白朮 3g，車前子 2g，麻黄 2g，石膏 6g，杏仁 2g，茯苓 4g，附子 1g，人参 2g」と書くと薬ができる．これが，中国漢方の組み方になる．これも保険が効く．ただし，こういう生薬を組むときは，全部片仮名で書くこと，と日本薬事法で決まっている．だから，トウキ 2，サイシン 4 というふうに書かないといけない．

　男性の場合には，柴胡剤が中心になる．例えば，柴胡，黄芩，芍薬などをベースに，表皮の急性病変で熱を持っているときには麻黄，石膏を加え，慢性のときには玄参を加えたり，水ならば茯苓とか半夏を加える．真皮の急性病変で，どす赤い色をしているときには地黄，括楼仁を加え，慢性病変のときには烏梅（うばい），黄柏を加え，真皮の水がこもっていれば薏苡仁，冷えならば人参，カサカサは麦門冬，じゅくじゅくは滑石（かっせき），色素沈着は芍薬（皮付き）（＝赤芍），阿膠（あきょう），対するのが牡蛎，ストレスを強く訴えていれば竜骨，などを加えたり，かゆみのときには蝉退を加える，そんなことで，自分でアトピーの薬を作ることができる．

　ただ，京都の江部先生は，中国漢方の量で処方するから，1 両 3g である．だから，石膏などは 20g ぐらい出す．劇的に効くが，処方を間違えると副作用も出ることが多い．だからこの方法は漢方に熟達してから用いるべきである．しかし普通の日本の漢方の量だと間違えたとしても効果も弱いが副作用も少ない，通

図 12-52

```
アトピーの治療の原則

❖ リンパ球    30以上（副交感有意）ステロイド治療
             20以下（交感有意）漢方治療

❖ TH1有意    柴胡剤＋利水剤（柴苓湯）
             （柴胡清肝湯＋五苓散）
             免疫修飾剤・抗真菌剤・ステロイド

❖ TH2有意    柴胡剤・当帰剤・黄連剤
             柴胡剤＋抗炎症剤

❖ 黄ブ菌スーパー抗原は皮膚バリアのupを
             十全大補湯・温泉療法・ステロイド
```

常の 2g から 10g，一番多い黄耆，石膏でも 10g でいい．それ以外だいたい 2 から 4g の範囲でよくて，少ないものは 1g でも十分効く．つまりこの薬量の違いは煎じる際の水質にあるという．確かに中国の水は硬水でそのままでは飲用に適さないのである．

中国漢方（中医学）は，理路整然となっている．しかし，逆にこれを組み合わせたときの性常がどうなるかというのは，中国は考えない．日本は，組み合わせたときにどうなるかというのを大変大事にする．それが，十味敗毒湯であり，十全大補湯である．だから十全大補湯などの，例えば，桂枝を 1 つ抜くと急激に効かなくなる．その辺が日本漢方と中国漢方の大きな違いである．

❖ 12-26 加味逍遙散

加味逍遙散．『勿誤薬室方函口訣』に，「男子婦人偏身ニ疥癬ノ如キモノヲ発シ，甚ダ痒ク，諸治効ナキモノ，此方ニ四物湯ヲ合シテ験アリ」とある．どうしても効かない皮膚病に，加味逍遙散，合四物湯がよく効いてくれるという原点である．

触ったら，胸脇苦満がある．便秘している．男性も女性も，どうも更年期に近い年齢になっているというとき，加味逍遙散を使うとよく効く．我鳥掌風（手掌角皮症）は，加味逍遙散に地骨皮，荊芥を加えるとよいと書いてある．

図 12-53

加味逍遙散

勿誤薬室方函口訣「此方ハ清熱ヲ主トシテ，上部ノ血症ニ効アリ．故ニ逍遙散ノ症ニシテ，頭痛面熱肩背強バリ，鼻出血ナドアルモノニ佳也．又下部ノ湿熱ヲ解スルモノデ，婦人淋疾，竜胆瀉肝湯ナドヨリ一等虚候ノ者ニ用イテ効アリ．又男子婦人遍身ニ疥癬ノ如キモノヲ発シ，甚ダ痒ク，諸治効ナキモノ此方ニ四物湯ヲ合シテ験アリ．華岡氏ハ此方ニ地骨皮，荊芥ヲ加エテ鵝掌風（手掌角皮症）ニ用ユ．又老医ニ伝ニ，大便秘結シテ朝夕快ク通ゼヌト云フ者，何病ニ限ラズ此方ヲ用レバ　大便快通シテ諸病モ治スト云フ．」

❖ 12-27　皮膚疾患と漢方

皮膚疾患に対する漢方の使い方について．

日光皮膚炎は温清飲がベースになる．貨幣状湿疹は消風散，乾皮症は当帰飲子，掌蹠膿疱症には温経湯，膿痂疹には十味敗毒湯，伝染性軟属腫には黄耆建中湯がベースになる．多発性痒疹は桂麻各半湯をベースにする．これは，ツムラの桂枝と麻黄を半分ずつ混ぜてもいいし，東洋薬行には桂麻各半湯という名前でもエキスが出ている．「東洋薬行桂麻各半湯エキス 4.5」と書くと出てくる．桂麻各半湯 6.0 と書くと，東洋薬行にしか出ていないが，子どもの非常に弱いタイプのアトピーなどに，桂麻各半湯か荊芥というのは非常によく効く．ただし類乾癬は桂枝加黄耆湯をベースにし，前がん状態が非常に多いので，がんがないかどうか必ず確認する．最近，黒色腫なども日本人に増えてきている．尋常性乾癬は，これだけで治るとは言えないが，黄連解毒湯，温清飲などをベースに使う．千金内托散は痔の薬だが，これも湿疹によく効く．蕁麻疹は，茵蔯五苓散もしくは茵蔯蒿湯がベースである．帯状疱疹は柴苓湯，尋常性痤瘡，清上防風湯，多形性紅斑症は，白虎加人参湯をベースに使う．だが，本治と表治があり，本治の中でも十味敗毒湯のように両方に効くケースもあるから，それを理解しながら，軟膏を上手に使うこと．本治法プラス軟膏で治療するのがいい．なかなか治らないときには，煎じ薬で組んでいくこともある．ということで皮膚病の漢方はできている．

図 12-54

```
特に漢方薬が有用 皮膚疾患と基本漢方

❖ 日光皮膚炎：温清飲（57）白虎加人参湯（34）
❖ 貨幣状湿疹：消風散（22）　温清飲（57）
❖ 乾　皮　症：当帰飲子（86）　桂麻各半湯
❖ 汗疱状湿疹：温経湯（106）　薏苡仁湯（52）
❖ 掌蹠膿疱症：十味敗毒湯（6）　消風散（22）
❖ 膿　痂　疹：十味敗毒湯（6）　清上防風湯
❖ 伝染性軟属腫：黄耆建中湯（98）麻杏薏甘湯
```

図 12-55

```
漢方薬を補助的に使用 皮膚疾患と基本漢方 2

❖ 多発性痒疹：桂麻各半湯　十味敗毒湯（6）
❖ 類　乾　癬：桂枝加黄耆湯　温清飲（57）
❖ 尋常性乾癬：黄連解毒湯（15）　千金内托散
　　　　　　　温清飲（57：乾燥）
❖ 蕁　麻　疹：茵陳五苓散（117）　葛根湯（1）
❖ 帯状疱疹：柴苓湯（114）　越婢加朮湯（28）
❖ 尋常性ざ瘡：清上防風湯（58）十味敗毒湯（6）
❖ 多形性紅斑：白虎加人参湯（34）　越婢加朮湯
```

❖ 12-28　TH2 抑制剤としての漢方

　皮膚病の治療は難しいが,「喘」(喘息) と「癬」(湿疹) は漢方で治せという. 確かに皮膚病に漢方はよく効く. しかし, いい外用剤・ステロイド剤があるので, 漢方だけにこだわることはない. 漢方薬はもともとの本, TH1, TH2 を

治すのだということをベースに置いて，治りにくいケースに表治法としての漢方を加えるのがいい．当帰飲子は表治法だが，十分本にも効くので，一番の元，TH1，TH2をどういうふうに治すのかということを念頭に置いて，湿疹を治すといい．

図 12-56

特に漢方が有用な症候として
――TH2 抑制剤としての漢方――

- アレルギー鼻炎慢性期：柴胡桂枝湯（10）
  熱型：小柴胡湯加桔梗石膏（109）
  この場合胸脇苦満が必要（80％はある）なければ麻黄剤

- 喘息慢性期：柴朴湯（96：ストレス）
  柴陥湯（73：風邪誘因）舌黄苔
  神秘湯（85：小児）
  胸脇苦満が必要　冷えなら当帰剤　乾燥なら地黄丸剤

- アトピー慢性期：当帰芍薬散（23：女性）
  柴胡清肝湯（80：男性）
  TH1抑制には柴苓湯　TH2抑制には抗炎症剤を加味

図 12-57

特に漢方薬が有効な病態
――DMARDとしての漢方――

- TH1抑制：柴苓湯（114）　柴胡剤＋利水剤

- TH1賦活：十全大補湯（48：癌）ほてり
  補中益気湯（41：消化器）食欲不振
  人参養栄湯（108：呼吸器）やせ
  大防風湯（97：筋肉やせ）
  補剤また参耆剤にも、また六君子湯などもTH1up

図 12-58

```
皮膚疾患のまとめ 1

┌ 外用コントロールができている場合    ( 成人：十味敗毒湯
│                                    ( 小児：黄耆建中湯
└ 皮膚に炎症が残っている場合          ( 成人：越婢加朮湯　温清飲
                                     ( 小児：治頭瘡一方
```

図 12-59

```
皮膚疾患のまとめ 2

❖ TH1 の関与が疑わしい場合      ❖ 消風散
❖ 膿痂疹                         ❖ 十味敗毒湯
❖ かゆみ                         ❖ 黄連解毒湯
```

　最後に，温経湯が手掌角皮症に効くということと，どうしても治らないときには加味逍遥散がいいということを覚えておくと役に立つ．それから，子どもの治りにくい虚証のアトピー性皮膚炎などに，桂枝加黄耆湯が効くということを覚えておく．ただ，軟膏も使うこと．軟膏を全然使わないで治すのは，二重手間になる．湿疹には軟膏を使った方がいい．

［質疑応答］

Q　光線過敏症という症状があり，黄連解毒湯も効くということだが，どういうパターンで使っていったらいいか．

A　光線過敏症・日光皮膚炎には，温清飲もしくは黄連解毒湯を使うのが原則である．皮膚が赤い場合には清熱をしなければいけないが，虚証の人でうまく清熱できない，あるいは腹に障るという場合，麻黄附子細辛湯がいいと，皮膚科，東洋医学界で言われている．日光に当たったら赤くなるという人は，予防的に麻黄附子細辛湯を飲ませておくと，過敏症にならないと言われる．私も使ったが，確

かに効く．附子がなぜ日光過敏症を予防するのかは，わかっていないが，予防的に麻黄附子細辛湯を使うと，大変いい．だから怪しいというときには，麻黄附子細辛湯を使う．黄連解毒湯が使えないような虚証の人には，それがいいと思う．麻黄が表皮の方に付くのと，細辛の何かの作用かと思っている．ぜひ麻黄附子細辛湯をうまく使ってほしい．

　男性は，黄連解毒湯になったり，温清飲になったりするケースが多いが，子どもは麻黄附子細辛湯で十分いけるケースが多い．アトピー性皮膚炎などでも，太陽に当たると真っ赤になる人（光線過敏症）には，麻黄附子細辛湯を予防的に飲ませておいたりする．それでも飲めないという人には，桔梗石膏でもいい．

Q 漢方の組み方の話だが，表皮と真皮というように分けると，臓腑と対応させれば，肺と腎の問題ということでいいか．

A 表皮の方というのは，真皮の浅いところである．肺になるが，戻ってくる方の真皮の方は心下，脾，胃だそうである．脾まで行かないで実は隔の下にある心下が臓腑に当たるというのが，江部先生の考え方である．その心下に3通りあり，臍から剣状突起までの間を3つに分け，どこが詰まっているかによってその臓腑がまた分かれてくるという．心下の一番上のあたりがうっと来るならば，隔が詰まっている．心下の真ん中のあたりが詰まっていれば，肝が詰まっている．心下の一番下，臍に近いところが詰まっていれば，脾が詰まっている，と考えるそうである．実際には，戻ってくるということで，心下に詰まりがあるというふうに考えるといいということで，芍薬と地黄を使うのがコツらしい．

Q 地黄というと，腎という感覚でいたが，脈診にした場合に，実際に寸間尺に反映されるものなのか．

A やはり脾の方の脈が強くなっていき，脾の方が活脈で強い脈，ほとんどのケースが肝が強くなる．脾の方が強くなってる方は必ず腹の真ん中に，何か反応がある．芍薬，桂枝芍薬がそうだが，戻ってくるのを強くするというのが一番のコツになる．心下に3通りある隔の上，下，心下に3つあって，どこが詰まっているかによって薬を替えるということである．

❖ 保険適応漢方エキス剤一覧

安中散	胃苓湯	茵蔯蒿湯	茵蔯五苓散
温経湯	温清飲	越婢加朮湯	黄耆建中湯
芩湯	黄連解毒湯	黄連湯	乙字湯
葛根湯	葛根加朮附湯	葛根湯加川芎辛夷	加味帰脾湯
加味逍遥散	甘草湯	甘麦大棗湯	桔梗湯
桔梗石膏	帰脾湯	芎帰膠艾湯	芎帰調血飲
九味檳榔湯	荊芥連翹湯	桂枝加黄耆湯	桂枝加葛根湯
桂枝加厚朴杏仁湯	桂枝加芍薬大黄湯	桂枝加黄耆湯	桂枝加竜骨牡蛎湯
桂枝加朮附湯	桂枝加苓朮附湯	桂枝湯	桂枝人参湯
桂枝茯苓丸	桂枝茯苓丸加薏苡仁	桂芍知母湯	啓脾湯
桂麻各半湯	紅参末	香蘇散	五積散
牛車腎気丸	呉茱萸湯	五淋散	五苓散
柴陥湯	柴胡加竜骨牡蛎湯	柴胡桂枝乾姜湯	柴胡桂枝湯
柴胡清肝湯	柴朴湯	柴苓湯	三黄瀉心湯
酸棗仁湯	三物黄芩湯	滋陰降火湯	滋陰至宝湯
紫雲膏	四逆散	四君子湯	梔子柏皮湯
七物降下湯	四物湯	炙甘草湯	芍薬甘草湯
芍薬甘草湯加附子	十全大補湯	十味敗毒湯	潤腸湯
小建中湯	小柴胡湯	小柴胡湯加桔梗石膏	小半夏加茯苓湯
消風散	升麻葛根湯	四苓湯	辛夷清肺湯
参蘇飲	神秘湯	真武湯	清上防風湯
清暑益気湯	清心蓮子飲	清肺湯	川芎茶調散
疎経活血湯	大黄甘草湯	大黄牡丹皮湯	大建中湯
大柴胡湯	大柴胡湯去大黄	大承気湯	大防風湯
竹筎温胆湯	治打撲一方	治頭瘡一方	調胃承気湯
釣藤散	腸癰湯	猪苓湯	猪苓湯合四物湯
通導散	桃核承気湯	当帰飲子	当帰建中湯
当帰四逆加呉茱萸生姜湯	当帰芍薬散	当帰芍薬散加附子	当帰湯
二朮湯	二陳湯	女神散	人参湯
人参養栄湯	排膿散及湯	麦門冬湯	八味地黄丸
半夏厚朴湯	半夏瀉心湯	半夏白朮天麻湯	白虎加人参湯
茯苓飲	茯苓飲合半夏厚朴湯	附子理中湯	附子末
平胃散	防已黄耆湯	防風通聖散	補中益気湯
麻黄湯	麻黄附子細辛湯	麻杏甘石湯	麻杏薏苡仁湯
麻子仁丸	木防已湯	薏苡仁湯	抑肝散
抑肝散加陳皮半夏	六君子湯	立効散	竜胆瀉肝湯
苓甘姜味辛夏仁湯	苓姜朮甘湯	苓桂朮甘湯	六味丸
薏苡仁末			

❖ 保険で使える漢方用生薬一覧

アキョウ	アセンヤク末	アマチャ	アマチャ末
アメ	アロエ末	イレイセン	インチンコウ
ウイキョウ	ウコン	ウズ	ウバイ
ウヤク	ウワウルシ	エイジツ	エイジツ末
エンゴサク	エンメイソウ	オウギ	オウギ末
オウゴン	オウゴン末	オウバク	オウバク末
オウヒ	オウレン	オウレン末	オンジ
オンジ末	カイカ	ガイヨウ	カゴソウ
カシ	カシュウ	ガジュツ	ガジュツ末
カッコウ	カッコン	カッセキ	カノコソウ
カノコソウ末	カロコン	カロニン	乾姜
カンゾウ	カンゾウ末	キキョウ	キキョウ末
キクカ	キササゲ	キジツ	キッピ
キナ末	キョウカツ	キョウニン	キンギンカ
クコシ	クコヨウ	クジン	クジン末
ケイガイ	ケイヒ	ケイヒ末	ケツメイシ
ケンゴシ	ゲンジン	ゲンチアナ	ゲンチアナ末
ゲンノショウコ	ゲンノショウコ末	コウカ	コウジン
コウジン末	コウブシ	コウブシ末	コウペイ
コウボク	コウボク末	コウホン	ゴシツ
ゴシュユ	ゴボウシ	ゴマ	ゴミシ
コンズランゴ	サイコ	サイシン	サフラン
サンキライ	サンキライ末	サンザシ	サンシシ
サンシシ末	サンシュユ	サンショウ	サンショウ末
サンズコン	サンソウニン	サンヤク	ジオウ
シオン	ジコッピ	シコン	シソシ
シツリシ	シテイ	シャクヤク	シャクヤク末
ジャショウシ	シャジン	シャゼンシ	シャゼンソウ
修治ブシ	ジュウヤク	シュクシャ	シュクシャ末
ショウキョウ	ショウキョウ末	ショウズク	ショウズク末
ショウバク	ショウマ	シンイ	セッコウ
セネガ	セネガ末	ゼラチン	センキュウ
センキュウ末	ゼンコ	センコツ	センタイ
センナ	センナ末	センブリ	センブリ末
ソウジュツ	ソウジュツ末	ソウハクヒ	ソボク
ソヨウ	ダイオウ	ダイオウ末	タイソウ
ダイフクヒ	タクシャ	タクシャ末	チクジョ
チクセツニンジン	チクセツニンジン末	チモ	チャヨウ

チョウジ	チョウジ末	チョウトウコウ	チョレイ
チンピ	テンナンショウ	テンマ	テンマ末
テンモンドウ	トウガシ	トウキ	トウキ末
トウドクカツ	トウニン	トウヒ	ドクカツ
トチュウ	ドベッコウ	ナンテンジツ	ニガキ
ニクヅク	ニンドウ	バイモ	バクガ
バクモンドウ	ハチミツ	ハッカ	ハマボウフウ
ハンゲ	ヒシノミ	ビャクゴウ	ビャクシ
ビャクジュツ	ビャクジュツ末	ビワヨウ	ビンロウジ
ビンロウジ末	ブクリョウ	ブクリョウ末	ブシ
ボウイ	ボウコン	ボウフウ	ボウブシ
ボクソク	ボタンピ	ボタンピ末	ボレイ
ボレイ末	マオウ	マシニン	マルツエキス
マンケイシ	モクツウ	モッカ	モッコウ
モッコウ末	ヤクチ	ヤクモソウ	ヨウバイヒ
ヨウバイヒ末	ヨクイニン	ヨクイニン末	リュウガンニク
リュウコツ	硫酸マグネシウム	リュウタン	リュウタン末
リョウキョウ	レンギョウ	レンニク	ロートコン
ワキョウカツ	ワコウホン		

索　引

あ
阿芙蓉液　あふようえき　　211
安宮牛黄丸　あんぐうごおうがん　　150
安中散　あんちゅうさん　　211, 286

い
医王湯　いおうとう　　218
胃苓湯　いれいとう　　159
茵陳蒿湯　いんちんこうとう　　161, 353, 354
茵陳五苓散　いんちんごれいさん　　160, 355, 363, 380

う
右帰飲　うきいん　　241
右帰丸　うきがん　　241
烏頭桂枝湯　うずけいしとう　　159
温経湯　うんけいとう　　72, 226, 317, 323, 325, 343, 344, 364, 365, 378
温清飲　うんせいいん　　185, 341, 357, 365, 378, 380, 381
温胆湯　うんたんとう　　282

え
越婢加朮附湯　えっぴかじゅつぶとう　　349
越婢加半夏湯　えっぴかはんげとう　　250
延年半夏湯　えんねんはんげとう　　199

お
黄耆建中湯　おうぎけんちゅうとう　　39, 40, 73, 75, 76, 193, 343, 344, 379
黄芩加半夏生姜湯　おうごんかはんげしょうきょうとう　　189
黄芩湯　おうごんとう　　189
黄連阿膠湯　おうれんあきょうとう　　190
黄連解毒湯　おうれんげどくとう　　115, 121, 126, 131, 141, 142, 152, 155, 183, 184, 185, 186, 219, 227, 273, 274, 329, 357, 370, 380, 381, 382
黄連湯　おうれんとう　　70, 189, 190, 202
乙字湯　おつじとう　　315

か
解急蜀椒湯　かいきゅうしょくしょうとう　　211
化食養脾湯　かしょくようひとう　　210, 211
活血化瘀薬　かっけつかおやく　　312
藿香正気散　かっこうしょうきさん　　91
葛根湯　かっこんとう　　66, 85, 88, 191, 248, 330, 331, 332, 339

葛根湯加桔梗石膏　かっこんとうかききょうせっこう ………………………………………………… 88, 191
葛根湯加川芎辛夷　かっこんとうかせんきゅうしんい …………………………………………… 88
加味温胆湯　かみうんたんとう …………………………………………………………… 155, 220, 294
加味帰脾湯　かみきひとう ……………………………………………… 76, 152, 219, 220, 283
加味逍遥散　かみしょうようさん ……………… 27, 68, 126, 131, 144, 146, 174, 226, 252, 272, 273, 274, 277, 289,
　　　　　　　　　　　　　　　　　　　　　293, 297, 298, 300, 304, 324, 329, 334, 379
加味逍遥散合四物湯　かみしょうようさんごうしもつとう ……………………………………… 274
加味六君子湯　かみりっくんしとう ……………………………………………………………… 211
瓜呂枳実湯　かろうきじつとう ………………………………………………………………… 201
瓜呂薤白桂枝湯　かろがいはくけいしとう …………………………………………………… 200, 201
瓜楼薤白湯　かろがいはくとう ………………………………………………………………… 245
瓜楼枳実湯　かろきじつとう ……………………………………………………………… 244, 245
甘姜苓朮湯　かんきょうりょうじゅつとう ……………………………………………………… 166
緩痃湯　かんげんとう …………………………………………………………………… 276, 305
甘草乾姜湯　かんぞうかんきょうとう …………………………………………………………… 254
甘草乾姜茯苓白朮湯　かんぞうかんきょうぶくりょうはくじゅつとう ………………………… 167
甘草瀉心湯　かんぞうしゃしんとう ………………………………… 126, 131, 187, 188, 282
甘草湯　かんぞうとう ……………………………………………………………… 68, 149, 188
甘麦大棗湯　かんばくだいそうとう ………………………………… 78, 281, 283, 285, 286, 370

き
帰耆建中湯　きぎけんちゅうとう ………………………………………………………………… 76
桔梗石膏　ききょうせっこう ………………………………………………… 121, 123, 191, 339
桔梗湯　ききょうとう ………………………………………… 68, 90, 110, 127, 149, 188
枳実薤白桂枝湯　きじつがいはくけいしとう …………………………………………………… 201
帰脾湯　きひとう ……………………………………………………… 12, 16, 219, 220, 309
逆挽湯　ぎゃくばんとう …………………………………………………………………………… 269
芎帰膠艾湯　きゅうきこうがいとう ……………………………………………………… 315, 322
芎帰調血飲　きゅうきちょうけついん …………………………………………………… 322, 324
銀翹散　ぎんぎょうさん …………………………………………………………………… 90, 339

く
九味檳榔湯　くみびんろうとう …………………………………………………………………… 35

け
荊芥連翹湯　けいがいれんぎょうとう ………………………………… 185, 227, 357, 360
桂姜棗草黄辛附湯　けいきょうそうそうおうしんぶとう ………………………………………… 26
瓊玉膏　けいぎょくこう …………………………………………………………………………… 28
桂枝加黄耆湯　けいしかおうぎとう …………………………………… 39, 79, 88, 308, 380
桂枝加葛根湯　けいしかかっこんとう ……………………………………………………… 80, 88
桂枝加桂湯　けいしかけいとう ………………………………………………………… 73, 165, 166

桂枝加厚朴杏仁湯	けいしかこうぼくきょうにんとう	80, 88, 288
桂枝加芍薬大黄湯	けいしかしゃくやくだいおうとう	71, 73, 74, 286
桂枝加芍薬湯	けいしかしゃくやくとう	40, 71, 72, 73, 74, 77, 79, 138, 140, 141
桂枝加朮湯	けいしかじゅつとう	170
桂枝加朮附湯	けいしかじゅつぶとう	73, 74, 88, 114, 169, 290
桂枝加人参湯	けいしかにんじんとう	150
桂枝加附子湯	けいしかぶしとう	72, 79
桂枝加竜骨牡蛎湯	けいしかりゅうこつぼれいとう	72, 74, 75, 79, 80, 145, 146, 166, 175, 188, 223, 224, 225, 242, 243, 273, 276, 290, 294, 305, 306
桂枝加苓朮附湯	けいしかりょうじゅつぶとう	73, 114
桂枝湯	けいしとう	45, 46, 54, 56, 66, 69, 70, 71, 72, 76, 83, 87, 140, 176, 182, 249, 267
桂枝湯芍薬増量群	けいしとうしゃくやくぞうりょうぐん	73
桂枝二越婢一湯	けいしにえっぴいちとう	169, 247
桂枝人参湯	けいしにんじんとう	34, 198, 203, 204, 205, 206, 268, 268, 269
桂枝茯苓丸	けいしぶくりょうがん	4, 34, 37, 42, 44, 56, 79, 174, 192, 289, 300, 313, 315, 316, 322, 324, 371
桂枝茯苓丸加薏苡仁	けいしぶくりょうがんかよくいにん	315
桂芍知母湯	けいしゃくちもとう	79, 169, 170
啓脾湯	けいひとう	185, 220
荊防敗毒散	けいぼうはいどくさん	374
桂麻各半湯	けいまかくはんとう	86, 248, 378
玄武湯	げんぶとう	115

こ

香砂六君子湯	こうしゃりっくんしとう	211
香需飲	こうじゅいん	90
紅参末	こうじんまつ	194
香蘇散	こうそさん	27, 68, 126, 136, 224, 225, 249, 252, 277, 280, 292, 293, 294, 328, 330
杞菊地黄丸	こぎくじおうがん	241
黒梔逍遥散	こくししょうようさん	300
五虎湯	ごことう	109, 152, 288
牛車腎気丸	ごしゃじんきがん	177, 178, 237, 250, 254
五汁飲	ごじゅういん	152
呉茱萸湯	ごしゅゆとう	79, 171, 198, 200, 205, 206, 270
五皮飲	ごひいん	151
五淋散	ごりんさん	174
五淋湯	ごりんとう	243
五苓散	ごれいさん	4, 32, 62, 128, 151, 152, 157, 158, 159, 160, 162, 163, 167, 171, 172, 173, 176, 177, 182, 188, 191, 198, 199, 200, 203, 331, 363, 371

さ

| 犀角地黄湯　さいかくじおうとう | 339, 340, 341 |

柴陥湯　さいかんとう　125, 137, 288

柴胡加竜骨牡蠣湯　さいこかりゅうこつぼれいとう　125, 131, 136, 141, 142, 143, 144, 145, 146, 147, 225, 273, 276, 278, 286, 294

柴胡加竜骨牡蠣湯合香蘇散　さいこかりゅうこつぼれいとうごうこうそさん　308

柴胡姜桂湯　さいこきょうけいとう　143

柴胡桂枝乾姜湯　さいこけいしかんきょうとう　131, 143, 145, 146, 147, 217, 225, 250, 252, 253, 276, 293, 294, 303, 304, 305, 329, 330

柴胡桂枝湯　さいこけいしとう　125, 131, 136, 137, 139, 140, 144, 145, 174, 177, 181, 188, 250, 268, 286

柴胡清肝湯　さいこせいかんとう　131, 139, 141, 185, 217, 227, 358, 360, 370

柴胡湯加桔梗石膏　さいことうかききょうせっこう　110

柴芍六君子湯　さいしゃくりっくんしとう　209

柴朴湯　さいぼくとう　125, 137, 152, 250

柴苓湯　さいれいとう　27, 128, 129, 147, 148, 159, 176, 177, 227, 318, 324

左帰飲　さきいん　241

左帰丸　さきがん　241

三黄丸　さんおうがん　181

三黄瀉心湯　さんおうしゃしんとう　126, 131, 179, 181, 182, 183, 184, 185, 273, 275

三黄湯　さんおうとう　181

三禁湯　さんきんとう　129, 136

酸棗仁湯　さんそうにんとう　281, 282

三物黄芩湯　さんもつおうごんとう　340, 370

し

滋陰降火湯　じいんこうかとう　4, 31, 136, 240, 245, 250, 340, 341

滋陰至宝湯　じいんしほうとう　31, 245, 247, 250

滋陰八味丸　じいんはちみがん　240

滋陰八味煎　じいんはちみせん　240

四逆散　しぎゃくさん　42, 64, 131, 142, 143, 144, 146, 200, 210, 225, 269, 269, 286, 301

四逆湯　しぎゃくとう　71, 114, 115, 202, 273

四君子湯　しくんしとう　4, 16, 194, 198, 202, 206, 207, 291

四君子湯合四物湯　しくんしとうごうしもつとう　207

四君子湯合二陳湯　しくんしとうごうにちんとう　207

梔子豉湯　ししとう　190

梔子柏皮湯　ししはくひとう　161, 190, 370

治打撲一方　じだぼくいっぽう　42, 169, 192, 315

七物降下湯　しちもつこうかとう　105, 108, 186

実母散　じつぼさん	27
四物湯　しもつとう	122, 123, 274, 299, 324
炙甘草湯　しゃかんぞうとう	72
芍薬甘草湯　しゃくやくかんぞうとう	40, 125, 154, 189, 223, 287, 324, 336
芍薬甘草附子湯　しゃくやくかんぞうぶしとう	116
瀉心湯　しゃしんとう	282
十全大補湯　じゅうぜんたいほとう	12, 15, 16, 17, 19, 24, 25, 26, 27, 76, 128, 198, 208, 212, 214, 218, 226, 237, 290, 326, 359, 378
十味敗毒湯　じゅうみはいどくとう	39, 125, 341, 362, 370, 373, 379, 381
十棗湯　じゅっそうとう	152
十補湯　じゅっぽとう	234, 235
純四君子湯　じゅんしくんしとう	206, 207
潤腸湯　じゅんちょうとう	17, 151, 299
小陥胸湯　しょうかんきょうとう	137
生姜瀉心湯　しょうきょうしゃしんとう	126, 131, 180, 186, 187
小建中湯　しょうけんちゅうとう	40, 72, 73, 74, 77, 141, 188, 211, 254, 291, 370
小柴胡湯　しょうさいことう	4, 25, 30, 37, 63, 82, 110, 125, 127, 129, 131, 132, 134, 136, 140, 141, 142, 144, 147, 180, 194, 217, 227, 250
小柴胡湯加桔梗石膏　しょうさいことうかききょうせっこう	123, 331
小柴胡湯加芍薬　しょうさいことうかしゃくやく	141
小柴胡湯加竜骨牡蠣大黄　しょうさいことうかりゅうこつぼれいだいおう	141
小柴胡湯合桔梗石膏　しょうさいことうごうききょうせっこう	136
小柴胡湯合桂枝茯苓丸　しょうさいことうごうけいしぶくりょうがん	136
小柴胡湯合六君子湯　しょうさいことうごうろくくんしとう	210
小承気湯　しょうじょうきとう	330
小青竜湯加石膏　しょうせいりゅうとうかせっこう	244
小青竜湯　しょうせいりゅうとう	81, 84, 85, 88, 112, 152
小青竜湯加桔梗石膏　しょうせいりゅうとうかききょうせっこう	85, 88, 247
小青竜湯加附子　しょうせいりゅうとうかぶし	85, 88
小半夏加茯苓湯　しょうはんげかぶくりょうとう	69, 171, 198, 199
小半夏湯　しょうはんげとう	171
消風散　しょうふうさん	38, 39, 111, 122, 123, 225, 226, 340, 341, 350, 352, 378
升麻葛根湯　しょうまかっこんとう	362
逍遥散　しょうようさん	322
四苓湯　しれいとう	128
参蘇飲　じんそいん	26, 89, 91, 191
神秘湯　しんぴとう	125, 152
真武湯　しんぶとう	78, 113, 116, 118, 152, 155, 202, 207, 242, 249, 254

真武湯合人参湯	しんぶとうごうにんじんとう	119
参苓白朮散	じんれいびゃくじゅつさん	220

す

朱雀湯	すざくとう	353

せ

清瘟敗毒飲	せいうんはいどくいん	370
清営湯	せいえいとう	339, 340
清上防風湯	せいじょうぼうふうとう	85, 88, 380
清暑益気湯	せいしょえっきとう	21, 32, 36, 114, 115, 185, 307
清心蓮子飲	せいしんれんしいん	174, 175, 176, 177, 192, 223, 241, 242, 250, 255, 311
清熱補気湯	せいねつほきとう	290
清熱補血湯	せいねつほけつとう	290
清肺湯	せいはいとう	4, 244, 250
赤石脂湯	せきしゃくしとう	22
川芎茶調散	せんきゅうちゃちょうさん	63, 154
千金当帰湯	せんきんとうきとう	211
千金内托散	せんきんないたくさん	380

そ

桑菊飲	そうぎくいん	90
疎経活血湯	そけいかつけつとう	315

た

大黄甘草湯	だいおうかんぞうとう	41, 353
大黄牡丹皮湯	だいおうぼたんぴとう	40, 42, 44, 330, 353
大建中湯	だいけんちゅうとう	241, 250, 286, 287, 290
大柴胡湯	だいさいことう	4, 125, 131, 138, 142, 144, 145, 146, 217, 224, 227, 250
大柴胡湯去大黄	だいさいことうきょだいおう	144
大承気湯	だいしょうきとう	44, 58, 273
大防風湯	だいぼうふうとう	12, 16, 114, 116, 150
沢瀉湯	たくしゃとう	162
達原飲	たつげんいん	63

ち

竹茹温胆湯	ちくじょうおんたんとう	68, 127, 220, 245, 246, 250, 281, 284
竹葉石膏湯	ちくようせっこうとう	111
治頭瘡一方	ちずそういっぽう	38, 128, 185, 227, 341, 358, 370, 371
知柏地黄丸	ちはくじおうがん	240
肘後方	ちゅうごほう	281
調胃承気湯	ちょういじょうきとう	211, 353
釣藤散	ちょうとうさん	101, 108, 155, 220, 272, 294, 326, 329

| 猪苓湯　ちょれいとう | 4, 33, 158, 172, 173, 174, 176 |
| 猪苓湯合四物湯　ちょれいとうごうしもつとう | 174 |

つ

| 通導散　つうどうさん | 42, 44, 192, 289, 315, 317, 324 |

て

| 天麻釣藤飲　てんまちょうとういん | 105 |

と

桃核承気湯　とうかくじょうきとう	42, 310, 315, 317, 322, 324, 365
当帰飲子　とうきいんし	111, 256, 274, 341, 370, 372, 379
当帰建中湯　とうきけんちゅうとう	40, 73
当帰四逆加呉茱萸生姜湯　とうきしぎゃくかごしゅゆしょうきょうとう	78, 79, 306
当帰四逆湯　とうきしぎゃくとう	72, 159, 200, 289, 375
当帰芍薬散　とうきしゃくやくさん	27, 44, 56, 63, 136, 155, 174, 289, 300, 308, 318, 321, 322, 325
当帰芍薬散加附子　とうきしゃくやくさんかぶし	116
当帰湯　とうきとう	154, 293
当帰貝母苦参丸　とうきばいもくじんがん	171
都気丸　ときがん	241
頓嗽湯　とんそうとう	109, 110

に

二陳湯　にちんとう	34, 152, 171, 198, 199, 208
女神散　にょしんさん	27, 42, 68, 184, 225, 277, 285, 289, 290, 292, 293, 294, 325, 326, 329
人参湯　にんじんとう	71, 78, 155, 188, 194, 198, 199, 200, 201, 202, 203, 205, 206, 207, 242, 253, 254, 268
人参養栄湯　にんじんようえいとう	12, 16, 23, 24, 214, 218, 359

は

麦門冬湯　ばくもんどうとう	4, 32, 63, 110, 150, 151, 152, 243, 244, 246, 250
麦門冬湯合桔梗石膏　ばくもんどうとうごうききょうせっこう	111
八味丸　はちみがん	174, 231, 235
八味地黄丸　はちみじおうがん	177, 178, 189, 222, 223, 224, 233, 234, 235, 240, 241, 250, 289, 291, 365
八正散　はっしょうさん	243
八珍湯　はっちんとう	16, 208, 212, 213, 218
半夏厚朴湯　はんげこうぼくとう	137, 155, 246, 279, 280, 291, 292, 294
半夏瀉心湯　はんげしゃしんとう	41, 63, 126, 131, 179, 180, 181, 183, 187, 188, 357
半夏白朮天麻湯　はんげびゃくじゅつてんまとう	154, 172

ひ

百合湯　びゃくごうとう	187, 188
白虎加桂枝湯　びゃっこかけいしとう	122
白虎加人参湯　びゃっこかにんじんとう	63, 121, 122, 150, 203, 339, 349, 370

| 白虎湯　びゃっことう | 121, 198, 199, 339, 352 |

ふ

茯苓飲　ぶくりょういん	170, 171, 181, 187
茯苓飲合半夏厚朴湯　ぶくりょういんごうはんげこうぼくとう	171, 286, 287, 290
茯苓甘草湯　ぶくりょうかんぞうとう	165, 166, 167
茯苓桂枝甘草白朮湯　ぶくりょうけいしかんぞうびゃくじゅつとう	162
茯苓桂皮甘草大棗湯　ぶくりょうけいひかんぞうだいそうとう	165
茯苓四逆湯　ぶくりょうしぎゃくとう	242
附子瀉心湯　ぶししゃしんとう	41, 180, 188
附子湯　ぶしとう	202
附子理中湯合大半夏湯　ぶしりちゅうとうごうだいはんげとう	199
附子理中湯合大半夏湯加減　ぶしりちゅうとうごうだいはんげとうかげん	198
分消湯　ぶんしょうとう	171
分心気飲　ぶんしんきいん	27, 306

へ

| 平胃散　へいいさん | 152, 198, 199 |

ほ

防已黄耆湯　ぼういおうぎとう	67, 84, 168, 169, 176, 220, 221, 290, 292, 347, 348
防已黄耆湯合桂枝茯苓丸　ぼういおうぎとうごうけいしぶくりょうがん	170
防已茯苓湯　ぼういぶくりょうとう	170, 176
防已苓姜朮甘湯　ぼういりょうきょうじゅつかんとう	253
防風通聖散　ぼうふうつうしょうさん	237, 355, 358
補中益気湯　ほちゅうえっきとう	12, 16, 20, 24, 25, 26, 87, 128, 131, 145, 177, 195, 198, 199, 215, 216, 217, 218, 222, 224, 226, 227, 291, 308, 359, 360
奔豚湯　ほんとんとう	280

ま

麻黄杏仁薏苡甘草湯　まおうきょうにんよくいかんぞうとう	168, 221, 348
麻黄湯　まおうとう	53, 56, 62, 66, 81, 82, 83, 85, 87, 88, 247, 330, 331, 332, 346
麻黄附子細辛湯　まおうぶしさいしんとう	26, 82, 83, 85, 87, 88, 111, 114, 249, 330, 331, 332, 382
麻黄連翹赤小豆湯　まおうれんぎょうせきしょうずとう	370
麻杏甘石湯　まきょうかんせきとう	80, 109, 250, 288
麻杏薏甘湯　まきょうよくかんとう	176, 221
麻子仁丸　ましにんがん	17

み

| 味麦地黄丸　みばくじおうがん | 241 |

よ

| 薏苡仁湯　よくいにんとう | 150, 221, 226 |
| 抑肝散　よくかんさん | 105, 125, 141, 142, 144, 145, 268, 271, 279, 293, 300, 301, 329 |

抑肝散加陳皮半夏	よくかんさんかちんぴはんげ	278, 284, 293

り

理中丸	りちゅうがん	157, 200, 202, 205
理中湯	りちゅうとう	208
六君子湯	りっくんしとう	4, 131, 152, 181, 198, 202, 207, 208, 209, 211, 252, 278, 291
立効散	りっこうさん	290
竜骨湯	りゅうこつとう	302
竜骨牡蠣湯	りゅうこつぼれいとう	225
竜胆瀉肝湯	りゅうたんしゃかんとう	175, 176, 177, 185, 192, 227, 242, 243, 274, 298, 358, 360
苓甘姜味辛夏仁湯	りょうかんきょうみしんげにんとう	82, 164, 165
苓姜朮甘湯	りょうきょうじゅつかんとう	162, 163, 166, 167, 188, 253, 291, 365
苓桂甘棗湯	りょうけいかんそうとう	77, 164, 165, 166, 167
苓桂五味甘棗湯	りょうけいごみかんそうとう	164
苓桂朮甘湯	りょうけいじゅつかんとう	72, 77, 158, 163, 166, 172, 176, 178, 199, 288, 365
苓桂朮甘湯合四物湯	りょうけいじゅつかんとうごうしもつとう	163
苓桂味甘湯	りょうけいみかんとう	164

れ

羚羊釣藤湯	れいようちょうとうとう	150
連珠飲	れんじゅいん	163

ろ

六味丸	ろくみがん	151, 230, 231, 233, 234, 239, 241

<著者紹介>

水嶋　丈雄　（みずしま　たけお）

1955年京都生まれ。1981年大阪医科大学卒業。西洋医学を学ぶ傍ら、1978年頃より鍼灸治療の世界的権威である兵頭正義教授に師事し、東洋医学を学ぶ。1981年より長野県厚生連佐久総合病院に勤務。外科・整形外科・内科などで診療に当たる。1988年中国・北京中医学院、中日友好病院に留学。1989年より佐久東洋医学研究所医長として漢方治療、鍼灸治療に従事する。日本東洋医学会指導医。1998年水嶋クリニック開業。

<著書>

『元気が出る漢方食』(信海出版)、『気功で治す特効手もみ治療』(家の光協会)、『アタック！アトピー』(金羊社)、『かんたんらくらくツボ・マッサージ』(東林出版)、『ハタケシメジガン臨床治験リポート』(現代書林)、『奇跡のアトピー自然療法』(実業之日本社)、『パーキンソン病を治す本』(マキノ出版)、『免疫革命　実践編』(共著、講談社インターナショナル)、『つめもみ！』(マキノ出版)、『鍼灸医療への科学的アプローチ』(三和書籍)、『現代医学における漢方製剤の使い方』(三和書籍) など。

漢方治療の診断と実践
漢方水嶋塾講義録

2012年8月10日　初版第1刷発行
2016年7月27日　第2版第1刷発行

著者　水嶋　丈雄
©2012 T.mizushima

発行者　高橋　考

発行　三和書籍 Sanwa Co.,Ltd.

〒112-0013　東京都文京区音羽2-2-2
電話 03-5395-4630
FAX 03-5395-4632
郵便振替 00180-3-38459
http://www.sanwa-co.com/

印刷／製本　中央精版印刷株式会社

乱丁、落丁本はお取替えいたします。定価はカバーに表示しています。
本書の一部または全部を無断で複写、複製転載することを禁じます。

ISBN978-4-86251-136-2　C3047　Printed in Japan

三和書籍の好評図書

東洋医学古典 完訳 鍼灸甲乙經

待望の中国古典、本格的初邦訳がここに登場！

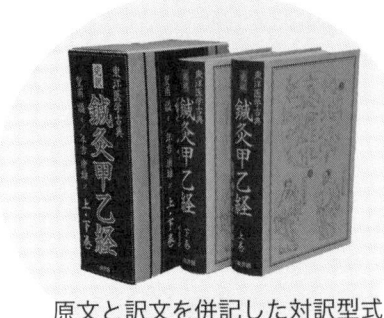

幻の鍼灸古典が復活！

皇甫謐 著
年吉康雄 訳

▶A5判・上製／上・下巻・ケース入／二二二〇頁 定価（本体一六、五〇〇円＋税）

原文と訳文を併記した対訳型式

『鍼灸甲乙經』は三国時代（二五六年頃）に成立した、現存する最古の鍼灸書です。日本の大宝律令（七〇一年）にも医師必携の書として名前が上がる古典中の古典であり、現在に至るまで鍼灸の基礎であり続ける名著です。

『鍼灸甲乙經』は、二五六年頃、それ以前にまとめられた『黄帝内經』の『素問』、『鍼經（霊枢）』、更に『明堂孔穴鍼灸治要』を加えた三部書を元に、当時の文献・理論を皇甫謐が整理したものである。
その内容は陰陽五行説などの古代思想から、経穴や経絡に関する論説など多岐にわたる。
現存する最古の鍼灸古典といわれ、後の鍼灸理論に大きな影響を与えた。
現在の中国医学・日本の鍼灸治療の根幹をなす重要な文献である。

日本語での完全翻訳はこれまでに無く、これはまさに歴史的快挙です。森ノ宮医療大学 藤森 豪
世界で最初に書かれた鍼灸の専門書の、日本語での完訳は、鍼灸の基礎を築く、記念すべき一歩になった。
北京堂鍼灸院長 浅野 周

東洋医学古典 完訳 鍼灸大成

鍼灸学術の集大成、空前絶後の作品！

楊継洲 著
浅野周 訳

▶四六判・上製・約一四〇〇頁 上・下巻（上巻…一～五巻、下巻…六～十巻）定価一五、〇〇〇円（税込）

本書は明代末期に完成した鍼灸書の集大成で、後にも先にも、これを上回る本はないといわれている空前絶後の作品です。明代末（一六〇一年）に刊行されて以来、清代に28回、民国時代に14回、現代中国や台湾になってから何回も刊行されており、六～八年に一度は新版が出されるという大ベストセラー本です。

『鍼灸大成』は古典でありながら現代医療においてもまったく遜色がない凶争。鍼灸に携わる者として必ず目を通しておかなければいけないバイブルです。
推薦 水嶋クリニック 水嶋丈雄

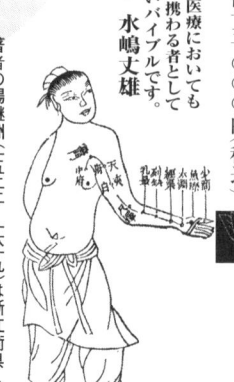

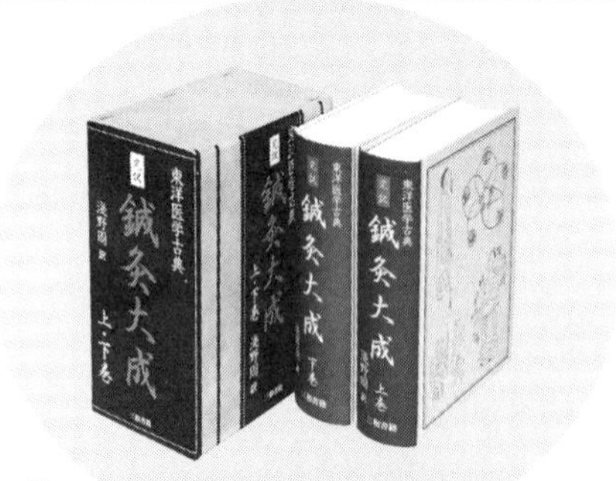

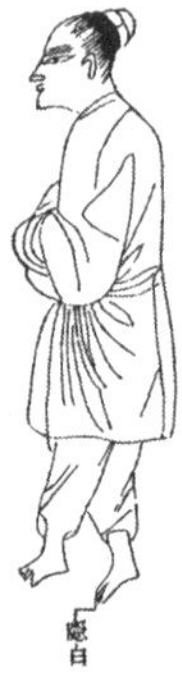

著者の楊継洲（一五二二〜一六一九）は浙江衢県人、祖父は太醫（皇帝の御殿医）であり、楊氏自身も長期にわたり大醫院で40年以上在職した。『鍼灸大成』は、家伝の『鍼灸玄機秘要』を元にして、『鍼灸聚英』などの文献を集め、自分の臨床経験を加えて成書となった。原稿が出来上がった後、趙文輔、靳賢、黄鎮庵らが整理、資金援助し、一六〇二年に刊行された。
明代以前の鍼灸学術をまとめた本書は、とりわけ鍼灸歌賦を多く収録し、経穴の名称や位置、図を加えているだけでなく、歴代の鍼操作手法をはっきりさせ、「楊氏補瀉十二法」などにまとめ上げ、さらに各種疾患の配穴処方と治療過程を記している。
『鍼灸大成』は、中国だけでなく、世界的に影響を与え、現在では英語、ドイツ語、フランス語などの訳本がある。

三和書籍の好評図書

本書を読まずして安保理論は語れない！
自律神経と免疫の法則
――体調と免疫のメカニズム

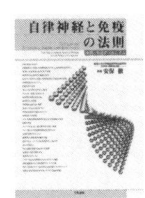

新潟大学教授　安保　徹 著

B5／並製／250ページ／本体6,500円＋税

Contents
1.気圧と疾患（虫垂炎）／2.白血球膜上に発現する自律神経レセプターと白血球の生体リズム／3.感染による白血球の変化、そして体調／4.神経、内分泌、免疫系の連携の本体／5.新生児に生理的に出現する顆粒球増多と黄疸の真の意味／6.胃潰瘍発症のメカニズム／7.妊娠免疫の本体／8.ストレス反応の男女差そして寿命／9.アレルギー疾患になぜかかる／10.痛誘発の体調と免疫状態／11.東洋医学との関連／12.骨形成と免疫の深い関係／13.免疫システムと女性ホルモン／14.自己免疫疾患の発症メカニズム／15.担癌患者とNK細胞／16.ストレス、胸腺萎縮、回復時の自己反応性T細胞の産生／17.副腎の働き／18.ステロイドホルモン剤の副作用の新しい事実／19.リンパ球はなぜ副交感神経支配を受けたか／20.傷負け体質のメカニズム／21.臓器再生、免疫、自律神経の同調／22.尿中カテコールアミン値と顆粒球そして血小板／23.老人の免疫力／24.内分泌攪乱物質の免疫系への影響／25.妊娠前の免疫状態と不妊／26.免疫系の年内リズム／27.アトピー性皮膚炎患者のためのステロイド離脱／28.腰痛、関節痛、そして慢性関節リウマチの治療／29.再び、胃潰瘍、アトピー性皮膚炎、慢性関節リウマチについて／30.膠原病、自己免疫病に対するステロイド治療の検証

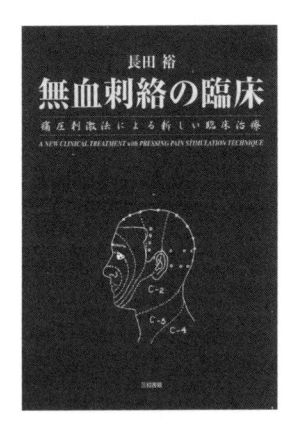

無血刺絡の臨床
＜痛圧刺激法による新しい臨床治療＞

長田　裕著

B5判　並製本　307頁　9,000円＋税

本書は「白血球の自律神経支配の法則」を生み出した福田・安保理論から生まれた新しい治療法である「無血刺絡」の治療法を解説している。薬を使わず、鍼のかわりに刺抜きセッシを用いて皮膚を刺激する。鍼治療の本治法を元に、東洋医学の経絡経穴と西洋医学のデルマトームとを結びつけ融合させた新しい髄節刺激理論による新治療体系。

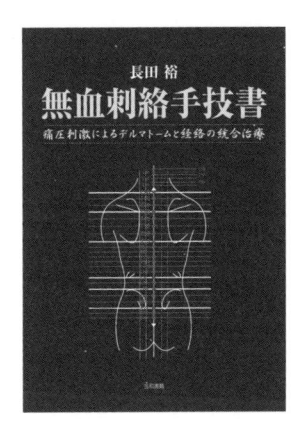

無血刺絡手技書
＜痛圧刺激によるデルマトームと経絡の統合治療＞

長田　裕著

B5判　上製本　147頁　6,000円＋税

本書は、脳神経外科医である著者がデルマトーム理論を基に臨床経験を積み上げる中で無血刺絡の実技を改良してきた成果を解説したものである。
「督脈」の応用など新たな貴重な発見も多く記述されており、無血刺絡に興味のある鍼灸師、医師、歯科医師にとってはまさに垂涎の書である。

三和書籍の好評図書

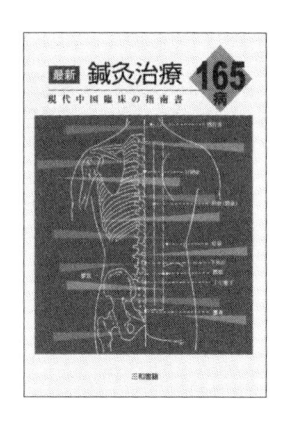

最新　鍼灸治療165病
＜現代中国臨床の指南書＞

張　仁　編著　　淺野　周　訳
A5判　並製本　602頁　6,200円+税

腎症候性出血熱、ライム病、トゥレット症候群など、近年になり治療が試みられてきた最新の病気への鍼灸方法を紹介する臨床指南書。心臓・脳血管、ウイルス性、免疫性、遺伝性、老人性など西洋医学では有効な治療法がない各種疾患、また美容疾患にも言及。鍼灸実務家、研究者の必携書。

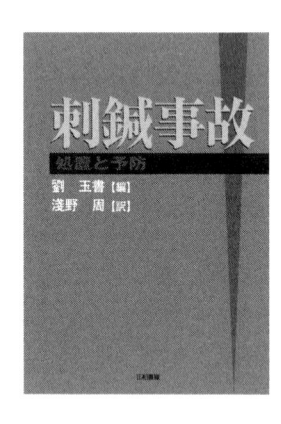

刺鍼事故
＜処置と予防＞

劉玉書［編］、淺野周［訳］
A5判　並製　406頁　3,400円+税

誤刺のさまざまな事例をあげながら、事故の予防や誤刺を起こしてしまったときの処置の仕方を図入りで詳しく説明。鍼灸医療関係者の必読書！「事故を起こすと必ず後悔します。そして、どうしたら事故を起こさなくて効果を挙げられるか研究します。事故を起こさないことを願って、この本を翻訳しました」

（訳者あとがきより一部抜粋）

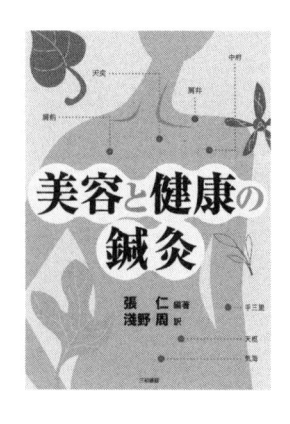

美容と健康の鍼灸

張仁　編著　　淺野周　訳
A5判　並製　408頁　3,980円+税

本書は、鍼灸による、依存症を矯正する方法、美容法、健康維持の方法を紹介している。美容では、顔や身体のシミやアザなど容貌を損なう皮膚病を消す方法を扱い、さまざまな病気の鍼灸による予防法も紹介。インフルエンザ、サーズ、エイズ、老人性痴呆症など多くの病気について言及している。鍼灸の専門家はもちろん、中医学に興味のある方には貴重な情報がまとめられた、まさに必携書である。

三和書籍の好評図書

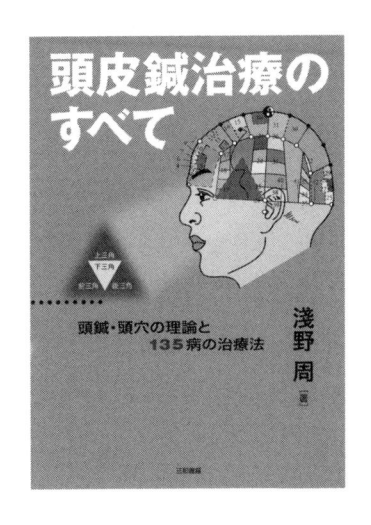

頭皮鍼治療のすべて
＜頭鍼・頭穴の理論と135病の治療法＞

淺野　周　著
A5判　並製本　273頁　4,200円+税

　頭鍼では生物全息学説や経絡学説に基づき、すべての経絡が達する頭部の頭穴を刺鍼することで、全身各部の疾患を治療する。その疾患に関係する部位が分かれば、対応する頭穴へ刺鍼することで、誰でも的確な治療効果を得られる。

　頭鍼治療は一般的に、脳卒中ぐらいにしか効果がないと思われている。確かに、頭鍼は脳障害に対して驚くべき治療効果を上げる。しかし、本書では内科・外科・婦人科・小児科・皮膚科・耳鼻咽喉科・眼科など、135病の疾患に対する各種「頭鍼システム」を使った治療処方を掲載しており、頭鍼治療の幅の広さを教えている。理論的で応用範囲が広いことが「頭鍼システム」の特徴だ。

　本書は、頭鍼を網羅した体系書である。その内容は、各種頭鍼体系のあらましから詳細な説明、頭鍼と頭部経絡循行との関係、治療原理、取穴と配穴、最新の刺法を含めた操作法、併用する治療法、気をつけるべき刺鍼反応と事故、というように頭鍼理論の解説から実践治療の紹介まで幅広い。

　すべての鍼灸師、医師必携の書。

【目次】
はじめに
第1章　頭鍼体系のあらまし
第2章　頭部の経絡
第3章　治療原理
第4章　取穴と配穴
第5章　操作方法
第6章　併用する治療方法
第7章　刺鍼反応と事故
第8章　適応症と禁忌症, 注意事項
第9章　諸氏の頭鍼システムと補助治療
第10章　135病の治療法
おわりに
図版出典一覧
索引

三和書籍の好評図書

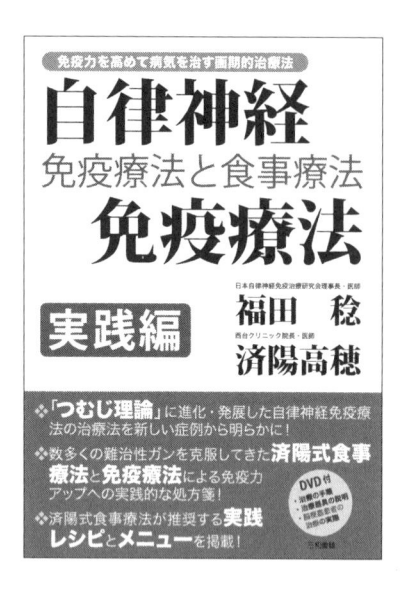

免疫力を高めて病気を治す画期的治療法
自律神経免疫療法［実践編］
＜免疫療法と食事療法＞

日本自律神経免疫治療研究会理事長・医師　福田稔
西台クリニック院長・医師　済陽高穂［共著］

A5判　並製　178頁　定価3000円＋税

◆治療の手順／治療器具の説明／脳梗塞患者の治療の実際を収録したDVD付属。

❖「つむじ理論」に進化・発展した自律神経免疫療法の治療法を新しい症例から明らかにする。
❖数多くの難治性ガンを克服してきた済陽式食事療法と免疫療法による免疫力アップへの実践的な処方箋。
❖済陽式食事療法が推奨する実践レシピとメニューを掲載。

［目次］
第1章　自律神経免疫療法とはなにか
第2章　自律神経免疫療法の具体的な治療方法
第3章　自律神経免疫療法体験談
第4章　済陽式食事療法の実際

●前著『自律神経免疫療法入門』は、治療家の方、患者の方、そのご家族から好評をもって迎えられた。続編である本書は「実践編」として、医師でありガンに打ち克つ食事療法の権威である済陽高穂先生を迎え、多角的かつ実践的なアプローチによって、免疫力を高める実践的な書籍となっている。
自律神経免疫療法は、その基本的なしくみを理解しさえすれば、特別な器具を使わなくても、乾布摩擦や爪もみ、つむじ押しなどで十分な効果を得ることが可能な治療法である。

三和書籍の好評図書

安保教授の20年にわたる新潟大学での講義録！

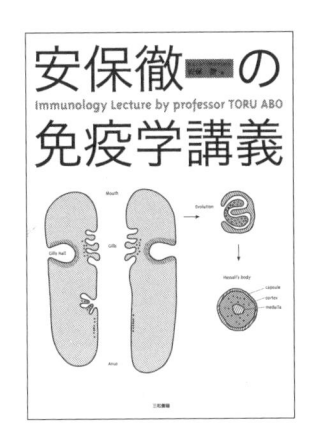

安保徹の免疫学講義
Immunology Lecture by professor TORU ABO

新潟大学教授
安保 徹 著　B5／並製／245ページ／本体6,500円+税

多くの病気はストレスを受けて免疫抑制状態になって発症するが、ストレスをもっとも早く感知するのは免疫系である。末梢血のリンパ球比率やリンパ球総数は敏感にストレスに反応している。しかし、ストレスとリンパ球数の相関を教育現場で学ぶことは少ない。本書は、リンパ球数／顆粒球数が多くの病気の発症メカニズムに関わっていることを詳細に説明するとともに、消炎鎮痛剤の害やそのほかの薬剤の副作用についても解説している。特に自己免疫疾患の治療においては、本書の知識が大いに役立つはずである。

Contens

まえがき／第1章　免疫学総論　part 1／第2章　免疫学総論　part 2／第3章　免疫担当細胞／第4章　B細胞の分化と成熟／第5章　T細胞の種類　part 1／第6章　T細胞の種類　part 2／第7章　主要組織適合抗原　part 1／第8章　主要組織適合抗原　part 2／第9章　サイトカインの働きと受容体／第10章　自然免疫／第11章　膠原病　part 1／第12章　膠原病　part 2／第13章　神経・内分泌・免疫／第14章　免疫系(防御系)と自律神経の関係 part 1／第15章　免疫系(防御系)と自律神経の関係 part 2／第16章　移植免疫／第17章　免疫不全症／第18章　腫瘍免疫学／あとがき／参考文献／索引

好評発売中

三和書籍の好評図書

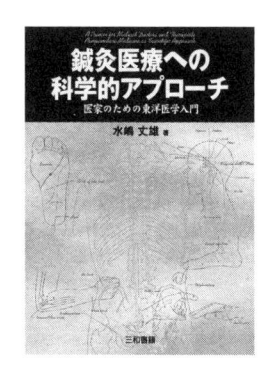

鍼灸医療への科学的アプローチ
＜医家のための東洋医学入門＞

水嶋丈雄著
B5判　上製本　120頁　3,800円+税

本書は、これまで明らかにされてこなかった鍼灸治療の科学的な治療根拠を自律神経にもとめ、鍼灸の基礎的な理論や著者の豊富な臨床経験にもとづいた実際の治療方法を詳述している。現代医療と伝統医療、両者の融合によって開かれた新たな可能性を探る意欲作！

目　次

はじめに
1　鍼灸治療と自律神経
2　自律神経の見方
3　鍼灸経穴のまとめ
4　経方理論
5　パーキンソン病の治療
6　腰痛の治療
7　頚肩腕症候群の治療
8　肩関節周囲炎の治療
9　膝痛の治療
10　皮膚科疾患の治療
11　心身症の治療
12　自律神経失調症の治療
13　癌の治療
14　C型肝炎の治療
15　関節リウマチの治療
おわりに

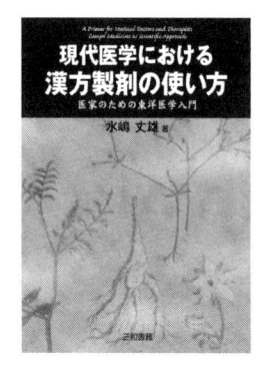

現代医学における漢方製剤の使い方
＜医家のための東洋医学入門＞

水嶋丈雄著
B5判　上製本　164頁　3,800円+税

現代医学では治療がうまくいかない病態について、漢方製剤を使おうと漢方医学を志す医師が増えてきている。
本書はそのような医家のために、科学的な考え方によって漢方製剤の使用法をまとめたものである。
漢方理論を学ぶ際には、是非とも手元に置いていただきたい必読書である。

目　次

はじめに
1　現代医学における漢方薬と診断
2　漢方における体質診断学
3　表症の漢方
4　漢方薬と癌治療
5　安保理論と漢方薬
6　漢方薬の基本Ⅰ
7　漢方薬の基本Ⅱ
8　補剤の臨床
9　リウマチと漢方薬
10　半夏グループとうつ症状
11　柴胡グループとTh1
12　利水剤グループとむくみ
13　滋陰グループと地黄丸グループ
14　活血剤グループ
15　アレルギーと漢方薬
16　消化器疾患と漢方薬
17　疼痛疾患と漢方薬
18　心身医学と漢方薬
19　呼吸器疾患と漢方薬
20　循環器疾患と漢方薬
21　C型肝炎と漢方薬
22　小児疾患と漢方薬
23　神経内科疾患と漢方薬
24　そのほかの漢方薬の用い方
25　まとめ
参考文献